U. Wappelhorst, A. Kittelmann, C. Röbbelen

Funktionelle Anatomie des Bewegungsapparates

Ursula Wappelhorst, Andreas Kittelmann, Christoph Röbbelen

Funktionelle Anatomie des Bewegungsapparates

Lehrbuch

1. Auflage

ELSEVIER

Elsevier GmbH, Hackerbrücke 6, 80335 München, Deutschland
Wir freuen uns über Ihr Feedback und Ihre Anregungen an books.cs.muc@elsevier.com

ISBN 978-3-437-48031-7
eISBN 978-3-437-09711-9

1. Auflage 2020

Wichtiger Hinweis für den Benutzer
Ärzte/Praktiker und Forscher müssen sich bei der Bewertung und Anwendung aller hier beschriebenen Informationen, Methoden, Wirkstoffe oder Experimente stets auf ihre eigenen Erfahrungen und Kenntnisse verlassen. Bedingt durch den schnellen Wissenszuwachs insbesondere in den medizinischen Wissenschaften sollte eine unabhängige Überprüfung von Diagnosen und Arzneimitteldosierungen erfolgen. Im größtmöglichen Umfang des Gesetzes wird von Elsevier, den Autoren, Redakteuren oder Beitragenden keinerlei Haftung in Bezug auf jegliche Verletzung und/oder Schäden an Personen oder Eigentum, im Rahmen von Produkthaftung, Fahrlässigkeit oder anderweitig, übernommen. Dies gilt gleichermaßen für jegliche Anwendung oder Bedienung der in diesem Werk aufgeführten Methoden, Produkte, Anweisungen oder Konzepte.

Für die Vollständigkeit und Auswahl der aufgeführten Medikamente übernimmt der Verlag keine Gewähr.
Geschützte Warennamen (Warenzeichen) werden in der Regel besonders kenntlich gemacht (®). Aus dem Fehlen eines solchen Hinweises kann jedoch nicht automatisch geschlossen werden, dass es sich um einen freien Warennamen handelt.

Bibliografische Information der Deutschen Nationalbibliothek
Die Deutsche Nationalbibliothek verzeichnet diese Publikation in der Deutschen Nationalbibliografie; detaillierte bibliografische Daten sind im Internet über https://www.dnb.de abrufbar.

20 21 22 23 24 5 4 3 2 1

Um den Textfluss nicht zu stören, wurde bei Patienten und Berufsbezeichnungen die grammatikalisch maskuline Form gewählt. Selbstverständlich sind in diesen Fällen immer alle Geschlechter gemeint.

Planung: Elisa Imbery
Projektmanagement: Dr. Andrea Beilmann
Redaktion: Dr. Anne Schulz, Landsberg
Bildredaktion und Rechteklärung: Marlene Meier, München
Herstellung: Der Buchmacher, Arthur Lenner, Windach
Satz: Thomson Digital, Noida/Indien
Druck und Bindung: Printer Trento S.r.l., Trento/Italien
Zeichnungen: Susanne Adler, Lübeck
Umschlaggestaltung: SpieszDesign, Neu-Ulm
Titelfotografie: Einklinker-Bilder: Susanne Adler, Lübeck, Sobotta Atlas 24. A., Hauptbild: adimas - stock.adobe.com, Hintergrund: pipochka - stock.adobe.com

Aktuelle Informationen finden Sie im Internet unter **www.elsevier.de.**

Vorwort

„Ärzte ohne Anatomie gleichen Maulwürfen – sie arbeiten im Dunkeln und ihrer Hände Tagewerk sind Erdhügel."

Diesen Satz bezog Tiedemann 1754 ausschließlich auf Ärzte – heute aber gibt es eine Vielzahl von Berufen, die sich ebenfalls mit dem menschlichen Körper und seiner Anatomie beschäftigen und auf die dieses Zitat übertragbar ist.

Das hier vorliegende Buch richtet sich an all diejenigen, die sich mit Prävention, Therapie, Rehabilitation oder „einfach" mit der Funktion des Bewegungsapparates befassen und denen dabei eine fundierte Kenntnis der Anatomie hilfreich ist. So gehört der Anatomieunterricht für die Auszubildenden in der Physiotherapie, aber auch für Lernende und Studierende anderer medizinischer oder sportwissenschaftlicher Berufe einerseits zwar zu einer eher unliebsamen Pflicht. Andererseits ist aber ein fundiertes Wissen über die Anatomie des menschlichen Körpers – insbesondere des Bewegungsapparates – Voraussetzung für jedes kompetente (physio-)therapeutische Handeln. Die Anatomie des Bewegungsapparates ist die Basis fast aller unserer Behandlungstechniken und nicht wegzudenken aus der Praxis. Erwirbt man dieses Wissen jedoch nur über das Auswendiglernen von Ursprüngen, Ansätzen und Funktionen der scheinbar endlosen Anzahl von Muskeln, hat es für den klinischen Alltag wenig Nutzen. Berufliche Handlungskompetenz erfordert vielmehr die Anwendung des theoretischen Wissens und ein Verständnis der funktionellen Zusammenhänge. So lassen sich beispielsweise klinische Tests in der Praxis nur auf Grundlage der funktionellen Anatomie richtig durchführen und interpretieren. Deshalb versucht dieses Buch das funktionelle Verständnis in der Anatomie in den Vordergrund zu stellen – das „Lernen" können wir den Studierenden allerdings nicht ganz abnehmen …

Die Idee zu diesem Buch entstand in unserer langjährigen Arbeit mit Auszubildenden in der Physiotherapie, die uns immer wieder die Frage nach einem Anatomiebuch gestellt haben, aus dem man für die praktische Arbeit lernen kann. Diese Frage war für uns der Anlass zu überlegen, wie solch ein Buch aussehen könnte: eines, das die Lernenden von den ersten Anatomiestunden über das Examen hinaus bis ins spätere Berufsleben begleiten kann und auch nach der Ausbildung noch als gutes Nachschlagewerk dient. Viele Ideen entstanden und wurden wieder verworfen – übrig geblieben ist nun dieses Lehrbuch für die funktionelle Anatomie.

Wie wohl jedes Buch wäre auch dieses nicht ohne die Unterstützung von vielen Menschen entstanden, denen wir an dieser Stelle herzlich „Danke!" sagen möchten. Allen voran seien die genannt, die uns privat den Rücken frei gehalten haben! Weiterhin danken wir sehr herzlich unserer Lektorin Elisa Imbery, die dieses Projekt mit auf den Weg gebracht und uns immer wieder daran erinnert hat, für wen wir dieses Buch schreiben. Ebenso allen Mitarbeitern vom Elsevier Verlag, besonders Andrea Beilmann, die uns gemeinsam mit Frau Imbery bei der Arbeit an diesem Buch tatkräftig unterstützt hat.

Ein großer Dank gebührt auch unserer Zeichnerin Susanne Adler, die die schematischen Abbildungen für die Muskeln gezeichnet und mit unermüdlicher Geduld immer wieder in Details verändert und verfeinert hat. Außerdem Anne Schulz, die mit fachlichem und geübtem Blick das Manuskript redaktionell überarbeitet und uns viele gute Anregungen gegeben hat.

Nicht vergessen werden dürfen schließlich auch all unsere Schülerinnen und Schüler, die uns mit ihren Fragen immer wieder motiviert haben, die Idee eines „besonderen Anatomiebuchs" zu verfolgen – und denen wir hiermit hoffentlich ihren Wunsch erfüllt haben.

Marburg, Göttingen, Frankfurt, Frühjahr 2020
Ursula Wappelhorst, Andreas Kittelmann, Christoph Röbbelen

Wegweiser

Dieses Buch möchte all denen eine Hilfe sein, die die Anatomie des Bewegungsapparates in ihren funktionellen Aspekten lernen und verstehen wollen. Dazu wird auf die deskriptive Anatomie ebenso eingegangen wie auf biomechanische Zusammenhänge – denn erst auf dieser Grundlage lässt sich die Anatomie funktionell erfassen.

Das 1. Kapitel ist eine **Einführung in die Biomechanik**. Hier werden in einfacher Form alle Grundlagen der Biomechanik erläutert, die für das Verständnis der funktionellen Anatomie des Bewegungsapparates von Bedeutung sind. Gedankengänge und Zusammenhänge werden Schritt für Schritt erklärt und mit zahlreichen Abbildungen verdeutlicht. Für ein besseres Verständnis der Kapitel 3 bis 5 empfehlen wir die Lektüre des Buches mit diesem Kapitel zu beginnen.

Das 2. Kapitel gibt einen Überblick über die **allgemeine Anatomie** des Bewegungsapparates. Hier werden sowohl die Knochen und ihre Verbindungen als auch die Muskeln mit den entsprechenden Hilfseinrichtungen kurz erläutert.

Kapitel 3, 4 und 5 beschäftigen sich mit der **speziellen Anatomie der Regionen des Bewegungsapparates** (Rumpf, untere Extremität und obere Extremität) und sind folgendermaßen aufgebaut:

- Zunächst wird der **knöcherne Aufbau** der entsprechenden Region beschrieben. Zahlreiche Abbildungen erleichtern es dem Leser, die relevanten Strukturen der einzelnen Skelettelemente zu erfassen. Die Beschränkung auf die aus unserer Sicht funktionell bedeutsamen Strukturen soll es den Leserinnen und Lesern ermöglichen, sich zunächst einen guten Überblick zu verschaffen.
- Die knöchernen Strukturen bilden die Grundlage für **Steckbriefe** zu den einzelnen Gelenken, in denen alle wichtigen Informationen zu Biomechanik und Bewegungen des jeweiligen Gelenks zusammengestellt sind. Diese Steckbriefe sind immer gegliedert nach:
  - Gelenktyp und Bewegungsausmaß
  - Gelenkpartner
  - Gelenkkapsel und Bänder
  - Funktionelle Aspekte des Gelenks

  Benötigte Informationen können hier ohne langes Suchen abgerufen werden, zusätzlich erleichtern wieder zahlreiche Abbildungen das Verständnis der Gelenkfunktionen. Am Ende der Steckbriefe finden sich – zum schnellen Nachschlagen – alle wesentlichen Angaben nochmals übersichtlich in einer Tabelle zusammengefasst.
- Nach dieser Beschreibung des passiven Bewegungsapparates wird nun der aktive Bewegungsapparat, d. h. die **Muskulatur** der zuvor beschriebenen Region vorgestellt – übersichtlich gegliedert in funktionelle Gruppen. Jeder Muskel ist, allein oder mit anderen Muskeln einer funktionellen Gruppe, abgebildet. Schematische Darstellungen der Muskelgruppen ermöglichen darüber hinaus einen schnellen Überblick über Ursprung, Ansatz und Verlauf der jeweiligen Muskeln.
- Im Text werden Ansatz, Ursprung, Verlauf und Funktion sowie topografische Zusammenhänge und Innervation der Muskeln kurz und übersichtlich erläutert. Erfährt ein Muskel eine Funktionsumkehr, findet sich bei der jeweiligen Funktion ein entsprechender Hinweis dazu (↺, ↻, ⟲).
- Wo es für Bewegungsberufe sinnvoll ist, finden sich zudem zahlreiche Textkästen mit **funktionellen Hinweisen** und interessanten **klinischen Bezügen**.
- Am Ende jedes Kapitels liefert der Abschnitt **Innervation** nochmals einen kurzen Überblick über den Verlauf der wichtigsten Nerven der entsprechenden Region und den von ihnen innervierten Muskeln.

Das **Glossar** – eine bei den Lernenden sehr beliebte Hilfe, um „fragwürdige" Begriffe schnell zu klären, ohne extra ein Wörterbuch zu bemühen – fehlt natürlich auch in diesem Buch nicht. Weiterhin zeigt eine **Liste mit wichtigen anatomischen Begriffen** deren jeweilige Übersetzung ins Deutsche, sodass manche lateinische Bezeichnung nachvollziehbarer und damit besser lernbar wird.

Zu guter Letzt empfehlen wir in der **Literaturliste** interessierten Schülern und Studenten Nachschlagewerke zur Vertiefung des bereits Gelernten.

Das Lektorat Physiotherapie und die Autoren wünschen allen Schülern und Studierenden viel Spaß, Erfolg und vor allem „Aha-Erlebnisse", wenn sie mit diesem Buch die funktionellen Zusammenhänge des Bewegungsapparates (be)greifen lernen und in Bewegung und Therapie übertragen können!

Natürlich interessiert uns die Meinung unserer LeserInnen. Daher freuen wir uns über Lob, Kritik und Anregungen, die uns helfen das Lehrbuch weiter zu verbessern. Wer uns seine Meinung über dieses Buch mitteilen möchte, kann dies unter www.elsevier.de/meinung tun.

Autoren

Ursula Wappelhorst, Jg. 1973, absolvierte von 1994 bis 1997 die Ausbildung zur Physiotherapeutin in Marburg. Im Anschluss arbeitete sie in vorwiegend orthopädisch orientierten Praxen zunächst in Marburg, später in Karlsruhe. Sie verfügt u. a. über abgeschlossene Weiterbildungen in der Manuellen Therapie (OMT Kaltenborn / Evjenth-Konzept), PNF und Brügger-Therapie und belegte darüber hinaus zahlreiche Fortbildungen überwiegend zur Behandlung des muskuloskelettalen Systems.
Neben Ihrer Praxistätigkeit arbeitet sie seit 2001 als Lehrkraft an der Physiotherapieschule des Universitätsklinikums Marburg, zunächst mit dem Schwerpunkt Orthopädie, später auch auf dem Gebiet der topografischen und funktionellen Anatomie des Bewegungsapparates. Seit 2018 unterrichtet sie außerdem die Fächer Manuelle Therapie und Biomechanik. Ursula Wappelhorst ist Mitautorin des bisherigen *Lehr- und Arbeitsbuch Funktionelle Anatomie* sowie Mitautorin und -herausgeberin des *Leitfaden Physiotherapie*.
2015 Abschluss des berufsbegleitenden Studiengangs „Physiotherapie — Angewandte Therapiewissenschaften, B. Sc." an der Hochschule Fresenius in Idstein.

E-Mail: ursula.wappelhorst@gmx.de

Dr. med. Andreas Kittelmann, Jg. 1962, studierte Humanmedizin an der Universität in Göttingen und wurde 1993 als Arzt approbiert. Anschließend war er als ärztlicher Dozent in der Physiotherapieausbildung tätig und unterrichtete bis 2003 die Fächer Funktionelle Anatomie des Bewegungsapparates, Spezielle Krankheitslehre (u. a. Orthopädie, Chirurgie, Traumatologie, Sportmedizin), Neuro- und Muskelphysiologie sowie Trainingslehre. Von 2001 bis 2003 hatte er die ärztliche Leitung der Loges-Schule in Bad Harzburg inne. Seine Fortbildungsschwerpunkte liegen neben der Manuellen Therapie v. a. im Bereich der Medizinischen Trainingslehre, der Sportmedizin und der Rettungsmedizin. Seit 2003 beschäftigt sich Dr. Andreas Kittelmann als Medizinaldezernent mit der Ausbildung und Prüfung in den Gesundheitsfachberufen.

E-Mail: Dr.A.Ki@gmx.net

Christoph Röbbelen, Jg. 1963, studierte 1985–1988 an der Universität in Göttingen Biologie und Sportwissenschaften und absolvierte anschließend die Physiotherapie-Ausbildung. Seit 1990 arbeitete er als Physiotherapeut in verschiedenen Kliniken und EAP-Zentren, vorwiegend im orthopädisch-traumatologischen und sportmedizinischen Bereich. Seine Fortbildungen konzentrieren sich auf manuelle und orthopädische Techniken sowie eine Ausbildung in der analytischen Biomechanik nach Sohier. Christoph Röbbelen hat am College Sutherland Osteopathie studiert und ist Heilpraktiker mit eigener Praxis.
Seit 1998 ist er Lehrkraft an der Schule für Physiotherapie der Orthopädischen Universitätsklinik Friedrichsheim GgmbH in Frankfurt / M. und unterrichtet Physik und Biomechanik, Funktionelle Anatomie, Bewegungserziehung und Sportmedizin.
2018 Abschluss des berufsbegleitenden Studiengangs „Medizinpädagogik, B. A." an der Carl-Remigius Medical-School.

E-Mail: C.Roebbelen@friedrichsheim.de

Abbildungsnachweis

Der Verweis auf die jeweilige Abbildungsquelle befindet sich bei allen Abbildungen im Werk am Ende des Legendentextes in eckigen Klammern. Alle nicht besonders gekennzeichneten Grafiken und Abbildungen © Elsevier GmbH, München.

G439 Palastanga N, Field D et al. Anatomy and Human Movement. 6th ed. Elsevier Churchill Livingstone, 2012.

G459 Schleip R et al. Fascia. The Tensional Network of the Human Body. 1st ed. Elsevier Churchill Livingstone, 2012.

L126 Dr. med. Katja Dalkowski, Erlangen.

L127 Jörg Mair, München.

L157 Susanne Adler, Lübeck.

L190 Gerda Raichle, Ulm.

L238 Sonja Klebe, Löhne.

L240 Horst Ruß, München.

L252 Abavo GmbH, Buchloe.

L266 Stephan Winkler, München.

L280 Johannes Habla, München.

L285 Anne-Kathrin Hermanns, Maastricht, Niederlande.

S007-1-24 Paulsen F, Waschke J (Hrsg). Sobotta, Atlas der Anatomie Band 1: Allgemeine Anatomie und Bewegungsapparat, 24. Aufl., Elsevier GmbH / Urban & Fischer Verlag, München 2017.

S007-2-24 Paulsen F, Waschke F (Hrsg). Sobotta, Atlas der Anatomie Band 2: Allgemeine Anatomie und Bewegungsapparat, 24. Aufl., Elsevier GmbH / Urban & Fischer Verlag, München 2017.

S007-3-24 Paulsen F, Waschke J (Hrsg). Sobotta, Atlas der Anatomie Band 3: Allgemeine Anatomie und Bewegungsapparat, 24. Aufl., Elsevier GmbH / Urban & Fischer Verlag, München 2017.

S007-5 Hombach-Klonisch S, Klonisch T, Peeler J (eds). Sobotta Clinical Atlas of Human Anatomy. 1st ed. Elsevier GmbH / Urban & Fischer, 2019.

S007-22 Putz R, Pabst P (Hrsg). Sobotta, Atlas der Anatomie des Menschen, 22. Aufl., Elsevier GmbH / Urban & Fischer Verlag, München 2007.

Inhaltsverzeichnis

1 Einführung in die Biomechanik . . . 1
1.1 Einleitung . . . 1
1.2 Bewegung . . . 1
1.2.1 Osteokinematik . . . 1
1.2.2 Arthrokinematik . . . 2
1.3 Kraft . . . 4
1.3.1 Kraftvektoren . . . 5
1.3.2 Zerlegung von Muskelkräften . . . 7
1.3.3 Schiefe Ebene . . . 8
1.3.4 Reibung . . . 10
1.4 Drehmomente und Hebelgesetze . . . 10
1.4.1 Drehmoment . . . 10
1.4.2 Hebelgesetze . . . 11
1.4.3 Biegespannung . . . 12
1.4.4 Rollensysteme . . . 13
1.5 Muskelmechanik . . . 15
1.5.1 Anatomischer und physiologischer Muskelquerschnitt . . . 15
1.5.2 Muskelkraft – Hubkraft . . . 15
1.5.3 Hubhöhe . . . 16
1.5.4 Muskelkraft und Sarkomerlänge . . . 17
1.6 Muskelfunktionen . . . 18
1.6.1 Funktionsumkehr von Muskeln . . . 18
1.6.2 Kinematische Ketten . . . 20
1.7 Muskelanalysen am Beispiel des M. piriformis . . . 21

2 Allgemeine Anatomie . . . 27
2.1 Knochen . . . 27
2.2 Knochenverbindungen . . . 29
2.3 Muskeln . . . 31

3 Rumpf . . . 37
3.1 Wirbelsäule (Columna vertebralis) . . . 37
3.1.1 Steckbrief Bewegungssegment . . . 38
3.1.2 Bänder der Wirbelsäule . . . 42
3.1.3 Autochthone Rückenmuskulatur (M. erector spinae) . . . 44
3.2 Obere Halswirbelsäule . . . 51
3.2.1 Knöcherne Strukturen der oberen HWS . . . 51
3.2.2 Steckbrief Kopfgelenke . . . 51
3.2.3 Muskulatur der oberen HWS . . . 57
3.3 Untere Halswirbelsäule . . . 60
3.3.1 Knöcherne Strukturen der unteren HWS . . . 60
3.3.2 Steckbrief Gelenke der unteren HWS . . . 61
3.3.3 Muskulatur der HWS . . . 63
3.4 Brustwirbelsäule und Thorax . . . 67
3.4.1 Knöcherne Strukturen von BWS und Thorax . . . 67
3.4.2 Steckbrief Intervertebralgelenke der BWS . . . 70
3.4.3 Steckbrief kostovertebrale Verbindungen . . . 71
3.4.4 Steckbrief sternokostale Verbindungen . . . 74
3.4.5 Muskulatur der BWS und des Thorax . . . 76
3.5 Lendenwirbelsäule . . . 82
3.5.1 Knöcherne Strukturen der LWS . . . 82
3.5.2 Steckbrief Gelenke der LWS . . . 82
3.5.3 Fascia thoracolumbalis . . . 83
3.5.4 Muskulatur der LWS . . . 83
3.6 Becken . . . 93
3.6.1 Knöcherne Strukturen des Beckenrings . . . 94
3.6.2 Steckbrief Iliosakralgelenke (ISG, Artt. sacroiliacae) . . . 96
3.6.3 Steckbrief Symphyse (Symphysis pubica) . . . 100
3.6.4 Muskulatur des Beckenbodens . . . 101
3.7 Innervation der Rumpfmuskulatur . . . 104

4 Untere Extremität . . . 109
4.1 Knöcherner Aufbau der unteren Extremität . . . 110
4.1.1 Knochen des Beckengürtels . . . 110
4.1.2 Knochen der freien Extremität: Oberschenkel-, Unterschenkel- und Fußknochen . . . 110
4.2 Hüftgelenk (Art. coxae) . . . 114
4.2.1 Steckbrief Hüftgelenk . . . 114
4.2.2 Muskulatur des Hüftgelenks . . . 119
4.3 Kniegelenk (Art. genus) . . . 131
4.3.1 Steckbrief Kniegelenk . . . 131
4.3.2 Muskulatur des Oberschenkels . . . 140
4.4 Sprunggelenke . . . 145
4.4.1 Steckbrief Sprunggelenke . . . 145
4.4.2 Muskulatur des Unterschenkels . . . 152
4.5 Fuß . . . 161
4.5.1 Steckbrief Fuß . . . 161
4.5.2 Muskulatur des Fußes . . . 166
4.6 Innervation der unteren Extremität . . . 174

5 Obere Extremität . . . 179
5.1 Knöcherner Aufbau der oberen Extremität . . . 179
5.1.1 Knochen des Schultergürtels: Schulterblatt und Schlüsselbein (Skapula und Klavikula) . . . 179
5.1.2 Knochen der freien Extremität: Oberarm-, Unterarm- und Handknochen . . . 181
5.2 Schulter- und Schultergürtelgelenke . . . 186
5.2.1 Steckbrief Schulter- und Schultergürtelgelenke . . . 186

5.2.2 Muskulatur des Schultergürtels und des Schultergelenks . . . 193

5.3 Ellenbogengelenk (Art. cubiti) . . . 205

5.3.1 Steckbrief Ellenbogengelenke . . . 205

5.3.2 Muskulatur des Oberarms . . . 209

5.3.3 Muskeln für die Umwendebewegung des Unterarms . . . 212

5.4 Hand . . . 213

5.4.1 Steckbrief Hand . . . 213

5.4.2 Muskulatur des Unterarms . . . 220

5.4.3 Muskulatur der Hand . . . 232

5.5 Innervation der oberen Extremität . . . 237

Anhang . . . 245

Körperebenen und Bewegungsachsen . . . 245

Lage- und Richtungsbezeichnungen . . . 245

Bewegungen . . . 246

Körperregionen . . . 246

Glossar . . . 247

Wichtige anatomische Begriffe aus dem Lateinischen und Griechischen . . . 249

Literaturnachweis . . . 251

Register . . . 253

KAPITEL

1 Einführung in die Biomechanik

1.1 Einleitung

In der Biomechanik werden die Gesetze der Mechanik auf Lebewesen angewendet. Neben einer rein physikalischen Betrachtung ist es notwendig, die Besonderheit der biologischen Strukturen des menschlichen Körpers zu berücksichtigen.

Das Skelettsystem des Menschen kann als Hebelsystem verstanden werden, an dem verschiedene Kräfte wirken und Drehmomente (Drehimpulse) produzieren. Diese Drehmomente führen zu den sichtbaren Bewegungen der Gelenkpartner (**Osteokinematik**). Daneben findet eine Vielzahl von Bewegungen innerhalb der biologischen Gelenke statt, die im Rahmen der **Arthrokinematik** analysiert werden.

In diesem Kapitel werden die mechanischen Grundlagen beschrieben, die für das Verständnis der Muskelfunktionen von entscheidender Bedeutung sind. Folgende Fragen werden beantwortet:

1. Was versteht man unter Bewegung und welche Bedeutung hat dies für die Gelenke?
2. Welche Aspekte der Kraft sind für die Analyse von Muskelfunktionen wichtig?
3. Welche Rolle spielen Drehmomente und Hebel am menschlichen Körper?

1.2 Bewegung

Eine Bewegung beschreibt die Ortsveränderung eines Körpers im Raum. Die physikalische Größe, die Bewegung misst, ist die Geschwindigkeit. Dabei ist eine Bewegung nur in Beziehung zu einem anderen Körper festzustellen und wird relativ zu diesem beschrieben. Daher wird auch oft der Begriff **Relativbewegung** dafür verwendet. Die **Kinematik** (*altgriech.* kinema = Bewegung) beschäftigt sich mit der räumlich-zeitlichen Charakteristik von Bewegungen, ohne auf die verursachenden Kräfte der Bewegung einzugehen. Dabei unterscheidet man grundsätzlich zwei Bewegungsarten: **Rotation** und **Translation**.

Bei allen Bewegungen an Gelenken unterscheidet man wiederum zwischen Osteokinematik und Arthrokinematik.

1.2.1 Osteokinematik

Die Osteokinematik beschreibt die deutlich sichtbaren Knochenbewegungen im Raum, wobei diese als Rotation oder Translation auftreten können.

Rotation

Unter Rotation (Drehung) versteht man die Bewegung eines Körpers um eine gemeinsame Drehachse, sodass sich die Massenpunkte des Körpers auf konzentrischen Kreisen je nach Abstand und Lage zum Drehpunkt mit unterschiedlicher Geschwindigkeit und Richtung bewegen. Die einzelnen Massenpunkte des Körpers legen dabei unterschiedliche Strecken zurück (➤ Abb. 1.1). Die Drehachse kann innerhalb oder außerhalb des Körpers liegen.

Alle Knochenbewegungen, die aktiv oder passiv um einen Drehpunkt bzw. eine Drehachse stattfinden, sind physikalisch gesehen Rotationen.

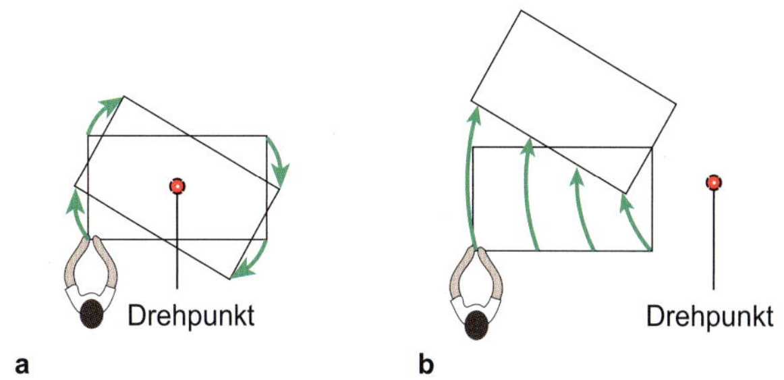

Abb. 1.1 Rotatorische Bewegung mit Drehachse innerhalb (a) oder außerhalb (b) des Körpers [L157]

Anatomische Knochenbewegungen

Alle anatomischen Knochenbewegungen sind also physikalisch betrachtet Rotationen um eine transversale, sagittale oder longitudinale Achse in der entsprechenden Ebene (➤ Abb. 1.2, ➤ Abb. 1.3 und ➤ Abb. 1.4).

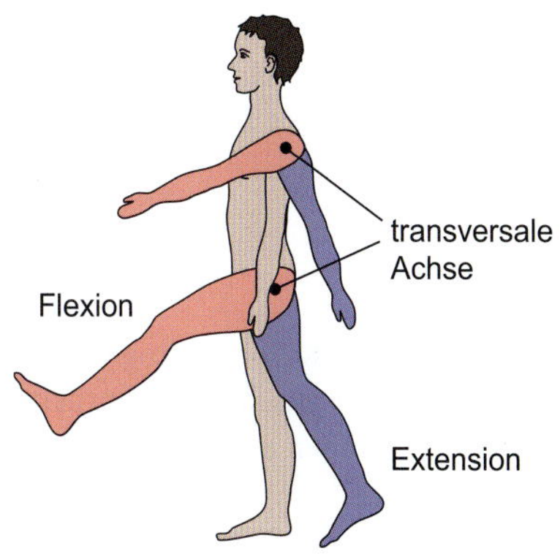

Abb. 1.2 Rotation um eine transversale Achse [L157]

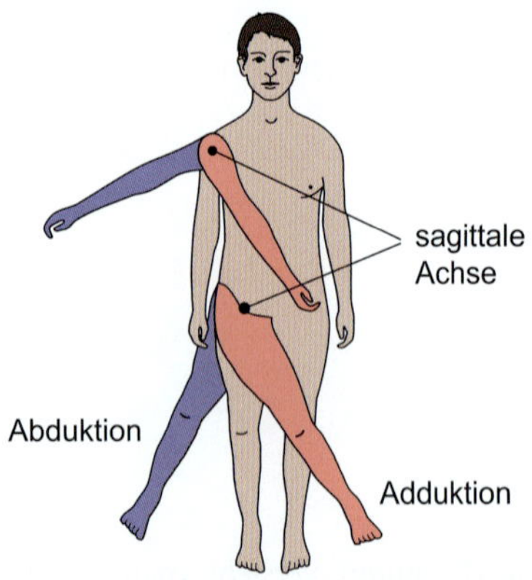

Abb. 1.3 Rotation um eine sagittale Achse [L157]

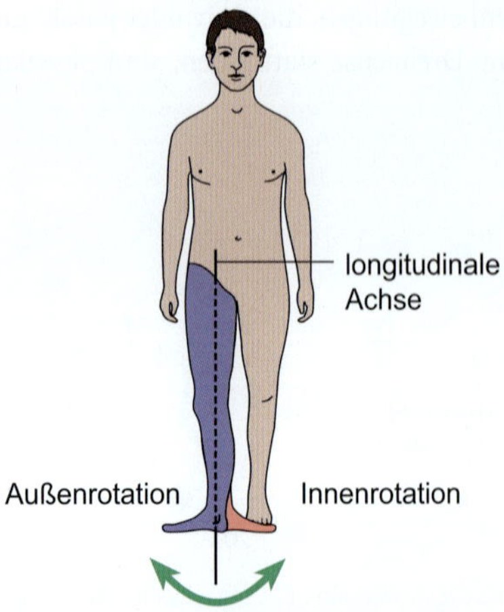

Abb. 1.4 Rotation um eine longitudinale Achse [L157]

Im Gegensatz zu den anatomisch beschriebenen Knochenbewegungen, die definitionsgemäß um eine starre Achse stattfinden, werden die physiologischen Bewegungen im täglichen Leben um mehrere Achsen gleichzeitig ausgeführt. Die physiologischen Bewegungen in den Gelenken des Menschen sind also Kombinationsbewegungen um mehrere anatomische Achsen. Sie sind in der Regel aus Rotation und Translation zusammengesetzt.

Translation

Dabei legen alle Punkte des Körpers die gleiche Strecke in der gleichen Richtung und in der gleichen Zeit zurück (➤ Abb. 1.5). Die Bewegung kann auf geraden oder gekrümmten Bahnen stattfinden. Eine Translation entsteht, wenn eine Kraft genau im Drehpunkt eines Körpers oder in seiner geradlinigen Verlängerung ansetzt.

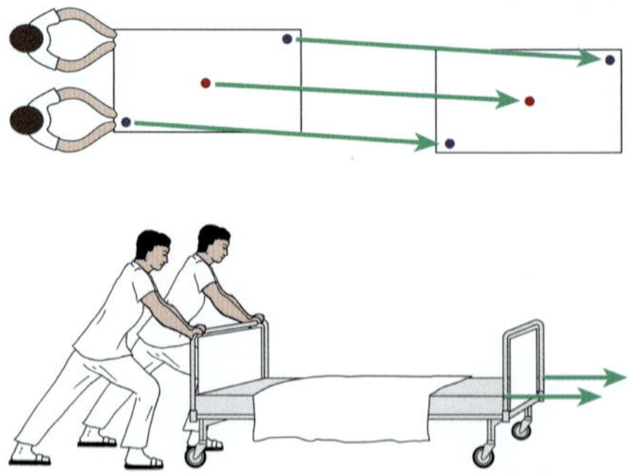

Abb. 1.5 Translatorische Bewegung [L157]

1.2.2 Arthrokinematik

Die Arthrokinematik beschreibt die nicht sichtbaren, aber für die Funktion des Gelenks überaus wichtigen Bewegungen der Gelenkflächen zueinander. Die Steuerung dieser kleinen Bewegungen kann durch die Muskulatur oder von Bändern übernommen werden. Bei der Arthrokinematik unterscheidet man zwei verschiedene Bewegungen: das **Rollen** und das **Gleiten.**

Rollen

Unter Rollen versteht man die Bewegung eines runden Körpers gegenüber einem anderen Körper, bei der Rotation und Translation in bestimmter Weise kombiniert werden. Dabei legt der Mittelpunkt des bewegten Körpers bei einer ganzen Umdrehung eine Strecke zurück, die seinem Umfang entspricht. Das einfachste Beispiel ist eine Kugel, die auf einer planen Fläche rollt. Dabei kommen immer neue Punkte der Kugel mit immer neuen Punkten der Fläche in Kontakt (➤ Abb. 1.6). Der jeweilige Berührungspunkt stellt gleichzeitig einen Momentandrehpunkt dar, d. h. er hat keine Relativgeschwindigkeit. In diesem Beispiel rollt ein konvexer Körper – die Kugel – auf einer ebenen Fläche. Eine Kugel kann aber auch in einer Mulde, d. h. auf einer konkaven Fläche rollen. Ebenso ist es möglich, dass eine konkave Fläche über eine konvexe Fläche rollt. Voraussetzung für eine Rollbewegung ist Reibung zwischen den sich bewegenden Körpern.

Eine reine Rollbewegung in einem Gelenk führt zu einer **Kompression** auf der einen und zu einer **Separation** auf der anderen Seite des Gelenks (➤ Abb. 1.7).

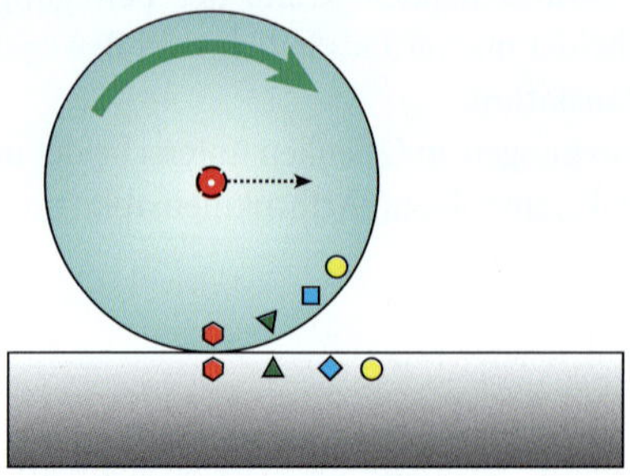

Abb. 1.6 Rollen [L157]

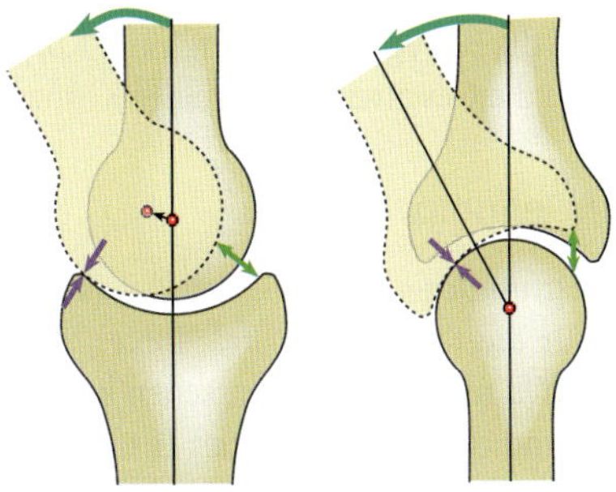

Abb. 1.7 Reine Rollbewegung im Gelenk, mit Kompression (violette Pfeile) auf der einen und Separation (grüne Pfeile) auf der anderen Seite des Gelenks [L157]

KLINISCHER BEZUG

Da eine Rollbewegung weniger Reibung verursacht als eine Gleitbewegung, finden wir diese Bewegung vermehrt bei starker Druckbelastung eines Gelenks oder pathologischen Veränderungen des Gelenkknorpels, z. B. bei Arthrose. Durch die Verlagerung der Belastung auf immer andere Punkte des Gelenks und den damit verbundenen physiologischen Wechsel von Belastung und Entlastung wird die Beanspruchung des Gelenkknorpels vermindert. Ein vermehrtes Rollen in einem Gelenk wirkt sich jedoch nachteilig auf die Zentrierung des Gelenks aus.

Gleiten

Unter Gleiten versteht man eine Translationsbewegung zwischen zwei sich ständig berührenden Körpern, bei der ein und derselbe Punkt des einen Körpers mit immer neuen Punkten des anderen Körpers in Kontakt tritt (➤ Abb. 1.8). Das hat zur Folge, dass die Belastung des Gelenkknorpels bei einem Gelenkpartner immer auf der gleichen Stelle auftrifft, was zu einer höheren Beanspruchung und schnellerem Verschleiß führt. Das Gleiten ist entweder als gerades Gleiten auf einer ebenen Fläche oder als gebogenes Gleiten auf einer gekrümmten Fläche möglich.

Rollgleiten

In den Gelenken des menschlichen Körpers finden nur selten reine Roll- oder Gleitbewegungen statt. Meistens entsteht bei der Rotation eines Knochens eine Kombinationsbewegung aus Rollen und Gleiten im Gelenk: das Rollgleiten. Der Anteil des Rollens an der Rollgleitbewegung ist abhängig von der Form der Gelenkflächen, dem Anpressdruck und der Schmierung.

Die Richtung des *Rollens* ist *unabhängig* von der Krümmung der Gelenkfläche und immer gleichsinnig zur Richtung der Rotationsbewegung des Knochens. Die Richtung des *Gleitens* ist von der Krümmung der Gelenkfläche des bewegten Knochens *abhängig* (➤ Abb. 1.9, ➤ Abb. 1.10) und wird durch die **Konvex-Konkav-Regel** beschrieben.

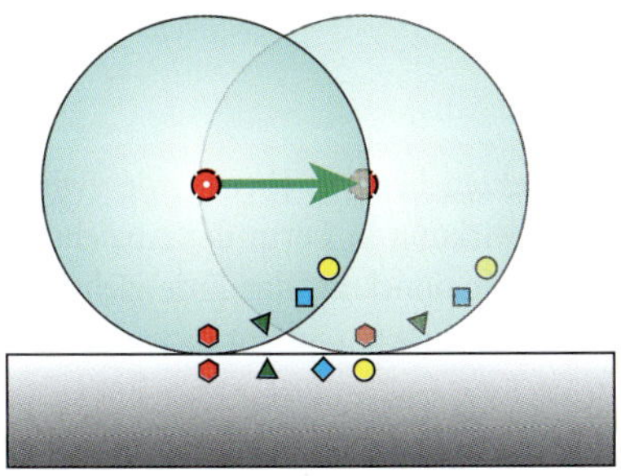

Abb. 1.8 Gleiten [L157]

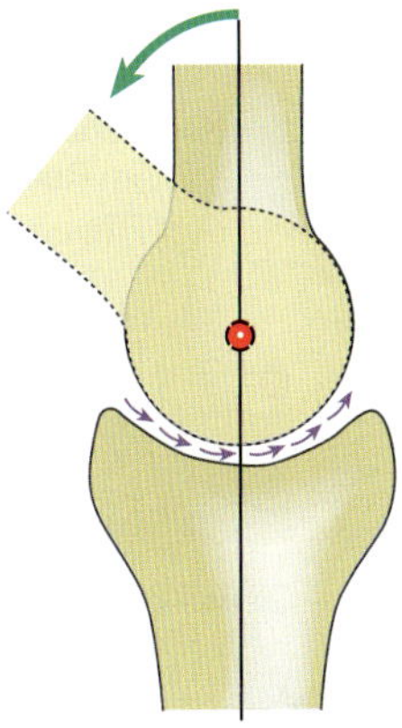

Abb. 1.9 Rollgleiten des konvexen Gelenkpartners [L157]

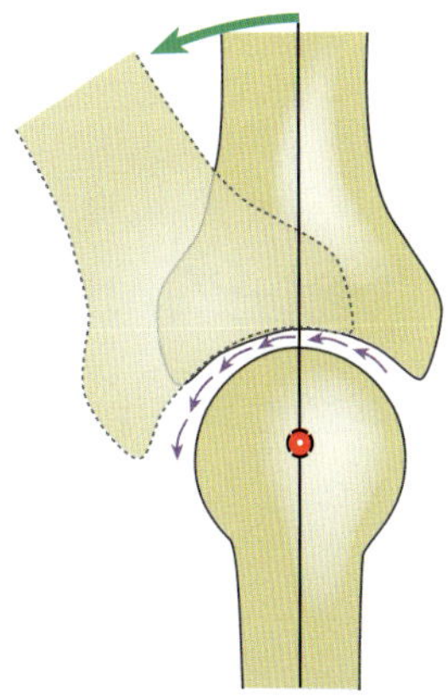

Abb. 1.10 Rollgleiten des konkaven Gelenkpartners [L157]

Konvex-Konkav-Regel

MERKHILFE

Wird der *konvexe* Gelenkpartner bewegt, findet das Gleiten im Gelenk entgegengesetzt zur Richtung des Rollens und der Knochenbewegung im Raum, d. h. *gegensinnig* statt (➤ Abb. 1.11).
Wird der *konkave* Gelenkpartner bewegt, findet das Gleiten im Gelenk in derselben Richtung des Rollens und der Knochenbewegung im Raum, d. h. *gleichsinnig* statt (➤ Abb. 1.12).

Die Konvex-Konkav-Regel bezieht sich auf alle Bewegungen, bei denen die Drehachse parallel zur Gelenkfläche liegt. Bei allen Bewegungen, bei denen die Drehachse senkrecht auf der Gelenk-

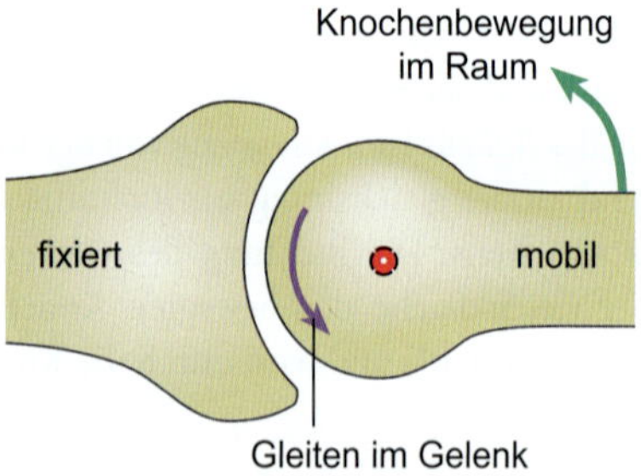

Abb. 1.11 Konvex-Regel [L157]

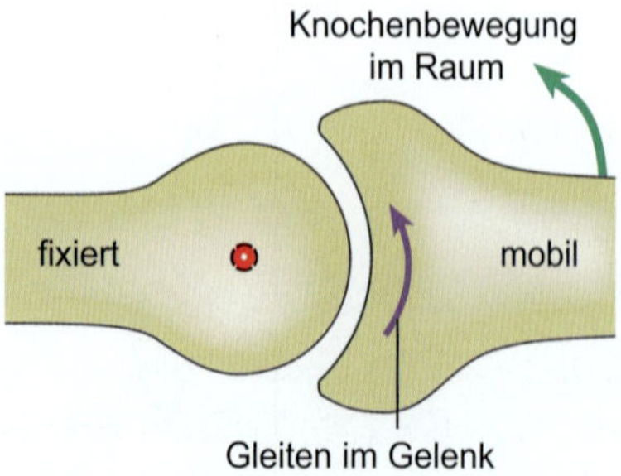

Abb. 1.12 Konkav-Regel [L157]

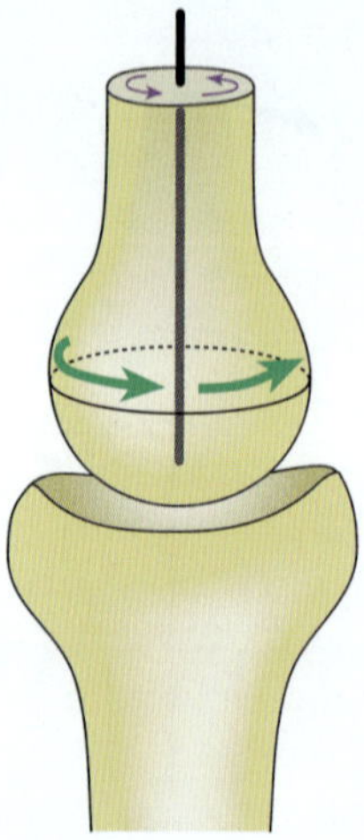

Abb. 1.13 Spin-Bewegung [L157]

fläche steht, kommt die Konvex-Konkav-Regel nicht zur Anwendung. Diese Rotation wird auch **Spin-Bewegung** genannt (➤ Abb. 1.13). Dabei kommt es entweder zu einem Gleiten im Uhrzeigersinn oder gegen den Uhrzeigersinn.

1.3 Kraft

Kraft kann als das Ergebnis der Kontraktion eines Muskels beziehungsweise einer Muskelgruppe beschrieben werden. Sie spielt in der Physiotherapie eine zentrale Rolle.
Eine Kraft erkennt man an ihrer Wirkung:

- Eine Kraft kann einen Körper zeitweise (elastisch) oder dauerhaft (plastisch) verformen.
- Eine Kraft kann die Bewegungsrichtung eines Körpers verändern.
- Eine Kraft kann die Geschwindigkeit eines Körpers verändern.

Physikalische Definition der Kraft

Die Kraft ist eine grundlegende Größe der Physik. Das physikalische Formelzeichen für die Kraft ist **F** (*engl.:* force), die Maßeinheit ist das **Newton (N)**. Da man Kräfte nicht sehen kann, werden sie anhand ihrer Wirkung definiert: Die Kraft (F) ist die Ursache jeder Zustandsänderung (Ruhe- oder Bewegungszustand) oder Verformung eines Körpers.

Ein Newton (1 N) liegt vor, wenn ein Körper mit der Masse von 1 Kilogramm in einer Sekunde aus dem Ruhezustand auf die Geschwindigkeit 1 Meter pro Sekunde beschleunigt wird.

$$\text{Kraft} = \text{Masse} \times \text{Beschleunigung}$$
$$F\,[N] = M\,[kg] \times a\,[m/s^2]$$

Beispiel Wenn ein 1000 kg schweres Auto in 10 Sekunden von 0 auf 100 km/h beschleunigt, entspricht das einer Krafteinwirkung von 2777,8 N.
Rechenweg: $F = 1000\,kg \times 100\,km/h : 10\,s \rightarrow F = 1000\,kg \times 27{,}7\,m/s : 10\,s$

Muskelkräfte

Die Muskulatur ist ein Gewebe, das chemische Energie in Bewegung umwandeln kann. Durch eine Kontraktion der Muskelfasern wird Kraft erzeugt. Diese Muskelkraft wirkt auf das Skelettsystem, indem sie Bewegungen in den Gelenken erzeugt oder abbremst. Auch eine Verformung der Knochen kann von den Muskelkräften ausgehen.

Kontaktkräfte

Kräfte, die durch den physikalischen Kontakt zwischen zwei Objekten hervorgerufen werden, nennt man Kontaktkräfte. Sie werden wie folgt unterteilt:

- Druckkräfte: senkrecht zur Oberfläche gegeneinander wirkende Kräfte
- Zugkräfte: senkrecht zur Oberfläche auseinander wirkende Kräfte
- Scherkräfte: parallel zur Oberfläche wirkende Kräfte
- Kombinierte Kräfte: schräg zur Oberfläche wirkende Kräfte, die aus einer Kombination von senkrechten und parallelen Kräften entstehen

Anziehungskräfte

Zwischen allen Objekten besteht, ebenso wie zwischen zwei Magneten, eine Wechselwirkung in Form der Anziehungs- oder Gravitationskraft. Die Gravitationskraft der Erde zieht einen Körper mit einer Kraft von 9,81 m/s^2 an. Man spricht auch von der Erdanziehungskraft (F_g).

Um die Gewichtskraft in Newton [N] zu bestimmen, die auf einen Körper wirkt, muss seine Masse in kg mit der Erdanziehungskraft multipliziert werden (➤ Abb. 1.14).

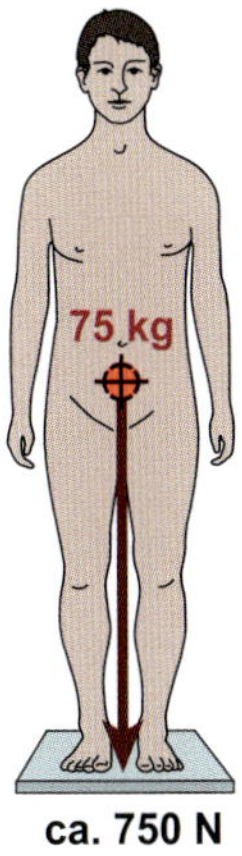

Abb. 1.14 Gewichtskraft [L157]

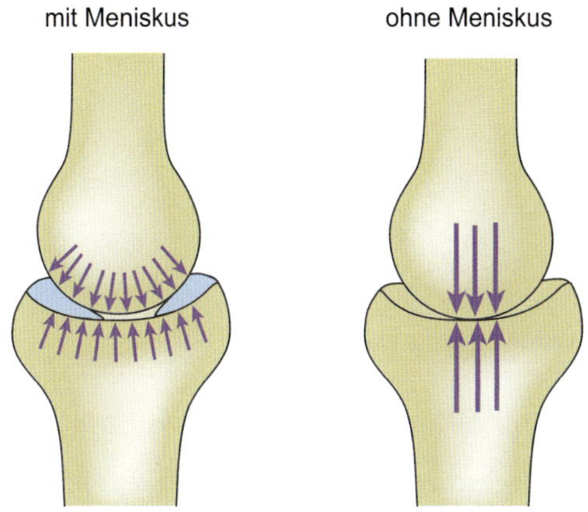

Abb. 1.15 Druck [L157]

Zur Vereinfachung rechnen wir:

$$\text{Masse [kg]} \times 10 \text{ m/s}^2 = \text{Gewichtskraft [N]}$$

Druck

Druck und Zug oder Belastung und Entlastung sind elementare Prinzipien der Biomechanik und entscheidend für die Ernährung und Adaptation von lebendem Gewebe. Ist die Belastung zu groß oder fehlt der Wechsel von Belastung und Entlastung, führt eine Überbelastung zur Degeneration und eine andauernde Entlastung zur Atrophie. So hat beispielsweise die fehlende Belastung der Knochen bei Raumfahrern eine Entkalkung der Knochen (sog. Space-Travel-Osteoporose) zur Folge. Der vergrößerte Druck im Hüftgelenk aufgrund einer zu kleinen Hüftpfanne (bei Hüftdysplasie) führt andererseits zu einer vorzeitigen Degeneration (Arthrose) des Gelenks.

Ein Druck **p** (*engl.:* pressure) entsteht dadurch, dass sich eine Kraft F auf eine bestimmte Fläche **A** (*engl.:* area) verteilt.

$$\text{Druck [Pa]} = \text{Kraft [N]} : \text{Fläche [m}^2\text{]}$$

Drückt man einen Nagel zunächst mit der Spitze und später mit dem Kopf in einen weichen Gegenstand, z. B. in eine Salatgurke, fällt auf, dass sich der Nagel mit der Spitze leichter in den Gegenstand drücken lässt. Man muss weniger Kraft aufwenden. Entscheidend ist, dass die Spitze eine sehr viel kleinere Fläche besitzt als der Kopf des Nagels. Das bedeutet, dass bei gleichbleibender Kraft der Druck auf einer kleineren Fläche größer ist (➤ Abb. 1.15).

Für die Druckmessung wurde die Einheit **Pascal** festgelegt: Ein Pascal (Pa) entsteht, wenn die Kraft von 1 Newton auf die Fläche von 1 m² wirkt.

Die Einheit Pascal ist sehr klein und man gebraucht daher häufig die Einheiten Kilopascal (1000 Pa) und Megapascal (1 000 000 Pa).

Daneben werden auch noch die alten Einheiten bar (Luftdruck) und mmHg (Blutdruck) verwendet: Ein Bar entspricht dabei 100 000 Pascal (1 bar = 100 000 Pa), 1 mmHg entspricht 133 Pascal (1 mmHg = 133 Pa).

1.3.1 Kraftvektoren

Eine physikalische Größe wie die Kraft kann man grafisch als Pfeil (Kraftvektor) darstellen (➤ Abb. 1.16). Dabei sind drei Fragen zu klären:

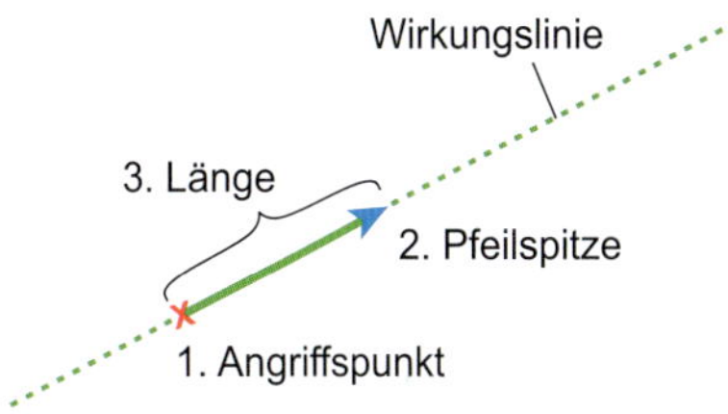

Abb. 1.16 Kraftvektor [L157]

1. Wo hat die Kraft ihren Angriffspunkt?
   - Der **Angriffspunkt** ist der **Ort** am Knochen (Hebelarm, Kraftarm), an dem der Muskel seinen Ansatz bzw. Ursprung hat.
2. In welche Richtung wirkt die Kraft?
   - Die **Richtung** der Kraft wird durch die **Spitze** des Pfeils angezeigt.
3. Wie groß ist die Kraft?
   - Die **Größe** der Kraft wird durch die **Länge** des Pfeils angezeigt. Um eine quantitative Berechnung mit Vektoren durchzuführen, wird dem Vektor ein beliebiger Maßstab gegeben, z. B. 1 cm Vektorenlänge entspricht einer Kraft von 100 Newton.

Im Umgang mit Kraftvektoren gelten die folgenden Regeln:

Verschieben einer Kraft

Eine Kraft kann man entlang ihrer Wirkungslinie ohne Einfluss auf ihre Wirkung verschieben: $F = \acute{F}$. Die Wirkungslinie einer Kraft ist eine gedachte Linie, die in Richtung des Pfeils verläuft und unendlich verlängert werden kann. Die Kraft wird also entlang dieser Linie, die durch die Spitze und das Ende des Pfeils verläuft, verschoben (➤ Abb. 1.17).

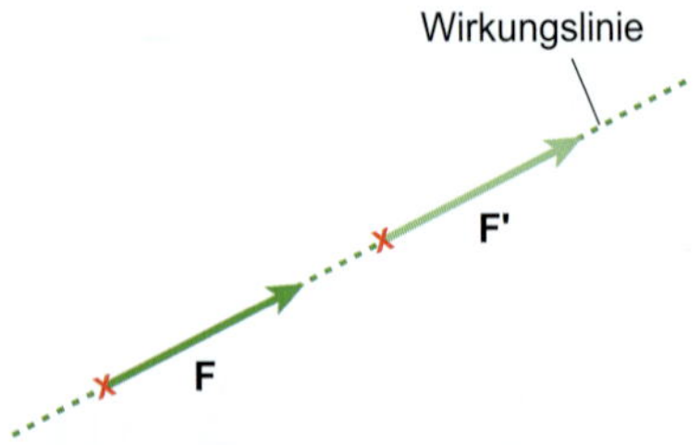

Abb. 1.17 Verschieben eines Kraftvektors [L157]

Addition von Kräften mit gleicher Wirkungslinie

Zwei Kräfte mit gleicher Wirkungslinie und gleicher Richtung kann man zusammenfassen, indem man ihre Beträge zeichnerisch addiert. Dazu verschiebt man die Kräfte auf ihrer Wirkungslinie so weit, bis die Pfeilspitze des einen an das Pfeilende des anderen Kraftvektors stößt. Das grafische Ergebnis ist die Gesamtlänge beider Vektoren und kann durch einen Summenvektor ersetzt werden (> Abb. 1.18). Dieser Vektor stellt die resultierende Kraft dar und wird mit F_R gekennzeichnet ($F_1 + F_2 = F_R$).

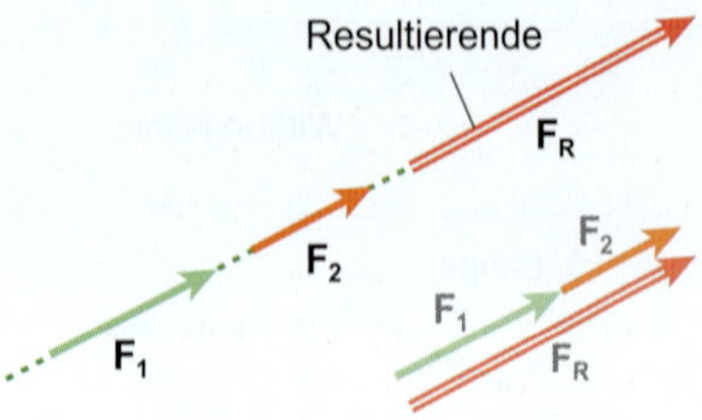

Abb. 1.18 Addition von zwei Kraftvektoren mit gleicher Wirkungslinie [L157]

Subtraktion von Kräften mit gleicher Wirkungslinie

Zwei Kräfte mit gleicher Wirkungslinie und entgegengesetzter Richtung kann man zeichnerisch zusammenfassen, indem man die kleinere von der größeren Kraft subtrahiert. Dazu verschiebt man die Kräfte auf ihrer Wirkungslinie so weit, bis die Pfeilspitze des kleineren Kraftvektors mit dem Pfeilende des größeren zusammenfällt (> Abb. 1.19). Das grafische Ergebnis ist die Restlänge des größeren Vektors und wird wieder durch F_R repräsentiert ($F_1 - F_2 = F_R$).

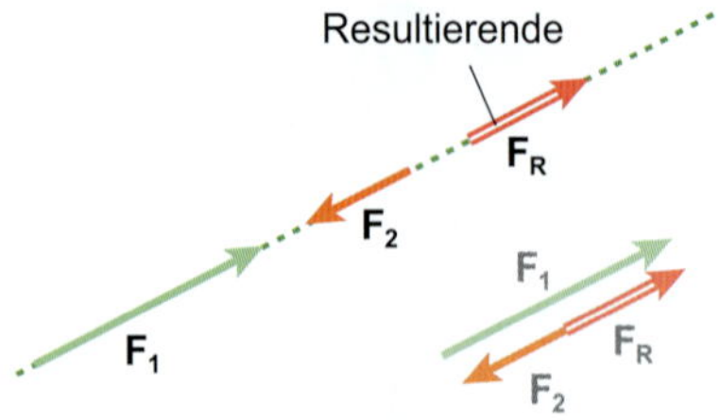

Abb. 1.19 Subtraktion von zwei Kraftvektoren mit gleicher Wirkungslinie [L157]

Addition von zwei Kräften mit gleichem Angriffspunkt

Zwei Kräfte mit gleichem Angriffspunkt, aber unterschiedlichen Wirkungslinien kann man zusammenfassen, indem man ein **Kräfteparallelogramm** bildet: $F_1 + F_2 = F_R$ (> Abb. 1.20). Dazu werden die Vektoren der Kräfte F_1 und F_2 am Angriffspunkt eingezeichnet (a) und dann die Wirkungslinie der Kraft F1 parallel bis zur Spitze von F_2 sowie die Wirkungslinie von F_2 zur Spitze von F_1 verschoben (b). Die Diagonale vom gemeinsamen Angriffspunkt zum Schnittpunkt der verschobenen Wirkungslinien entspricht der resultierenden Kraft (c).

Addition von drei Kräften mit gleichem Angriffspunkt

Drei Kräfte mit gleichem Angriffspunkt kann man schrittweise zusammenfassen.

- Im ersten Schritt werden zwei der Kräfte über ein Kräfteparallelogramm zu einer Resultierenden addiert (> Abb. 1.21a).
- Im zweiten Schritt wird die Resultierende mit der dritten Kraft in einem neuen Kräfteparallelogramm zusammengefasst (> Abb. 1.21b).

Addition von zwei Kräften mit unterschiedlichem Angriffspunkt

Zwei Kräfte mit unterschiedlichen Angriffspunkten und unterschiedlichen Wirkungslinien kann man, sofern sie nicht parallel liegen, addieren. Dazu verschiebt man die Vektoren entlang ihrer Wirkungslinie, bis sie einen gemeinsamen Angriffspunkt haben

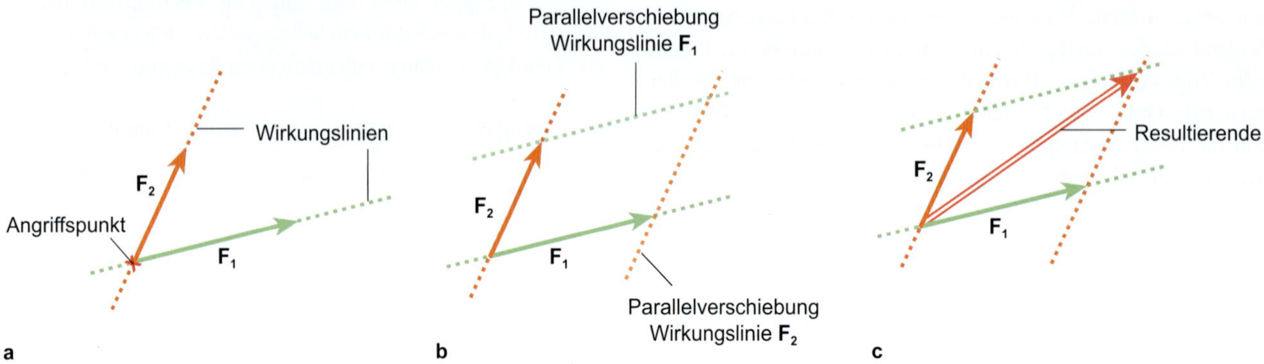

Abb. 1.20 Addition von zwei Kraftvektoren mit gleichem Angriffspunkt [L157]

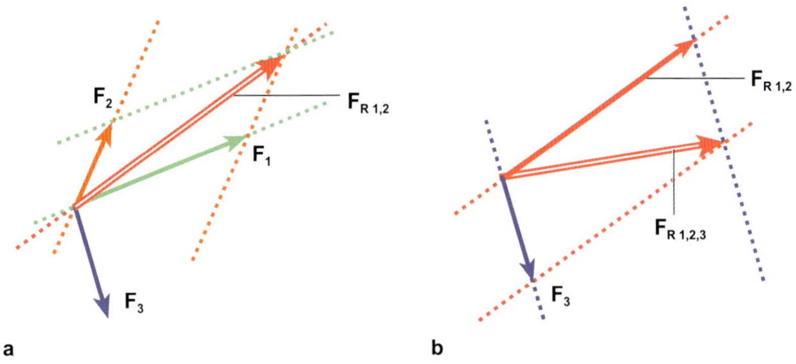

Abb. 1.21 Addition von drei Kraftvektoren [L157]

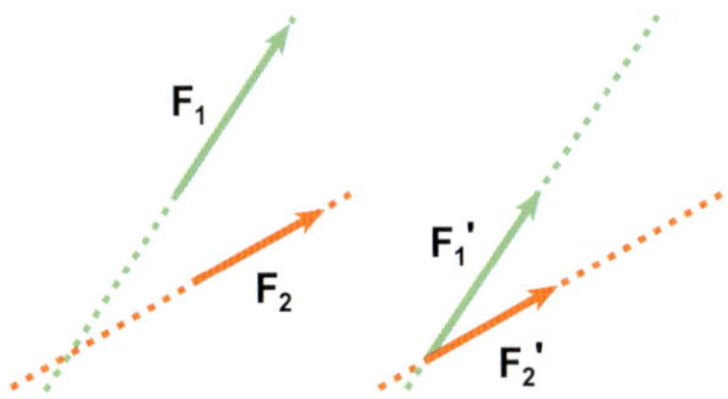

Abb. 1.22 Ermitteln eines gemeinsamen Angriffspunkts [L157]

(➤ Abb. 1.22). Dann bestimmt man die Resultierende mithilfe eines Kräfteparallelogramms ($F_1 + F_2 = F'_1 + F'_2 = F_R$).

1.3.2 Zerlegung von Muskelkräften

Wirkt ein Muskel über ein Gelenk auf einen Knochen, dann verursacht nur ein Teil dieser Kraft die für uns sichtbare Bewegung. Der andere Teil der Kraft wirkt direkt auf das Gelenk und ist nicht sichtbar. Der eine Teil der Muskelkraft, der für die Knochenbewegung zuständig ist, wird **rotatorische** Kraftkomponente oder **Bewegungskomponente** genannt. Der andere Teil wird als **longitudinale** Kraftkomponente oder **Gelenkkomponente** bezeichnet. Dieser Teil der Kraft kann das Gelenk zentrieren, dezentrieren, komprimieren, separieren oder eine Translation auslösen.

Vorgehensweise bei der Zerlegung von Muskelkräften

Um die genaue Wirkung einer Muskelkontraktion auf ein Gelenk zu analysieren, wird die Muskelkraft in zwei Komponenten zerlegt (➤ Abb. 1.23). Dazu wird zuerst die Muskelwirkungslinie gebildet, die durch Ansatz und Ursprung des Muskels verläuft, und der Gesamtkraftvektor mit Angriffspunkt am Muskelansatz in Richtung Ursprung eingezeichnet (a). Dann werden die longitudinale und die rotatorische Wirkungslinie durch den Angriffspunkt des Muskelvektors eingezeichnet. Die longitudinale Wirkungslinie zieht durch den Drehpunkt des Gelenks, die rotatorische steht rechtwinklig zur longitudinalen (b). Durch Parallelverschiebung der Wirkungslinien bis zur Spitze des Vektors wird das Kräfteparallelogramm gebildet (c). Die beiden vom Angriffspunkt des Muskelvektors wegziehenden Schenkel des Parallelogramms stellen nun die rotatorische und longitudinale Kraftkomponente des Muskels dar (d).

MERKHILFE

Die *longitudinale Kraftkomponente* ist der Teil der Muskelkraft, dessen Wirkungslinie vom Ansatz des Muskels durch den Drehpunkt geht.
Die *rotatorische Kraftkomponente* ist der Teil der Muskelkraft, dessen Wirkungslinie im Ansatz des Muskels senkrecht zur longitudinalen Kraft steht.

Analyse der Kraftkomponenten

Da man in der Regel keine genaue Größenangabe für die Kraft des zu untersuchenden Muskels hat, beschränken wir uns in unseren Analysen auf die grafische Darstellung der Kraftverhältnisse. Das heißt, nicht die absolute Größe der Kraft ist interessant, sondern das Verhältnis der einzelnen Komponenten zueinander. Ist die rotatorische bzw. Bewegungskomponente (B) eines Muskels in einer bestimmten Gelenkstellung 5-mal größer als seine longitudinale Kraftkomponente (L), kann man folgende Verhältnisgleichung aufstellen:

Bewegungskomponente (B) : longitudinale Kraftkomponente (L) = 5 : 1 (kurz: B : L = 5 : 1)

Daraus lässt sich schließen, dass der Muskel überwiegend eine bewegende Funktion hat.

Bei einem Verhältnis B : L = 1 : 2 besitzt der Muskel dagegen eine geringere Bewegungsfunktion. Seine longitudinale Kraftkomponente (L) ist doppelt so groß wie seine Bewegungskomponente.

Wirkungen der longitudinalen Kraftkomponente

Die longitudinale Kraftkomponente wirkt in Richtung des Gelenks und kann je nach Größe, Richtung und Winkel, in dem sie auftrifft, verschiedene Wirkungen im Gelenk verursachen:

- Wenn die longitudinale Kraftkomponente *senkrecht* zur Gelenkfläche wirkt, entsteht Kompression oder Separation im Gelenk.
- Wenn die longitudinale Kraftkomponente *parallel* zur Gelenkfläche wirkt, entstehen dezentrierende oder zentrierende Scherkräfte.
- Wenn die longitudinale Kraftkomponente *schräg* auf die Gelenkfläche wirkt, entstehen Druck- und Scherkräfte. Ihr Größenverhältnis kann man in einer weiteren Kraftzerlegung genauer analysieren (siehe *Schiefe Ebene*).
- Weitere Funktionen können die Zuggurtung von Knochen oder die Stabilisation von Gelenken sein.

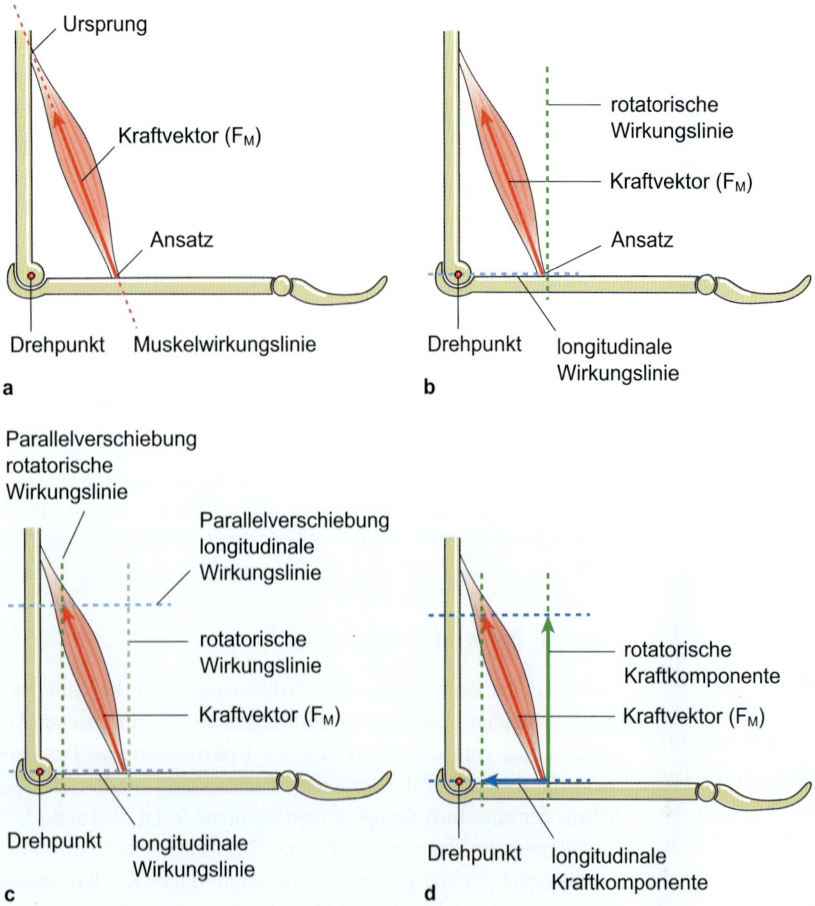

Abb. 1.23 Zerlegung von Muskelkräften [L157]

1.3.3 Schiefe Ebene

In der Regel stehen die Gelenkflächen des menschlichen Körpers nicht rechtwinklig zur einwirkenden Kraft. Für den Fall, dass die Kräfte schräg auf die Gelenkflächen auftreffen, betrachtet man die Gelenkfläche als eine sog. schiefe Ebene.

KLINISCHER BEZUG

So ist z. B. das Tibiaplateau im Stand bei leichter Knieflexion horizontal ausgerichtet und die Gewichtskraft des Körpers kann über die Femurkondylen senkrecht auf die Gelenkfläche wirken. Bei zunehmender Knieflexion (Beugewinkel ≥ 10°) kippt die tibiale Gelenkfläche nach ventral ab und wird zu einer schiefen Ebene. Die einwirkende Kraft trifft dann nicht mehr senkrecht auf das Tibiaplateau und lässt sich in zwei Komponenten (Scherkraft und Normalkraft) zerlegen. Durch die entstehende Scherkraft haben die Femurkondylen die Tendenz, auf dem Tibiaplateau nach ventral zu rutschen.

Definition der schiefen Ebene

Unter einer schiefen Ebene versteht man eine gegen die Horizontale geneigte Ebene (➤ Abb. 1.24). Die Gewichtskraft F eines Körpers auf der schiefen Ebene lässt sich ähnlich der Zerlegung der Muskelkräfte in zwei Komponenten aufteilen:

1. die **Hangabtriebskraft** (F_H) parallel zur schiefen Ebene
2. die **Normalkraft** (F_N) rechtwinklig zur schiefen Ebene

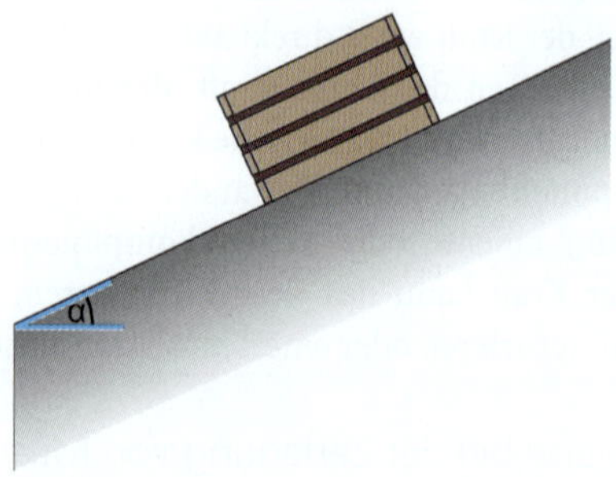

Abb. 1.24 Schiefe Ebene [L157]

Die Normalkraft ist der Teil der Gewichtskraft, der einen Druck senkrecht auf die schiefe Ebene ausübt. Die Hangabtriebskraft kann entsprechend ihrem Namen den Körper auf der schiefen Ebene abrutschen lassen. Abhängig vom Winkel, in dem die Gewichtskraft auf die schiefe Ebene einwirkt, entsteht mehr Normalkraft oder mehr Hangabtriebskraft (➤ Abb. 1.25). Ob der Körper auf der schiefen Ebene wirklich abrutscht, ist neben der Größe der Hangabtriebskraft auch von der Reibung der Kontaktflächen (➤ Kap. 1.3.4 *Reibung*) abhängig.

Die Beträge der einzelnen Kräfte lassen sich sowohl mathematisch über die Winkelfunktionen als auch grafisch durch eine Kraftzerlegung berechnen:

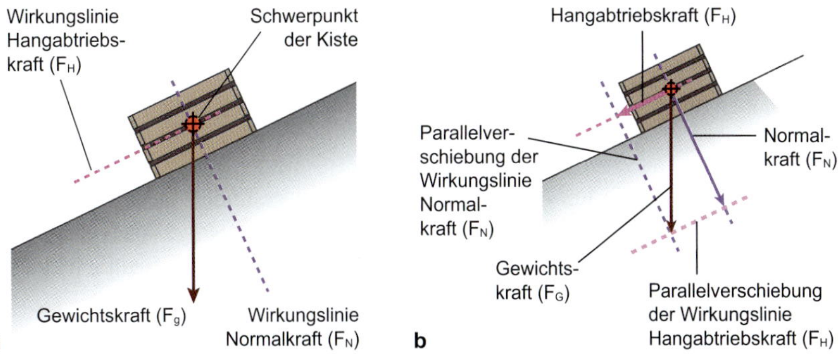

Abb. 1.25 Gewichtskraft (F_g), Hangabtriebskraft (F_H) und Normalkraft (F_N) [L157]

1. Die Hangabtriebskraft erhält man über die Formel: $F_H = F_g \times \sin(\alpha)$.
2. Die Normalkraft erhält man über die Formel: $F_N = F_g \times \cos(\alpha)$.

Grafische Berechnung der Kräfte auf schiefen Ebenen

Auch an der schiefen Ebene lassen sich die Kraftkomponenten, wie oben beschrieben (➤ Kap. 1.3.1) mittels Kräfteparallelogramm analysieren (➤ Abb. 1.25). Der Gesamtkraftvektor entspricht dabei der Gewichtskraft (F_g). Die Wirkungslinien der Normalkraft (F_N – rechtwinklig zur schiefen Ebene) und der Hangabtriebskraft (F_H – parallel zur schiefen Ebene) werden durch den Angriffspunkt des Gewichtskraft-Vektors gezeichnet (a) und dann zur Spitze des Gewichtskraft-Vektors parallel verschoben (b). Die beiden vom Angriffspunkt des Gewichtskraft-Vektors wegziehenden Schenkel des Parallelogramms stellen dann die Hangabtriebskraft F_H und die Normalkraft F_N dar.

Schiefe Kräfte

Das Prinzip der schiefen Ebene kann man auch auf jede Kraft übertragen, die nicht senkrecht auf eine Ebene einwirkt.

Trifft eine Kraft schräg auf eine horizontale Fläche, kann ihre Wirkung ebenso wie bei der schiefen Ebene durch eine Kraftzerlegung ermittelt werden (➤ Abb. 1.26). Im Beispiel wird dazu die Ausgangskraft F in den Kontaktpunkt der Ferse am Boden verschoben (F´). Dann wird die Kraft am Kontaktpunkt zwischen Kraft und Fläche zerlegt. Dabei entsteht:

1. die **Scherkraft** (F_S) parallel zur Fläche
2. die **Normalkraft** (F_N) rechtwinklig zur Fläche

Die Größe und das Verhältnis der Hangabtriebskraft F_H bzw. der Scherkraft F_S zur Normalkraft F_N gibt Aufschluss über Druck und Scherkräfte, die in einem Gelenk wirken. Den Scherkräften entgegen wirkt die Reibungskraft.

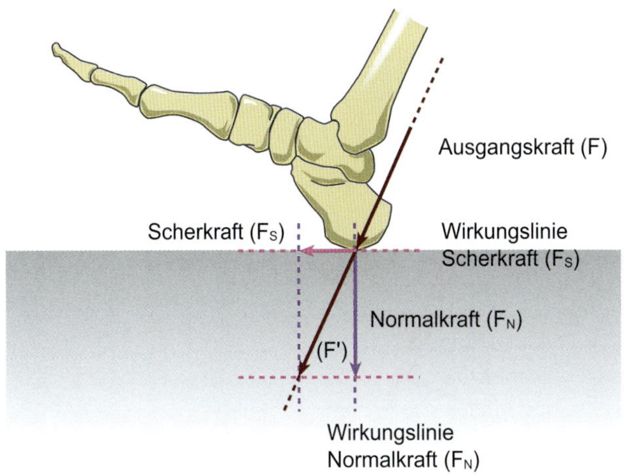

Abb. 1.26 Schiefe Kräfte [L157]

Wirkungen der Scherkräfte im Gelenk

Die Wirkung von Scherkräften in einem Gelenk lässt sich ermitteln, indem man die Gelenkebene am konkaven Gelenkpartner als schiefe Ebene betrachtet (➤ Abb. 1.27).

Die Scherkräfte wirken parallel zur Gelenkebene eines Gelenks. Je nach Größe und Richtung können sie verschiedene Wirkungen im Gelenk verursachen:

- Die Scherkräfte können bei entsprechender Richtung das **arthrokinematische Gleiten** im Gelenk unterstützen. Die Extensoren des Handgelenks können z. B. das Gleiten der Handwurzel nach palmar bei der Dorsalextension unterstützen.
- Ist die Scherkraft aus dem Gelenkzentrum nach außen gerichtet, kann eine **Dezentrierung** oder eine Subluxation die Folge sein. So hat z. B. der M. infraspinatus bei der horizontalen Abduktion der Schulter eine nach ventral subluxierende Wirkung.

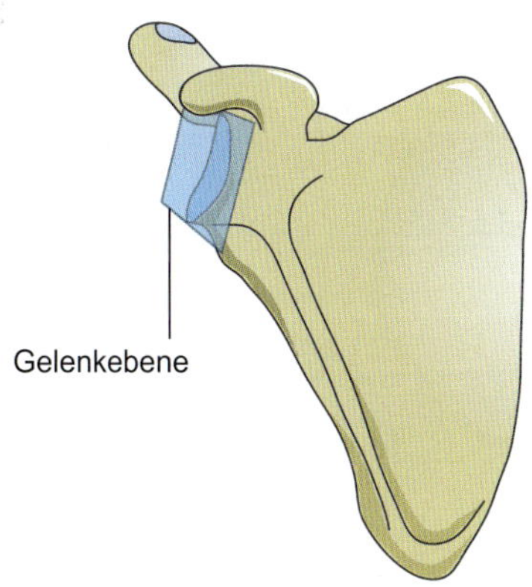

Abb. 1.27 Gelenkebene der Cavitas glenoidalis, Ansicht von ventral [L157]

1

- Ist die Scherkraft von außen in Richtung des Gelenkzentrums gerichtet, so wirkt sie hauptsächlich **zentrierend** auf das Gelenk. Die Scherkraft des Caput longum des M. triceps brachii z. B. wirkt in Nullstellung nach kranial und somit der nach kaudal luxierenden Kraft des Armgewichts entgegen.

Gelenkebene

- Unter einer Gelenkebene versteht man eine Ebene, die an die äußeren Begrenzungspunkte des konkaven Gelenkpartners gelegt wird.
- Dabei kann man die Ausrichtung der Gelenkebene beschreiben, indem man angibt, in welche Richtung die konkave Gelenkfläche „schaut". Am Schultergelenk z. B. ist die Cavitas glenoidalis nach lateral-ventral und leicht nach kranial ausgerichtet (➤ Abb. 1.27).
- Eine genauere Möglichkeit der Beschreibung ist, ausgehend von einer anatomischen Ebene, die Abweichung und Neigung der Gelenkebene gegenüber der anatomischen Ebene anzugeben. Am Schultergelenk z. B. liegt die Gelenkebene der Cavitas glenoidalis von der Sagittalebene ausgehend um ca. 30° nach ventral gedreht und um ca. 10° nach kranial gekippt.
- Das Konzept der Gelenkebene wird in der manuellen Therapie verwendet, um die Traktions- und Gleitrichtung zu bestimmen. Bei der Beschreibung der Arthrokinematik eines Gelenks wird die Ausrichtung der Gelenkebene zur Bestimmung der Roll- und Gleitrichtung verwendet.

1.3.4 Reibung

Unter Reibung versteht man die einer Bewegung entgegengesetzte Kraft, die an der Kontaktfläche zweier sich berührender Körper auftritt (➤ Abb. 1.28). Sie wirkt immer parallel zur Kontaktfläche und ist abhängig von der Größe der Normalkraft und der Oberflächenbeschaffenheit beider Kontaktflächen. Diese Oberflächenbeschaffenheit wird durch den Reibungskoeffizient μ repräsentiert und ist abhängig von der Rauigkeit, dem Schmierzustand und der Relativgeschwindigkeit zwischen beiden Körpern.

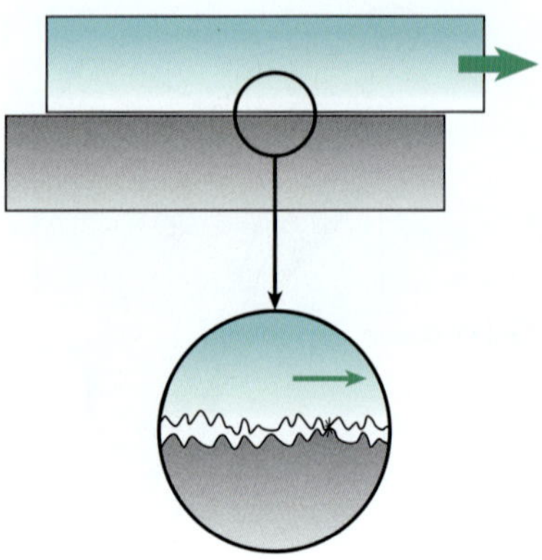

Abb. 1.28 Reibung [L157]

Reibungskraft (F_R) =
Normalkraft $(F_N) \times$ Reibungskoeffizient (μ)

Bedeutung der Reibung

Der Reibungskoeffizient in einem gesunden Gelenk bei intaktem Knorpel und Synovialflüssigkeit beträgt 0,001–0,002 (vgl. Metall auf Metall: $\mu = 0{,}3–0{,}8$). Dem arthrokinematischen Gleiten tritt also so gut wie kein Widerstand entgegen.

Bei einer Arthrose wird die Oberfläche des Knorpels rauer und die Reibung im Gelenk nimmt zu. Dadurch wird das arthrokinematische Gleiten behindert und durch eine verstärkte Rollbewegung im Gelenk kompensiert. Infolgedessen kommt es zu einer Veränderung der Gelenkkinematik mit Bewegungseinschränkungen oder Subluxationen. Im schlimmsten Fall kann die vermehrte Reibung zum Funktionsverlust des Gelenks führen.

KLINISCHER BEZUG

Bei einer Arthroskopie wird die Synovialflüssigkeit aus dem Gelenk herausgespült. Im Gelenk kommt es durch die fehlende Schmierung und Veränderung des Knorpels zu einer erhöhten Reibung. Es kann 1–2 Wochen dauern, bis die Homöostase des Gelenks wieder hergestellt ist.

1.4 Drehmomente und Hebelgesetze

1.4.1 Drehmoment

Wirkt eine Kraft außerhalb des Drehpunkts auf einen drehbaren Körper oder Hebel, so erzeugt sie ein **Drehmoment** (D_M). Das Drehmoment ist eine physikalische Größe, die den Drehimpuls eines Körpers ändert. Aus dem Produkt einer Kraft F und dem senkrechten Abstand ihrer Wirkungslinie zum Drehpunkt (Länge des wirksamen Hebels, H) ergibt sich die Drehwirkung (➤ Abb. 1.29).

Die Einheit für das Drehmoment ist das Newtonmeter (Nm).

$$D_M\ [\text{Nm}] = F\ [\text{N}] \times H\ [\text{m}]$$

Zur Berechnung eines Drehmoments sind drei Fragen zu klären:
1. Um welchen Punkt findet die Drehung statt?

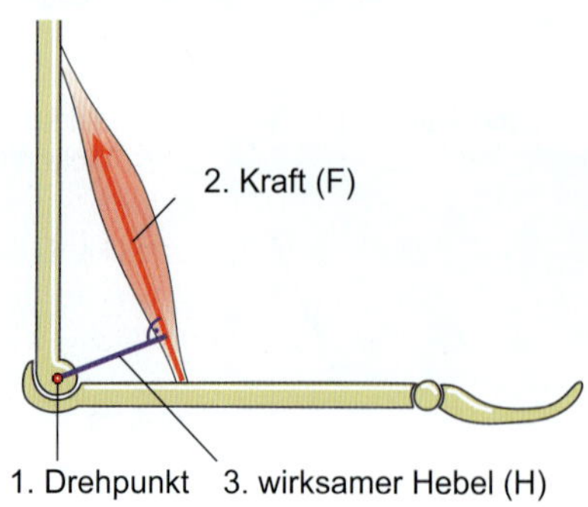

Abb. 1.29 Wirksamer Hebel [L157]

- Der **Drehpunkt** ist der Punkt, um den sich alle Masseteilchen des Körpers bewegen.
2. Wie wirkt die Kraft?
   - Dazu muss ein **Kraftvektor** mit Wirkungslinie, Angriffspunkt, Größe und Richtung definiert werden.
3. Wie groß ist der wirksame **Hebel**?
   - Der senkrechte (kürzeste) Abstand der Kraftwirkungslinie zur Drehachse gibt den wirksamen Hebel an. Die Maßeinheit dafür ist Meter.

Addition von Drehmomenten

Wirken auf einen drehbaren Körper mehrere Kräfte, so ist das resultierende Drehmoment gleich der Summe der einzelnen Drehmomente. Dazu muss man Drehmomente, die in die gleiche Richtung wirken, addieren und von den Drehmomenten, die in die andere Richtung wirken, subtrahieren. Man spricht von Drehungen im Uhrzeigersinn oder gegen den Uhrzeigersinn. Ist die Summe der Drehmomente null, dreht sich der Körper nicht (Gleichgewichtszustand oder Momentausgleich).

1.4.2 Hebelgesetze

Unter einem **Hebel** versteht man einen starren, um eine Achse drehbaren Körper, vergleichbar z. B. mit einer Wippe oder einer Schubkarre.

Das Skelettsystem des Menschen kann als Hebelsystem verstanden werden, über das durch Muskelkraft unterschiedliche Drehmomente produziert werden. In jedem Hebelsystem gibt es mindestens zwei Drehmomente, die in entgegengesetzter Richtung wirken und folglich auch mindestens zwei **Hebelarme**. Diese Hebelarme können auch als Kraftarm (H_K) bzw. Lastarm (H_L) bezeichnet werden. Aus dem Gleichgewichtszustand dieser beiden Drehmomente ergibt sich das Hebelgesetz:

$$\text{Kraft [N]} \times \text{Kraftarm [m]} = \text{Last [N]} \times \text{Lastarm [m]}$$
$$\text{oder } K \times H_K = L \times H_L$$

Da wir das Hebelgesetz auf die Gelenke im menschlichen Körper anwenden, ist die Belastung des Drehpunkts ein wichtiger Aspekt. Je nach Lage des Drehpunkts und den Angriffspunkten von Last und Kraft unterscheiden wir drei verschiedene Hebelarten.

Hebel 1. Ordnung oder zweiseitiger Hebel

Bei einem zweiseitigen Hebel (➤ Abb. 1.30) liegt der Drehpunkt zwischen dem Angriffspunkt der Kraft und dem Angriffspunkt der Last. Die Belastung im Drehpunkt bzw. im Gelenk entspricht der Last plus der aufzubringenden Muskelkraft (Gelenkbelastung = Last + Muskelkraft).

Bei einem kurzen Kraftarm muss sehr viel Muskelkraft aufgewandt werden, um das Hebelsystem ins Gleichgewicht zu stellen. Bedingt durch die große Muskelkraft steigt auch die Gelenkbelastung.

MERKHILFE
Je größer die Kräfte, die bei einem zweiseitigen Hebel im Gleichgewichtszustand auf beiden Seiten wirken, desto größer ist die Gelenkbelastung.

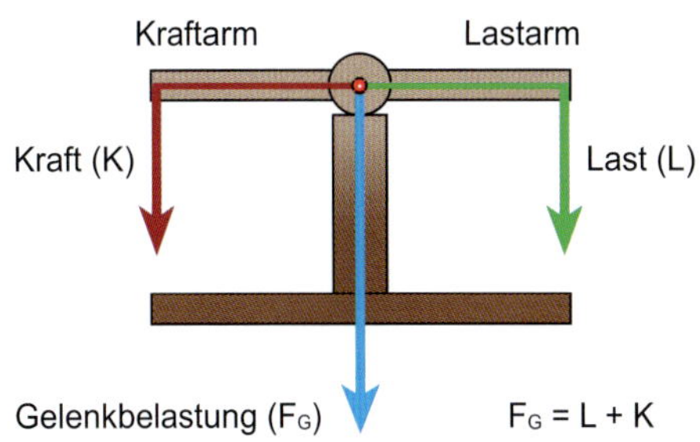

Abb. 1.30 Gelenkbelastung beim zweiseitigen Hebel [L157]

Ein zweiseitiger Hebel am menschlichen Körper ist z. B. das Hüftgelenk im Einbeinstand, wobei die Hüftabduktoren die Kraft, das Gewicht des Körpers die Last darstellen (➤ Abb. 1.31). Dieses Hebelbeispiel wird nach Dr. Pauwels auch als Pauwels'sche Waage bezeichnet.

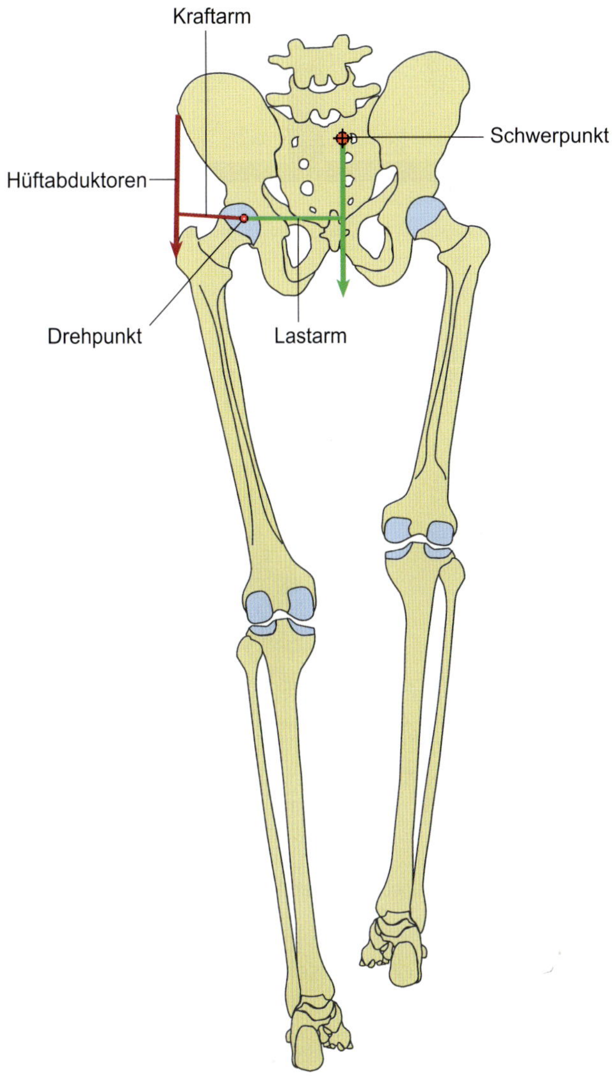

Abb. 1.31 Pauwels'sche Waage [L157]

Hebel 2. Ordnung oder einseitiger Lasthebel

Bei einem einseitigen Lasthebel (➤ Abb. 1.32) liegt der Angriffspunkt der Last zwischen der Drehachse und dem Angriffspunkt der Kraft. Die Belastung des Drehpunkts bzw. des Gelenks ergibt sich hierbei aus der äußeren Last abzüglich der Muskelkraft (Gelenkbelastung = äußere Last – Muskelkraft).

Einen einseitigen Lasthebel am menschlichen Körper findet man z. B. am Fuß. Dabei ist während des Zehenstands die Drehachse im Bereich der Zehengrundgelenke anzunehmen. Der M. triceps surae hat seinen Angriffspunkt am Kalkaneus. Der Angriffspunkt der Last liegt im Bereich des oberen Sprunggelenks, wo das Körpergewicht über die Malleolengabel auf den Lastarm übertragen wird (➤ Abb. 1.33). Dabei wird deutlich, dass die Hebelarme auch außerhalb des Knochens liegen können und die Kraftvektoren nicht immer parallel liegen.

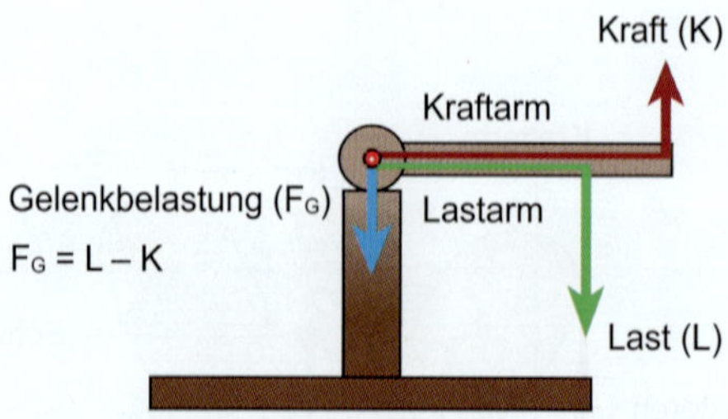

Abb. 1.32 Gelenkbelastung beim einseitigen Lasthebel [L157]

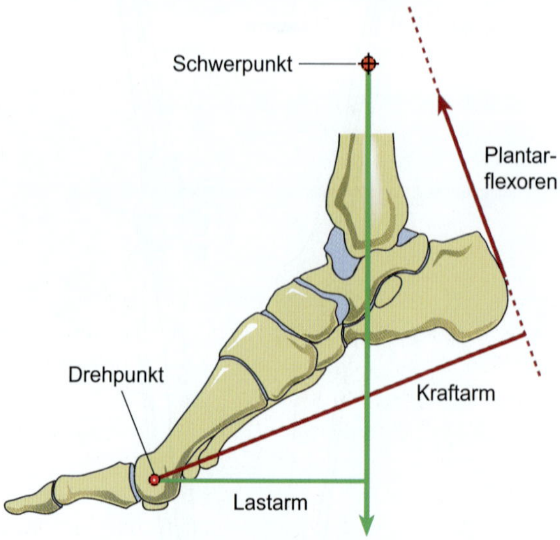

Abb. 1.33 Einseitiger Lasthebel im Zehenstand [L157]

Hebel 3. Ordnung oder einseitiger Geschwindigkeitshebel

Bei einem einseitigen Geschwindigkeitshebel (➤ Abb. 1.34) liegt der Angriffspunkt der Kraft zwischen dem Drehpunkt und dem Angriffspunkt der Last. Die Bezeichnung Geschwindigkeitshebel kommt daher, dass der Muskel nah am Drehpunkt liegt und mit einer kleinen Verkürzung einen großen Weg am distalen Knochenende bewirkt.

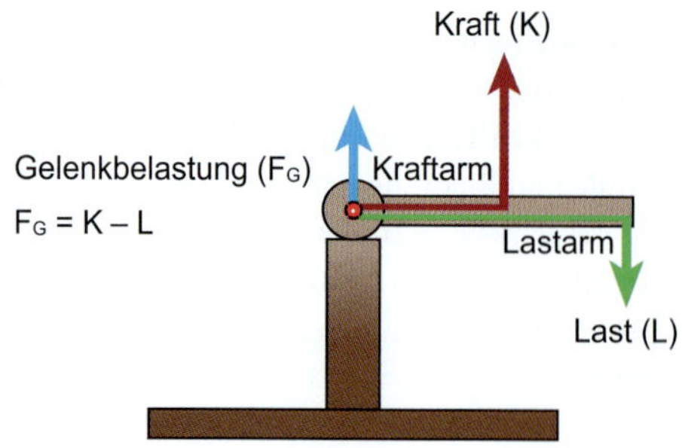

Abb. 1.34 Gelenkbelastung beim einseitigen Geschwindigkeitshebel [L157]

Die Belastung des Drehpunkts bzw. des Gelenks ergibt sich aus der Muskelkraft abzüglich der äußeren Kraft (Gelenkbelastung = Muskelkraft – äußere Last).

Ein einseitiger Geschwindigkeitshebel am menschlichen Körper ist z. B. der M. biceps brachii bei der Ellenbogenflexion (➤ Abb. 1.35). Die Hebellänge des M. biceps brachii entspricht nur 1/3 der Hebellänge des Unterarmschwerpunkts. Daraus folgt, dass der Muskel die dreifache Kraft aufwenden muss, um ein Gleichgewicht herzustellen.

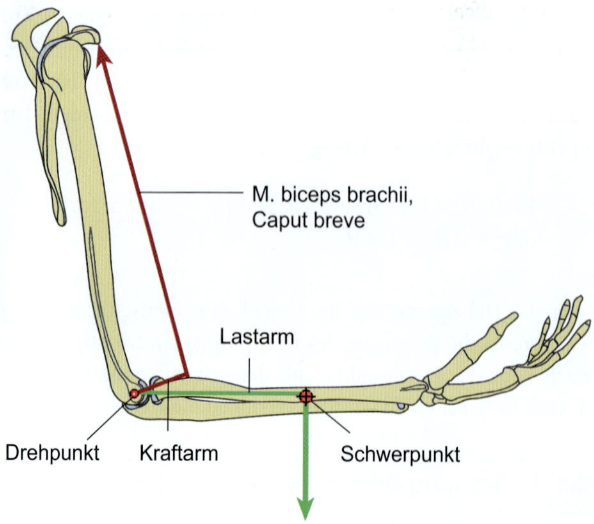

Abb. 1.35 Einseitiger Geschwindigkeitshebel bei der Ellenbogenflexion [L157]

1.4.3 Biegespannung

Wenn eine Kraft nicht axial auf einen Körper bzw. Knochen wirkt, entsteht ein Drehmoment innerhalb des Knochens. Dies hat eine Biegespannung im Knochen zur Folge. Wirken Biegespannungen auf einen Knochen, entsteht auf der konkaven Seite eine Druckbelastung und auf der konvexen Seite eine Zugbelastung. Diese Belastungen nehmen zur Mitte des Knochens hin ab. In diesem Bereich, der sog. **neutralen Faser**, gibt es weder Druck- noch Zugbelastung (➤ Abb. 1.36).

Der menschliche Knochen ist durch seine Bauweise sehr stabil gegenüber axialer Kompression oder Zug, kann aber bei Biegespannung leicht brechen. Der Körper ist deshalb bemüht, diese ungünstige Biegebeanspruchung in eine Druckbelastung umzuwandeln. Eine Möglichkeit dies zu erreichen, ist die Zuggurtung.

Zuggurtung

Der Körper schützt sich vor unphysiologischer Biegebeanspruchung, indem er mit Muskeln und Bändern auf der unbelasteten Seite eine Gegenkraft erzeugt. Dadurch wandelt er die einwirkende Biegespannung in eine axiale Belastung um. Diese Zuggurtung finden wir vor allem im Bereich der Wirbelsäule und der langen Röhrenknochen, aber auch an Gelenken.

Muskeln, die diese Aufgabe übernehmen, sind oft relativ lang, liegen dicht und häufig parallel am Knochen an und haben nur eine geringe Bewegungsfunktion. Bei der Muskelkraftzerlegung erkennen wir diese Funktion durch eine große longitudinale Kraftkomponente im Verhältnis zur bewegenden Kraftkomponente.

Der M. tensor fasciae latae stellt z. B. über den Tractus iliotibialis eine laterale Zuggurtung für das Femur dar (➤ Abb. 1.37). Durch den Tractus iliotibialis werden die Zugkräfte auf der lateralen Seite des Femurs aufgefangen und der Knochen überwiegend mit Druckkräften belastet. Die Kompression des Femurs nimmt dabei von lateral nach medial zu und ist insgesamt größer als bei der axialen Belastung des Knochens.

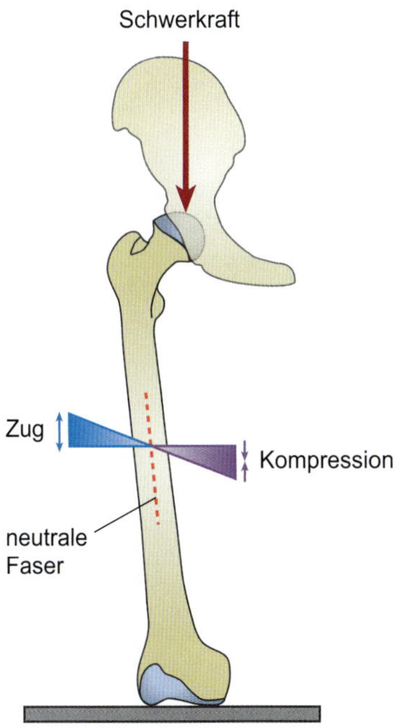

Abb. 1.36 Biegespannung [L157]

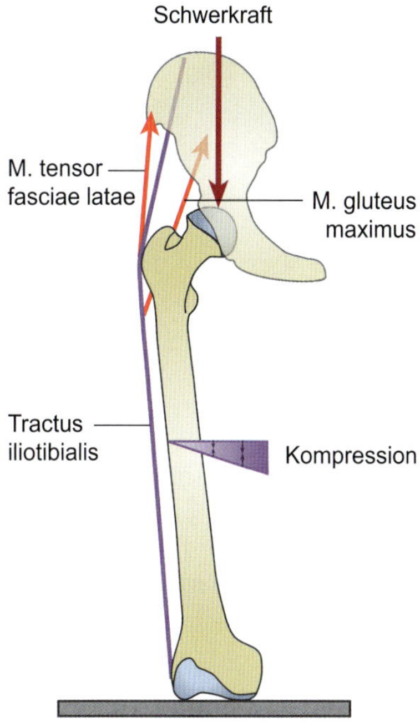

Abb. 1.37 Zuggurtung des Femurs durch den Tractus iliotibialis [L157]

KLINISCHER BEZUG

Eine wichtige Ursache für Schenkelhalsfrakturen bei Osteoporose-Patienten ist, neben der pathologischen Knochenbeschaffenheit, die vermehrte Biegebeanspruchung des Knochens bei nachlassender Muskelkraft des M. gluteus maximus und des M. tensor fasciae latae. Beide Muskeln spannen als M. deltoideus coxae den Tractus iliotibialis und unterstützen die laterale Zuggurtung des Femurs.

1.4.4 Rollensysteme

Immer wenn ein Muskel oder eine Sehne nicht auf geradem Weg vom Ansatz zum Ursprung zieht, sondern um einen Knochen oder durch ein Retinaculum umgelenkt wird, finden die Gesetzmäßigkeiten von Rollensystemen Anwendung. Eine Rolle wird physikalisch als Kraftwandler angesehen bei der die Richtung der Kraft verändert, aber keine mechanische Arbeit eingespart wird.

Der Umlenkpunkt wird anatomisch als **Hypomochlion** bezeichnet. Durch die Veränderung der Zugrichtung des Muskels erfährt das Hypomochlion eine Belastung, die mit dem Grad der Umlenkung ansteigt.

Feste Rolle

Eine feste Rolle entspricht einem zweiseitigen Hebel (➤ Kap. 1.4.2). Die auf beiden Seiten wirkenden Kräfte haben als wirksamen Hebel den Radius der Rolle (r). Daraus ergibt sich, dass die Drehmomente ($F_1 \times r = F_2 \times r$) ebenso wie die einwirkenden Kräfte gleich groß sind

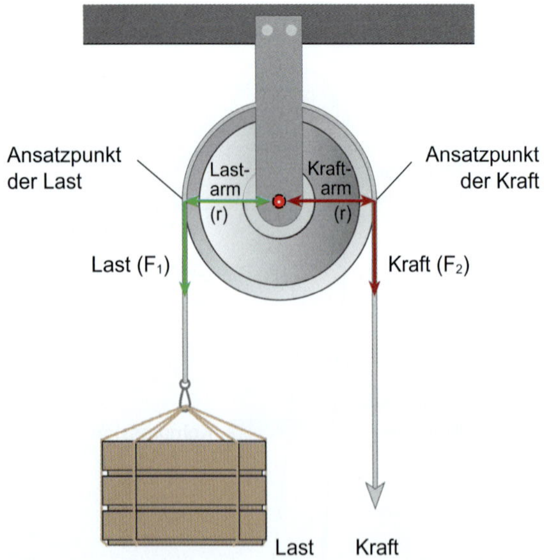

Abb. 1.38 Feste Rolle [L157]

(➤ Abb. 1.38). Eine feste Rolle vermag daher nur die Richtung der erforderlichen Kraft zu ändern. Diese Kraftumlenkung führt jedoch zu einer Belastung der Rolle selbst.

KLINISCHER BEZUG

Der M. quadriceps femoris erfährt im Kniegelenk über die Patella eine solche Umlenkung, wodurch der retropatellare Knorpel stark belastet wird. Diese Kraft sichert aber auch z. B. beim Treppabgehen das Femur vor einem Abrutschen im Kniegelenk nach ventral.

Grafische Darstellung der Kraftumlenkung am Beispiel des M. quadriceps femoris

Zunächst werden die Wirkungslinien des Muskels von seinem Ursprung zur Umlenkrolle und von seinem Ansatz zur Rolle eingezeichnet (➤ Abb. 1.39a). Vom Schnittpunkt der beiden Wirkungslinien aus werden dann zwei gleich große Kraftvektoren (F_M, F_L) in Richtung Ursprung und Ansatz gezeichnet, deren Größe sich nach der Muskelkraft (F_M) richtet. Werden diese beiden Vektoren mit einem Kräfteparallelogramm addiert, entspricht der resultierende Summenvektor (F_R) der Belastung der Rolle (➤ Abb. 1.39b).

Lose Rolle

Eine lose Rolle (➤ Abb. 1.40) entspricht einem einseitigen Hebel. Bezogen auf den Drehpunkt wirken folgende Drehmomente: $F_1 \times r = F_2 \times 2\,r$. Im Fall eines Gleichgewichts müssen beide Drehmomente gleich groß sein.

Daraus folgt: Kraft = halbe Last ($F_1 : 2 = F_2$). Eine lose Rolle vermag daher die Größe der erforderlichen Kraft zu halbieren. Dieses Prinzip macht man sich z. B. bei einem Flaschenzug oder am Schlingentisch zunutze. Dabei gilt aber die „Goldene Regel der Mechanik“: **Was man an Kraft spart, muss man an Weg zusetzen.**

Bei der Betrachtung einzelner Muskeln kommt dieses Prinzip am menschlichen Körper nicht zur Anwendung. Innerhalb der Funktion von Muskeln in Muskelketten jedoch nutzt der Körper die lose Rolle. Bei der Stabilisation der Fußgewölbe z. B. stellen die Fußwurzelknochen eine lose Rolle für den M. peroneus longus und den M. tibialis posterior (funktioneller Steigbügel) dar.

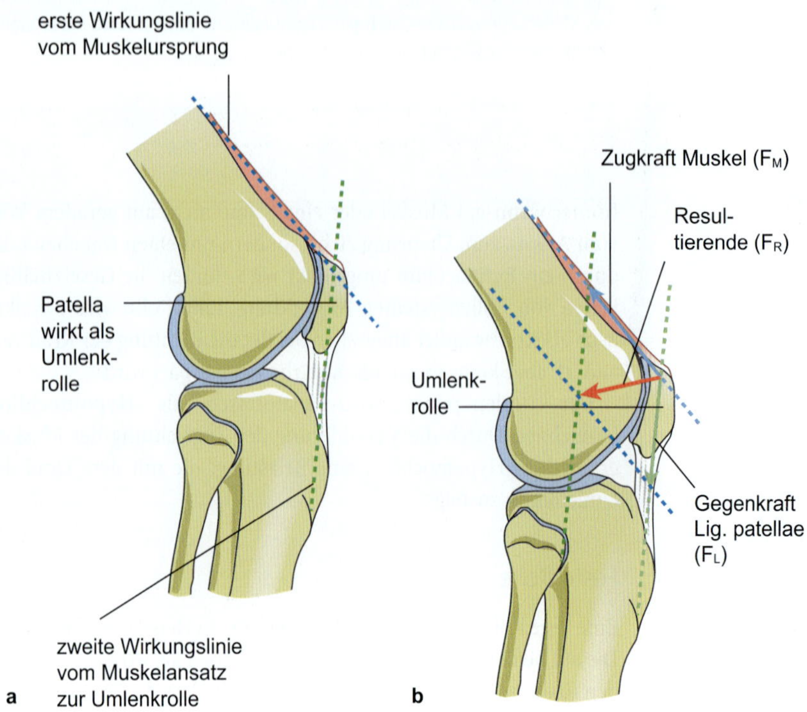

Abb. 1.39 Kraftumlenkung am M. quadriceps femoris [L157]

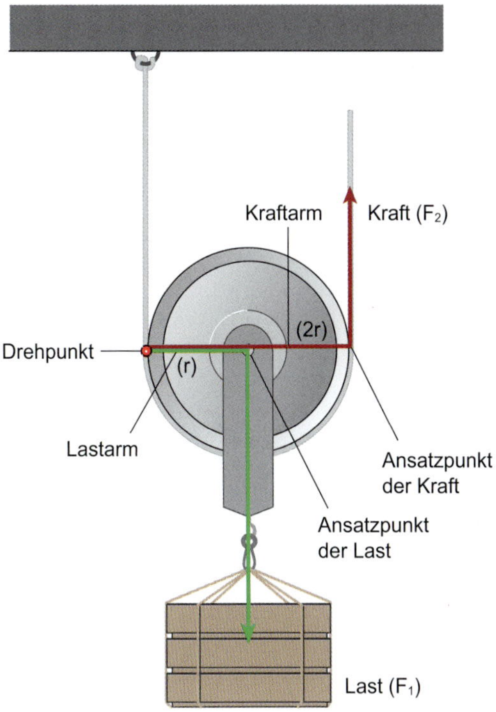

Abb. 1.40 Lose Rolle [L157]

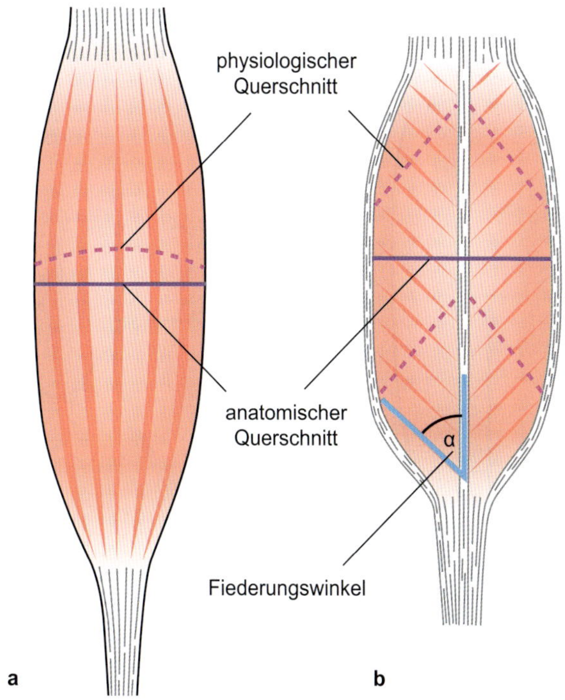

Abb. 1.41 Anatomischer und physiologischer Muskelquerschnitt [L157]

1.5 Muskelmechanik

Die Muskelmasse eines normalgewichtigen Menschen beträgt bei Männern ca. 40 %, bei Frauen ca. 30 % und bei Leistungssportlern bis zu 50 % der gesamten Körpermasse. Die Muskulatur ist das Gewebe des Menschen, das chemische Energie (ATP) in kinetische Energie bzw. Bewegung und Wärme umsetzt. Die Kraft, die ein Muskel dabei erzeugt, ist von verschiedenen Aspekten abhängig.

1.5.1 Anatomischer und physiologischer Muskelquerschnitt

Der anatomische Muskelquerschnitt wird senkrecht zur Hauptlinie am dicksten Teil eines Muskels gemessen, hat aber nur eine deskriptive Bedeutung. Als Maß für die Muskelkraft dient der **physiologische Muskelquerschnitt**. Er wird durch die Summe der Querschnittsflächen aller Muskelfasern ermittelt (Schnitt rechtwinklig zur Muskelfaser) (➤ Abb. 1.41). Bei parallelfaserigen Muskeln wie z. B. dem M. biceps brachii ist der physiologische annähernd gleich dem anatomischen Muskelquerschnitt. Bei gefiederten Muskeln, z. B. dem M. semimembranosus, können viel mehr Muskelfasern an einer Sehne ansetzen und dadurch bei gleicher Muskeldicke einen weit größeren physiologischen Muskelquerschnitt aufweisen als ein parallelfaseriger Muskel.

1.5.2 Muskelkraft – Hubkraft

Unter der **Muskelkraft** eines Muskels versteht man die bei maximaler Kontraktion aller Muskelfasern auf die Endsehne einwirkende Kraft. Sie ist abhängig von der Anzahl an Muskelfasern (physiologischer Muskelquerschnitt) und dem Fiederungswinkel des Muskels. In der Literatur variieren die Angaben zur Muskelkraft je nach Körperzusammensetzung und Trainingszustand zwischen 40 N/cm² und dem Maximalwert von 110 N/cm² (bezogen auf den physiologischen Muskelquerschnitt).

Bei einem parallelfaserigen Muskel ergibt sich die **Hubkraft** des Muskels aus der Multiplikation des physiologischen Muskelquerschnitts mit dem Kraftwert. Der M. biceps brachii zum Beispiel würde bei einer Querschnittsfläche von ca. 10 cm² und einem angenommenen mittleren Kraftwert von 60 N/cm² auf eine maximale Muskelkraft von 600 N kommen (➤ Abb. 1.42). Diese auf die Sehne übertragene Kraft (Sehnenkraft) wirkt dann über die Knochen auf die Gelenke (➤ Kap. 1.4.2 *Hebelgesetze*).

Bei einem gefiederten Muskel wird nur ein Teil der Muskelkraft in Zugrichtung der Sehne als Hubkraft oder Sehnenkraft übertragen. Der andere Teil wirkt als sog. **Querkraft** rechtwinklig auf die Sehne. Die Größe der Hubkraft ist abhängig vom Fiederungswinkel (α) und lässt sich vektoriell durch eine Kraftzerlegung oder mathematisch berechnen (➤ Abb. 1.42):

$$\text{Hubkraft } F_H = \text{Muskelkraft } F_M \times \cos \alpha$$

1

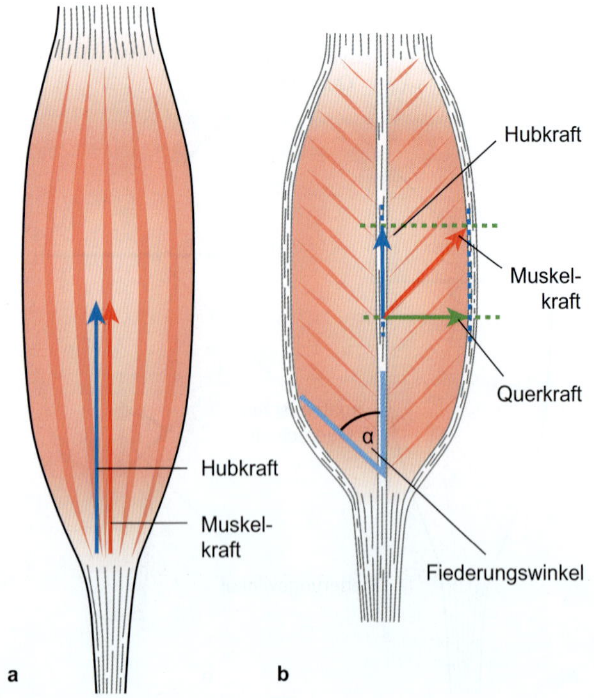

Abb. 1.42 Hubkraft von Muskeln [L157]

Das bedeutet, dass bei einem Fiederungswinkel von 60° (cos 60 = 0,5) nur die halbe Kraft in Zugrichtung auf die Muskelsehne übertragen wird.

1.5.3 Hubhöhe

Die Hubhöhe eines Muskels ergibt sich aus der Länge der Muskelfasern bzw. der Anzahl an kontraktilen Einheiten (Sarkomeren). Ein Sarkomer kann sich aus maximaler Vordehnung (3,65 µm) auf die Länge von 1,65 µm zusammenziehen. Diese theoretische Maximalverkürzung um ca. 60 % ist unter physiologischen Bedingungen jedoch nicht zu finden. Man geht von einer normalen Verkürzung um ca. 30–40 % eines Muskels aus.

Bei einem *parallelfaserigen Muskel* entspricht die Hubhöhe der Verkürzung der Muskelfasern. Da das Volumen eines Muskels bei Kontraktion gleich bleibt, wird der Muskel dicker und erhöht damit die Spannung auf die Faszien des Muskels (➤ Abb. 1.43). Der dadurch im Muskel entstehende Druck führt zu einer Verminderung der Muskeldurchblutung während der Anspannungsphase und zu einer reaktiven Mehrdurchblutung (Hyperämie) in der Erschlaffungsphase. Bei Kontraktionen von über 60 % der Maximalkraft kann die Durchblutung im Muskel vollständig zum Stillstand kommen.

Bei einem *gefiederten Muskel* ist die Hubhöhe immer größer als die Strecke der Faserverkürzung. Dieser Hubhöhengewinn muss aber mit einem deutlich höheren Kraftaufwand erreicht werden, da die Muskelarbeit (Arbeit = Kraft × Weg) gleich bleibt (➤ Abb. 1.44).

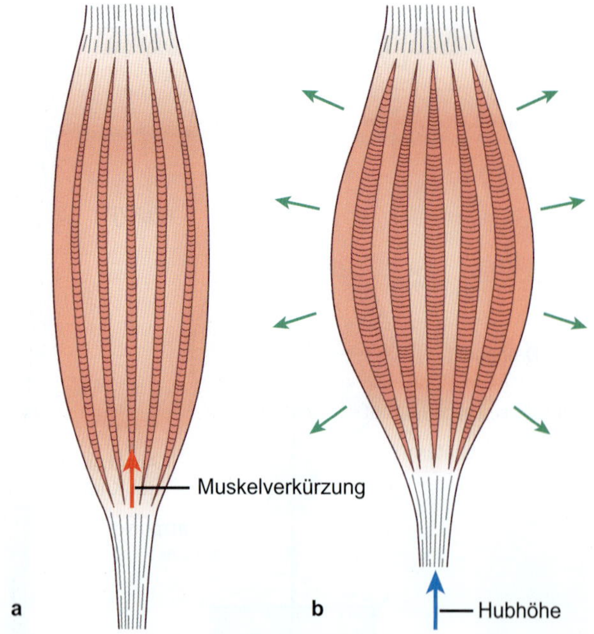

Abb. 1.43 Hubhöhe von parallelfaserigen Muskeln [L157]

Die Hubhöhe kann mathematisch über die Winkelfunktionen berechnet werden.

$$\text{Hubhöhe} = \text{Muskellänge}_1 \times \cos \alpha_1 - \text{Muskellänge}_2 \times \cos \alpha_2$$
($_1$ vor der Kontraktion; $_2$ nach der Kontraktion)

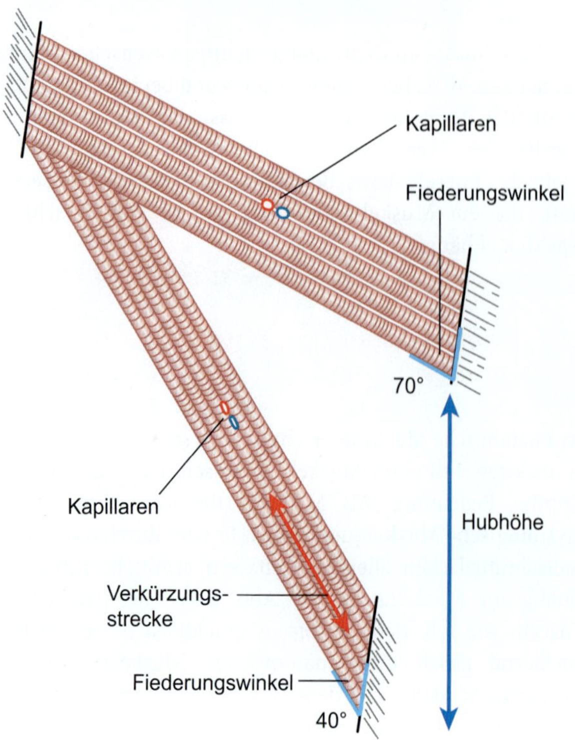

Abb. 1.44 Hubhöhe von gefiederten Muskeln [L157]

Bei der Kontraktion vergrößert sich der Fiederungswinkel, wodurch sich der Raum zwischen den Muskelfasern verbreitert. Das schafft mehr Raum für die Kapillaren und kleinen Blutgefäße. Dadurch kann ein gefiederter Muskel auch während der Kontraktion besser mit Blut versorgt werden und ist dadurch ausdauernder.

1.5.4 Muskelkraft und Sarkomerlänge

Die Länge eines **Sarkomers** (kontraktile Einheit eines Muskels) hat direkten Einfluss auf die Kraft, die der Muskel erzeugen kann. Das Sarkomer besteht aus **Myofilamenten** (Aktin und Myosin), die während der Muskelkontraktion ineinandergleiten (sog. **Filament-Gleit-Theorie**). Vereinfacht gesagt entsteht dieses Gleiten, wenn die beweglichen Köpfchen der Myosinfilamente eine Verbindung zum Aktinfilament eingehen und diese durch eine Kippung heranziehen. Im Bereich der Muskel-Ruhelänge überlappen sich die kontraktilen Elemente (Myofilamente) innerhalb des Sarkomers so weit, dass sie eine Verbindung untereinander herstellen und so eine maximale Spannung entwickeln können (> Abb. 1.45, B). Bei starker Verkürzung des Muskels bzw. Sarkomers behindern sich die Myofilamente gegenseitig und die Muskelspannung nimmt ab. Dieser Zustand wird als **aktive Insuffizienz** des Muskels bezeichnet (> Abb. 1.45, C).

Bei **Vordehnung** des Muskels bzw. Sarkomers verringert sich die Überlappung der Myofilamente, sodass sie kaum noch Verbindungen eingehen können. Die aktive, durch Muskelkontraktion erzeugte Spannung des Sarkomers nimmt ab. Im Ausgleich dazu steigen bei Vordehnung die elastischen Rückstellkräfte innerhalb des Muskels,

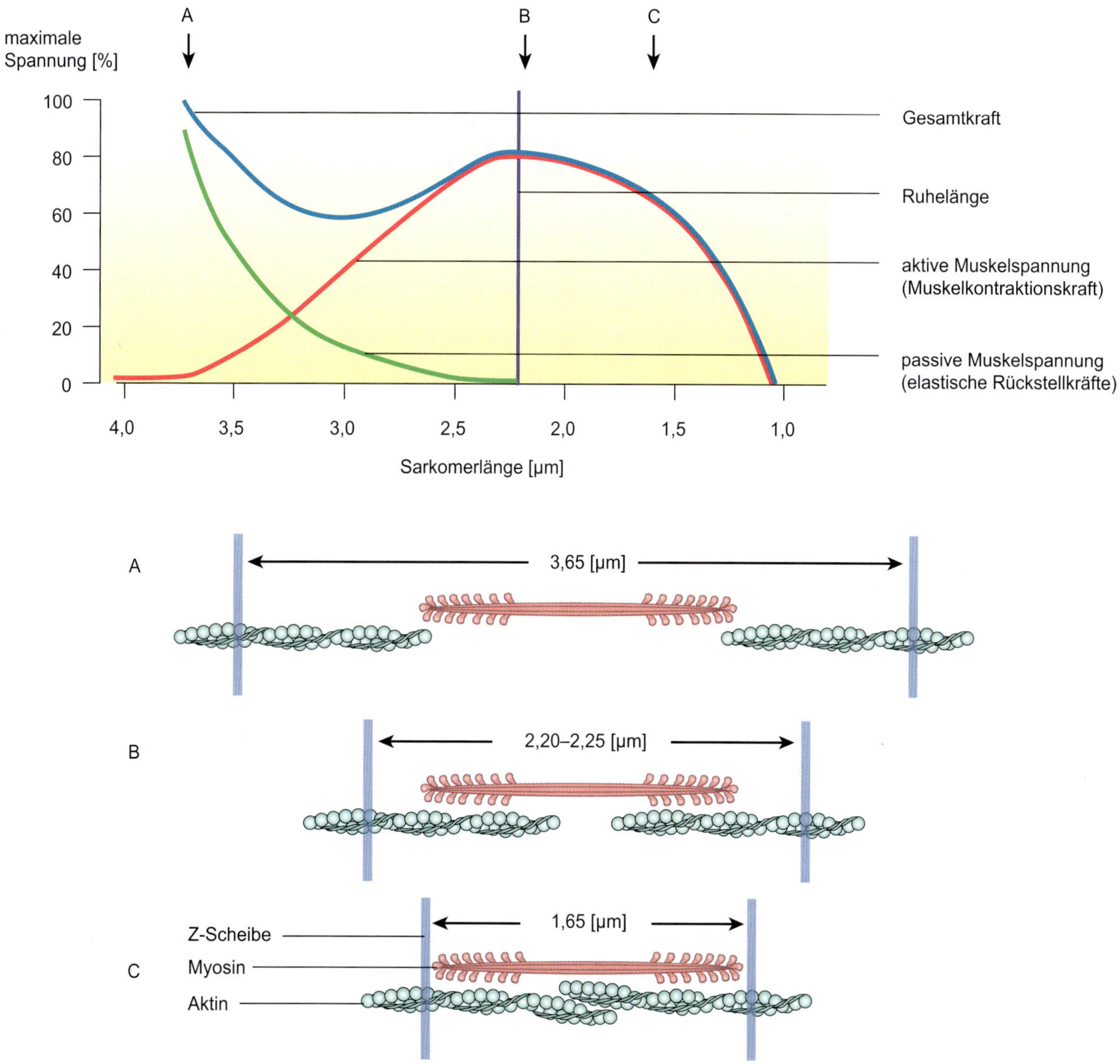

Abb. 1.45 Kraft-Längen-Relation eines Sarkomers [L157]

1

z. B. durch die Dehnung der bindegewebigen Strukturen an. Diese elastischen Rückstellkräfte können eine größere Kraft erzeugen als ein Sarkomer durch willkürliche Kontraktion (➤ Abb. 1.45, A). Daher wird im Sport bei vielen sportmotorischen Techniken die maximale Vordehnung zum Erreichen maximaler Beschleunigungen eingesetzt. Man spricht vom sog. **Dehnungs-Verkürzungs-Zyklus.**

1.6 Muskelfunktionen

Um zu ermitteln, welche Bewegung ein Muskel am Skelettsystem um die entsprechende Achse bewirkt, muss man die Zugrichtung und die Lage seiner Fasern zum Drehpunkt analysieren.

Eine gedachte Gerade, die den Ansatz eines Muskels mit dem Ursprung verbindet, bezeichnet man als **Muskelwirkungslinie** (➤ Abb. 1.46). Je größer der rechtwinklige Abstand dieser Muskelwirkungslinie vom Drehpunkt ist, desto größer ist das Drehmoment, das der Muskel erzeugen kann.

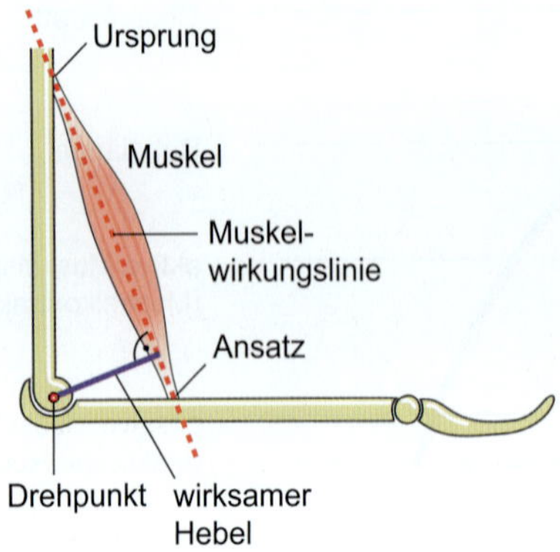

Abb. 1.46 Muskelwirkungslinie [L157]

Analyse der Bewegungsfunktion eines Muskels

Bei der Analyse der Muskelfunktion gehen wir davon aus, dass der Ursprung des Muskels am Rumpf das **Punctum fixum** bildet und der Ansatz am Bein oder Arm die Bewegung ausführt, d. h. als **Punctum mobile** fungiert. Bei der Rumpfmuskulatur wird normalerweise der kaudale Ursprung des Muskels als Punctum fixum bezeichnet, sein kranialer Ansatz als Punctum mobile.

Für die Analyse der Bewegungsfunktion eines Muskels sind die folgenden Schritte erforderlich:

- Festlegung der Achse / Ebene, in der der Muskel analysiert werden soll
- Bestimmung der Lage der Muskelwirkungslinie zum Drehpunkt
- Feststellung der Richtung des Muskelzugs vom Ansatz Richtung Ursprung
- Ermittlung des Drehmoments und damit der Bewegung, die der Muskel ausführt

Diese Schritte werden für jede Bewegungsachse wiederholt, über die der Muskel hinwegzieht.

Beispiel Ermittlung der Muskelfunktion des M. supraspinatus in der Frontalebene:

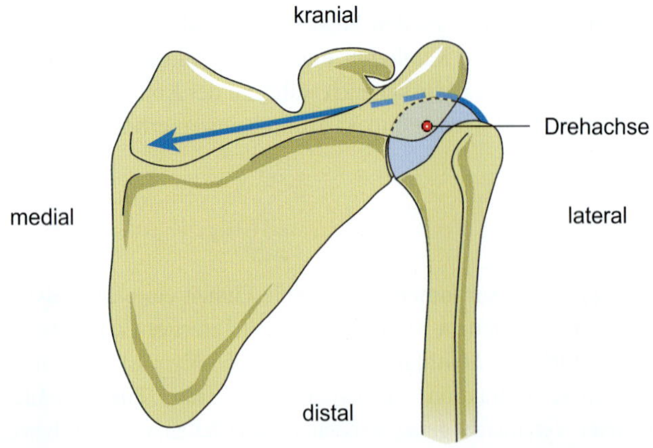

Abb. 1.47 Analyse der Bewegungsfunktion am Beispiel des M. supraspinatus [L157]

- Die Muskelwirkungslinie liegt kranial der Drehachse.
- Die Richtung des Muskelzugs zeigt nach medial.
- Daraus ergibt sich für die Bewegung aus der Nullstellung eine Abduktion (➤ Abb. 1.47).

1.6.1 Funktionsumkehr von Muskeln

Bei der Beschreibung der Funktion eines Muskels geht man in der Literatur normalerweise von der Nullstellung aus und betrachtet die Extremitäten als Punctum mobile.

Dabei gibt die Lage der Muskelfasern zum Drehpunkt die Richtung der Bewegung an. Wenn aber Muskelfasern im Laufe einer Bewegung ihre Lage zum Drehpunkt ändern, kommt es zu einer Funktionsumkehr. Den Punkt der Bewegung, an dem die Wirkungslinie der Muskelkraft genau durch den Drehpunkt verläuft, nennt man **Umkehrpunkt**. In diesem Umkehrpunkt hat die Muskelfaser in der entsprechenden Ebene keine Bewegungsfunktion.

Je breiter ein Muskel in seinem Ursprung oder Ansatz ist, desto schwieriger ist es, einen genauen Winkel als Umkehrpunkt zu definieren. In den folgenden Kapiteln 3 bis 5 wird, neben den Funktionen aus der Nullstellung, auch die Funktionsumkehr der Muskeln angegeben. Die dabei angegebenen Winkelstellungen sind dann lediglich als Anhaltspunkte zu sehen, nicht aber als absolute Werte.

Man unterscheidet drei verschiedene Arten der Funktionsumkehr.

Funktionsumkehr zum Umkehrpunkt hin

Einige Muskelfasern nähern sich beim Ausführen ihrer Bewegungsfunktion dem Drehpunkt an. Beim Erreichen des Drehpunkts hat die Muskelfaser keinen Hebel mehr und verliert dadurch ihre Bewegungsfunktion. Wird diese Bewegung durch andere Muskeln weiter in dieselbe Richtung ausgeführt, verlagern sich die Muskelfasern auf die andere Seite des Drehpunkts. Wenn der Muskel jetzt anspannt, führt er genau die entgegengesetzte Bewegung aus, d. h. seine Funktion kehrt sich um: der Muskel bewegt das Skelettelement wieder zurück in Richtung seines Umkehrpunkts (➤ Abb. 1.48). Bei dieser Art der Funktionsumkehr bewegt der Muskel immer aus den Endstellungen eines Gelenks zu seinem Umkehrpunkt hin.

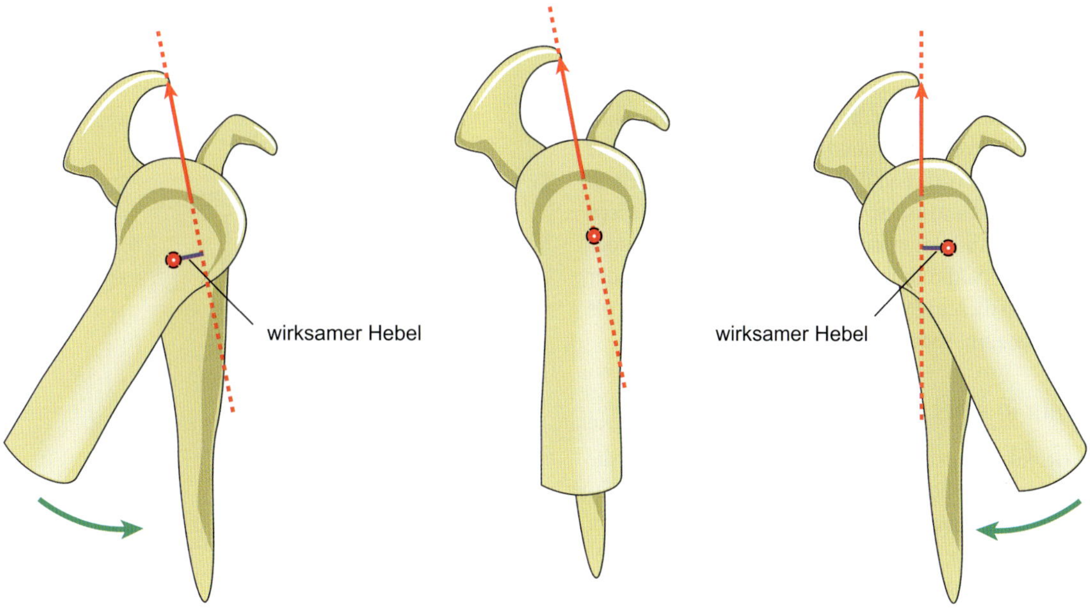

Abb. 1.48 Funktionsumkehr zum Umkehrpunkt hin [L157]

Der Muskel ist daher an seinem Umkehrpunkt in der entsprechenden Ebene maximal verkürzt und in den jeweiligen Endstellungen des Gelenks maximal gedehnt.

Beispiel Der M. adductor longus beugt das Hüftgelenk in der Sagittalebene aus der Nullstellung. Bei ca. 70° Flexion liegen seine Muskelfasern auf dem Drehpunkt. Dadurch wird der Muskel oberhalb von 70° zu einem Extensor im Hüftgelenk, d. h. er zieht den Oberschenkel bis zu seinem Umkehrpunkt zurück. Bei 70° Flexion ist der Muskel in der Sagittalebene maximal verkürzt.

Funktionsumkehr vom Umkehrpunkt weg

Einige Muskeln sind aufgrund ihrer Lage in ihrem Umkehrpunkt maximal verlängert. Aus eigener Kraft können diese Muskeln ihren Umkehrpunkt nicht erreichen, sondern nur dann, wenn das Gelenk durch andere Muskeln in eine Position gebracht wird, in der sich die Muskelfasern diesem Punkt annähern. Diese Muskeln bewegen in beide Richtungen, je nach Gelenkstellung, von ihrem Umkehrpunkt weg (> Abb. 1.49).

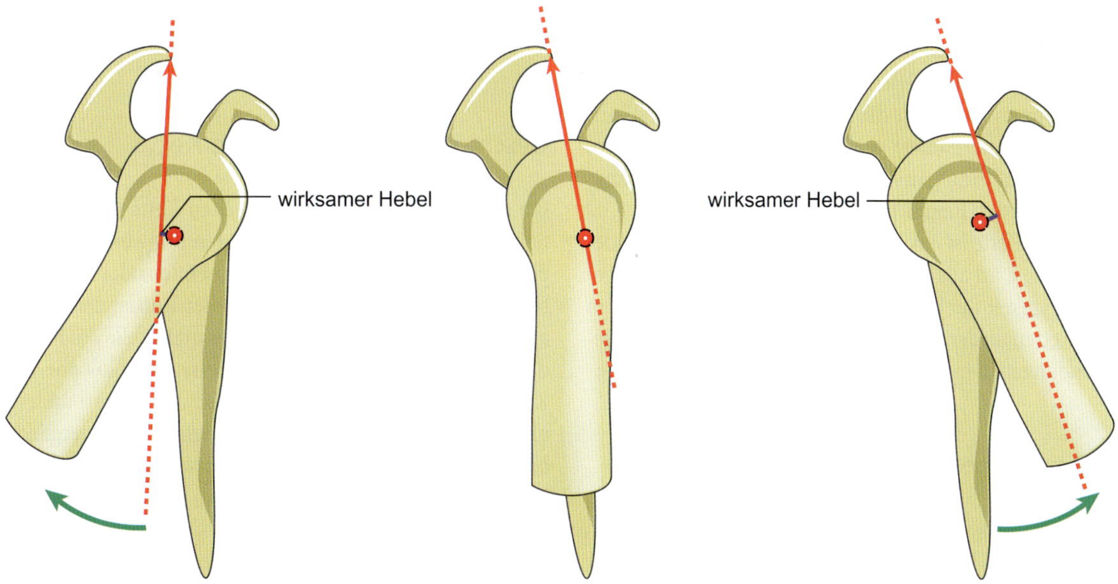

Abb. 1.49 Funktionsumkehr vom Umkehrpunkt weg [L157]

Der Muskel ist also an seinem Umkehrpunkt in der entsprechenden Ebene maximal gedehnt und in der jeweiligen Endstellung eines Gelenks maximal verkürzt.

Beispiel In der Frontalebene liegen die Fasern des M. psoas major in der Nullstellung medial vom Drehpunkt und bewirken daher eine Adduktion im Hüftgelenk. Während der Abduktion im Hüftgelenk verlagert sich der Ansatz des Muskels nach lateral und seine Fasern überqueren bei ca. 10° Abduktion den Drehpunkt. Der M. psoas major hat also bei ca. 10° Abduktion seinen Umkehrpunkt in der Frontalebene und ist an diesem Punkt stärker gedehnt. Bei mehr als 10° Abduktion wird er zum Abduktor im Hüftgelenk.

Funktionsumkehr in einer anderen Ebene

Bewegt sich ein Gelenk in *einer* Ebene von einer Endstellung in die andere, kann sich im Laufe der Bewegung die Lage der Muskelfasern zur Drehachse in einer *anderen* Ebene ändern. So kann z. B. ein Muskel in Extensionsstellung eine Außenrotation bewirken, in Flexionsstellung aber ein Innenrotator sein. Oder ein Muskel, der in Extensionsstellung adduziert, kann in Flexionsstellung abduzieren.

Funktionell ist diese Betrachtung wichtig, wenn ein Muskel in unterschiedlichen Ausgangsstellungen behandelt (z. B. gedehnt) werden soll. Diese Art der Muskelfunktionsumkehr findet man jedoch nur an Gelenken mit mehr als zwei Freiheitsgraden.

Beispiel Der M. piriformis bewegt das Hüftgelenk aus Nullstellung in Abduktion, Flexion und Außenrotation. Bei einer Bewegung im Hüftgelenk um die Transversalachse hat er bei 60° Flexionsstellung eine Funktionsumkehr bezüglich der Longitudinalachse. Bei Winkelstellungen oberhalb von 60° Flexion ist er ein Innenrotator des Hüftgelenks.

1.6.2 Kinematische Ketten

Der menschliche Körper ist, biomechanisch gesehen, eine Aneinanderreihung von Hebeln und Gelenken, die über die Muskulatur bewegt werden können. Daher ist die Wirkung einer Muskelkontraktion auch nicht nur isoliert auf ein Gelenk zu beziehen, sondern kann sich auf eine ganze Kette von Hebeln auswirken. Dafür verwenden wir den Begriff der kinematischen Kette.

Eine kinematische Kette ist ein über Gelenke beweglich verbundenes Hebelsystem. Sie wird aus mindestens drei starren Körpern gebildet. Die Beweglichkeit der kinematischen Kette ist abhängig von der Anzahl der Kettenglieder, den Bewegungsmöglichkeiten der gelenkigen Verbindungen, den Freiheitsgraden und der Art der Kette.

Offene kinematische Kette

Bei der offenen kinematischen Kette ist das erste Kettenglied an einem Körper befestigt, das letzte kann frei bewegt werden. Es besteht keine mechanische Koppelung bei der Bewegung der einzelnen Kettenglieder. Das gilt z. B. für das Pendeln des frei hängenden Unterschenkels im Sitz oder für die Greiffunktion der oberen Extremität: Der Rumpf ist das Punctum fixum und die Extremitäten bewegen sich als Punctum mobile im Raum (➤ Abb. 1.50).

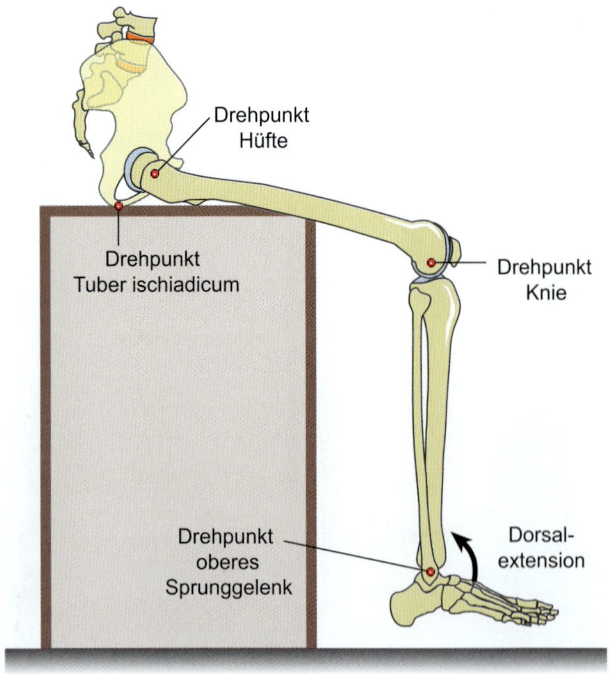

Abb. 1.50 Offene kinematische Kette [L157]

Der entscheidende Vorteil der offenen Kette ist die große Bewegungsmöglichkeit des distalen Kettenglieds (Arm oder Bein). Die Bewegungsmöglichkeiten z. B. der Hand ergeben sich aus der Summe der Freiheitsgrade des Schultergelenks, der Ellenbogengelenke und des Handgelenks. Der Nachteil dieser großen Beweglichkeit ist die komplizierte neuromuskuläre Steuerung der Kettenbewegung. Die Muskeln müssen für eine gezielte Bewegung sowohl als Motor für die Bewegung dienen als auch Gelenke stabilisieren oder abbremsen.

Geschlossene kinematische Kette

Bei der geschlossenen kinematischen Kette bewegen sich die Kettenglieder zwischen zwei Fixpunkten und sind mechanisch gekoppelt. Im Sitz mit am Boden fixierten Füßen oder während der Standbeinphase beim Gehen bildet z. B. der Rumpf den Ausgangspunkt, also den ersten Fixpunkt, und die Kontaktstelle des Fußes am Boden den zweiten Fixpunkt der Kette. Eine geschlossene kinematische Kette wird erst bei mehr als drei beweglich verbundenen Kettengliedern beweglich. Wird ein Kettenglied einer viergliedrigen Kette bewegt, überträgt sich diese Bewegung aufgrund der mechanischen Koppelung der Kette auf alle anderen Kettenglieder, d. h. es kommt zu einer Zwangsbewegung.

Wird z. B. bei einem locker auf dem Boden stehendem Bein eine Dorsalextension im oberen Sprunggelenk durchgeführt, kommt es zwangsläufig zu einer Flexion im Knie und Hüftgelenk (➤ Abb. 1.51).

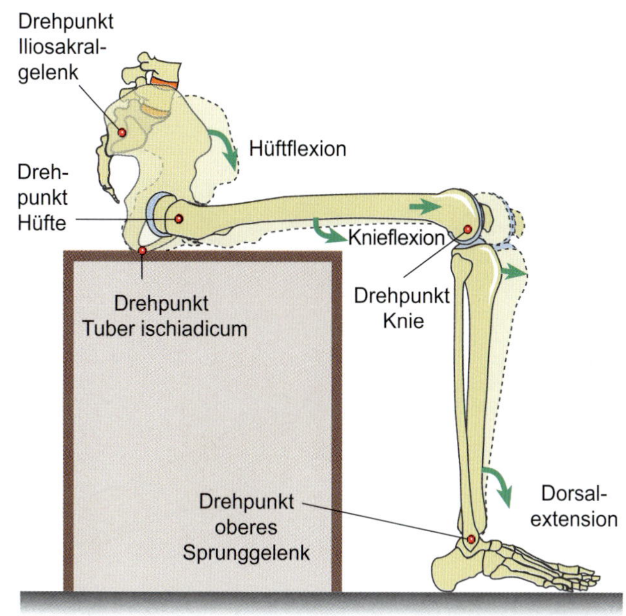

Abb. 1.51 Geschlossene kinematische Kette [L157]

Dadurch ergeben sich eine Vielzahl an weiterführenden Funktionen jedes Muskels in dieser Kette. Umgekehrt gilt: Wenn *ein* Gelenk dieser Kette blockiert wird, können sich auch die anderen Gelenke nicht bewegen.

Umkehr Punctum fixum und Punctum mobile

In der herkömmlichen Betrachtungsweise geht man bei Muskelfunktionen von einem proximal fixierten Ursprung und einem Ansatz an der distal frei beweglichen Extremität, d. h. von einer offenen kinematischen Kette aus. Jeder Muskel kann aber auch umgekehrt bei distal fixierter Extremität eine Bewegung seines Ursprungs verursachen. Diese Bewegung wird dann als **Bewegung vom proximalen Hebel** bezeichnet.

In der offenen kinematischen Kette wird der proximal gelegene Ursprung eines Muskels als Punctum fixum bezeichnet und der distal gelegene Ansatz als Punctum mobile. Daraus wird die normale anatomische Funktion so abgeleitet, dass sich das Punctum mobile Richtung Punctum fixum bewegt. Wird aber der distale Hebel, wie z. B. in einer geschlossenen kinematischen Kette, fixiert, vertauschen sich Punctum fixum und Punctum mobile. Das bedeutet, dass sich der proximale Hebel in Richtung des distalen Muskelansatzes bewegt. Durch diese Bewegung des proximalen Hebels entstehen weiterlaufende Bewegungen auf die übrigen Kettenglieder.

Beispiel Der M. iliacus beugt in der Sagittalebene die Hüfte. In der Standbeinphase bei distal fixiertem Hebel bewirkt er jedoch eine Flexion vom proximalen Hebel aus. Das entspricht im Iliosakralgelenk einer anterioren Rotation des Iliums, was weiterlaufend eine Nutation des Sakrums, eine Beckenkippung und Verstärkung der lumbalen Lordose zur Folge haben kann (➤ Abb. 1.52).

Zur besseren Übersichtlichkeit wird in den folgenden Kapiteln darauf verzichtet, alle Aspekte der Muskelfunktionen bezüglich des proximalen Hebels zu beschreiben. Nur wenn sich durch die Umkehr von Punctum fixum und Punctum mobile eine aus unserer Sicht interessante Funktion ergibt, z. B. ein Muskel als Atemhilfsmuskel wirkt, findet dies Erwähnung unter *Funktionelle Hinweise*.

1

1.7 Muskelanalysen am Beispiel des M. piriformis

Die Abbildungen 1.53–1.55 zeigen den M. piriformis in einer Ansicht von lateral als Kraftvektor dargestellt. In ➤ Abb. 1.53 befindet sich das Hüftgelenk in Nullstellung. Der Drehpunkt für die

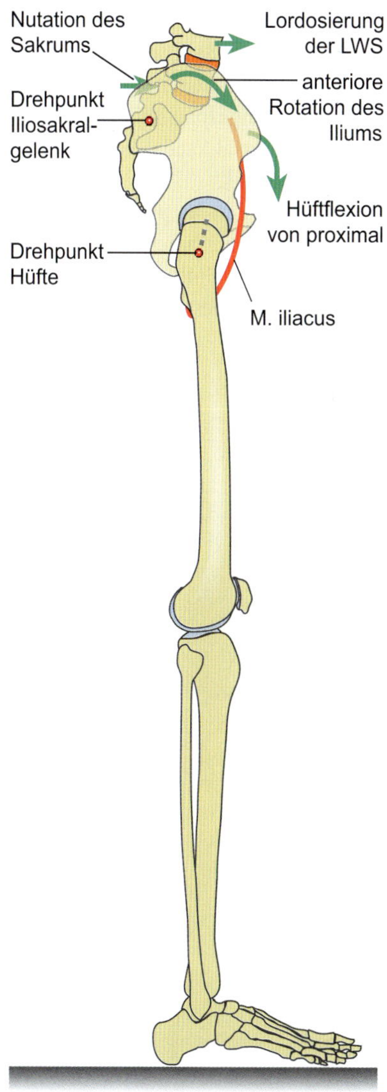

Abb. 1.52 Umkehr von Punctum fixum und Punctum mobile am Beispiel des M. iliacus [L157]

Bewegung des Hüftgelenks um eine transversale Achse ist eingezeichnet. Der Kraftvektor des M. piriformis wurde in eine Bewegungskomponente (B) und eine longitudinalen Komponente (L) zerlegt. Die Bewegungskomponente ist 3,2-mal so lang wie die longitudinale Komponente, sodass sich ein Kraftverhältnis B : L = 3,2 : 1 ergibt. Daraus folgt, dass der M. piriformis aus der Nullstellung eine flektorische Wirkung auf das Femur hat. Die longitudinale Kraftkomponente des M. piriformis ist nach kranial gerichtet und wirkt komprimierend auf das Hüftgelenk.

In ➤ Abb. 1.54 befindet sich das Hüftgelenk in 60° Hüftflexion. Die Wirkungslinie des Muskels liegt in einer Linie mit dem Drehpunkt. Daraus ergibt sich, dass der M. piriformis aus 60° Flexion kein Drehmoment um die transversale Achse auf das Femur erzeugt. Die gesamte Kraft wirkt als Gelenkkomponente und daher komprimierend auf das Hüftgelenk nach dorsal-kranial.

In ➤ Abb. 1.55 befindet sich das Hüftgelenk in 120° Flexion. Es wurde eine Kraftzerlegung des M. piriformis in rotatorischer und longitudinaler Richtung durchgeführt. Dabei wurde ein Kraftverhältnis von der Bewegungskomponente zur longitudinalen Komponente (B : L) von 21 : 1 ermittelt. Daraus ergibt sich, dass der M. piriformis aus 120° Flexionsstellung eine extensorische Wirkung auf das Femur hat. Die geringe longitudinale Kraftkomponente des M. piriformis ist nach dorsal-kaudal gerichtet und wirkt komprimierend auf das Hüftgelenk.

Die ➤ Abb. 1.56 zeigt den M. piriformis als Kraftvektor mit Punctum fixum am Femur und Punctum mobile am Os sacrum in einer Ansicht von lateral. Das Hüftgelenk befindet sich in Nullstellung. Hier wird die Wirkung des Muskels am Iliosakralgelenk er-

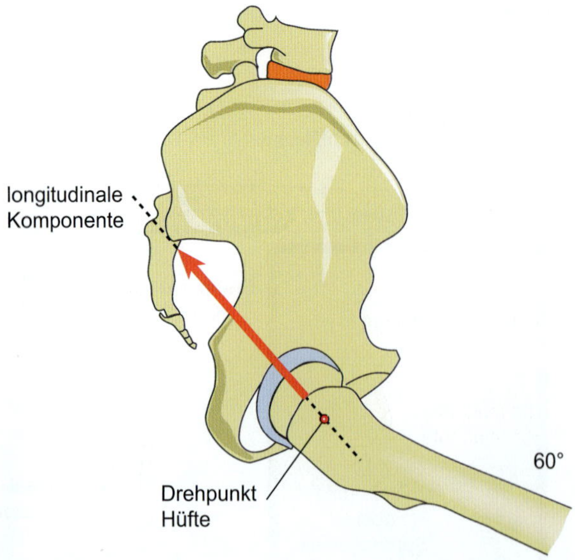

Abb. 1.54 Wirkung der Gelenkkomponente bei 60° Hüftflexion [L157]

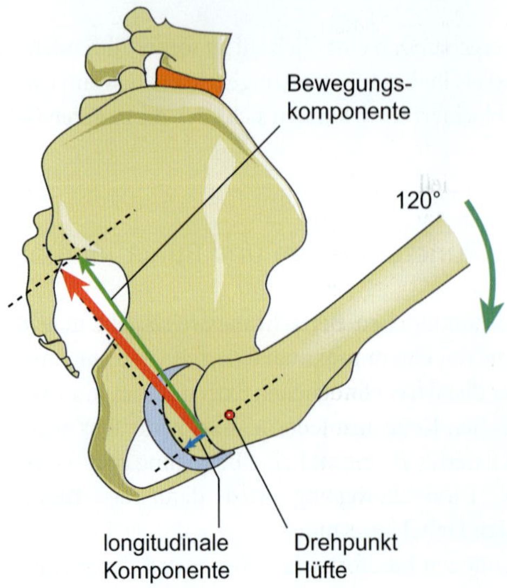

Abb. 1.55 Verhältnis von Bewegungskomponente zu longitudinaler Kraftkomponente bei 120° Hüftflexion [L157]

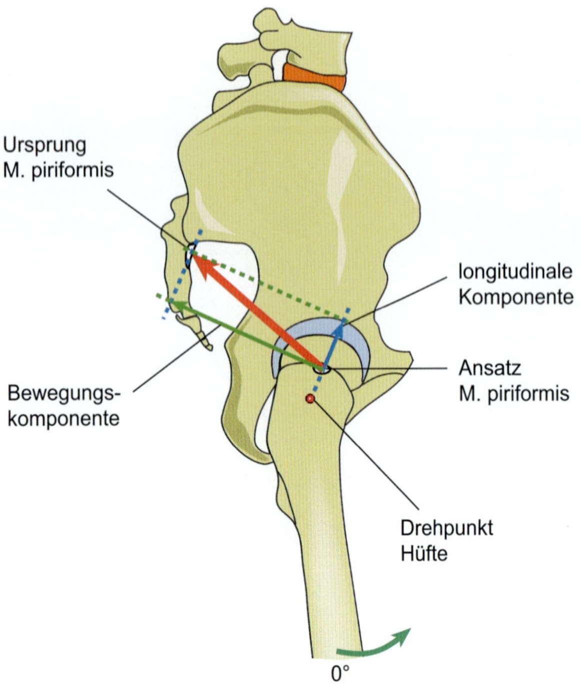

Abb. 1.53 Verhältnis von Bewegungskomponente zu longitudinaler Kraftkomponente in der Sagittalebene [L157]

mittelt. Der Drehpunkt für die Bewegung um eine transversale Achse ist eingezeichnet. Wir gehen davon aus, dass das Hüftgelenk durch andere Muskeln fixiert ist und hier keine Bewegung stattfindet.

Der Kraftvektor des M. piriformis wurde in eine Bewegungskomponente (B) und eine longitudinale Komponente (L) zerlegt. Die Bewegungskomponente ist 3,2-mal so lang wie die longitudinale Komponente, sodass sich eine Kraftverhältnis B : L = 3,2 : 1 ergibt. Daraus folgt, dass der M. piriformis aus der Nullstellung bei fixiertem Femur und Hüftgelenk (geschlossene Kette) eine deutliche Wirkung im Sinne einer Gegennutation auf das Sakrum hat. Die longitudinale

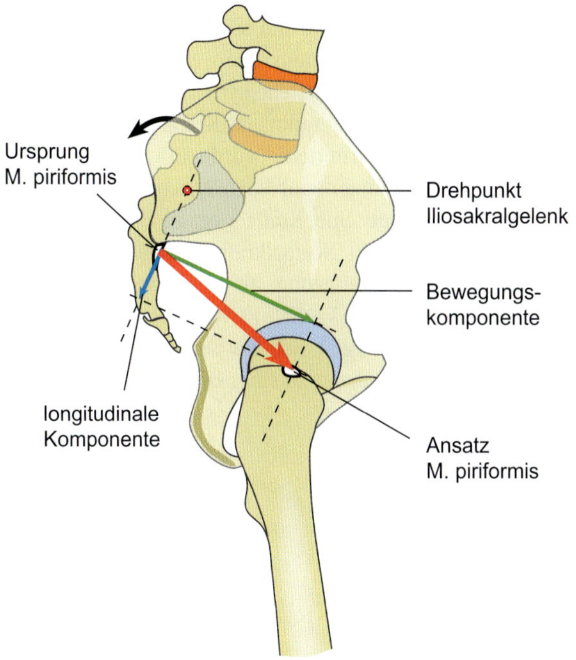

Abb. 1.56 Wirkung am Iliosakralgelenk bei Umkehr von Punctum fixum und Punctum mobile [L157]

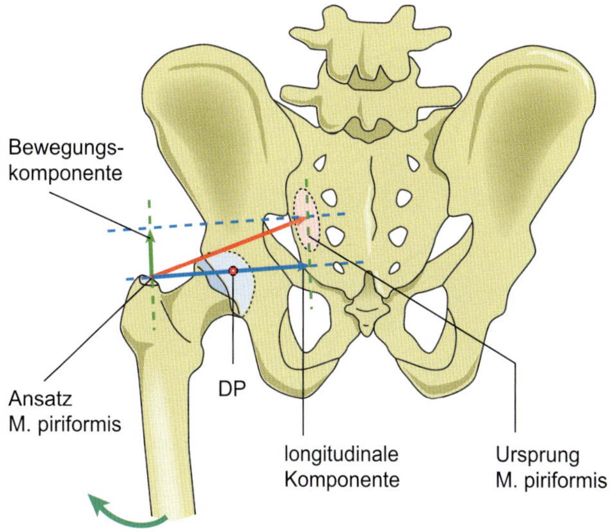

Abb. 1.57 Verhältnis von Bewegungskomponente zu longitudinaler Kraftkomponente in der Frontalebene (DP = Drehpunkt) [L157]

Kraftkomponente des M. piriformis ist nach kaudal gerichtet und wirkt tendenziell translatorisch auf das Iliosakralgelenk im Sinne eines Gleitens nach kaudal.

Die Abbildungen 1.57–1.59 zeigen den M. piriformis, als Kraftvektor dargestellt, in einer Ansicht von dorsal. Der Kraftvektor des M. piriformis wurde jeweils in eine Bewegungskomponente (B) und eine longitudinale Komponente (L) zerlegt.

In ➤ Abb. 1.57 befindet sich das Hüftgelenk in Nullstellung. Es wurde eine Kraftzerlegung des M. piriformis in rotatorischer und longitudinaler Richtung durchgeführt. Die longitudinale Komponente ist 3,4-mal so lang wie die (rotatorische) Bewegungskomponente, sodass sich ein Kraftverhältnis B : L = 1 : 3,4 ergibt. Daraus folgt, dass der M. piriformis aus der Nullstellung eine geringe abduktorische Wirkung auf das Femur hat. Die longitudinale Kraftkomponente des M. piriformis ist nach medial gerichtet und wirkt stark komprimierend auf das Hüftgelenk.

In ➤ Abb. 1.58 befindet sich das Hüftgelenk in 20° Adduktionsstellung. Die longitudinale Komponente ist in dieser Stellung 11-mal so lang wie die Bewegungskomponente, sodass sich ein Kraftverhältnis B : L = 1 : 11 ergibt. Daraus folgt, dass der M. piriformis aus 20° Adduktion nur noch eine sehr geringe abduktorische Wirkung auf das Femur hat. Die longitudinale Kraftkomponente des M. piriformis ist nach medial-kranial gerichtet und wirkt sehr stark komprimierend auf das Hüftgelenk.

In ➤ Abb. 1.59 befindet sich das Hüftgelenk in 40° Abduktion. Die longitudinale Komponente ist hier 1,3-mal so lang wie die Bewegungskomponente, sodass sich ein Kraftverhältnis B : L = 1 : 1,3 ergibt. Daraus folgt, dass der M. piriformis aus 40° Abduktion eine deutliche abduktorische Wirkung auf das Femur hat. Die longitudinale Kraftkomponente des M. piriformis ist nach medial-kaudal gerichtet und wirkt komprimierend auf das Hüftgelenk.

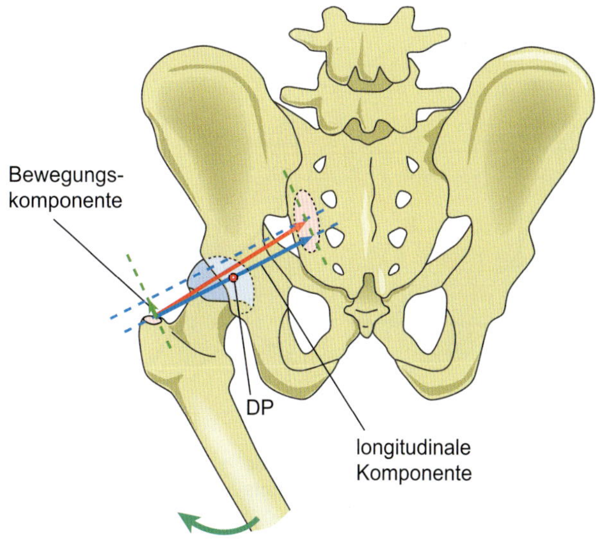

Abb. 1.58 Wirkung der Gelenkkomponente bei 20° Hüftadduktion (DP = Drehpunkt) [L157]

Die ➤ Abb. 1.60 zeigt den M. piriformis, als Kraftvektor dargestellt, in einer Ansicht von kranial. Im linken Bildteil befindet sich das Hüftgelenk in Nullstellung, im rechten Bildteil in 45° Innenrotationsstellung. Auf beiden Seiten wurde der Kraftvektor des M. piriformis in eine Bewegungskomponente (B) und eine longitudinale Komponente (L) zerlegt. Dabei ergibt sich ein Kraftverhältnis von B : L = 1 : 1,2 für die Nullstellung und B : L = 1 : 9,4 für die Innenrotationsstellung.

Der M. piriformis hat also aus der Nullstellung eine deutliche außenrotatorische Wirkung auf das Femur. Diese Wirkung wird

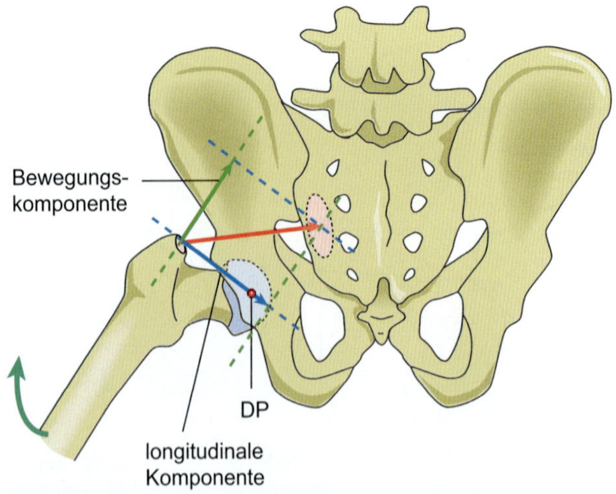

Abb. 1.59 Wirkung der Gelenkkomponente bei 40° Hüftabduktion (DP = Drehpunkt) [L157]

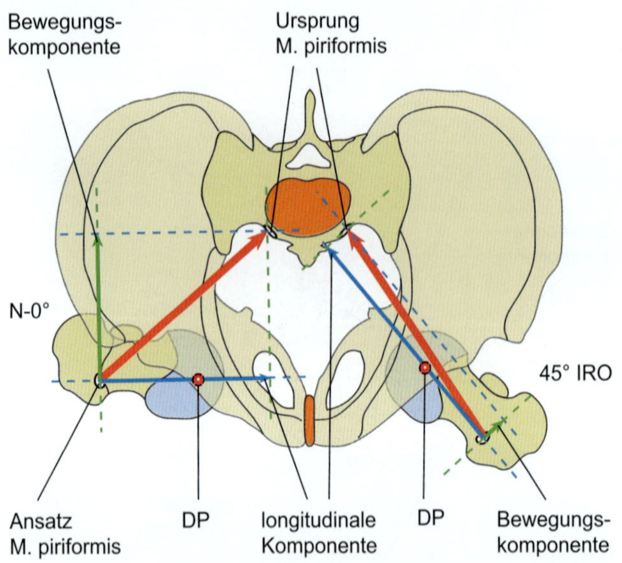

Abb. 1.60 Vergleich der Gelenkkomponenten in Nullstellung und 45° Innenrotation des Hüftgelenks (DP = Drehpunkt, IRO = Innenrotation) [L157]

mit zunehmender Innenrotation des Femurs weniger. Die longitudinale Kraftkomponente des M. piriformis ist in Nullstellung nach medial gerichtet und wirkt komprimierend auf das Hüftgelenk. Mit zunehmender Innenrotation wird die komprimierende Wirkung auf das Hüftgelenk stärker und die Richtung verlagert sich mehr nach dorsal-medial.

Die ➤ Abb. 1.61 zeigt den M. piriformis, als Kraftvektor dargestellt, in einer Ansicht von kranial. Das Hüftgelenk befindet sich in 40° Außenrotation. Der Kraftvektor des M. piriformis wurde in eine Bewegungskomponente (B) und eine longitudinale Komponente (L) zerlegt. Dabei wurde ein Kraftverhältnis von B : L = 2,3 : 1 ermittelt. Daraus ergibt sich, dass der M. piriformis aus der Außenrotationsstellung eine deutliche außenrotatorische Wirkung auf das Femur hat. Die longitudinale Kraftkomponente des M. piriformis ist nach ventral-medial gerichtet und wirkt fast parallel zur Gelenkebene auf das Hüftgelenk. Daraus kann eine Dezentrierung des Caput femoris nach anterior entstehen.

Um die Wirkung der longitudinalen Kraftkomponente auf das Hüftgelenk genauer zu ermitteln, wurde in ➤ Abb. 1.62 die longitudinale Kraftkomponente auf die Gelenkebene des Hüftgelenks übertragen. Dann wurde eine Kraftzerlegung der longitudinalen Kraftkomponente (F_{long}) in Normalkraft (F_N) und Scherkraft (F_S) durchgeführt. Bei der Zerlegung an der Tangentialebene des Hüftgelenks erhält man ein Verhältnis von Normalkraft zu Scherkraft von 1 : 2,2. Daraus ergibt sich ein deutlicher translatorischer Schub nach ventral-medial, der zu einer Dezentrierung des Hüftgelenks führen kann.

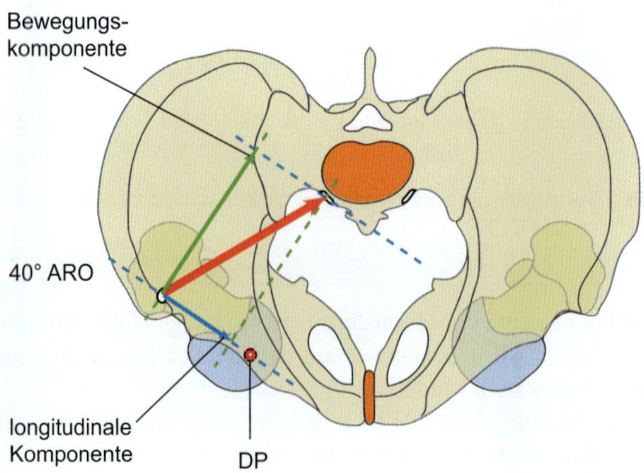

Abb. 1.61 Verhältnis von Bewegungskomponente zu longitudinaler Kraftkomponente bei 40° Hüftaußenrotation (DP = Drehpunkt, ARO = Außenrotation) [L157]

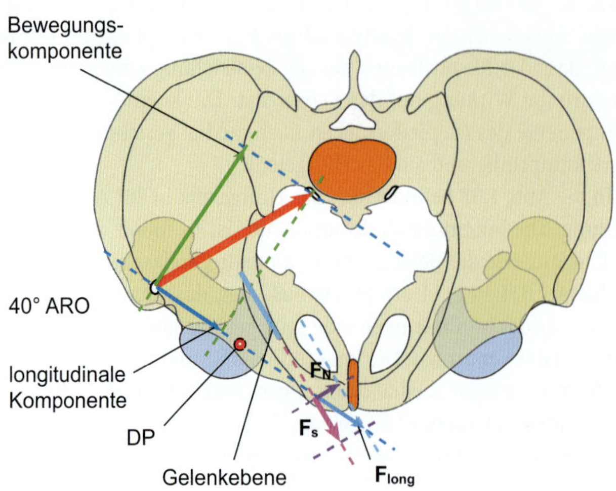

Abb. 1.62 Wirkung der longitudinalen Kraftkomponente auf das Hüftgelenk (DP = Drehpunkt, ARO = Außenrotation, F_N = Normalkraft, F_S = Scherkraft, F_{long} = longitudinale Kraftkomponente) [L157]

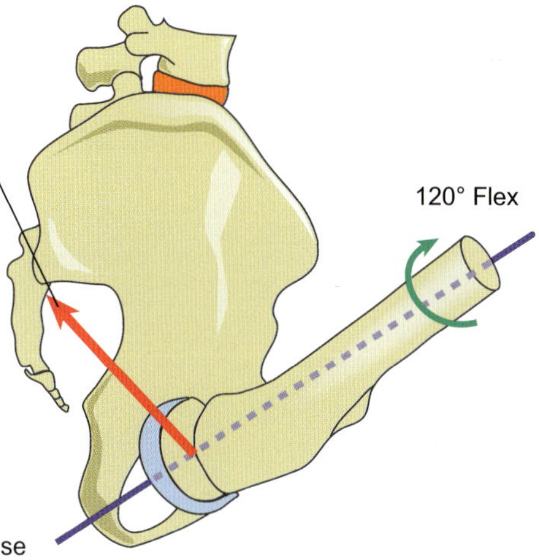

Abb. 1.63 Funktionsumkehr in der Transversalebene bei Bewegung um die transversale Achse [L157]

Die ➤ Abb. 1.63 zeigt den M. piriformis, als Kraftvektor dargestellt, in einer Ansicht von lateral. Das Hüftgelenk befindet sich in 120° Flexion. Es wurde die Rotationsachse für Innen- und Außenrotation durch den Hüftkopf und den distalen Femurschaft eingezeichnet. Der Ansatzpunkt des M. piriformis am Trochanter major liegt lateral der Drehachse. Daraus ergibt sich, dass der M. piriformis aus 120° Flexionsstellung eine deutliche innenrotatorische Wirkung auf das Femur hat. Der Muskel hat also gegenüber der Nullstellung eine Funktionsumkehr in einer anderen Ebene vollzogen. Der Umkehrpunkt dafür liegt bei 60° Hüftflexion.

Diese Analyse soll darstellen, wie in den folgenden Kapiteln die biomechanischen Aspekte der Muskulatur beleuchtet werden, und dem Leser verdeutlichen, dass in der Praxis nicht nur die üblicherweise beschriebenen Funktionen aus der Nullstellung von Bedeutung sind. Dabei sind hier, wie auch in den späteren Kapiteln, nur die interessanten oder klinisch bedeutsamen Funktionen aufgenommen. So wären auch für den M. piriformis noch weitere Analysen möglich, beispielsweise zeigt die Umkehr von Punctum fixum und Punctum mobile noch interessante Einflüsse des Muskels auf das Iliosakralgelenk. Die Zerlegung der longitudinalen Komponenten der Kraftvektoren in der Gelenkebene könnte in manchen Darstellungen die Gelenkwirkung des Muskels präzisieren.

Um den Rahmen des Buches nicht zu sprengen verzichten wir jedoch darauf, alle Analysen durchzuführen.

1

KAPITEL

2 Allgemeine Anatomie

Der Bewegungsapparat des Menschen besteht aus unterschiedlichen Komponenten. Man unterscheidet den **passiven Anteil** (die Knochen und ihre Verbindungen) von einem **aktiven Anteil** (die Muskeln mit den entsprechenden Hilfseinrichtungen). In diesem Kapitel werden die unterschiedlichen Elemente des Bewegungsapparates vorgestellt.

2.1 Knochen

Der Knochen *(lat.:* Os) gibt dem Skelettsystem seine Stabilität. Er ist so konstruiert, dass bei einem Minimum an Gewicht eine maximale Stabilität erreicht wird. *Histologisch* gesehen besteht ein Knochen aus unterschiedlichen Zellen (Osteozyten, Osteoblasten und Osteoklasten) und einer sog. Interzellularsubstanz. Zwischen den Knochenzellen findet man ca. 30 % organische Anteile (hauptsächlich kollagene Fasern) und ca. 70 % anorganische Anteile (hauptsächlich Kalziumphosphat).

Makroskopisch unterscheidet man beim Knochen eine äußere harte Rindenschicht (Kompakta oder Kortikalis) und eine innere poröse Schicht (Spongiosa). In der Spongiosa gibt es feine Knochenbälkchen, die so ausgerichtet sind, dass sie die Belastbarkeit des Knochens enorm erhöhen. Außen ist der Knochen von einer bindegewebigen Hülle (Knochenhaut oder Periost) umgeben. Diese Schicht enthält viele Blutgefäße.

Einteilung der Knochen

Nach ihrer Form kann man Knochen einteilen in:
- Platte Knochen (Ossa plana), z. B. Sternum, Schulterblatt oder Schädelknochen
- Kurze Knochen (Ossa brevia), z. B. Hand- oder Fußwurzelknochen
- Lange Knochen (Ossa longa), z. B. Röhrenknochen der Extremitäten

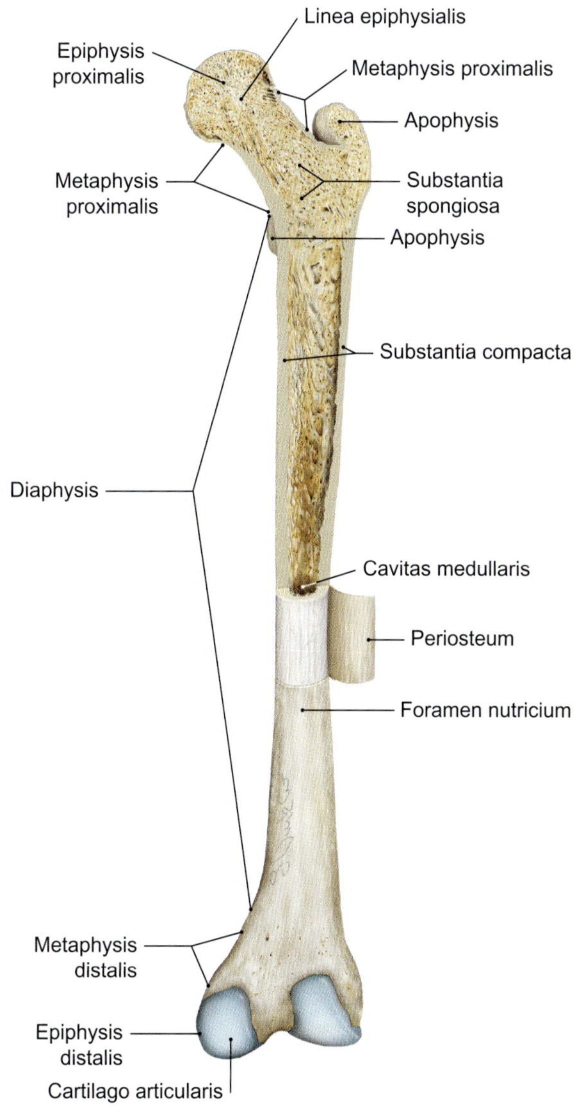

Abb. 2.1 Makroskopischer Aufbau eines Röhrenknochens am Beispiel eines rechten Femurs, Ansicht von ventral [S007-1-24/L127]

Aufbau eines Röhrenknochens (➤ Abb. 2.1)

Extremitas proximalis

Proximal befindet sich eine **Epiphyse**, die aus einem feinen Geflecht von Knochenbälkchen besteht. Diese kleinen Balken (**Trabekel**) sind entsprechend den Hauptrichtungen der einwirkenden Druck- und Zugkräfte ausgerichtet. Die Knochenbälkchen bilden in der Gesamtheit eine schwammartige Substanz (Substantia spongiosa oder **Spongiosa**).

Der Übergang zwischen der Epiphyse und dem Knochenschaft (**Diaphyse**) wird **Metaphyse** genannt. Beim Kind findet man hier die Epiphysenfuge (Wachstumsfuge). Diese besteht aus hyalinem Knorpel und dient dem Längenwachstum des Röhrenknochens. Nach Abschluss des Wachstums verknöchert die Epiphysenfuge.

Schaft (Diaphyse)

Die Diaphyse hat die Form einer Röhre und wird von kompakter Knochensubstanz (**Substantia compacta** oder **Substantia corticalis**) gebildet. Im Zentrum befindet sich der **Markraum (Cavitas medullaris),** der beim Erwachsenen mit gelbem Knochenmark (Fettmark) gefüllt ist.

Extremitas distalis

Die distale Epiphyse ist wie die proximale aufgebaut.

Apophyse

Apophysen sind markante Knochenvorsprünge, die als Ansatz von Sehnen und Bändern dienen. Apophysen sind z. B. die Tuberositas tibiae, der Trochanter major und minor des Os femoris oder die Spina iliaca anterior inferior.

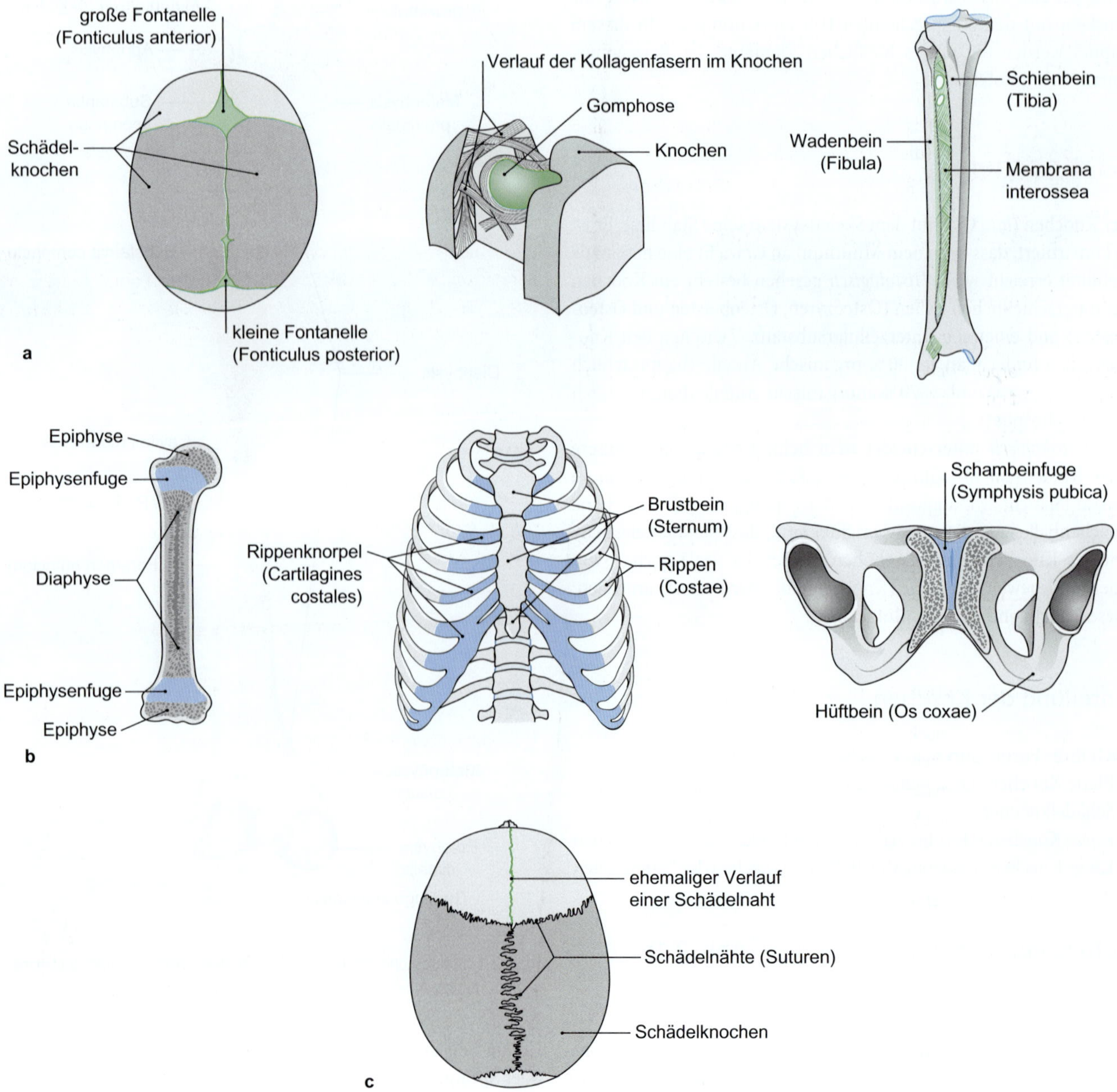

Abb. 2.2 Kontinuierliche Knochenverbindungen: Syndesmosen (a), Synchondrosen (b) und Synostosen (c) [S007-1-24/L126]

2.2 Knochenverbindungen

Man unterscheidet *kontinuierliche* Knochenverbindungen (**Synarthrosen** oder **Haften**, ➢ Abb. 2.2) und *diskontinuierliche* Knochenverbindungen (**echte Gelenke** oder **Diarthrosen**). Bei den Haften werden zwei oder mehr Skelettelemente über Bindegewebe, Knorpelgewebe oder Knochengewebe verbunden. Diarthrosen sind mehr oder weniger bewegliche Verbindungen der Skelettelemente.

Kontinuierliche Knochenverbindungen

Bandhaften (Syndesmosen, ➢ Abb. 2.2a)

Die Verbindung der Knochenelemente erfolgt über *Bindegewebe*. Eine Verbindung über *straffes Bindegewebe* findet man z. B. zwischen Tibia und Fibula als Membrana interossea cruris oder Syndesmosis tibiofibularis. Benachbarte Wirbelbögen sind über *elastisches Bindegewebe* (die Ligg. flava) verbunden.

Zu den Syndesmosen gehören auch die bindegewebigen Verbindungen der Schädelknochen beim Kind oder die Verankerung der Zähne in Ober- und Unterkiefer (**Gomphosen**).

Knorpelhaften (Synchondrosen, ➢ Abb. 2.2b)

Die Verbindung der Knochenelemente erfolgt über hyalines oder faseriges *Knorpelgewebe*. Knochenverbindung über *hyalinen Knorpel* findet man beim Kind z. B. als Epiphysenfuge am Röhrenkochen oder an der Verbindung zwischen Os pubis, Os ischii und Os ilium (Os coxae). Beim Erwachsenen sind z. B. Rippen und Brustbein (Synchondrosis costochondralis) über hyalinen Knorpel verbunden. Knochenverbindungen, die überwiegend aus *Faserknorpel* bestehen, bezeichnet man als **Symphysen**. Man findet sie z. B. am Schambein (Symphysis pubica) oder an der Wirbelsäule, wo der Anulus fibrosus der Bandscheibe die benachbarten Wirbelkörper verbindet (Symphysis intervertebralis).

Knochenhaften (Synostosen, ➢ Abb. 2.2c)

Die Verbindung der Knochenelemente erfolgt über *Knochengewebe*. Synostosen findet man beim Erwachsen z. B. zwischen Os pubis, Os ischii und Os ilium (Os coxae), bei der Verbindung der einzelnen Wirbel des Os sacrum und an den Schädelnähten (Suturen) des Erwachsenen.

Pathologische oder iatrogene Verbindungen

Pseudarthrosen

Pseudarthrosen findet man im Rahmen von Heilungsstörungen mit ungenügender knöcherner Konsolidierung nach einer Fraktur. Die Verbindung der Frakturteile erfolgt dabei über Bindegewebe. Häufig entstehen Pseudarthrosen z. B. bei konservativ behandelten Klavikulafrakturen oder Kahnbeinfrakturen an der Hand, weil eine optimale Ruhigstellung über Verbände schwierig ist.

Arthrodese

Eine Arthrodese ist eine chirurgische (operative) Verbindung von Knochen, die ursprünglich über ein echtes Gelenk verbunden sind (Versteifung). Dies geschieht mit Fremdmaterialien, z. B. Platten, Schrauben, Nägeln oder Kordeln, und mit dem Ziel, ein Gelenk über einen begrenzten Zeitraum (temporär) oder dauerhaft ruhigzustellen. Arthrodesen werden z. B. nach Schultereckgelenksverletzungen (temporär) oder dauerhaft bei einer Versteifung von Wirbelsäulenabschnitten (**Spondylodese**) eingesetzt.

Ankylose

Eine Versteifung in einem Gelenk durch entzündliche Prozesse nennt man Ankylose. Die ehemaligen Gelenkpartner sind dann synostotisch verbunden. Diese Art der Versteifung findet man z. B. bei den kleinen Wirbelgelenken beim Morbus Bechterew (Spondylitis ankylosans).

Zwischen- und Sonderformen

Amphiarthrosen
Dabei handelt es sich um echte Gelenke (straffe Gelenke), die durch Bänder in der Beweglichkeit sehr stark eingeschränkt werden. Man findet sie z. B. am Iliosakralgelenk oder bei der proximalen Verbindung von Tibia und Fibula (Art. tibiofibularis).

Hemiarthrose
Hemiarthrosen sind sog. **Halbgelenke**, die nicht alle Bestandteile eines echten Gelenks aufweisen. Es handelt sich ursprünglich um Synchondrosen, bei denen sekundär ein mit Gelenkflüssigkeit (Synovialflüssigkeit) gefüllter Spalt entsteht. Hemiarthrosen sind z. B. die Symphysis pubica (Schambeinfuge) oder die Unkovertebralgelenke der Halswirbelsäule.

Echte Gelenke (Diarthrosen)

Echte Gelenke sind bewegliche Verbindungen mit unterschiedlichen Freiheitsgraden. Nach der Form der Gelenkpartner unterscheidet man:
- Scharniergelenk (Art. ginglymus ➢ Abb. 2.3a), z. B. oberes Sprunggelenk
- Zapfengelenk (Art. conoidea ➢ Abb. 2.3b), z. B. proximales Radioulnargelenk
- Radgelenk (Art. trochoidea ➢ Abb. 2.3c), z. B. medialer Teil des unteren Kopfgelenks
- Eigelenk (Art. ellipsoidea ➢ Abb. 2.3d), z. B. proximales Handwurzelgelenk
- Sattelgelenk (Art. sellaris ➢ Abb. 2.3e), z. B. Daumensattelgelenk
- Kugelgelenk (Art. spheroidea ➢ Abb. 2.3f), z. B. Schultergelenk
- Nussgelenk (Enarthrosis spheroidea), z. B. Hüftgelenk
- Planes Gelenk (Art. plana ➢ Abb. 2.3g), z. B. kleine Wirbelgelenke

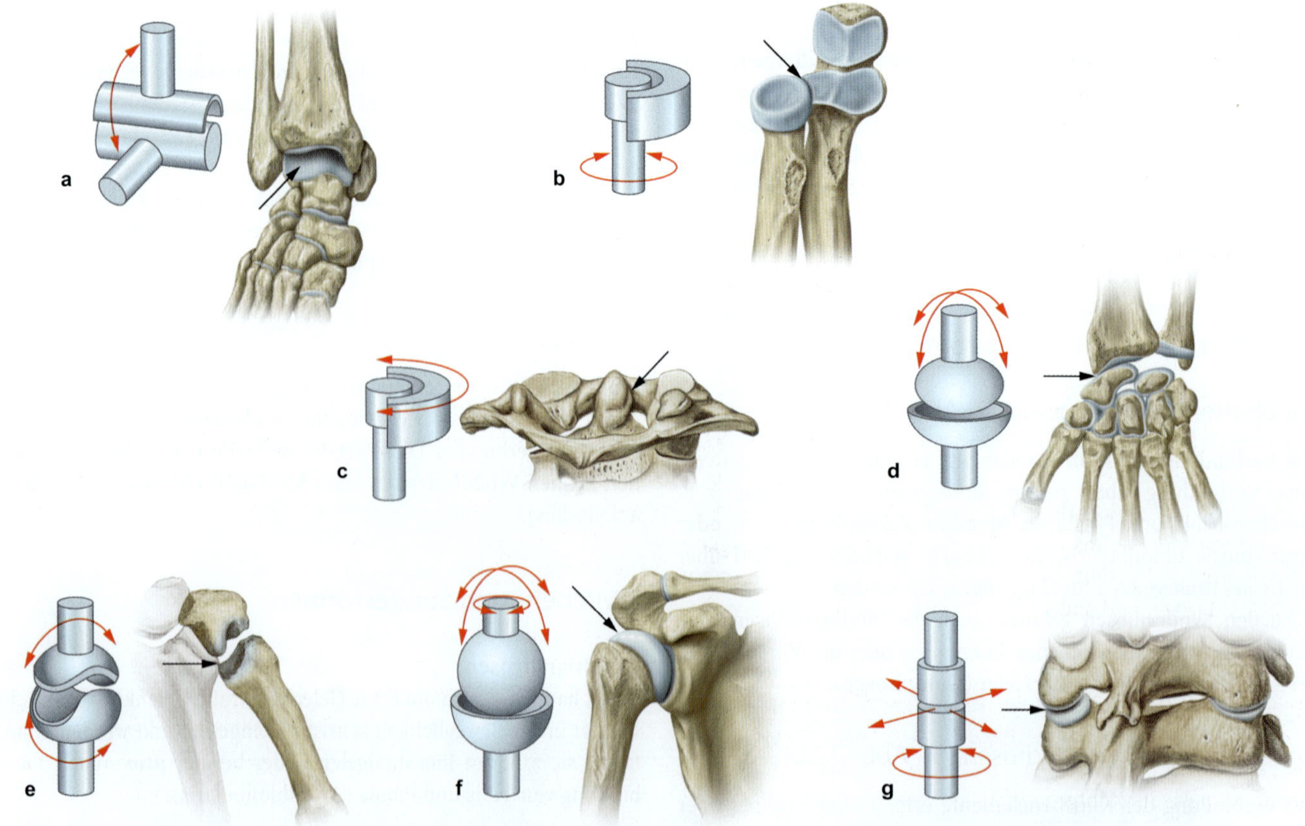

Abb. 2.3 Echte Gelenke (Diarthrosen): Scharniergelenk (a), Zapfengelenk (b), Radgelenk (c), Eigelenk (d), Sattelgelenk (e), Kugelgelenk (f) und planes Gelenk (g) [S007-1-24/L127]

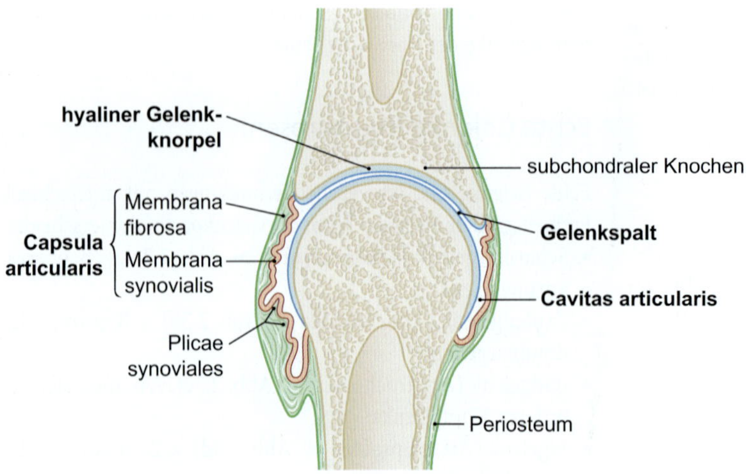

Abb. 2.4 Aufbau eines echten Gelenks [S007-1-24/L126]

Bestandteile echter Gelenke (➤ Abb. 2.4)

Gelenkkörper mit Gelenkflächen

Jedes Gelenk hat mindestens zwei knöcherne Gelenkkörper (Gelenkpartner), die jeweils mit einer Gelenkfläche aus hyalinem Knorpel bedeckt sind. Die Knochen liegen also nicht direkt aufeinander, sondern sind mit einer Knorpelschicht überzogen, damit sie nicht aneinander reiben. Häufig findet man einen **konvexen Gelenkkopf** an dem einem Gelenkpartner und eine **konkave Gelenkpfanne** an dem anderen Gelenkpartner. Die Form der Partner kann mehr oder weniger kongruent sein.

Gelenkkapsel (Capsula articularis)
Die Gelenkkapsel besteht aus Bindegewebe und umhüllt die Gelenke. Sie beginnt an der Knochen-Knorpel-Grenze beider Gelenkpartner und setzt sich ins Periost des Knochens fort.

Die Gelenkkapsel besteht aus zwei Schichten:

- Die innere Schicht wird als **Membrana synovialis** bezeichnet und besteht aus lockerem Bindegewebe. Sie reguliert die Produktion der Gelenkflüssigkeit (Synovialflüssigkeit).
- Die äußere Schicht ist die **Membrana fibrosa**. Sie besteht hauptsächlich aus festem kollagenem Bindegewebe und ist für die mechanische Stabilität verantwortlich.

KLINISCHER BEZUG
Bei einem Riss in der Membrana fibrosa kann sich die Membrana synovialis nach außen vorwölben. Es entsteht ein Ganglion (sog. Überbein).

Gelenkhöhle, Gelenkspalt und Gelenkflüssigkeit
Die Gelenkhöhle (**Cavitas articularis**) ist mit **Synovialflüssigkeit (Gelenkschmiere)** gefüllt. Diese dient einerseits als Gleitfilm auf den Gelenkflächen und anderseits der Ernährung des Gelenkknorpels.

Zwischen den Gelenkpartnern findet sich ein sehr schmaler kapillarer Spalt (0,1–0,3 mm), in dem sich die Synovialflüssigkeit befindet (**anatomischer Gelenkspalt**). Der **radiologische**, im Röntgenbild sichtbare **Gelenkspalt** ist deutlich breiter, weil sich der Gelenkknorpel beim Röntgen nicht darstellt.

KLINISCHER BEZUG
Eine Verschmälerung des radiologischen Gelenkspalts ist ein indirekter Hinweis auf eine Zerstörung des Gelenkknorpels.

Bänder (Ligamenta)
Bänder bestehen, wie auch die Kapsel, aus straffem kollagenem Bindegewebe und verbinden die benachbarten Skelettelemente. In der Regel sind die Bänder lediglich partielle Verdickungen des Stratum fibrosum der Gelenkkapsel. In diesem Fall beschreibt man ihre Lage als **intrakapsulär** oder **kapsulär**, also als Teil der Kapsel.

- Bänder die keinen Kontakt zur Gelenkkapsel haben, liegen **extrakapsulär** (z. B. das Lig. coracoacromiale).
- Bänder, die sich innerhalb des Gelenks befinden (intraartikulär) und von synovialer Flüssigkeit umspült werden, sind **intrasynovial** gelegen (z. B. das Lig. capitis femoris).
- Bänder, die sich innerhalb des Gelenks befinden (intraartikulär) und nicht von synovialer Flüssigkeit umspült werden, sind **extrasynovial** gelegen (z. B. die Kreuzbänder am Kniegelenk).

Hilfseinrichtungen echter Gelenke (➤ Abb. 2.5)

Discus articularis
Ein Diskus ist eine Scheibe aus Faserknorpel und Bindegewebe, die die Gelenkhöhle *vollständig* unterteilt (z. B. im Kiefergelenk oder im Sternoklavikulargelenk). Disci reduzieren die Druckbelastung auf den Gelenkknorpel (Pufferfunktion) und haben Auswirkung auf die Mechanik des Gelenks.

Menisci
Ein Meniskus ist ein halbmondförmiger Keil aus Faserknorpel und Bindegewebe, der die Gelenkhöhle nur *unvollständig* unterteilt (z. B. am Kniegelenk). Menisken dienen dem Ausgleich von Inkongruenzen zwischen den Gelenkflächen und der besseren Druckverteilung.

Gelenklippe (Labrum articulare)
Gelenklippen sind randständige Vergrößerungen der Gelenkpfanne (z. B. Labrum glenoidale am Schultergelenk oder Labrum acetabulare am Hüftgelenk), die wie Menisken aus Faserknorpel bestehen. Sie dienen in erster Linie der Stabilisierung des Gelenks.

Schleimbeutel (Bursa synovialis)
Ein Schleimbeutel ist mit synovialer Flüssigkeit gefüllt und ähnlich der Gelenkkapsel aus zwei Schichten aufgebaut. Sie finden sich häufig in der Nähe von Gelenken, dienen jedoch eigentlich dem Schutz von Sehnen oder Muskeln (s. u. *Hilfseinrichtungen der Skelettmuskeln*). Gelenknahe Schleimbeutel können mit der Gelenkhöhle kommunizieren.

Reservefalten (Recessus articularis)
Ein Rezessus (*lat.*: recessus = Ausbuchtung) ist eine taschenförmige Ausbuchtung der Gelenkkapsel, die mit der Gelenkhöhle in Verbindung steht. Er vergrößert das Bewegungsausmaß und speichert Gelenkflüssigkeit (z. B. Recessus axillaris am Schultergelenk oder Recessus suprapatellaris am Kniegelenk).

2.3 Muskeln

Skelettmuskeln sind vor allem für die willkürlichen Bewegungen zuständig. Die kontraktilen Elemente (Myofilamente) sind so angeordnet, dass im Lichtmikroskop eine typische Querstreifung erkennbar ist, weshalb die Skelettmuskeln auch als „quergestreifte" Skelettmuskulatur bezeichnet werden.

Der **Ursprung** (Origo) des Muskels bezeichnet die eine der Anheftungsstellen des Muskels am Knochen oder Bindegewebe. In der Regel liegt der Ursprung proximal. Ein Muskel mit zwei Ursprungsportionen heißt *Musculus biceps*, mit drei Ursprungsportionen *Musculus triceps* und mit vier Ursprungsportionen *Musculus quadriceps*.

Der **Ansatz** (Insertio) bezeichnet die andere Anheftungsstelle des Muskels am Knochen oder Bindegewebe. In der Regel liegt der Ansatz distal. Als **Muskelbauch** (Venter) bezeichnet man den Bereich, der sich zwischen Ansatz und Ursprung befindet.

Bindegewebe des Skelettmuskels

Der Skelettmuskel besteht aus mehreren Muskelfaserbündeln, die jeweils aus einzelnen Muskelfasern bestehen. Die Muskelfasern (= Muskelzellen) selbst und die Muskelfaserbündeln sind von Bindegewebe umhüllt (➤ Abb. 2.6).

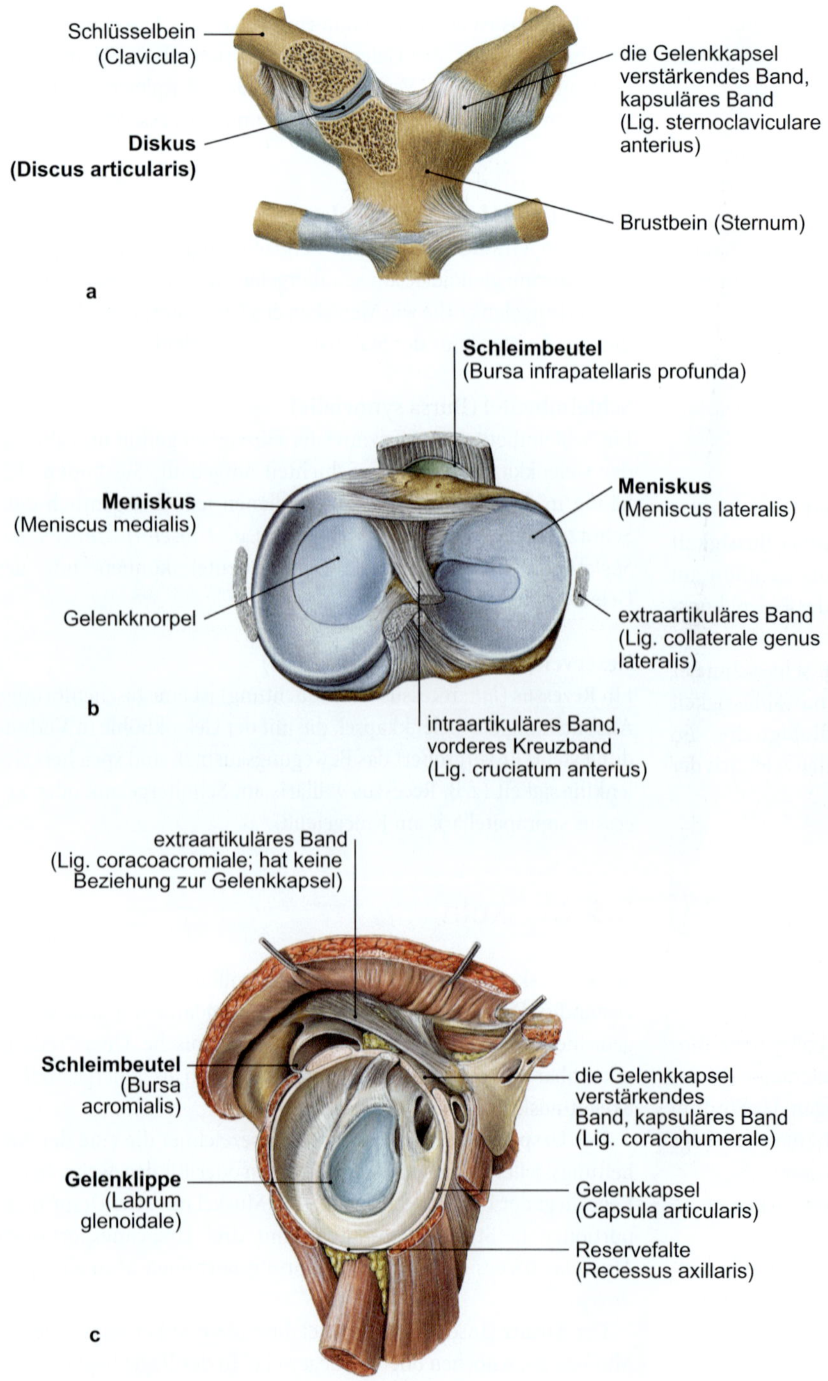

Abb. 2.5 Hilfseinrichtungen von Gelenken und Muskeln [S007-1-24/L127]

Insgesamt ist der Skelettmuskel von einer Faszie aus straffem Bindegewebe umgeben (**Muskelfaszie**). Unter der Muskelfaszie befindet sich lockeres Bindegewebe. Diese Schicht umhüllt den gesamten Skelettmuskel, genau wie die Faszie. Sie wird **Epimysium** genannt. Ausgehend von der äußeren Hülle, dem Epimysium, ziehen bindegewebige Septen (**Perimysium**) ins Innere des Muskels und unterteilen ihn weiter in sog. Primär- bzw. Sekundärbündel. Das Bindegewebe innerhalb eines Primärbündels wird als **Endomysium** bezeichnet. Es umgibt jede einzelne Muskelfaser (➤ Abb. 2.7).

Das Bindegewebe im Muskel dient zum einen als Leitstruktur für Nerven und Gefäße und damit der Versorgung des Muskels. Außerdem ermöglicht es die Verschiebbarkeit der Muskelfasern untereinander sowie des Muskels gegenüber den benachbarten Strukturen und verbindet die kontraktilen Elemente (Myofibrillen) innerhalb der Muskelfaser. Darüber hinaus bildet das Bindegewebe

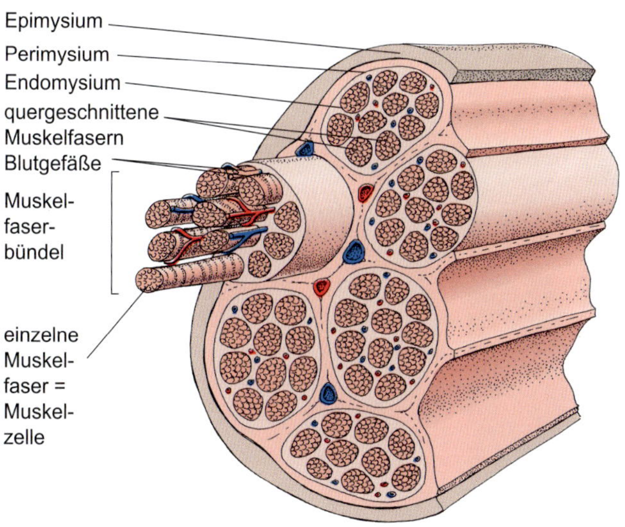

Abb. 2.6 Querschnitt durch einen Skelettmuskel [L190]

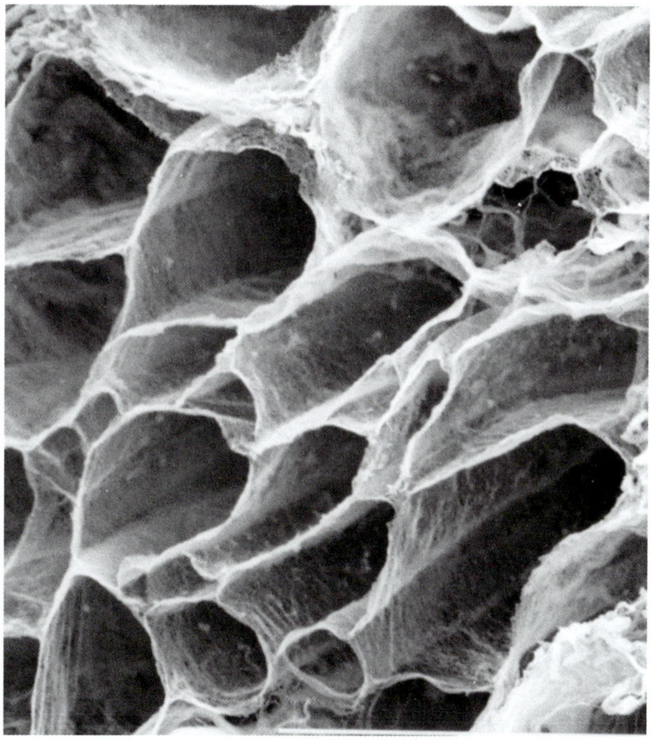

Abb. 2.7 Rasterelektronenmikroskopische Darstellung des Endomysiums eines Skelettmuskels nach Entfernung der kontraktilen Elemente aus den Muskelfasern [G459]

des Muskels ein Kontinuum zwischen den Skelettelementen, da es unmittelbar in die Sehnen übergeht, die den Muskel am Knochen befestigen.

Muskelfasertypen

Die einzelne Skelettmuskelzelle wird auch **Muskelfaser** genannt. Während der embryonalen Entwicklung entsteht sie aus der Verschmelzung von mehreren Vorläuferzellen, sog. Myoblasten. Sie ist daher sehr lang und besitzt mehrere Zellkerne.

Die Muskelfasern kann man in zwei Haupttypen unterteilen:

- Typ-1- oder S(slow twitch)-Fasern: Diese Muskelfasern zucken bzw. kontrahieren tendenziell langsam. Sie werden auch als **rote Muskelfasern** bezeichnet, weil sie einen hohen Anteil an Myoglobin besitzen. Myoglobin ist ein Muskelprotein, das ähnlich wie das Hämoglobin im Erythrozyten Sauerstoff aufnehmen kann. Die roten Muskelfasern gewinnen ihre Energie aerob und sind daher besonders auf Dauerleistung mit begrenztem Kraftaufwand ausgelegt. Sie ermüden langsam.
- Typ-2- oder F(fast twitch)-Fasern: Muskelfasern, die schnell zucken, also schnell kontrahieren können. Sie werden auch als **weiße Muskelfasern** bezeichnet, weil sie einen weniger hohen Anteil an Myoglobin besitzen. Sie gewinnen ihre Energie eher anaerob. Weiße Muskelfasern sind für schnelle und kräftige Muskelkontraktionen ausgelegt. Sie ermüden rasch.

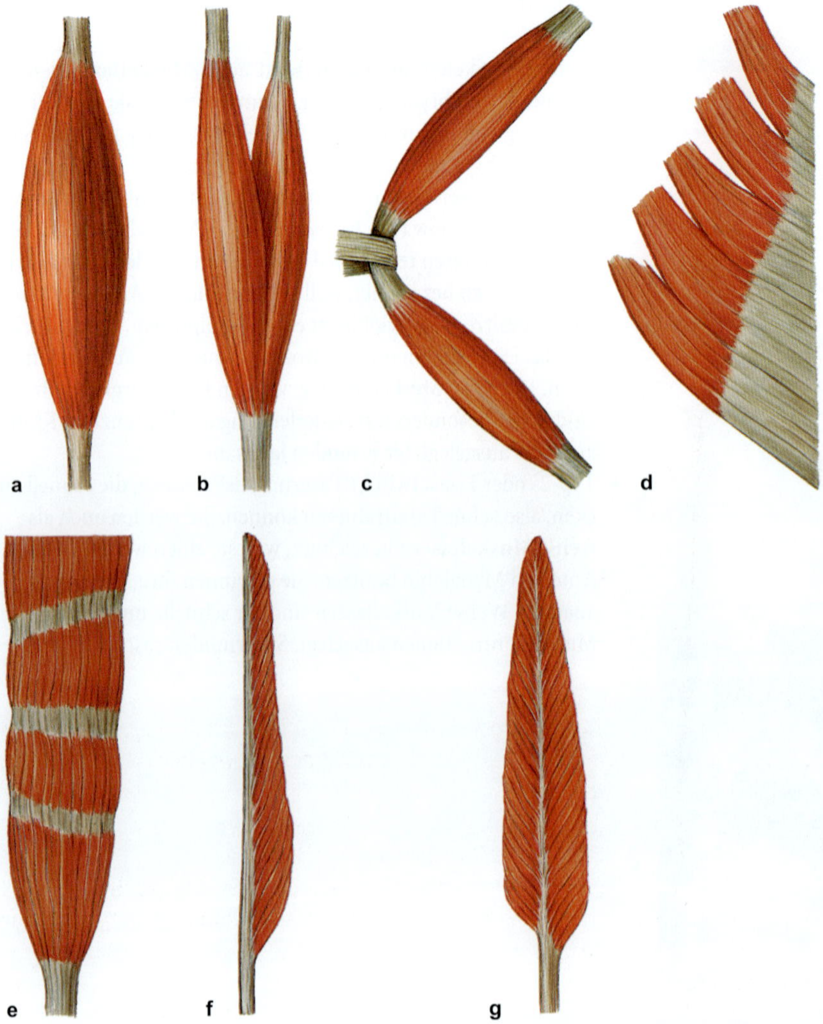

Abb. 2.8 Muskeltypen: einköpfiger, parallelfaseriger Muskel (a), zweiköpfiger, parallelfaseriger Muskel (b), zweibäuchiger, parallelfaseriger Muskel (c), mehrköpfiger, flacher Muskel (d), mehrbäuchiger, parallelfaseriger Muskel (e), einfach gefiederter Muskel (f), zwei- oder mehrfach gefiederter Muskel (g) [S007-1-24]

Muskeltypen

Skelettmuskeln lassen sich nach der Anordnung ihrer Fasern (parallelfaserig oder gefiedert), nach der Anzahl der Muskelköpfe (ein- oder mehrköpfig) und der Anzahl der Muskelbäuche (ein- oder mehrbäuchig) in verschiedene Muskeltypen unterscheiden (➤ Abb. 2.8):

- Einköpfiger, parallelfaseriger Muskel (Musculus fusiformis), z. B. M. brachialis
- Zweiköpfiger, parallelfaseriger Muskel (Musculus biceps), z. B. M. biceps brachii. Er hat zwei Ursprungsportionen und einen Ansatz.
- Zweibäuchiger, parallelfaseriger Muskel (Musculus biventer), z. B. M. digastricus. Er hat zwei Muskelbäuche, die durch eine Zwischensehne verbunden sind.
- Mehrköpfiger, flacher Muskel (Musculus planus), z. B. M. obliquus externus abdominis
- Mehrbäuchiger, parallelfaseriger Muskel (Musculus intersectus), z. B. M. rectus abdominis. Er ist durch mehrere Zwischensehnen unterteilt.
- Einfach gefiederter Muskel (Musculus semipennatus), z. B. M. semimembranosus. Die Muskelfasern verlaufen nicht parallel zu ihrer Ansatzsehne, sondern setzen schräg dazu an.
- Zwei- oder mehrfach gefiederter Muskel (Musculus bipennatus oder pennatus), z. B. M. flexor digitorum longus oder M. rectus femoris

Hilfseinrichtungen der Skelettmuskeln

Sehne (Tendo)

Eine Sehne ist der bindegewebige Teil des Muskels, der diesen i. d. R. mit einem Knochen verbindet. Funktionell gesehen ist eine Sehne eine Bündelung der bindegewebigen Strukturen des Muskels (Epimysium, Perimysium und Endomysium) ohne die kontraktilen Elemente (s. o. *Bindegewebe des Skelettmuskels*).

Eine Sehne kann auch zwei oder mehrere Muskelbäuche miteinander verbinden (sog. **Zwischensehnen**). Flache Sehnen nennt man **Aponeurosen**. Sie befinden sich an flachen Muskeln, z. B. den Bauchmuskeln.

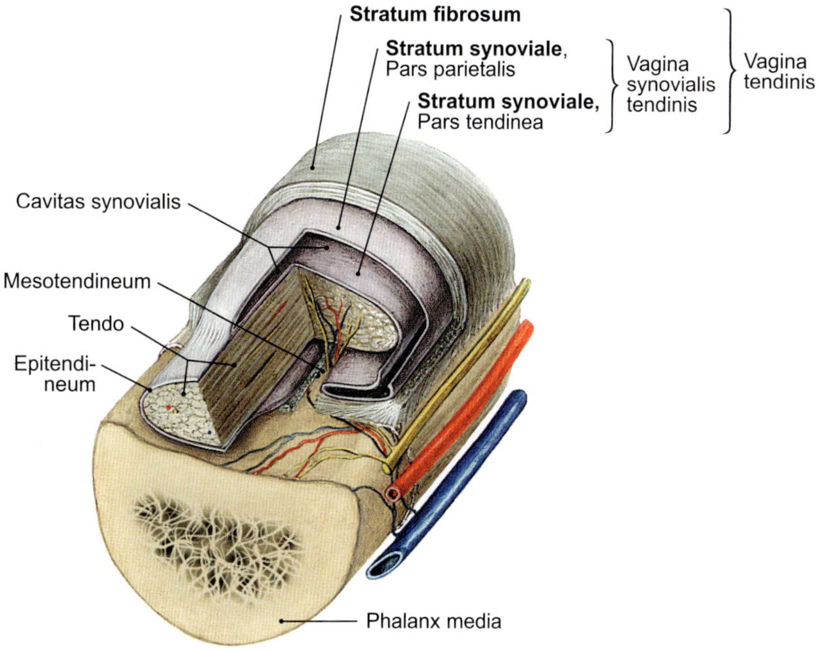

Abb. 2.9 Aufbau einer Sehnenscheide am Beispiel eines Fingers [S007-1-24/L127]

Sehnenscheide (Vagina synovialis)

Sehnenscheiden (➤ Abb. 2.9) haben prinzipiell den gleichen Aufbau wie die Gelenkkapsel oder der Schleimbeutel. Es gibt eine äußere Schicht aus straffem Bindegewebe (**Stratum fibrosum**) und eine innere Schicht aus lockerem Bindegewebe (**Stratum synoviale**).

Sehnenscheiden haben, genau wie Bursen, eine Schutzfunktion und reduzieren Druck und Reibung. Man findet sie i. d. R. dort, wo Sehnen in ihrem Verlauf um Knochen oder Bänder umgelenkt werden oder durch osteofibröse Kanäle verlaufen.

Schleimbeutel (Bursa synovialis)

Schleimbeutel (s. o. *Hilfseinrichtungen echter Gelenke*) befinden sich in Bereichen mit erhöhter mechanischer Belastung, also dort, wo Muskeln oder Sehnen direkt dem Knochen aufliegen. Sie verteilen den Druck und reduzieren die Reibung zwischen den anatomischen Strukturen wie ein Polster.

Sesambein (Os sesamoideum)

Sesambeine sind Knochen, die in eine Sehne eingelagert sind. Sie vergrößern den Abstand zum Knochen und verbessern dadurch den wirksamen Hebel für die Sehne (➤ Kap. 1). Sesambeine verhindern außerdem, dass die Sehne in ihrem Verlauf über einen Knochen durch Druckbelastung geschädigt wird.

Das größte Sesambein des menschlichen Körpers ist die Kniescheibe (Patella), die in die Sehne des M. quadriceps femoris eingelagert ist. Auch das Erbsenbein (Os pisiforme) ist ein Os sesamoideum und Teil der Sehne des M. flexor carpi ulnaris.

KAPITEL

3 Rumpf

3.1 Wirbelsäule (Columna vertebralis)

Die Wirbelsäule ist das Achsenorgan und bildet das zentrale Element im Skelettsystem. Von kranial nach kaudal unterscheidet man fünf Abschnitte, die jeweils aus einer unterschiedlichen Anzahl von Wirbeln aufgebaut sind (➤ Abb. 3.2):

- Halswirbelsäule (zervikal C1 – C7)
- Brustwirbelsäule (thorakal Th1 – Th12)
- Lendenwirbelsäule (lumbal L1 – L5)
- Kreuzbein (sakral S1 – S5)
- Steißbein (kokzygeal 3–5 Wirbel)

In der Sagittalebene weist die Wirbelsäule vier **physiologische Krümmungen** auf. Von kranial nach kaudal findet man einen doppelt-S-förmigen Verlauf. Diese Form erhöht die Widerstandsfähigkeit der Wirbelsäule bei axialen Belastungen (➤ Abb. 3.1).

- Die Hals- und Lendenwirbelsäule sind nach ventral konvex geformt. Man spricht von einer **Lordose**.
- Die Brustwirbelsäule und das Kreuzbein sind nach dorsal konvex geformt. Man spricht von einer **Kyphose**.

Die Halswirbelsäule lässt sich aus funktioneller Sicht in einen oberen und einen unteren Abschnitt unterteilen:

- Die obere HWS besteht aus dem Hinterhaupt (Os occipitale), dem Atlas und dem Axis. Aus diesen drei Knochen werden die **Kopfgelenke** gebildet (➤ Kap. 3.2.2).
- Als untere HWS bezeichnet man den Bereich vom 3. bis zum 7. Halswirbel (➤ Kap. 3.3).
- Der Bereich C7 – Th4 wird als **cervicothorakaler Übergang (CTÜ)** bezeichnet. Anatomisch gehört dieser Bereich zur BWS, funktionell wird er jedoch der HWS zugeordnet.

Der **thorakolumbale Übergang (TLÜ)** umfasst den Bereich Th11 bis L2 (➤ Abb. 3.58). Eine Schlüsselrolle kommt in diesem Abschnitt dem 12. Brustwirbel zu: Seine oberen Gelenkfortsätze zeigen die für die BWS typische Ausrichtung der Gelenkflächen (Facetten), die unteren Gelenkfortsätze dagegen die typische Ausrichtung der LWS.

Als **lumbosakraler Übergang** wird der Bereich von L4 bis S1 bezeichnet. Durch eine feste ligamentäre Anbindung der unteren zwei Lendenwirbel an das Sakrum ist die Bewegung in diesem Bereich sehr von den Beckenbewegungen abhängig.

KLINISCHER BEZUG

Die abrupte Änderung der Facettenstellung bei Th12 führt zu einer großen mechanischen Beanspruchung dieses Wirbelsäulenabschnitts. Die oberhalb des TLÜ liegende BWS kann aufgrund ihrer Facettenstellung sehr gut rotieren, wogegen die LWS nur wenig Rotation zulässt (s. u. *Funktionelle Aspekte des Bewegungssegments*). Daher ist diese Region besonders anfällig für Funktionsstörungen.

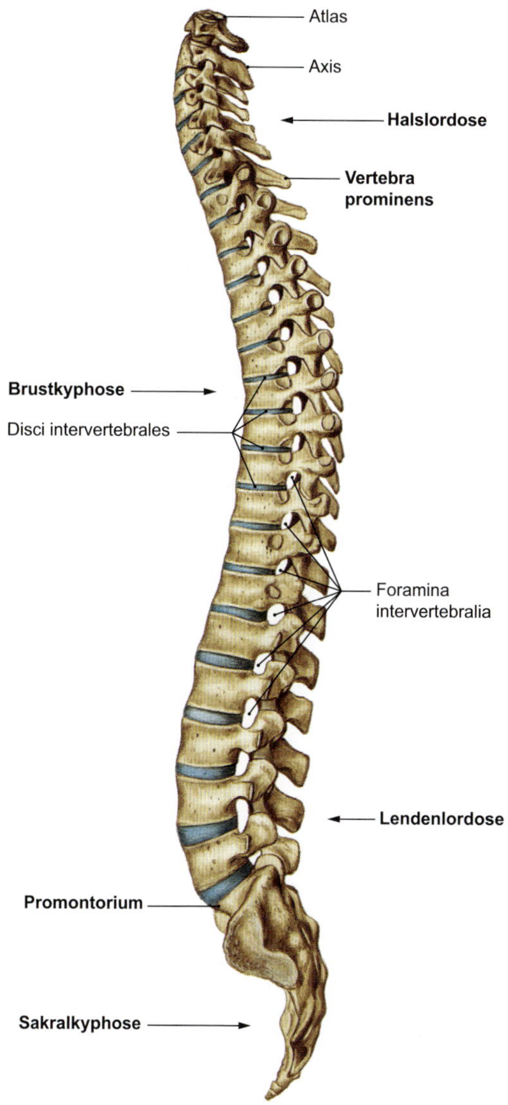

Abb. 3.1 Abschnitte und Krümmungen der Wirbelsäule, Ansicht von lateral [S007-1-24]

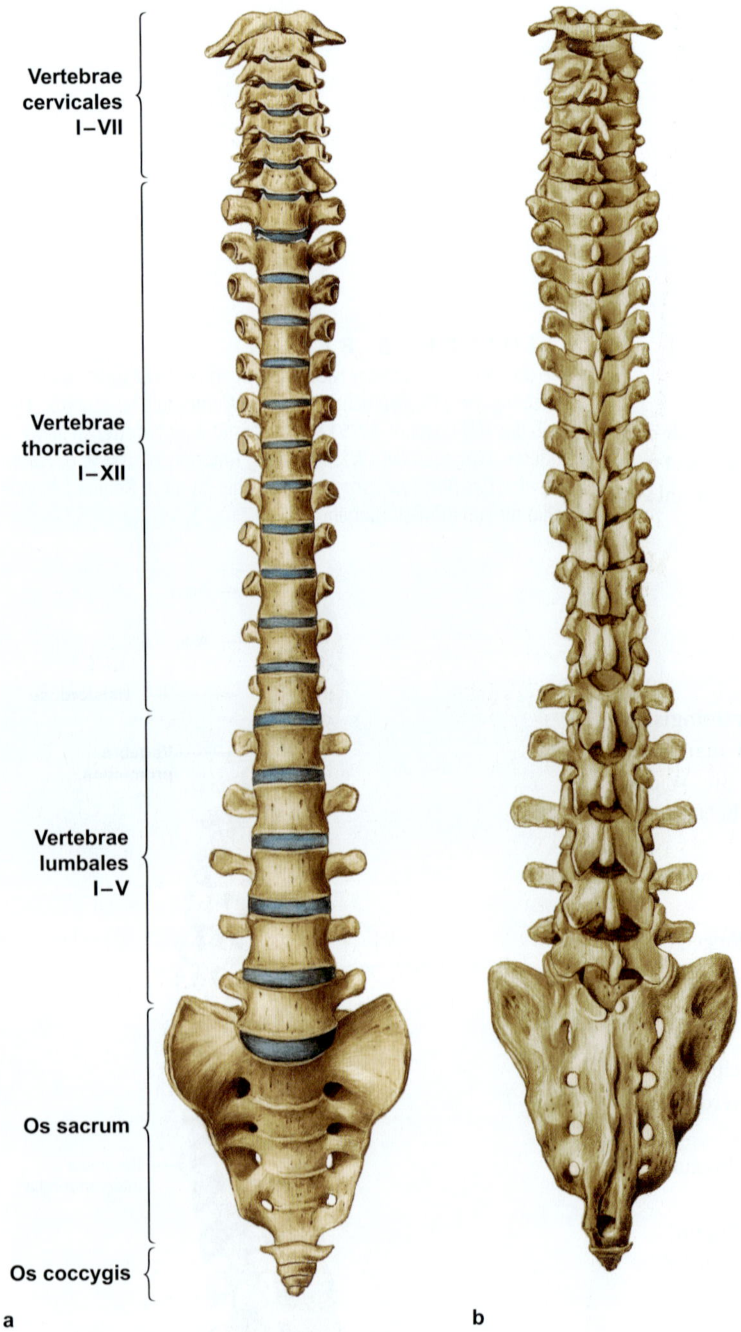

Abb. 3.2 Abschnitte der Wirbelsäule, Ansicht von ventral (a) und dorsal (b) [S007-1-24]

3.1.1 Steckbrief Bewegungssegment

Als **Bewegungssegment** bezeichnet man die kleinste bewegliche Einheit der Wirbelsäule (➤ Abb. 3.3). Sie besteht aus zwei benachbarten Wirbeln einschließlich ihrer verbindenden Elemente, also aus

- zwei Wirbeln,
- einer Bandscheibe (Discus intervertebralis) im ventralen Bereich,
- zwei Intervertebralgelenken (Artt. zygapophysiales) im dorsalen Bereich,
- einer Vielzahl von Bänder und Faszien sowie
- kurzen, segmentalen Muskeln.

Zur Funktionseinheit im weiteren Sinne zählen auch die Strukturen für die nervale und trophische Versorgung des Bewegungssegments.

Aus der Incisura vertebralis inferior des oberen Wirbels und der Incisura vertebralis superior des unteren Wirbels wird das **Neuroforamen (Foramen intervertebrale)** gebildet, durch das der Spinalnerv nach außen tritt.

Knöcherner Aufbau der Wirbel

Mit Ausnahme des 1. und 2. Halswirbels (Atlas und Axis) folgen alle Wirbel einem einheitlichen Bauprinzip (➤ Abb. 3.4) und sind aus folgenden Elementen aufgebaut:

- einem **Wirbelkörper** (Corpus vertebrae),
- einem **Wirbelbogen** (Arcus vertebrae) sowie
- mehreren Fortsätzen:
  - **Dornfortsatz** (Proc. spinosus)
  - **Querfortsätze** (Procc. transversi)
  - **Gelenkfortsätze** (Procc. articulares)

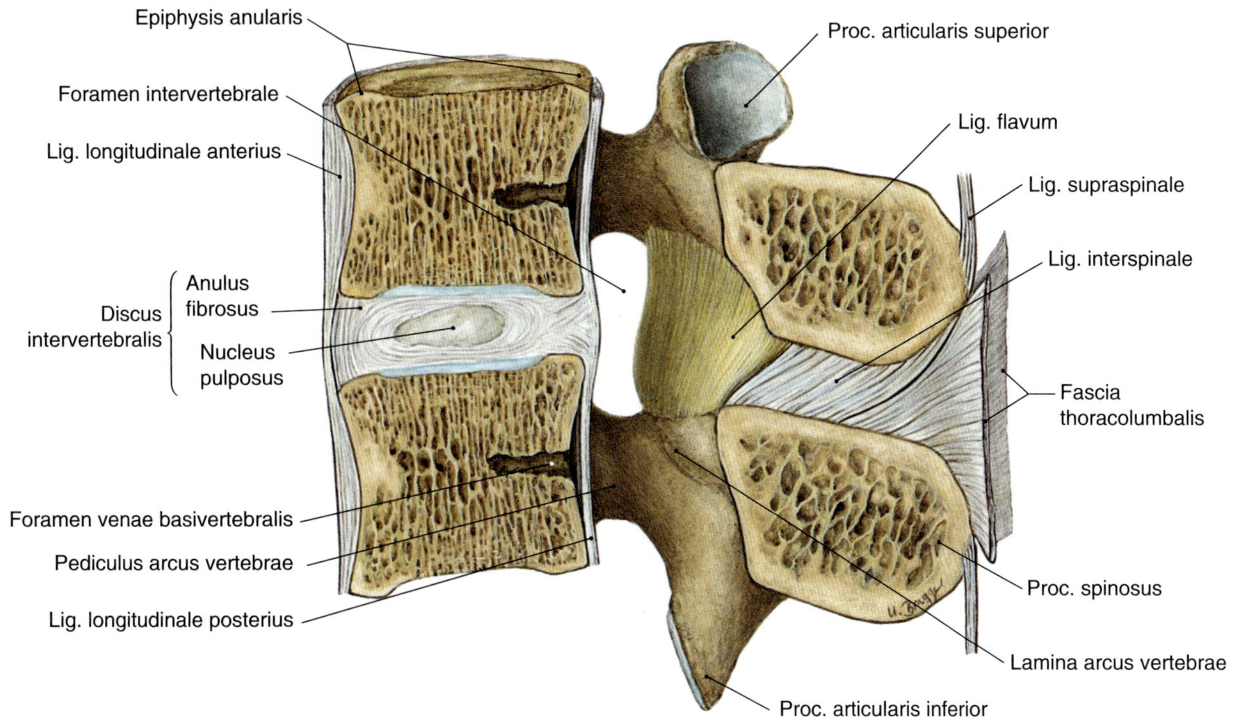

Abb. 3.3 Lumbales Bewegungssegment der Wirbelsäule im Medianschnitt [S007-1-24]

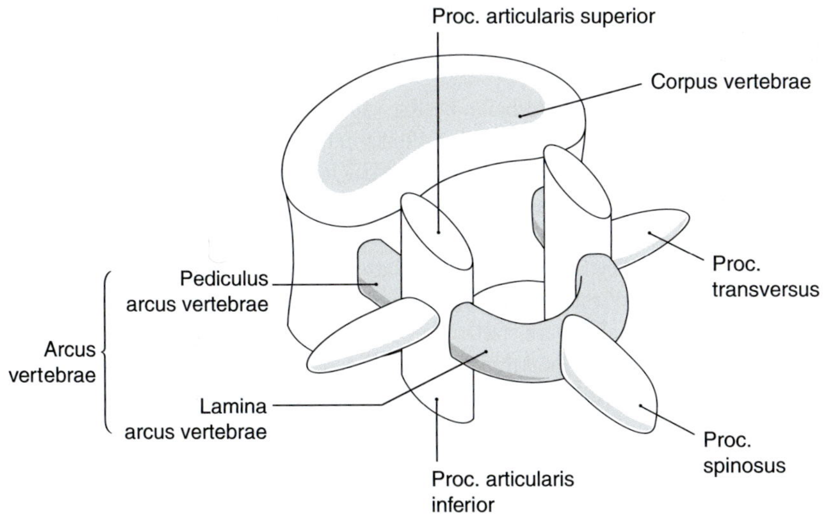

Abb. 3.4 Schematischer Aufbau eines Wirbels [L157]

Der Wirbelkörper bildet den kompakten ventralen Teil des Wirbels und trägt den Hauptteil der auf die Wirbelsäule wirkenden axialen Belastung. Er besitzt eine kräftige Kortikalis, deren kaudaler bzw. kranialer Abschluss als **Grund-** bzw. **Deckplatte** (Facies intervertebralis) bezeichnet wird. Die verdickten **Randleisten** entstehen aus den ringförmig angelegten Epiphysen (Epiphysis anularis) der Wirbelkörper (➤ Abb. 3.3).

Wirbelkörper und Wirbelbogen umschließen gemeinsam ein **Wirbelloch (Foramen vertebrale)**; alle Wirbellöcher in ihrer Gesamtheit bilden den knöchernen **Wirbelkanal** (Canalis vertebralis), in dem geschützt das Rückenmark liegt. Von kranial nach kaudal hin nimmt die Höhe der Wirbelkörper zu, während das Lumen des Foramen vertebrale kleiner wird.

Der Wirbelbogen wird durch die Procc. articulares in einen vorderen Anteil (**Pediculus** arcus vertebrae) und einen hinteren Anteil (**Lamina** arcus vertebrae) unterteilt.

Die knöchernen Fortsätze dienen dem Ansatz von Muskeln und Bändern (Procc. transversi und Proc. spinosus) sowie zur gelenkigen Verbindung mit dem darüber bzw. darunter liegenden Wirbel (Procc. articulares).

Darüber hinaus weisen die einzelnen Wirbelsäulenabschnitte besondere knöcherne Merkmale auf, die für die jeweilige Region charakteristisch sind. Diese werden in den jeweiligen Kapiteln besprochen.

Bandscheibe (Discus intervertebralis)

Bandscheiben verbinden – mit Ausnahme des 1. und 2. Halswirbels – alle benachbarten Wirbelkörper miteinander (Symphysis intervertebralis). Zusammen machen die Bandscheiben ca. 25 % der Gesamtlänge der Wirbelsäule aus. Die Höhe der Bandscheiben

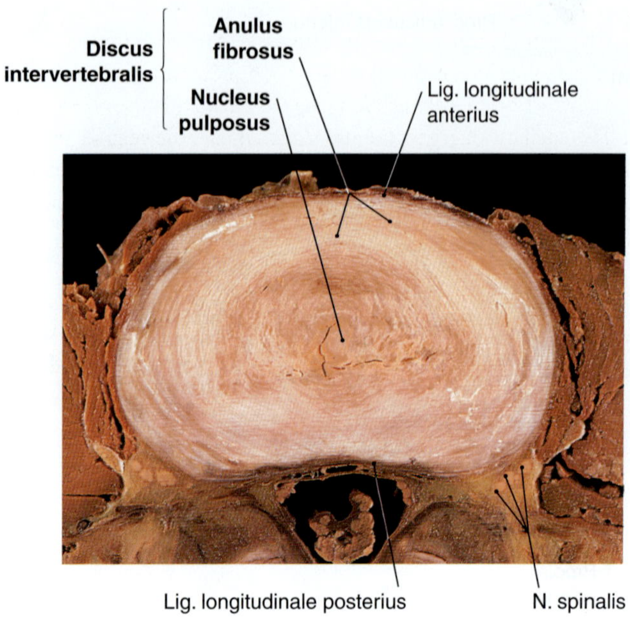

Abb. 3.5 Lumbale Bandscheibe, Ansicht von kranial [S007-1-24]

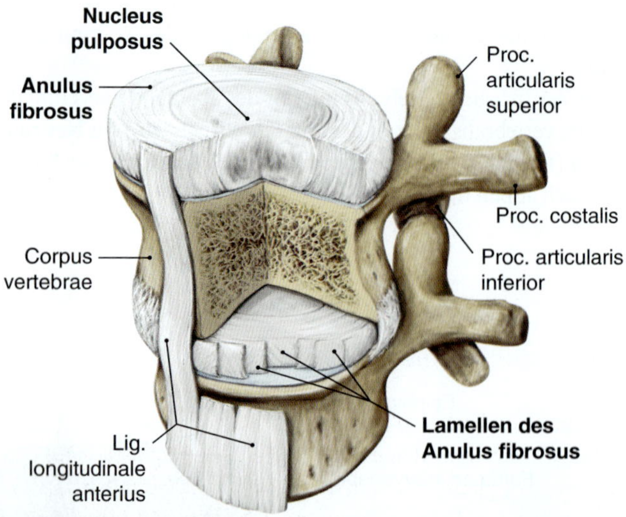

Abb. 3.6 Aufbau der Bandscheibe und unterschiedliche Ausrichtung der Kollagenfasern des Anulus fibrosus [S007-1-24/L266]

nimmt von kranial nach kaudal zu. Im Bereich der Lordosen der Wirbelsäule sind sie ventral etwas höher als dorsal.

Eine Bandscheibe besteht aus einem äußeren Faserring (Anulus fibrosus) und einem gallertartigen Kern (Nucleus pulposus) (➤ Abb. 3.5).

- Der **Anulus fibrosus** besteht aus zahlreichen ringförmigen Schichten (Lamellen), deren kollagene Fasern jeweils gegenläufig angeordnet sind (➤ Abb. 3.6). Während die Fasern in den äußeren Schichten fast senkrecht zwischen den Wirbelkörpern liegen, verlaufen sie in den inneren Schichten zunehmend diagonal. Ähnlich den Stahlfasern eines Autoreifens sind sie imstande, den enormen Zug- und Scherkräften, die bei Bewegungen der Wirbelsäule auftreten können, Widerstand zu leisten.
- Der **Nucleus pulposus** enthält relativ wenige Zellen, dafür jedoch viele verzweigte Riesenmoleküle (sog. Proteoglykane). Diese Molekülaggregate bilden die Voraussetzung für die große Wasserspeicherfähigkeit der Bandscheibe und verleihen dem Gewebe die große Widerstandskraft gegenüber Druckbelastungen.

Die Bandscheibe besitzt kaum Blutgefäße. Daher hat sie nur ein begrenztes Regenerationspotenzial und wird mit zunehmendem Alter anfälliger für Verschleiß. Über das vordere und hintere Längsband (Lig. longitudinale anterius und posterius) werden lediglich die Randbereiche der Bandscheibe durchblutet. Im Bereich der Grund- und Deckplatten (unterer und oberer Abschluss der Wirbelkörper) findet die Ernährung über Diffusion aus den Wirbelkörpern statt.

Die Funktion der Bandscheiben und der Intervertebralgelenke ist es, die Beweglichkeit der Wirbelsäule zu ermöglichen und gleichzeitig zu stabilisieren. Die gesunde Bandscheibe liegt wie ein Kissen zwischen den Wirbelkörpern. Sie überträgt bei aufrechter Körperhaltung einen Teil der Last zwischen den einzelnen Wirbeln und absorbiert Druck- und Stoßkräfte.

KLINISCHER BEZUG

Der Druck innerhalb der Bandscheiben beträgt beim physiologischen aufrechten Stand ca. 500 kPa. Die Grenze für eine Flüssigkeitsaufnahme (Hydration) der Bandscheibe liegt bei ca. 400 kPa; bei höheren Belastungen gibt die Bandscheibe Flüssigkeit ab (Dehydration). Dadurch „schrumpfen" wir im Laufe des Tages um 1–2 cm. Der Druck in der Bandscheibe kann, z. B. beim Heben einer Wasserkiste mit gebeugtem Rücken, bis auf 2,3 MPa ansteigen. Durch Entlastung, z. B. in Rücken- oder Stufenbettlagerung, kann der Druck auf Werte von 100–200 kPa gesenkt werden (vgl. Wilke 1999).

Intervertebralgelenke (Artt. zygapophysiales)

Die Intervertebralgelenke – auch als **Facettengelenke**, **Wirbelbogengelenke** oder **kleine Wirbelgelenke** bezeichnet – sind plane Gelenke (Art. plana) mit zwei translatorischen Freiheitsgraden. Die Gelenkfortsätze (Procc. articulares superiores und inferiores) der benachbarten Wirbel bilden die Gelenkpartner: Die oberen Gelenkfortsätze des unteren Wirbels artikulieren jeweils mit den unteren Gelenkfortsätzen des oberen Wirbels (➤ Abb. 3.7).

Die Gelenkkapseln sind an der Knorpel-Knochen-Grenze befestigt und werden von kranial nach kaudal straffer. Im oberen und unteren Teil des Gelenks bildet die Gelenkkapsel meniskoide Falten, die bei endgradiger Bewegung der Gelenke in Extension oder Flexion als Puffer auf den scharfen Knochenkanten der Gelenkfortsätze liegen.

Die Gelenkflächen (**Facetten**) der Gelenkfortsätze haben in den einzelnen Wirbelsäulenabschnitten eine jeweils charakteristische Ausrichtung (➤ Abb. 3.8) und sind so für das unterschiedliche Bewegungsausmaß in die einzelnen Bewegungsrichtungen verantwortlich.

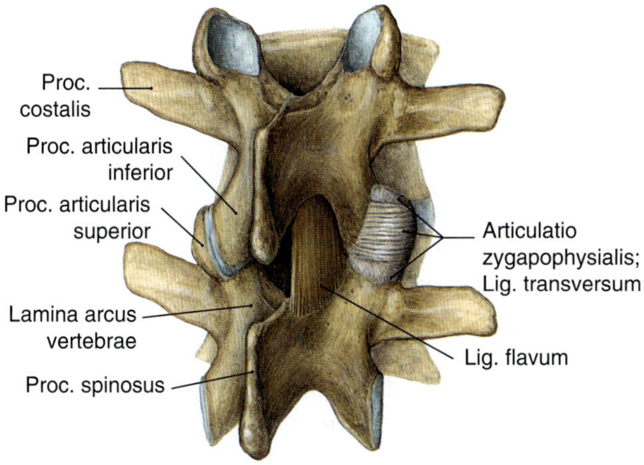

Abb. 3.7 Intervertebralgelenk der Lendenwirbelsäule, Ansicht von dorsolateral [S007-22]

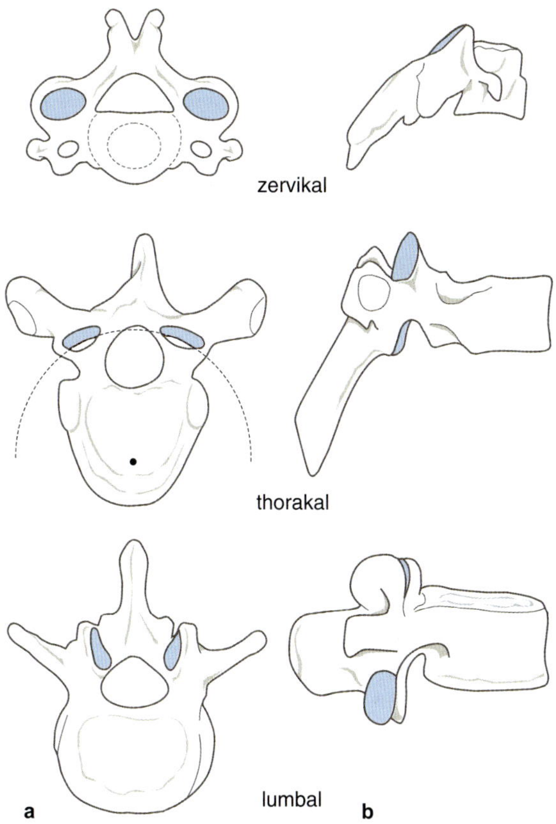

Abb. 3.8 Ausrichtung der Gelenkfacetten in unterschiedlichen Abschnitten der Wirbelsäule, Ansicht von kranial (a) und lateral (b) [G439-001]

Bewegungsausmaß der einzelnen Wirbelsäulenabschnitte

Funktionell sind in allen Wirbelsäulenabschnitten Bewegungen um drei Achsen möglich, wobei jede Bewegung zwischen zwei benachbarten Wirbeln – also in den Bewegungssegmenten – stattfindet. Dabei ist die charakteristische Ausrichtung der Gelenkfacetten für die Bewegungsrichtung verantwortlich, die Höhe der Bandscheiben dagegen für das Ausmaß der Bewegung im Segment. Der gesamte Bewegungsumfang eines Wirbelsäulenabschnitts ergibt sich aus der Summe der möglichen Einzelbewegungen.

MERKHILFE

Eine Rotation wird an der Wirbelsäule nach der Richtung beschrieben, in die sich der *obere* Wirbelkörper in einem Bewegungssegment bewegt.

Halswirbelsäule (einschließlich Kopfgelenke) (➤ Tab. 3.1)

Tab. 3.1 Bewegungsausmaß der gesamten HWS einschließlich Kopfgelenke (nach Kapandji 2016)

Transversale Achse	Extension: 75°	Flexion: 40°
Sagittale Achse	Lateralflexion links: 35–45°	Lateralflexion rechts: 35–45°
Longitudinale Achse	Axiale Rotation links: 80°	Axiale Rotation rechts: 80°

Die Angaben zur Beweglichkeit der Wirbelsäule, insbesondere der Halswirbelsäule, sind in der Literatur sehr unterschiedlich und variieren zwischen 80 und 90° Rotation der gesamten HWS (Kapandji 2016) bis hin zu 43° Rotation zu jeder Seite allein im unteren Kopfgelenk (Dvořák 1988). Diese stark differierenden Angaben lassen darauf schließen, dass die Beweglichkeit der Wirbelsäule sehr individuell und von verschiedenen Faktoren abhängig zu sein scheint. Hinzu kommt, dass sich das Bewegungsausmaß der einzelnen Abschnitte klinisch nur schwer bestimmen lässt.

Brustwirbelsäule (➤ Tab. 3.2)

Tab. 3.2 Bewegungsausmaß der BWS (nach Kapandji 2016)

Transversale Achse	Extension: 40°	Flexion: 45°
Sagittale Achse	Lateralflexion links: 20°	Lateralflexion rechts: 20°
Longitudinale Achse	Axiale Rotation links: 35°	Axiale Rotation rechts: 35°

Lendenwirbelsäule (➤ Tab. 3.3)

Tab. 3.3 Bewegungsausmaß der LWS (nach Kapandji 2016)

Transversale Achse	Extension: 20°	Flexion: 60°
Sagittale Achse	Lateralflexion links: 20°	Lateralflexion rechts: 20°
Longitudinale Achse	Axiale Rotation links: 5°	Axiale Rotation rechts: 5°

FUNKTIONELLE ASPEKTE DES BEWEGUNGSSEGMENTS

Im Bewegungssegment finden im Wesentlichen Gleitbewegungen der Gelenkfacetten statt. Theoretisch ergeben sich dabei folgende **Bewegungsmöglichkeiten** (im Folgenden wird die Bewegung des kranialen Wirbels beschrieben):

1. Die beiden unteren Gelenkfacetten des kranialen Wirbels können sich gegenüber dem kaudalen Wirbel *gleichsinnig* entweder nach *kranial* (**Divergenzbewegung**) oder nach *kaudal* (**Konvergenzbewegung**) verschieben. d. h. die linke und die rechte untere Gelenkfacette des kranialen Wirbels bewegen sich in die gleiche Richtung. Hieraus resultiert eine **Flexion** bzw. **Extension** im Bewegungssegment.
2. Die beiden unteren Gelenkfacetten des kranialen Wirbels können sich *gegensinnig* – also in unterschiedliche Richtungen – verschieben; d. h. die linke Facette gleitet nach kranial, während sich die rechte Facette nach kaudal bewegt, oder umgekehrt. Hieraus resultiert eine **Lateralflexion** nach links oder rechts im Bewegungssegment. Bei einer Lateralflexion nach links gleitet die linke Facette beispielsweise nach kaudal und die rechte Facette nach kranial.
3. Die unteren Gelenkfacetten des kranialen Wirbels bewegen sich *gleichsinnig* (beide in die gleiche Richtung) nach *links* oder *rechts*. Daraus resultiert eine **Rotation** im Bewegungssegment.

Dabei richtet sich die **Bewegungsrichtung** nach der Stellung der Gelenkfacetten. Die Ausrichtung der Gelenkfacetten gibt also die **Bewegungsebene** vor (➤ Abb. 3.8):

- Ist die Bewegungsebene der *frontalen Ebene* angenähert (wie in der Brustwirbelsäule), ergeben sich die drei oben beschrieben Möglichkeiten: Flexion bzw. Extension, Lateralflexion und Rotation sind annähernd im gleichen Maße möglich.
- In der LWS ist die Bewegungsebene der *sagittalen Ebene* angenähert. Die isolierten gleichsinnigen Gleitbewegungen der Gelenkfacetten nach links oder rechts sind hier kaum möglich, da es dabei zur Kompression der Gelenkpartner kommt. Dies ist eine Ursache für das geringe Ausmaß der Rotation in der LWS.
- Die Bewegungsebene der HWS liegt in einer *schrägen Ebene*, die aus der Horizontalen nach dorsal-kaudal abfällt. Dadurch kommt es bei einer Lateralflexion im Bewegungssegment automatisch zu einer Rotation in die gleiche Richtung und umgekehrt (s. u. *Funktionelle Aspekte der unteren HWS*). Man spricht hier von einer **gleichsinnig** oder **homolateral gekoppelten Bewegung**.

3.1.2 Bänder der Wirbelsäule

Die Bewegungssegmente der Wirbelsäule werden durch verschiedene Bänder stabilisiert. Dabei lassen sich die **Wirbelkörper-** (➤ Abb. 3.9) und die **Wirbelbogenbänder** (➤ Abb. 3.10) unterscheiden. Ihre Aufgabe ist die Begrenzung von extremen Bewegungen der Wirbelsäule, nicht aber die passive Sicherung der aufrechten Körperhaltung.

Lig. longitudinale anterius (vorderes Längsband)

Das vordere Längsband zieht als kräftiges, breites Band entlang der ventralen Wirbelkörper vom vorderen Atlasbogen (Arcus anterior atlantis) bis zum Os sacrum. Dabei wird es nach kaudal breiter (➤ Abb. 3.9a). Das Band besteht aus tiefen segmentalen und oberflächlichen langstreckigen Fasern. Es ist fest mit den Wirbelkörpern verbunden und nur über lockeres Bindegewebe an den Bandscheiben angeheftet. Im Bereich der Kopfgelenke setzt es sich in die **Membrana atlantooccipitalis anterior** fort (➤ Kap. 3.2.2).

Funktion: Das vordere Längsband hemmt die Extension und die Rotationsbewegungen und stabilisiert die Bandscheiben nach ventral. Aufgrund seiner Breite können die seitlichen Fasern auch bei der Hemmung der Lateralflexion mitwirken.

Lig. longitudinale posterius (hinteres Längsband)

Das hintere Längsband zieht als kräftiges Band im Wirbelkanal an der Hinterfläche der Wirbelkörper vom Axis bis zum Os sacrum (➤ Abb. 3.9b). Es ist im Bereich zwischen den Pediculi arcus vertebrae relativ schmal und verbreitert sich jeweils im Bereich der Bandscheiben, mit denen es fest verbunden ist. In diesen Bereichen

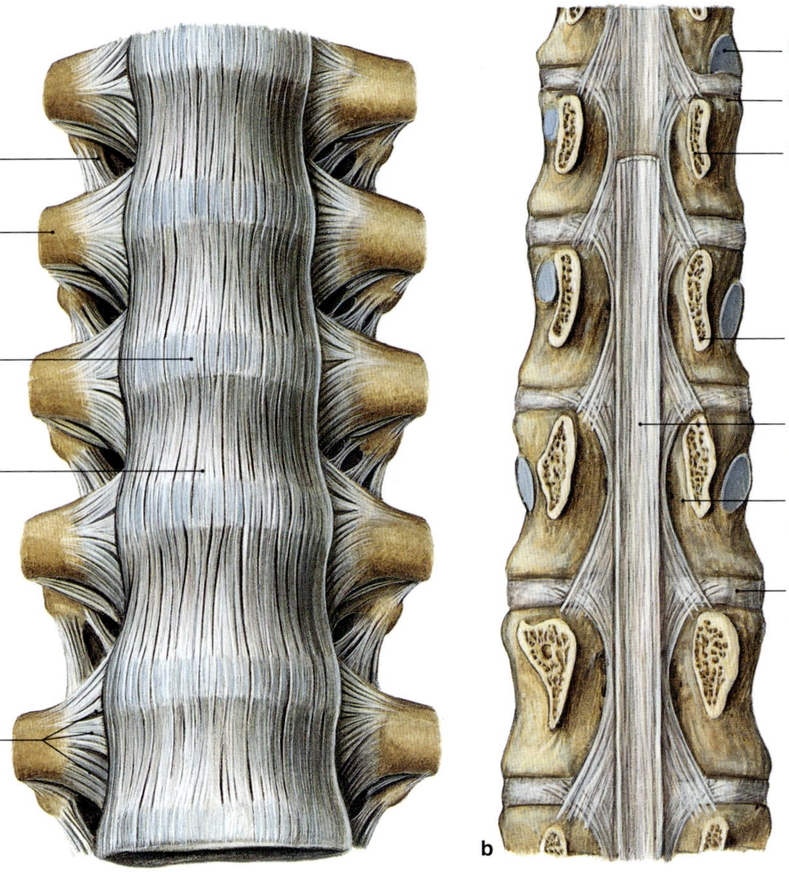

Abb. 3.9 Wirbelkörperbänder: Lig. longitudinale anterius, Ansicht von ventral (a), und Lig. longitudinale posterius, Ansicht von dorsal, nach Entfernung der Wirbelbögen (b) [S007-1-24]

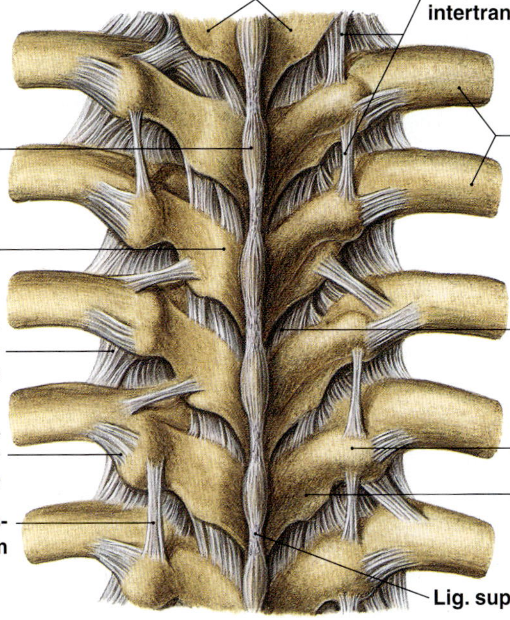

Abb. 3.10 Wirbelbogenbänder: Ligg. flava, Lig. supraspinale und Ligg. intertransversaria, Ansicht von dorsal [S007-1-24/L126]

3

werden die äußeren Schichten der Bandscheibe über das Band mit Gefäßen und Nerven versorgt. Ansonsten steht das Band nur mit den Randleisten der Wirbelkörper in Verbindung. Es besteht wie das vordere Längsband aus tiefen segmentalen und oberflächlichen langen Fasern.

Im Bereich der Kopfgelenke geht die oberflächliche Schicht des Lig. longitudinale posterius in die **Membrana tectoria** über. Die tiefen Fasern bilden den longitudinalen Teil des **Lig. cruciforme atlantis** (Fasciculi longitudinales, ➤ Kap. 3.2.2). Nach kaudal setzt sich das Band bis in den Sakralkanal (Canalis sacralis) fort.

Funktion: Das hintere Längsband hemmt die Flexion und Rotationsbewegungen und sichert die Bandscheibe gegen eine Verlagerung in den Wirbelkanal.

KLINISCHER BEZUG

Eine dauerhafte Spannungserhöhung des hinteren Längsbands, z. B. durch eine andauernde Flexionshaltung der Wirbelsäule, kann zu einer verminderten Durchblutung der dorsalen Bandscheibenbereiche führen und sich damit negativ auf das ohnehin schon schlechte Regenerationspotenzial auswirken.

Ligg. flava

Die Ligg. flava spannen sich als kurze elastische Bänder segmental zwischen den benachbarten Wirbelbögen (Laminae arcus vertebrae) aus (➤ Abb. 3.3, ➤ Abb. 3.10). Durch den hohen Anteil an elastischen Fasern (ca. 80 %) erscheinen sie in vivo gelblich und werden daher auch als **gelbe Bänder** bezeichnet.

Funktion: Aufgrund ihrer Elastizität können die Ligg. flava die Extensionsbewegung der Wirbelsäule unterstützen. Eine Bewegungshemmung ist nur bei degenerativen Veränderungen des Bandes zu erwarten.

KLINISCHER BEZUG

Das Lig. flavum bildet mit dem Wirbelbogen die dorsale Begrenzung des Wirbelkanals. Eine Hypertrophie der Ligg. flava wird daher als eine mögliche Ursache für eine Spinalkanalstenose angeführt. Pathomechanisch wird eine durch dauerhafte mechanische Überbeanspruchung induzierte degenerative Veränderung mit Zunahme der kollagenen Fasern und einem Verlust an elastischen Fasern angenommen.

Ligg. interspinalia

Die Ligg. interspinalia sind kurze segmentale Bänder, die sich zwischen den Dornfortsätzen der Wirbel ausspannen. Sie gehen nach dorsal in das Lig. supraspinale über (➤ Abb. 3.3).

Funktion: Hemmung der Flexion und der Rotationsbewegungen.

Lig. supraspinale

Das Lig. supraspinale inseriert an den Spitzen der Dornfortsätze und zieht als ein langes Band vom Proc. spinosus des 7. Halswirbels bis zur Crista sacralis mediana (➤ Abb. 3.10). Im Bereich der HWS strahlt es in das **Lig. nuchae** ein.

Funktion: Hemmung der Flexion und der Rotationsbewegungen.

Lig. nuchae

Dieses sagittal ausgerichtete, flächige Band stellt eigentlich eher eine bindegewebige Membran bzw. ein Septum zwischen den Muskeln dar, in dem Gefäße verlaufen. Kranial inseriert es an der Protuberantia occipitalis externa, kaudal am Proc. spinosus des 7. Halswirbels. Das Band verbindet die Dornfortsätze der Halswirbel miteinander und geht unterhalb von C7 in das Lig. supraspinale bzw. in die Ligg. interspinalia über.

Funktion: Hemmt die Flexion und dient als Muskelansatz.

FUNKTIONELLE HINWEISE

Das Lig. nuchae dient dem M. trapezius pars descendens und dem M. splenius capitis als Ansatz, da die Procc. spinosi für diese oberflächlichen Muskeln nicht weit genug nach dorsal reichen.

Ligg. intertransversaria

Diese kurzen segmentalen Bänder spannen sich zwischen den Querfortsätzen der Wirbel aus (➤ Abb. 3.10).

Funktion: Hemmung der Lateralflexion zur Gegenseite und der Rotationsbewegungen.

3.1.3 Autochthone Rückenmuskulatur (M. erector spinae)

Die autochthone Rückenmuskulatur (*altgriech.:* autochthon = an Ort und Stelle entstanden) wird von den hinteren Ästen (Rr. posteriores) der Spinalnerven innerviert und liegt in einem osteoligamentären Kanal (➤ Abb. 3.11). Dieser osteoligamentäre Kanal wird begrenzt von

- den Dornfortsätzen,
- den Wirbelbögen (Laminae arcus vertebrae),
- den Querfortsätzen bzw. den Rippen im thorakalen Bereich und
- der Fascia thoracolumbalis (➤ Kap. 3.5.3) mit ihrem oberflächlichen (Lamina superficialis) und tiefen Blatt (Lamina profunda).

Die in diesem Kanal medial gelegene medial gelegene Muskulatur wird als **medialer Trakt**, die lateral gelegene Muskulatur als **lateraler Trakt** bezeichnet.

Die autochthone Rückenmuskulatur besteht aus tiefen kurzen, monosegmentalen Muskeln, die v. a. für die Stabilisation der Wirbelsäule zuständig sind (➤ Abb. 3.12), sowie aus oberflächlicheren längeren, multisegmentalen Muskeln, die mehr an der Bewegung des Rumpfes beteiligt sind (➤ Abb. 3.13). In ihrer Gesamtheit sind die Muskeln, die auch als **M. erector spinae** (*lat.*: erectus = aufgerichtet, aufrecht) bezeichnet werden, Aufrichter des Rumpfes und damit direkte Gegenspieler zur vorderen Rumpfmuskulatur (➤ Kap. 3.5.4).

Mit Ausnahme der Mm. levatores costarum haben alle Muskeln ihren Ursprung jeweils kaudal und ihren Ansatz kranial.

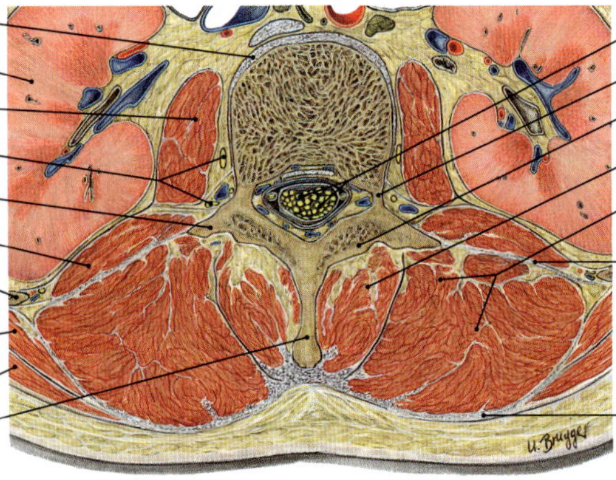

Abb. 3.11 Autochthone Rückenmuskulatur in ihrem osteoligamentären Kanal (Transversalschnitt auf Höhe des 2. Lendenwirbels) [S007-1-24/L126]

KLINISCHER BEZUG

Eine Volumenzunahme im osteoligamentären Kanal der autochthonen Rückenmuskulatur, z. B. durch Entzündungen, kann Beschwerden in Form eines Kompartement-Syndroms auslösen (vgl. Stecco 2016). Eine Volumenabnahme, z. B. durch Atrophie der Mm. multifidi, kann eine Instabilität der LWS zu Folge haben.

Einteilung der autochthonen Rückenmuskulatur

Die autochthonen Muskeln lassen sich nach ihrer Lage in einen medial und einen lateralen Trakt unterteilen, in denen man jeweils noch gerade bzw. schräg verlaufende Muskeln unterscheiden kann (➤ Abb. 3.14). Man spricht auch vom sog. **Geradsystem** bzw. **Schrägsystem**.

Medialer Trakt

- **Geradsystem (interspinales System):** Muskeln, die in longitudinaler Richtung von Dornfortsatz zu Dornfortsatz verlaufen
- **Schrägsystem (transversospinales System):** Muskeln, die diagonal von Querfortsatz zu Dornfortsatz (von lateral-kaudal nach medial-kranial) verlaufen

Lateraler Trakt

- **Geradsystem (intertransversales bzw. sakrospinales System):** Muskeln, die in longitudinaler Richtung von Querfortsatz zu Querfortsatz bzw. von Rippe zu Rippe verlaufen
- **Schrägsystem (spinotransversales System):** Muskeln, die diagonal von Dornfortsatz zu Querfortsatz (medial-kaudal nach lateral-kranial) verlaufen.

Medialer Trakt – interspinales System

▶ Mm. interspinales (cervicis, thoracis, lumborum)

Ursprung
Proc. spinosus des unteren Wirbels

Ansatz
Proc. spinosus des oberen Wirbels

Verlauf
Monosegmental, nahezu vertikal zwischen zwei benachbarten Wirbeln

Funktion
Bei beidseitiger Innervation: Extension der Wirbelsäule (transversale Achse)

Topografische Zusammenhänge
Im Hals- und Lendenbereich sind diese Muskeln paarig angelegt, in der Brustwirbelsäule nur schwach ausgeprägt.

▶ M. spinalis (thoracis)

Ursprung
Proc. spinosus des 3. Lendenwirbels bis 10. Brustwirbels

Ansatz
Proc. spinosus des 2. bis 9. Brustwirbels

Verlauf
Die längsten Fasern des Muskels verbinden die Wirbel L3 und Th2, immer kürzer werdende Fasern die weiteren Wirbel. Die kürzesten Fasern liegen zwischen Th9 und Th8.

Funktion
Bei beidseitiger Innervation: Extension der Wirbelsäule (transversale Achse)

FUNKTIONELLE HINWEISE ZUM INTERSPINALEN SYSTEM

- Unter der Annahme, dass die Facettengelenke als Drehachse fungieren, führt eine Kontraktion der Mm. interspinales und des M. spinalis zu einer Annäherung der Dornfortsätze und dadurch zu einer Entlastung der Bandscheiben (Modell der sich öffnenden Zange). Daraus resultiert jedoch eine stärkere Belastung der Facettengelenke.
- Die Mm. interspinales thoracis und lumborum und der M. spinalis tho-

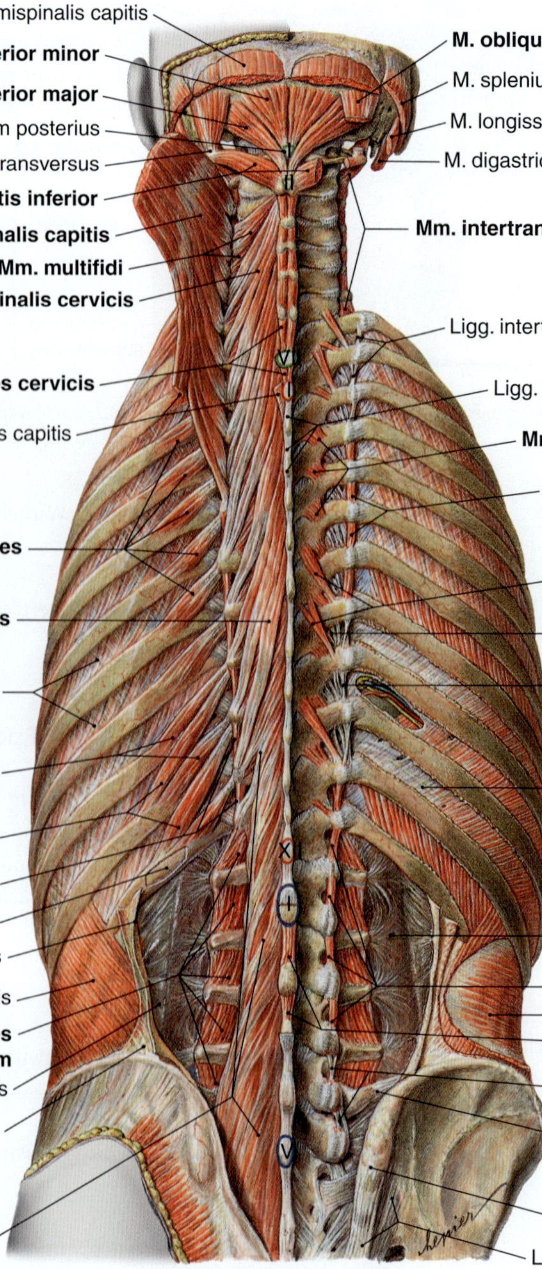

Abb. 3.12 Tiefere Schicht der autochthonen Rückenmuskeln: Mm. rotatores breves et longi (cervicis, thoracis, lumborum), Mm. multifidi, M. semispinalis (thoracis, cervicis, capitis), Mm. intertransversarii (lumborum mediales et laterales, cervicis posteriores et anteriores), Mm. interspinales (cervicis, thoracis, lumborum), Mm. levatores costarum breves et longi und kurze Nackenextensoren) [S007-1-24/L127]

racis sind für die dorsale Zuggurtung beim Heben von Gegenständen vor dem Körper verantwortlich.

- Bei normaler Seitneigung mit Drehachse durch den Nucleus pulposus hat die Muskulatur keine Funktion. Verlagert sich die Drehachse aufgrund einer Blockierung in eines der Facettengelenke, kann die Muskulatur die Lateralflexion unterstützen und so die Blockade fixieren.
- ↻ In der Nullstellung haben die Muskeln keine Funktion um die longitudinale Achse. Aus rotierter Stellung können sie die Rückkehr der Wirbel in die Nullstellung unterstützen (Funktionsumkehr zum Umkehrpunkt hin).

Medialer Trakt – transversospinales System

▶ Mm. rotatores breves et longi (cervicis, thoracis, lumborum) (➤ Abb. 3.12)

Ursprung

- Im Bereich der HWS: Proc. articularis inferior aller Wirbel
- Im Bereich der BWS: Proc. transversus aller Wirbel
- Im Bereich der LWS: Proc. mamillaris aller Wirbel

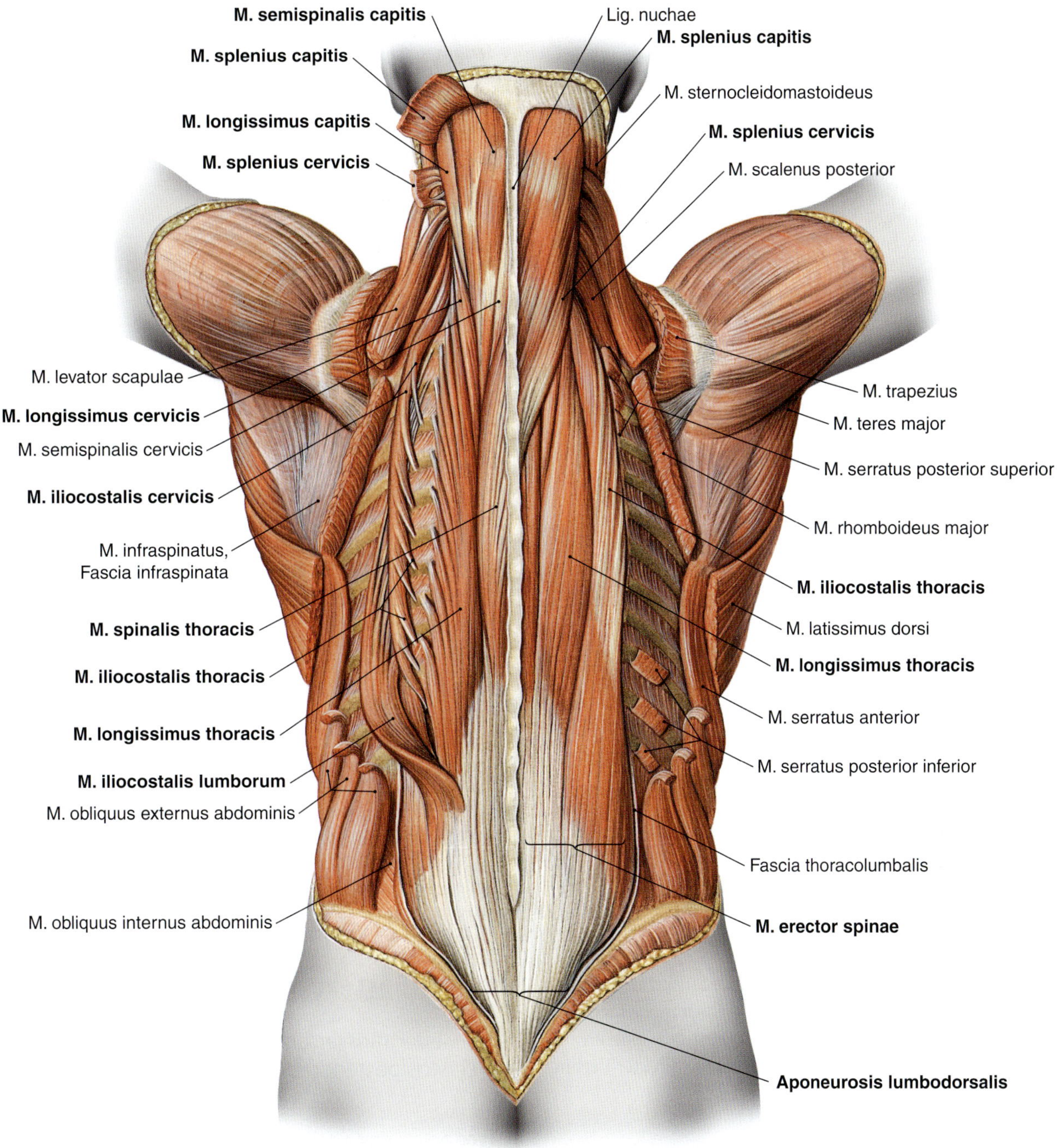

Abb. 3.13 Oberflächlichere Schicht der autochthonen Rückenmuskeln: M. iliocostalis (lumborum, thoracis, cervicis), M. longissimus (thoracis, cervicis, capitis), M. spinalis (thoracis) und M. splenius (cervicis, capitis) [S007-1-24/L127]

Ansatz

Proc. spinosus des 3. – 1. Lendenwirbels, 12. – 1. Brustwirbels und 7. – 2. Halswirbels

Verlauf

- Mm. rotatores breves: ziehen nach medial-kranial zum nächsthöheren Dornfortsatz
- Mm. rotatores longi: ziehen nach medial-kranial zum übernächsten Dornfortsatz

Funktion

Bei beidseitiger Innervation: Extension der Wirbelsäule (transversale Achse)

Bei einseitiger Innervation:

- Lateralflexion der Wirbelsäule zur gleichen Seite (sagittale Achse)

- Rotation der Wirbelsäule zur Gegenseite (longitudinale Achse)

Topografische Zusammenhänge

Die Mm. rotatores brevis und longi sind überall in der BWS zu finden. In der LWS und HWS sind sie jedoch nur schwach ausgebildet oder können vollständig fehlen.

KLINISCHER BEZUG

Die Muskeln stehen in enger Beziehung zu den Facettengelenken. Ein Spasmus eines Muskels kann zu einer monosegmentären Dysfunktion (Blockierung) führen.

▶ Mm. multifidi (➤ Abb. 3.12)

Ursprung

- Im Bereich der HWS: Proc. articularis inferior des 4. – 7. Halswirbels
- Im Bereich der BWS: Proc. transversus aller Wirbel
- Im Bereich der LWS: Proc. mamillaris aller Wirbel
- Dorsale Fläche des Os sacrum

Ansatz

Proc. spinosus des 5. – 1. Lendenwirbels, 12. – 1. Brustwirbels und 7. – 2. Halswirbels

Verlauf

Ziehen nach medial-kranial und überspringen 2–4 Segmente

Funktion

Bei beidseitiger Innervation: Extension der Wirbelsäule (transversale Achse)

Bei einseitiger Innervation:

- Lateralflexion der Wirbelsäule zur gleichen Seite (sagittale Achse)
- Rotation der Wirbelsäule zur Gegenseite (longitudinale Achse)

Topografische Zusammenhänge

Die Mm. multifidi bilden lumbal die kräftigste Muskelmasse unter der Aponeurose des M. erector spinae. Sie strahlen in die Ligg. sacroiliaca posteriora und das Lig. sacroiliacum posterius longum ein. Die tiefen Fasern der Muskeln stehen außerdem in direkter Verbindung mit den Gelenkkapseln der Facettengelenke.

▶ M. semispinalis (thoracis, cervicis, capitis) (➤ Abb. 3.13)

Ursprung

- M. semispinalis thoracis: Proc. transversus des 12. bis 6. Brustwirbels
- M. semispinalis cervicis: Proc. transversus des 6. Brustwirbels bis 7. Halswirbels
- M. semispinalis capitis: Proc. transversus des 7. Brustwirbels bis 3. Halswirbels

Ansatz

- M. semispinalis thoracis: Proc. spinosus des 3. Brustwirbels bis 6. Halswirbels
- M. semispinalis cervicis: Proc. spinosus des 6. bis 2. Halswirbels
- M. semispinalis capitis: Os occipitale zwischen Linea nuchae inferior und superior

Verlauf

Die Muskelfasern ziehen von kaudal-lateral nach medial-kranial. Die Fasern des M. semispinalis überspringen vom Ursprung zum Ansatz 6–7 Segmente.

Funktion

Bei beidseitiger Innervation: Extension der Wirbelsäule bzw. Reklination des Kopfes (transversale Achse)

Bei einseitiger Innervation:

- Lateralflexion der Wirbelsäule bzw. des Kopfes zur gleichen Seite (sagittale Achse)
- Rotation der Wirbelsäule bzw. des Kopfes zur Gegenseite (longitudinale Achse)

KLINISCHER BEZUG

Der N. occipitalis major, der die Kopfhaut im Bereich des Hinterkopfes sensibel versorgt, verläuft durch den M. semispinalis capitis. Durch eine Tonuserhöhung des Muskels kann der Nerv irritiert werden und dadurch Kopfschmerzen im Bereich des Hinterhauptes verursachen (Okzipitalneuralgie).

FUNKTIONELLE HINWEISE ZUM TRANSVERSOSPINALEN SYSTEM

- Die Mm. rotatores longi und breves und die Mm. multifidi sind maßgeblich für die Stabilität im Bewegungssegment verantwortlich. Dabei werden sie vom M. transversus abdominis unterstützt (➤ Kap. 3.5.4).
- Die Mm. rotatores longi und breves, die Mm. multifidi und der M. semispinalis thoracis sind für die dorsale Zuggurtung beim Heben von Gegenständen vor dem Körper verantwortlich.
- Bei beidseitiger Kontraktion entlasten alle Muskeln die Bandscheiben (zweiseitiger Hebel, ➤ Kap. 1.4.2) und komprimieren die Facettengelenke.

Lateraler Trakt – intertransversales System

▶ Mm. intertransversarii (lumborum mediales et laterales, cervicis posteriores et anteriores) (➤ Abb. 3.12)

Ursprung

- Proc. accessorius des 1. – 4. Lendenwirbels
- Proc. costalis des 1. – 4. Lendenwirbels
- Proc. transversus des 1. – 6. Halswirbels (Tuberculum anterius und posterius)

Ansatz

- Proc. accessorius des 1. – 5. Lendenwirbels
- Proc. costalis des 1. – 5. Lendenwirbels
- Proc. transversus des 2. – 7. Halswirbels (Tuberculum anterius und posterius)

Verlauf

Monosegmental nahezu vertikal zwischen zwei benachbarten Wirbeln, lateral des Wirbelkörpers

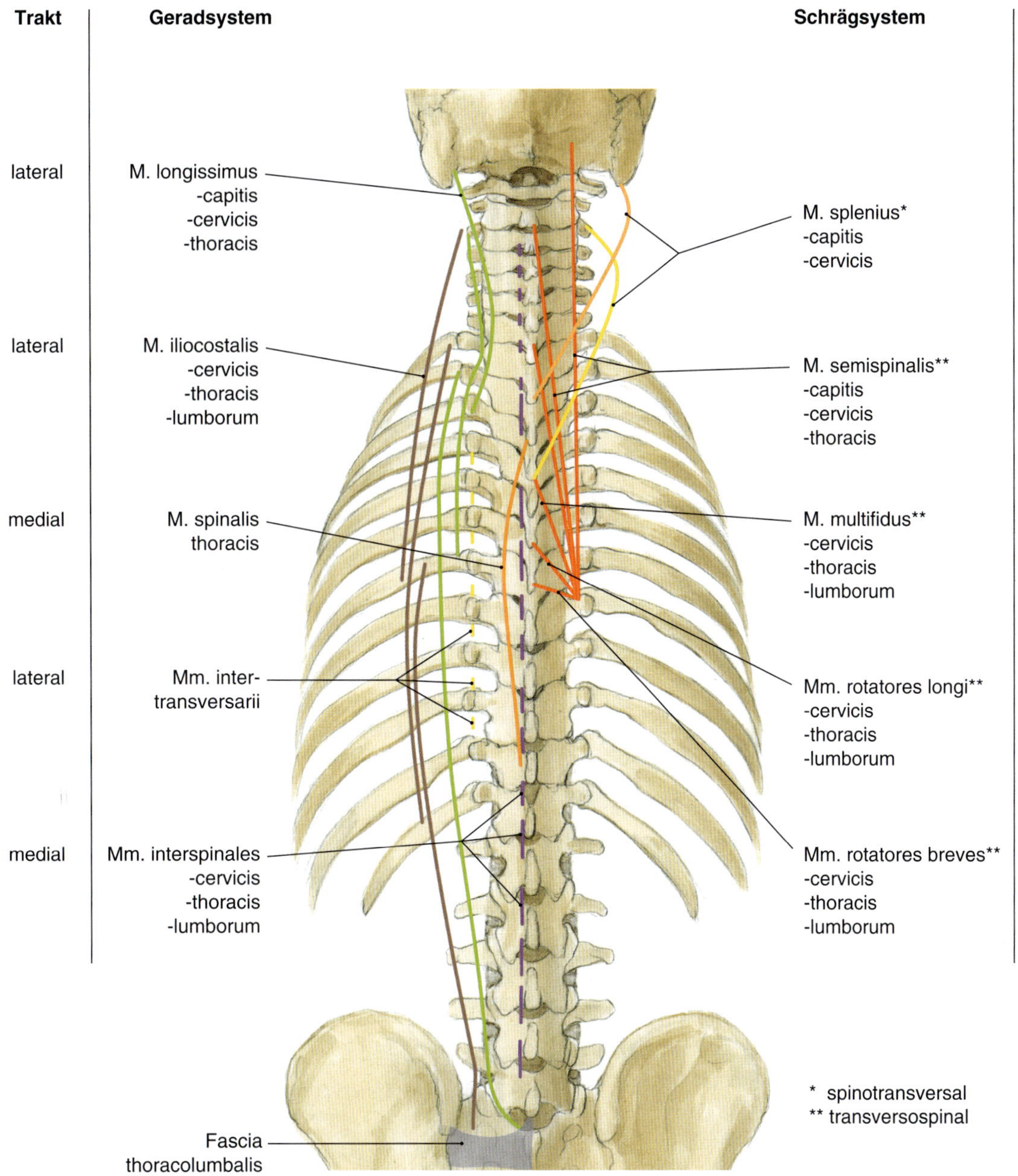

Abb. 3.14 Schematische Einteilung der autochthonen Rückenmuskulatur [S007-1-24]

Funktion

Bei beidseitiger Innervation: Extension der Wirbelsäule (transversale Achse)

Bei einseitiger Innervation:

- Lateralflexion der Wirbelsäule zur gleichen Seite (sagittale Achse)
- In der Nullstellung haben die Muskeln keine Funktion um die longitudinale Achse, aus rotierter Stellung können sie jedoch die Rückkehr der Wirbel in die Nullstellung unterstützen (Funktionsumkehr zum Umkehrpunkt hin).

KLINISCHER BEZUG

Die Lage der zervikalen Spinalnerven zwischen den Mm. intertransversarii anteriores und posteriores kann eine Erklärung für radikuläre Beschwerden bei Fehlstellungen der HWS sein, da es durch die Fehlsstellung zu einer reflektorischen Tonuserhöhung dieser Muskeln kommen kann.

▶ Mm. levatores costarum breves et longi (> Abb. 3.12)

Ursprung

Proc. transversus des 7. Halswirbels bis 11. Brustwirbels

Ansatz
1. – 12. Rippe (lateral des Angulus costae)

Verlauf
- Mm. levatores costarum breves: von kranial-medial nach kaudal-lateral zur nächstunteren Rippe
- Mm. levatores costarum longi: von kranial-medial nach kaudal-lateral zur übernächsten Rippe

Die Mm. levatores costarum sind die einzigen Muskeln der autochthonen Muskulatur, die von kranial-medial nach kaudal-lateral verlaufen.

Funktion
Heben die Rippen (Inspiration)

FUNKTIONELLE HINWEISE
Die longitudinale Kraftkomponente der Muskeln wirkt in Richtung der Rippenköpfchen und stabilisiert so die Rippengelenke.

KLINISCHER BEZUG
Ein Spasmus eines Muskels kann zu einer Dysfunktion (Blockierung) einer einzelnen Rippe führen.

Lateraler Trakt–sakrospinales System

Das sakrospinale System wird aus dem M. longissimus und dem M. iliocostalis gebildet und stellt den kräftigsten Teil des M. erector spinae dar.

An ihrem Ursprung bilden die Muskeln über dem Sakrum eine kräftige Aponeurose (**Aponeurosis lumbodorsalis**) aus. Diese ist als verstärkter Teil der Fascia thoracolumbalis an den Procc. spinosi L3 – S3, den dorsalen sakroiliakalen Bändern, den Spinae iliacae posteriores superiores und dem dorsalen Teil der Crista iliaca fixiert. Die Aponeurosis lumbodorsalis ist die gemeinsame Ursprungssehne des M. erector spinae und bedeckt im lumbosakralen Bereich die Mm. multifidi (➢ Abb. 3.13).

▶ M. longissimus (thoracis, cervicis, capitis) (➢ Abb. 3.13)

Ursprung
- Aponeurosis lumbodorsalis, Os sacrum, Spina iliaca posterior superior, Crista iliaca, Procc. spinosi der LWS und unteren BWS, Proc. mamillaris des 1. und 2. Lendenwirbels, Proc. transversus des 6. – 12. Brustwirbels
- Proc. transversus des 1. – 6. Brustwirbels
- Proc. transversus des 1. – 5. Brustwirbels und Proc. articularis des 4. – 7. Halswirbels

Ansatz
- Proc. transversus der Brustwirbel (medialer Ansatz), 2. – 12. Rippe medial des Angulus costae (lateraler Ansatz)
- Proc. transversus (Tuberculum posterius) des 2. – 6. Halswirbels
- Hinterrand des Proc. mastoideus

Verlauf
Paravertebral von kaudal nach kranial

Funktion
Bei beidseitiger Innervation: Extension der Wirbelsäule bzw. Reklination des Kopfes (transversale Achse)
Bei einseitiger Innervation: Lateralflexion der Wirbelsäule bzw. des Kopfes zur gleichen Seite (sagittale Achse)

KLINISCHER BEZUG
Die langen Muskeln des sakrospinalen Systems werden vor allem durch dynamische Übungen gegen die Schwerkraft (z. B. Back Extensions) aktiviert. Sie sind jedoch wenig an der segmentalen Stabilisation der Wirbelsäule beteiligt.

▶ M. iliocostalis (lumborum, thoracis, cervicis) (➢ Abb. 3.13)

Ursprung
- Aponeurosis lumbodorsalis, Os sacrum, Spina iliaca posterior superior, Crista iliaca
- 7. – 12. Rippe (medial des Angulus costae)
- 3. – 7. Rippe (medial des Angulus costae)

Ansatz
- 6. – 12. Rippe am Angulus costae und Procc. costales der oberen Lendenwirbel
- 1. – 6. Rippe am Angulus costae
- Proc. transversus des 4. – 6. Halswirbels (Tuberculum posterius)

Verlauf
Paravertebral von kaudal (medial) nach kranial (lateral)

Funktion
Bei beidseitiger Innervation: Extension der Wirbelsäule (transversale Achse)
Bei einseitiger Innervation: Lateralflexion der Wirbelsäule zur gleichen Seite (sagittale Achse)

FUNKTIONELLE HINWEISE ZUM INTERTRANSVERSALEN UND SAKROSPINALEN SYSTEM
- Bei einseitiger Abduktion des Arms haben die Mm. intertransversarii, Mm. iliocostales lumborum und thoracis sowie der M. longissimus thoracis eine zuggurtende Wirkung an der kontralateralen Rumpfseite.
- Die Muskeln des sakrospinalen Systems sind aus der Nullstellung nicht an der Rotation der Wirbelsäule beteiligt. Durch eine Flexion der Wirbelsäule verlagert sich ihr kranialer Ansatz jedoch nach ventral. Bei einseitiger Aktivierung können sie dann die Wirbelsäule nach dorsal ziehen, was einer Rotation zur gleichen Seite entspricht.

Lateraler Trakt – spinotransversales System

▶ M. splenius (cervicis, capitis) (➤ Abb. 3.13)

Ursprung
- Proc. spinosus des 3. – 5.(6.) Brustwirbels
- Proc. spinosus des 3. Brustwirbels bis 3. Halswirbels

Ansatz
- Proc. transversus des 1. – 2. Halswirbels (Tuberculum posterius)
- Hinterrand des Proc. mastoideus, laterale Hälfte der Linea nuchae superior

Verlauf
V-förmig von der Medianlinie von kaudal-medial nach kranial-lateral

Funktion
Bei beidseitiger Innervation: Extension der Wirbelsäule bzw. Reklination des Kopfes (transversale Achse)
Bei einseitiger Innervation:
- Lateralflexion der Wirbelsäule bzw. des Kopfes zur gleichen Seite (sagittale Achse)
- Rotation der Wirbelsäule bzw. des Kopfes zur gleichen Seite (longitudinale Achse)

KLINISCHER BEZUG

Die Fasern des M. splenius wirken in der gleichen Richtung wie die Mm. rhomboidei der Skapula auf der kontralateralen Seite. Durch die Verbindung über die Procc. spinosi entsteht so eine funktionelle Muskelkette, über die Spannungen vom Schultergürtel auf die HWS übertragen werden können und umgekehrt.

3.2 Obere Halswirbelsäule

3.2.1 Knöcherne Strukturen der oberen HWS

Die beiden oberen Halswirbel (Atlas und Axis), die mit dem Hinterhaupt (Os occipitale) die obere Halswirbelsäule bilden, unterscheiden sich in ihrem Aufbau grundsätzlich von den übrigen Wirbeln (➤ Kap. 3.1.1).

Atlas

Die auffälligste Besonderheit des **Atlas** (➤ Abb. 3.15) ist der fehlende Wirbelkörper, der im Laufe der Evolution als Dens axis mit dem 2. Halswirbel verschmolzen ist. Stattdessen hat der Atlas zwei massive seitliche Anteile (**Massae laterales**), die über den vorderen (**Arcus anterior atlantis**) und hinteren Wirbelbogen (**Arcus posterior atlantis**) miteinander verbunden sind. Über die Massae laterales artikuliert der Atlas sowohl mit dem Os occipitale (Art. atlantooccipitalis) als auch mit den seitlichen Gelenkflächen des Axis (Art. atlantoaxialis lateralis).

Axis

Das charakteristischste Merkmal des **Axis** (➤ Abb. 3.16) ist sein zahnartiger Fortsatz, der **Dens axis**, der dem Wirbelkörper aufsitzt. Davon abgesehen gleicht der Axis in seinem Aufbau dem der übrigen Halswirbel.

3.2.2 Steckbrief Kopfgelenke

Im Bereich der oberen HWS sind das Hinterhaupt (Os occipitale) und der Atlas über das **obere Kopfgelenk** (**Art. atlantooccipitalis**), Atlas und Axis über die **unteren Kopfgelenke** (**Art. atlantoaxialis mediana** und **Artt. atlantoaxiales laterales**) miteinander verbunden. Obwohl die Kopfgelenke insgesamt aus fünf einzelnen Gelenken bestehen, kann man sie in ihrer Gesamtheit als Kugelgelenk auffassen. Die Aufteilung der Bewegung in zwei Etagen dient der besseren Kopfkontrolle.

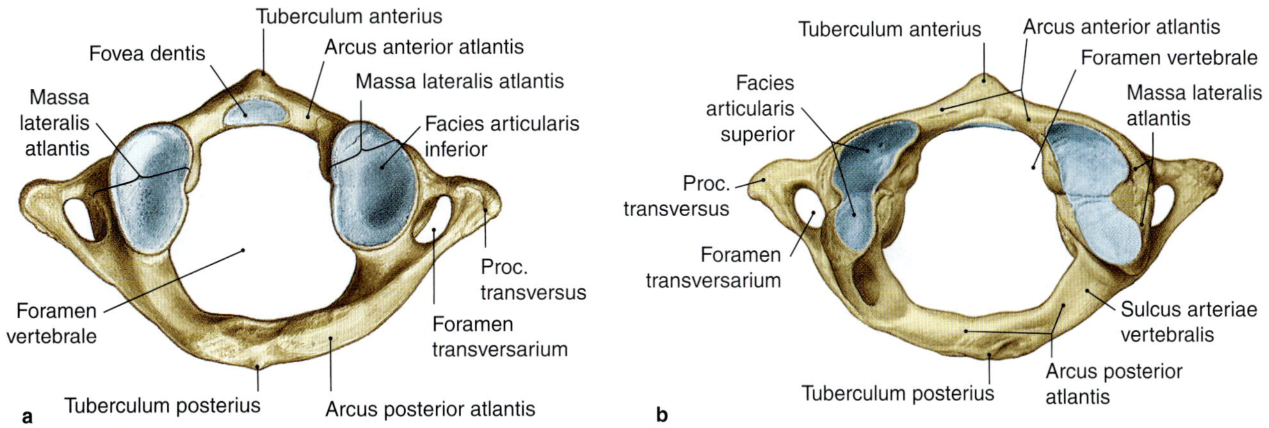

Abb. 3.15 Atlas (1. Halswirbel), Ansicht von kaudal (a) und kranial (b) [S007-1-24]

Gelenktyp und Bewegungsausmaß

Tab. 3.4 Bewegungsausmaß des oberen Kopfgelenks (nach Kapandji 2016)		
Transversale Achse durch die äußeren Gehörgänge	Reklination (Extension) / Inklination (Flexion) insgesamt: 15°	
Sagittale Achse von der Nasenspitze durch die Protuberantia occipitalis externa	Lateralflexion rechts: 8°	Lateralflexion links: 8°
Longitudinale Achse durch das Lig. transversum atlantis	Rechtsrotation: 12°	Linksrotation: 12°

Tab. 3.5 Bewegungsausmaß der unteren Kopfgelenke (nach Kapandji 2016)		
Transversale Achse durch die Massae lateralis des Atlas	Reklination (Extension) / Inklination (Flexion): insgesamt 5–15°	
Longitudinale Achse durch den Dens axis	Rechtsrotation: 12°	Linksrotation: 12°

Oberes Kopfgelenk (Art. atlantooccipitalis)

Die Hinterhauptskondylen (Condyli occipitales, ➤ Abb. 3.17) artikulieren mit den superioren Gelenkflächen des Atlas (Facies articulares superiores atlantis, ➤ Abb. 3.15b). Die Gelenkflächen des Atlas konvergieren in der Transversalebene nach ventral und in der Frontalebene nach kaudal. Dadurch sitzt das Okziput sehr stabil, wie eine Kugel in einem Trichter, auf dem Atlas.

Das Gelenk wird von den meisten Autoren als Eigelenk (Art. ellipsoidea) mit zwei Freiheitsgraden beschrieben, in dem eine Extensions- und Flexionsbewegung sowie eine Lateralflexion möglich ist. Kapandji (2016) beschreibt das obere Kopfgelenk als funktionelles Kugelgelenk mit drei Freiheitsgraden, weil die Gelenkpartner so angeordnet sind, dass sie sich auf der Oberfläche einer Kugel bzw. Pfanne befinden. Dabei übernehmen die Gelenkflächen des Os occipitale die Funktion der Kugel und die Gelenkflächen des Atlas die Funktion der Pfanne. So entsteht die Bewegungsmöglichkeit um eine longitudinale Achse, die allerdings nur sehr gering ausgeprägt ist (➤ Tab. 3.4).

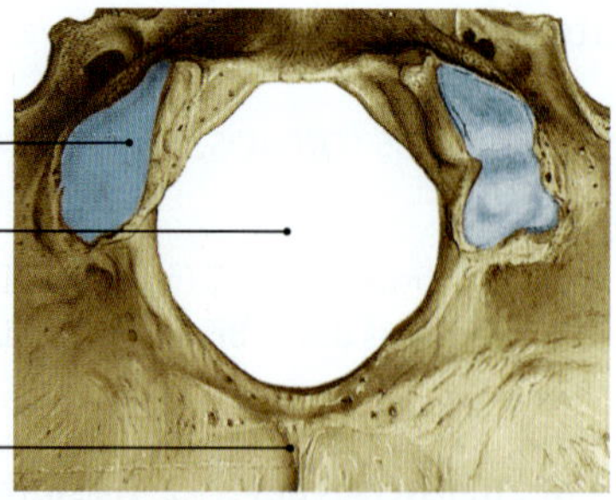

Abb. 3.17 Os occipitale, Ansicht von kaudal [S007-1-24]

Medialer Teil des unteren Kopfgelenks (Art. atlantoaxialis mediana)

Dieses Gelenk stellt die mittlere, unpaarige Verbindung zwischen Atlas und Axis dar (➤ Abb. 3.18, ➤ Abb. 3.19a). Der Dens axis steht fast senkrecht auf dem Wirbelkörper des Axis, ist dabei jedoch ca. 12° nach dorsal gekippt (➤ Abb. 3.18). Er artikuliert mit einem osteoligamentären Ring, der aus dem Arcus anterior und den Massae laterales des Atlas sowie dem Lig. transversum atlantis gebildet wird. Die vordere Gelenkfläche des Dens (Facies articularis anterior) artikuliert mit der Fovea dentis des vorderen Atlasbogens, die hintere Gelenkfläche (Facies articularis posterior) mit dem Lig. transversum atlantis.

Das Gelenk stellt anatomisch ein Radgelenk (Art. trochoidea) dar, bei dem sich der Atlas um den Dens axis dreht. Das Bewegungsausmaß der Rotation im unteren Kopfgelenk wird in der Literatur sehr unterschiedlich angegeben.

Lateraler Teil des unteren Kopfgelenks (Art. atlantoaxialis lateralis)

Dieses Gelenk stellt die seitlichen Verbindungen zwischen Atlas und Axis dar. Es ist paarig, d. h. auf der linken und rechten Seite vorhanden (➤ Abb. 3.19b). In der Art. atlantoaxialis lateralis artikuliert die Facies articularis inferior der Massa lateralis des Atlas

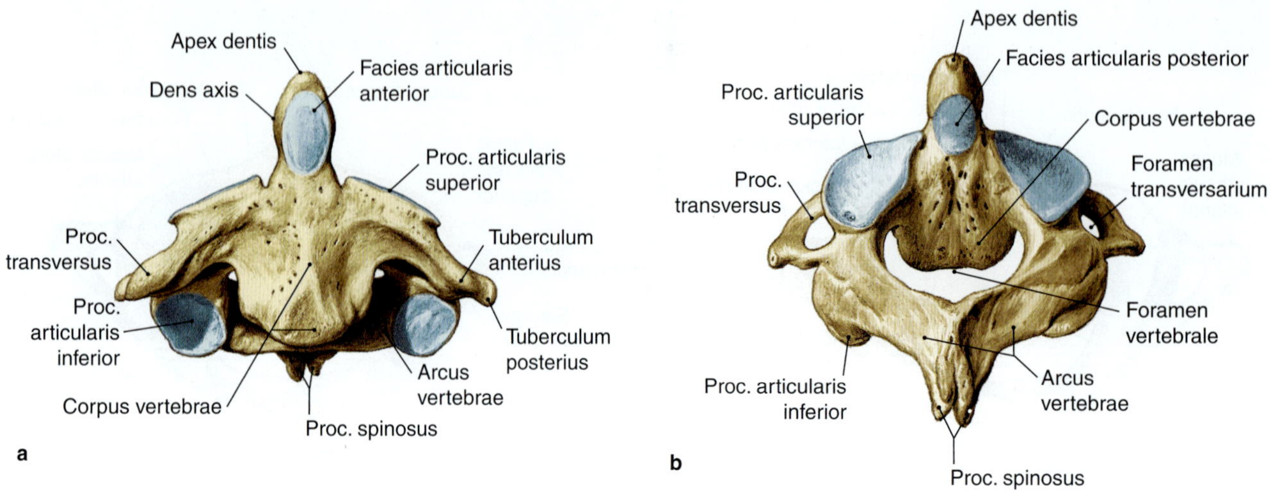

Abb. 3.16 Axis (2. Halswirbel), Ansicht von ventral (a) und dorsal-kranial (b) [S007-1-24]

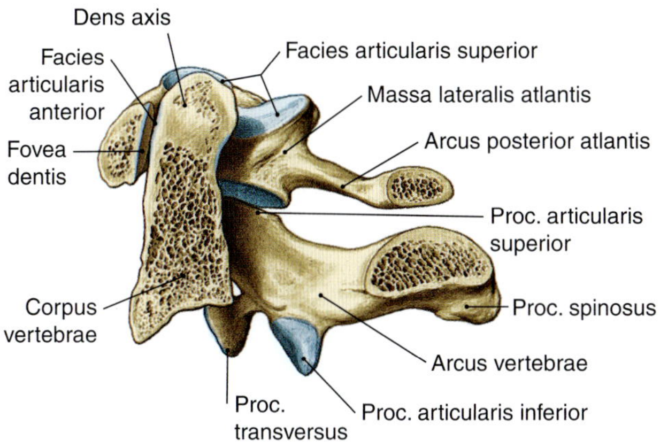

Abb. 3.18 Atlas und Axis im Medianschnitt [S007-1-24]
Der Dens axis ragt nach kranial bis hinter den vorderen Atlasbogen und bildet mit diesem den mittleren Teil des unteren Kopfgelenks (Art. atlantoaxialis mediana).

mit dem Proc. articularis superior des Axis. Beide Gelenkpartner sind in der sagittalen Ebene konvex. Diese Inkongruenz wird durch meniskoide Falten ausgeglichen.

Nach Kapandji (2016) gibt es in diesem Gelenk eine weitere Bewegung um eine transversale Achse im Sinne einer Extension und Flexion. Diese Bewegung ist möglich, weil der Dens axis leicht nach dorsal gekippt ist und das Lig. transversum atlantis als flexible Struktur diese kleinen Bewegungen des Atlas erlaubt (➤ Tab. 3.5).

MERKHILFE

Die Hauptbewegungen im *oberen Kopfgelenk* sind die Reklination und Inklination; man spricht auch vom **„Ja-Gelenk"**.
Die Hauptbewegung im *unteren Kopfgelenk* ist die Rotation; man spricht auch vom **„Nein-Gelenk"**.

Bänder der Kopfgelenke

Die Bänder im Bereich der Kopfgelenke stellen im Grunde eine Fortsetzung der Bänder der Wirbelsäule dar (➤ Kap. 3.1.2). Aufgrund der veränderten knöchernen Situation tragen die Strukturen allerdings andere Namen. Das Lig. flavum, beispielsweise, das sich entlang der Wirbelsäule zwischen den Wirbelbögen ausspannt, setzt sich zwischen Atlas und Okziput als Membrana atlantooccipitalis posterior fort (➤ Abb. 3.20, ➤ Abb. 3.21).

Membrana atlantooccipitalis posterior

Die Membran ist das kraniale Äquivalent des Lig. flavum der Wirbelsäule.
- Kraniale Insertion: dorsaler Rand des Foramen magnum am Os occipitale
- Kaudale Insertion: Arcus posterior des Atlas
- Verlauf: vertikal von kaudal nach kranial
- Funktion: hemmt die Inklination, Lateralflexion und Rotation im oberen Kopfgelenk

Lig. atlantooccipitale laterale

Das Band stellt die seitliche Verlängerung der Membrana atlantooccipitalis posterior dar (➤ Abb. 3.21).
- Kraniale Insertion: im Bereich der Fossa condylaris des Os occipitale
- Kaudale Insertion: Massa lateralis des Atlas, hinter den Gelenkflächen
- Verlauf: vertikal von kaudal nach kranial
- Funktion: hemmt die Inklination, Lateralflexion und Rotation im oberen Kopfgelenk

KLINISCHER BEZUG

Zwischen der Membrana atlantooccipitalis posterior und dem Lig. atlantooccipitale laterale verläuft die A. vertebralis. Spannungsveränderungen können sich auf das Lumen des Gefäßes auswirken und entsprechende Symptome verursachen.

Membrana atlantoaxialis posterior

Die Membran entspricht dem Lig. flavum der Wirbelsäule (➤ Abb. 3.20, ➤ Abb. 3.21).
- Kraniale Insertion: Arcus posterior des Atlas
- Kaudale Insertion: Arcus vertebrae des Axis

3

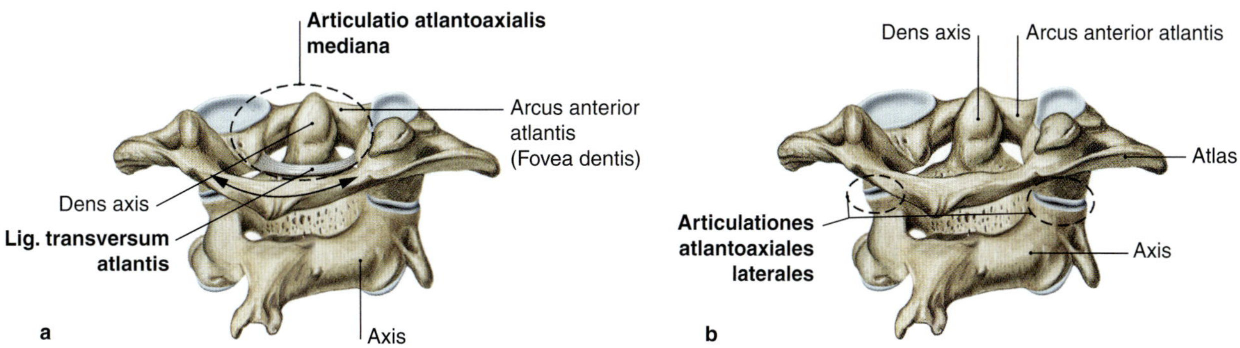

Abb. 3.19 Art. atlantoaxialis mediana (a) und lateralis (b), Ansicht von dorsokranial [L127/S007-5]

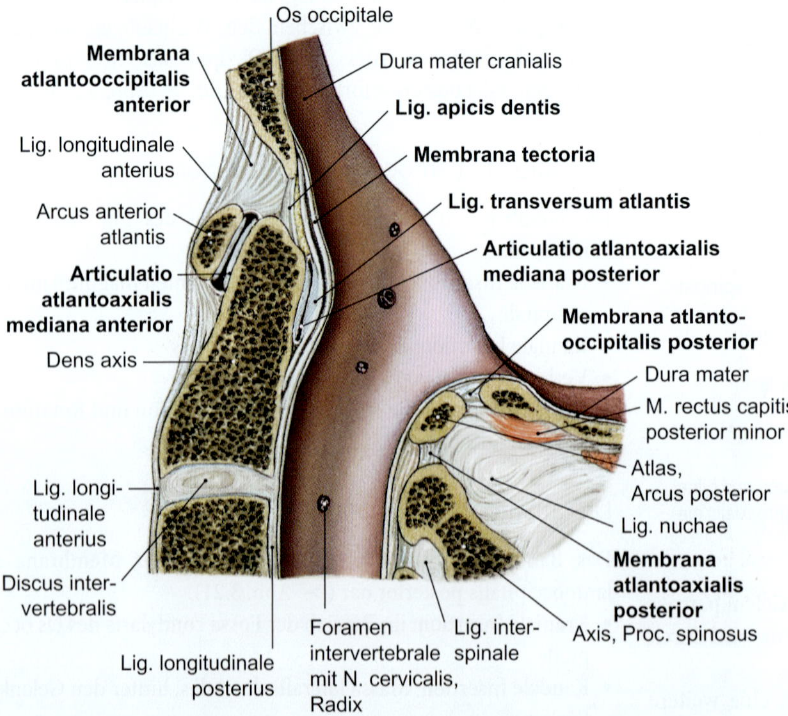

Abb. 3.20 Art. atlantoaxialis mediana und Bänder der Kopfgelenke im Mediananschnitt [S007-1-24]

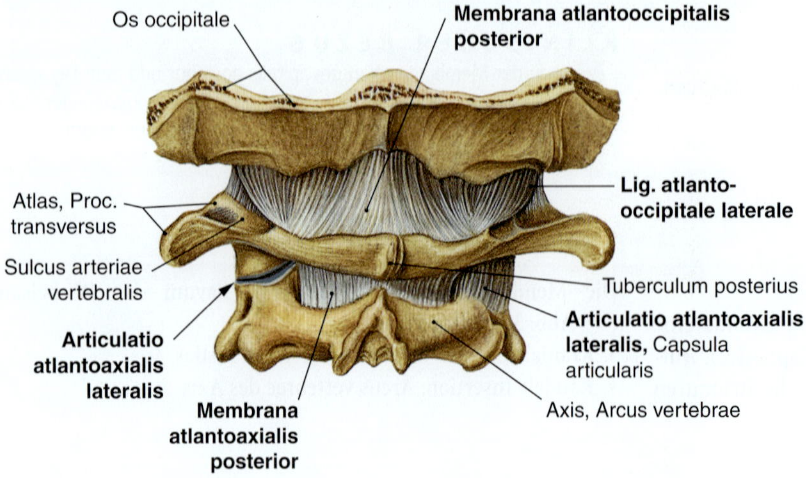

Abb. 3.21 Bänder der Kopfgelenke (oberflächliche Schicht), Ansicht von dorsal [S007-1-24]

- Verlauf: vertikal von kaudal nach kranial
- Funktion: hemmt die Inklination und Rotation im unteren Kopfgelenk

Membrana tectoria (➤ Abb. 3.22)

- Kraniale Insertion: Vorderrand des Foramen magnum am Os occipitale (Clivus)
- Kaudale Insertion: Hinterfläche des Axiskörpers
- Verlauf: von kaudal nach kranial-ventral
- Funktion: hemmt die Reklination, Rotation und Lateralflexion in den Kopfgelenken

Topografische Zusammenhänge

Das Band ist flächig und befindet sich dorsal der Fasciculi longitudinales.

Die Membrana tectoria stellt die Verlängerung der oberflächlichen Fasern des Lig. longitudinale posterius (➤ Kap. 3.1.2) dar. Die lateralen Anteile haben Verbindung mit der Gelenkkapsel des oberen Kopfgelenks.

KLINISCHER BEZUG

Bei maximaler Flexion der HWS sind die Membrana tectoria und die Fasciculi longitudinales des Lig. cruciforme atlantis durch das Lig. longitudinale posterius stark vorgespannt. Eine endgradige Reklination der Kopfgelenke ist dann bei intakten Bändern nicht möglich.

Lig. transversum atlantis

Dieses Band verläuft hinter dem Dens axis transversal von der linken zur rechten Massa lateralis des Atlas. Zusammen mit den Fasciculi longitudinales bildet es das **Lig. cruciforme atlantis** (**Kreuzband**, ➤ Abb. 3.23). Mit seiner Vorderseite steht das Lig. transversum atlantis mit der Facies articularis posterior des Dens axis in Verbindung und bildet so einen Teil der Gelenkfläche der Art. atlantoaxialis mediana. An dieser Stelle finden sich eingelagerte Knorpelzellen.

Funktion: Während einer Flexion in den Kopfgelenken hält das Band den Dens axis am vorderen Atlasbogen, sodass er sich bei der Ventralbewegung von Okziput und Atlas mit nach ventral bewegt. Dadurch wird eine Kompression des Rückenmarks durch den Dens axis verhindert.

FUNKTIONELLE HINWEISE

Das Band hat eine durchschnittliche Reißfestigkeit von ca. 350 N, was etwa dem 5- bis 7fachen des Kopfgewichtes entspricht.

Fasciculi longitudinales superior und inferior

Die Fasciculi longitudinales werden aus den tiefen Fasern des Lig. longitudinale posterius gebildet.

- Kraniale Insertion: Vorderrand des Foramen magnum am Os occipitale
- Kaudale Insertion: Hinterfläche des Axiskörpers
- Verlauf: von kaudal nach kranial-ventral
- Funktion:
  - Stabilisieren das Lig. transversum atlantis
  - Hemmen die Reklination im oberen Kopfgelenk

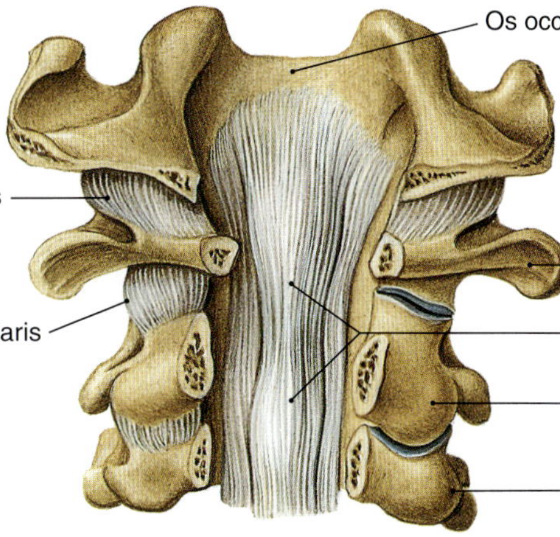

Abb. 3.22 Bänder der Kopfgelenke (tiefe Schicht, Wirbelbögen entfernt), Ansicht von dorsal [S007-1-24]

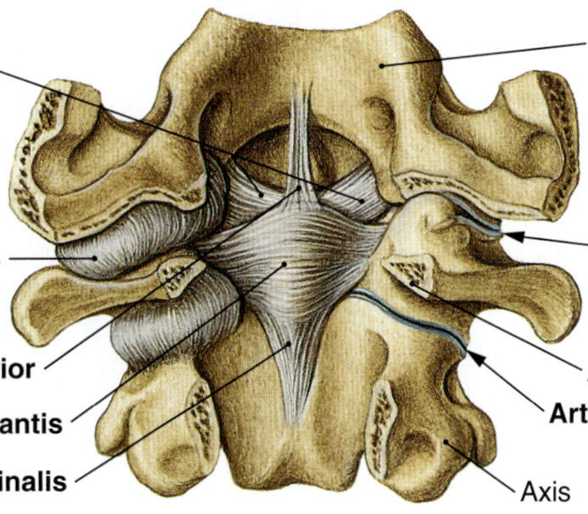

Abb. 3.23 Bänder der Kopfgelenke (tiefe Schicht, Membrana tectoria entfernt), Ansicht von dorsal [S007-1-24]

Lig. apicis dentis (> Abb. 3.24)

- Kraniale Insertion: Vorderrand des Foramen magnum am Os occipitale
- Kaudale Insertion: Spitze des Dens axis
- Verlauf: kaudal nach kranial-ventral
- Funktion: hemmt die Reklination im oberen Kopfgelenk

Ligg. alaria (> Abb. 3.24)

- Kraniale Insertion: die paarigen Bänder entspringen vom rechten bzw. linken Seitenrand des Foramen magnum am Os occipitale
- Kaudale Insertion: jeweils dorsolateral am Dens axis
- Verlauf: von kranial-lateral nach kaudal-medial
- Funktion:
  - Halten den Dens axis in einer mittleren Position zwischen den Hinterhauptskondylen
  - Verhindern eine Verlagerung des Dens axis nach dorsal in Richtung Rückenmark
  - Begrenzen die axiale Rotation in den unteren Kopfgelenken
  - Hemmen die Reklination und Lateralflexion zur Gegenseite im oberen Kopfgelenk

Membrana atlantooccipitalis anterior (> Abb. 3.25)

- Kraniale Insertion: Pars basilaris des Os occipitale (vor dem Foramen magnum)
- Kaudale Insertion: Arcus anterior des Atlas
- Verlauf: von kaudal nach kranial
- Funktion: hemmt die Reklination, Rotation und Lateralflexion zur Gegenseite im oberen Kopfgelenk

Topografische Zusammenhänge
Die Membrana atlantooccipitalis anterior steht in Verbindung mit Fasern des Lig. longitudinale anterius und der Gelenkkapsel des oberen Kopfgelenks.

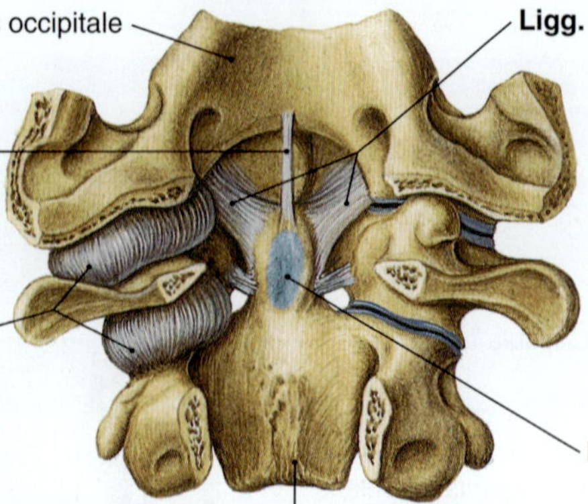

Abb. 3.24 Bänder der Kopfgelenke (tiefe Schicht, Membrana tectoria und Lig. cruciforme atlantis entfernt), Ansicht von dorsal [S007-1-24]

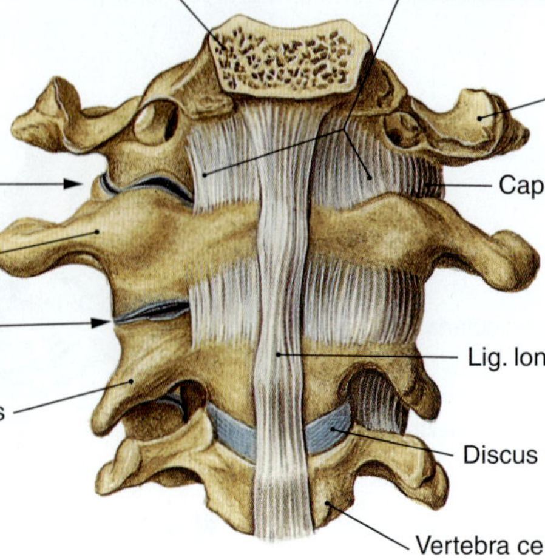

Abb. 3.25 Bänder der Kopfgelenke (oberflächliche Schicht), Ansicht von ventral [S007-1-24]

FUNKTIONELLE ASPEKTE DER KOPF-GELENKE

Inklination und *Reklination* erfolgen zum größten Teil im oberen Kopfgelenk, also zwischen Os occipitale und Atlas (C0/C1).
Die *Rotation* dagegen findet hauptsächlich in den unteren Kopfgelenken zwischen Atlas und Axis (C1/C2) statt. Dabei dreht sich der Atlas in der Art. atlantoaxialis mediana um die Längsachse des Dens axis. Gleichzeitig findet in den Artt. atlantoaxiales laterales eine gegensinnige Gleitbewegung nach ventral-medial bzw. dorsal-medial statt, bei der sich die linke und rechte Gelenkfacette des Atlas in entgegengesetzte Richtungen bewegen. Das bedeutet, wenn eine Gelenkfacette nach vorne gleitet, muss sich die andere zwangsläufig nach hinten bewegen.
Klinisch interessant ist die *Seitneigung*, bei der eine gekoppelte Bewegung zwischen dem oberen und dem unteren Kopfgelenk auftritt: Bei einer Lateralflexion im oberen Kopfgelenk (C0/C1) nach rechts wird das linke Lig. alare gespannt. Dadurch entsteht ein Zug am Dens axis und zwingt diesen zu einer Rotation. Die Insertion des Lig. alare am seitlichen Hinterrand des Dens führt dazu, dass der Axis gegenüber dem Atlas rotiert. Dabei bewegt sich der Dornfortsatz des Axis nach links. Bei einer Lateralflexion nach links würde sich der Dornfortsatz des Axis nach rechts bewegen. Dies entspricht einer Rechtsrotation C1/C2, da die Rotation immer bezogen auf den oberen Wirbel (in diesem Fall den Atlas) beschrieben wird.

KLINISCHER BEZUG

Der erfahrene Untersucher kann diese Zwangsrotation C1/C2 bei der Seitneigung C0/C1 palpieren (sog. Steuerradphänomen). Ein Fehlen dieser Zwangsrotation kann ein Hinweis auf eine Insuffizienz der Ligg. alaria sein (➤ Tab. 3.6, ➤ Tab. 3.7).

Tab. 3.6 Zusammenfassung oberes Kopfgelenk (Art. atlantooccipitalis)

Gelenktyp	Eigelenk – Art. ellipsoidea (zwei getrennte Gelenke, die mechanisch verbunden sind)
Gelenkflächen	Facies articulares superiores der Massae laterales des Atlas (konkav), Condyli occipitalis (konvex)
Gelenkebene	Annähernd horizontal auf den Facies articulares superiores des Atlas
Gelenkkapsel	Beide Gelenkanteile haben je eine eigene dünne, lockere Kapsel, die mit der Membrana atlantooccipitalis anterior und posterior verbunden ist.
Ruhestellung	Physiologische Lordose bzw. Kopfstellung
Verriegelte Stellung	Max. Inklination, Lateralflexion mit gleichsinniger Rotation
Kapselmuster	Nicht beschrieben
Bewegungsausmaß	• Inklination (Flexion)/Reklination (Extension) insgesamt 15° • Lateralflexion rechts/links 8°/0/8° • Rotation rechts/links 12°/0/12°
Segmentale Innervation	Sensibel: mediale Äste der Rr. posteriores der Spinalnerven
Besonderheiten	Durch die Ligg. alaria findet bei Rotation eine gegensinnige Bewegungskoppelung zwischen oberem und unterem Kopfgelenk statt.

Tab. 3.7 Zusammenfassung unteres Kopfgelenk (Art. atlantoaxialis mediana und Artt. atlantoaxiales laterales)

Art. atlantoaxialis mediana	
Gelenktyp	Radgelenk – Art. trochoidea (unpaarig)
Gelenkflächen	Fovea dentis am vorderen Atlasbogen (konkav), Facies articularis anterior am Dens axis (konvex) Facies articularis posterior am Dens axis (konvex), Lig. transversum atlantis (konkav)
Gelenkebene	Auf der Fovea dentis annähernd in der frontalen Ebene
Gelenkkapsel	Dünne, fibröse Kapsel an beiden Gelenkanteilen
Artt. atlantoaxiales laterales	
Gelenktyp	Plane Gelenke – Artt. planae
Gelenkflächen	Facies articulares inferiores der Massae laterales des Atlas, Facies articulares auf den Procc. articulares superiores des Axis (*beide* Gelenkflächen in der Sagittalebene konvex)
Gelenkebene	Annähernd horizontal auf den Facies articulares superiores des Axis, ca. 10–20° nach lateral abfallend
Gelenkkapsel	Lockere, fibröse Kapsel mit meniskoiden Falten, welche die Inkongruenz der Gelenkpartner ausgleichen
Ruhestellung	Physiologische Lordose
Verriegelte Stellung	Max. Inklination, Lateralflexion mit gleichsinniger Rotation
Kapselmuster	Nicht beschrieben
Bewegungsausmaß	• Inklination (Flexion)/Reklination (Extension) insgesamt 5–15° • Rotation rechts/links 12°/0/12°
Segmentale Innervation	Sensibel: mediale Äste der Rr. posteriores der Spinalnerven
Besonderheiten	Das Lig. transversum atlantis bildet gemeinsam mit dem Arcus anterior und den Massae laterales des Atlas einen osteoligamentären Ring für den Dens axis und sichert den Dens gegen eine Verlagerung nach dorsal in Richtung Rückenmark.

3.2.3 Muskulatur der oberen HWS

Kurze Nackenmuskeln (➤ Abb. 3.26, ➤ Abb. 3.27)

Die kurzen Nackenmuskeln werden vom Ramus posterior des 1. Spinalnervs (N. suboccipitalis) innerviert und daher der autochthonen Muskulatur zugerechnet. Bis auf den M. obliquus capitis inferior kann man sie dem Geradsystem zuordnen (➤ Kap. 3.1.3). Sie sind in erster Linie für die Feineinstellung des Kopfes in den Kopfgelenken verantwortlich.

▶ M. rectus capitis posterior minor

Ursprung
Tuberculum posterius des Atlas

Ansatz
Medialer Bereich der Linea nuchae inferior

3

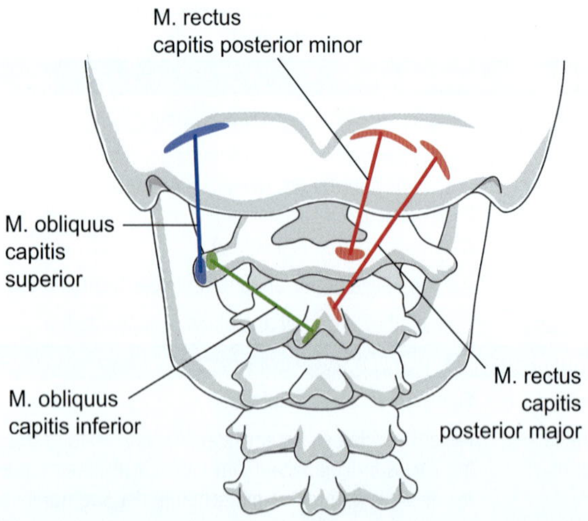

Abb. 3.26 Schematische Darstellung von Ursprung, Ansatz und Verlauf der kurzen Nackenmuskeln [L157]

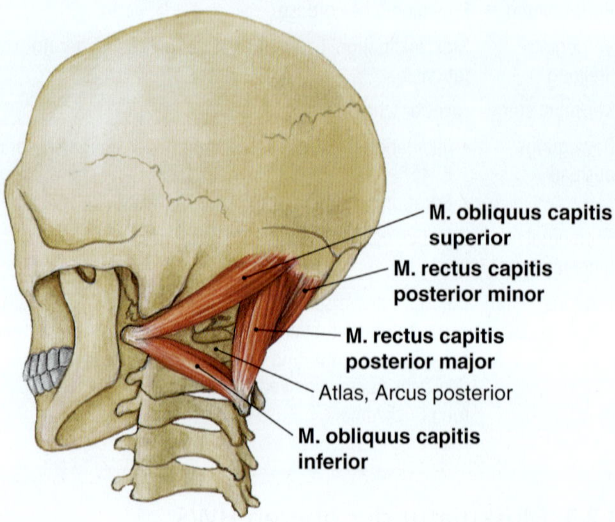

Abb. 3.27 Kurze Nackenmuskeln, Ansicht von dorsolateral [S007-1-24]

Verlauf
Von kaudal-medial-ventral nach kranial-lateral-dorsal

Funktion
Bei beidseitiger Innervation: Reklination im oberen Kopfgelenk (transversale Achse)
Bei einseitiger Innervation:
- Lateralflexion im oberen Kopfgelenk zur gleichen Seite (sagittale Achse)
- Rotation im oberen Kopfgelenk zur Gegenseite (longitudinale Achse)

Innervation
R. posterior C1 (N. suboccipitalis)

▶ M. rectus capitis posterior major

Ursprung
Proc. spinosus des Axis

Ansatz
Linea nuchae inferior, lateral vom M. rectus capitis posterior minor

Verlauf
Von kaudal-medial-ventral nach kranial-lateral-dorsal

Funktion
Bei beidseitiger Innervation: Reklination in den Kopfgelenken (transversale Achse)
Bei einseitiger Innervation:
- Lateralflexion in den Kopfgelenken zur gleichen Seite (sagittale Achse)
- Rotation in den Kopfgelenken zur Gegenseite (longitudinale Achse)

Innervation
R. posterior C1 (N. suboccipitalis)

▶ M. obliquus capitis inferior

Ursprung
Proc. spinosus des Axis

Ansatz
Proc. transversus des Atlas

Verlauf
Von kaudal-medial-dorsal nach kranial-lateral-ventral

Funktion
Bei beidseitiger Innervation: Reklination in den unteren Kopfgelenken (transversale Achse)
Bei einseitiger Innervation: Rotation in den unteren Kopfgelenken zur gleichen Seite (longitudinale Achse)

Innervation
R. posterior C1 (N. suboccipitalis)

▶ M. obliquus capitis superior

Ursprung
Proc. transversus des Atlas

Ansatz
Linea nuchae inferior, oberhalb und lateral vom M. rectus capitis posterior major

Verlauf
Von kaudal-ventral nach kranial-dorsal

Funktion
Bei beidseitiger Innervation: Reklination im oberen Kopfgelenk (transversale Achse)
Bei einseitiger Innervation:
- Lateralflexion im oberen Kopfgelenk zur gleichen Seite (sagittale Achse)
- Rotation im oberen Kopfgelenk zur Gegenseite (longitudinale Achse)

Innervation
R. posterior C1 (N. suboccipitalis)

KLINISCHER BEZUG
Der M. obliquus capitis inferior begrenzt zusammen mit dem M. obliquus capitis superior und dem M. rectus capitis posterior major das Trigonum arteriae vertebralis (➤ Abb. 3.28). Hier verläuft die A. vertebralis auf dem hinteren Atlasbogen. Der Boden dieses Dreiecks wird von der Membrana atlantooccipitalis posterior gebildet.

Ventrale Muskeln der oberen HWS

▶ M. rectus capitis anterior

Der M. rectus capitis anterior zählt zur Gruppe der prävertebralen Muskeln (➤ Kap. 3.3.3).

Ursprung
Ventrale Seite der Massa lateralis des Atlas

Ansatz
Pars basilaris des Os occipitale

Verlauf
Von kranial-medial nach kaudal-lateral

Funktion
Bei beidseitiger Innervation: Inklination im oberen Kopfgelenk (transversale Achse)
Bei einseitiger Innervation:
- Keine Funktion um die sagittale Achse in der Nullstellung (siehe *Funktionelle Hinweise*)
- Rotation im oberen Kopfgelenk zur gleichen Seite (longitudinale Achse)

Innervation
R. anterior C1 (N. suboccipitalis)

FUNKTIONELLE HINWEISE
Bei der Lateralflexion in der Art. atlantooccipitalis findet entsprechend der Konvex-Konkav-Regel ein gegensinniges Rollgleiten statt. Dadurch verlagert sich der Ansatz des M. rectus capitis anterior auf die kontralaterale Seite. Das bedeutet, dass sich z. B. der rechte Muskel bei einer Seitneigung nach rechts verlängern muss und umgekehrt.

▶ M. rectus capitis lateralis

Der M. rectus capitis lateralis entspricht den Mm. intertransversarii der HWS.

Ursprung
Vordere Spange des Proc. transversus des Atlas

Ansatz
Lateral des Condylus occipitalis am Proc. jugularis des Os occipitale

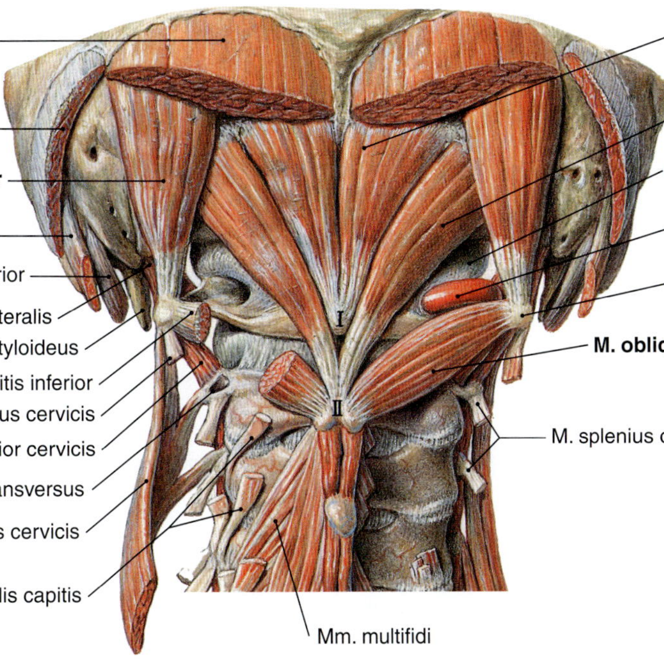

Abb. 3.28 Kurze Nackenmuskeln: M. rectus capitis posterior minor und major, M. obliquus capitis inferior und superior (mit A. vertebralis) [S007-1-24]

Verlauf
Von kaudal nach kranial

Funktion
Bei einseitiger Innervation:
- Lateralflexion im oberen Kopfgelenk zur gleichen Seite (sagittale Achse)
- In der Nullstellung hat der Muskel keine Funktion um die longitudinale Achse, aus rotierter Stellung kann er jedoch die Rückkehr der Wirbel in die Nullstellung unterstützen (Funktionsumkehr zum Umkehrpunkt hin).

Innervation
R. anterior C1 (N. suboccipitalis)

Hinweis

Am Kopf inserieren noch weitere Muskeln, die zur autochthonen Rückenmuskulatur, prävertebralen Muskulatur oder Muskulatur des Schultergürtels zählen, jedoch auch eine Funktion auf die Kopfgelenke ausüben können (➤ Kap. 3.1.3, ➤ Kap. 3.3.3 bzw. ➤ Kap. 5.2.2):
- M. splenius capitis
- M. longissimus capitis
- M. semispinalis capitis
- M. longus capitis
- M. sternocleidomastoideus
- M. trapezius (Pars descendens)

3.3 Untere Halswirbelsäule

Der Wirbelsäulenabschnitt vom 3. bis zum 7. Halswirbel wird als untere Halswirbelsäule bezeichnet. Im Gegensatz zu Atlas und Axis entsprechen die übrigen Halswirbel dem Grundaufbau eines Wirbels (➤ Kap. 3.1.1) mit den für diesen Wirbelsäulenabschnitt charakteristischen Merkmalen. Funktionell wird auch der zervikothorakale Übergang (C7 – Th4) noch der Halswirbelsäule zugeordnet.

3.3.1 Knöcherne Strukturen der unteren HWS

Halswirbel (Vertebrae cervicales, ➤ Abb. 3.29)

Die Halswirbel haben einen kurzen, meist gespaltenen Dornfortsatz (Proc. spinosus; ➤ Abb. 3.29). Er sieht aus wie ein Schwalbenschwanz, wobei eine große Variabilität besteht. Der Dornfortsatz

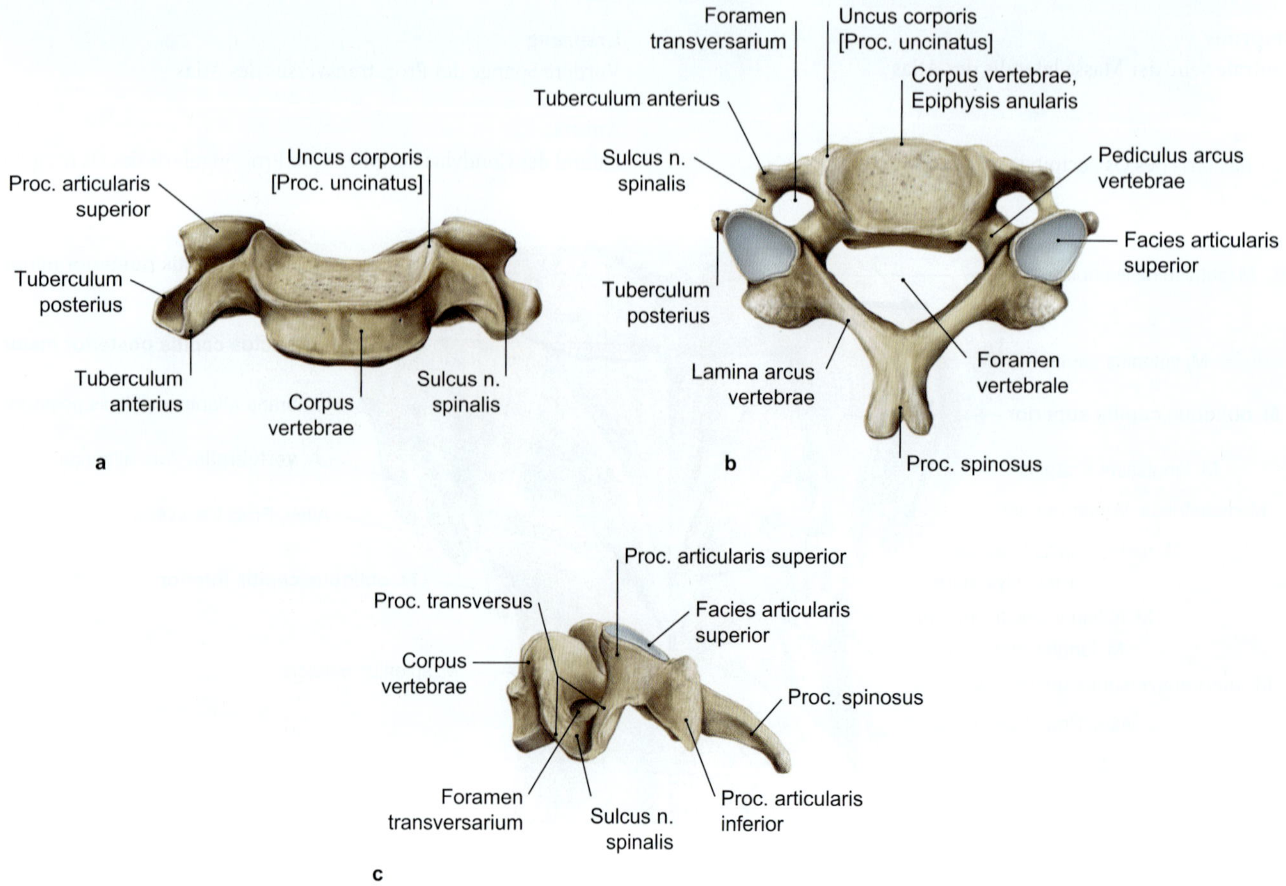

Abb. 3.29 5. Halswirbel (Vertebra cervicalis V), Ansicht von von ventral (a), kranial (b) und lateral (c) [S007-1-24/L266]

des 7. Halswirbels (**Vertebra prominens**) ist im Verhältnis sehr lang und kann als knöcherner Orientierungspunkt dienen, da er gut zu tasten ist. Er ist nicht gespalten (> Abb. 3.30).

Die Querfortsätze C3 – C7 (Procc. transversi) weisen an ihrer Oberseite jeweils eine Rinne auf (**Sulcus nervi spinalis**), die am lateralen Rand in zwei Fortsätzen endet (**Tuberculum anterius** und **posterius**). Der vordere Teil des Querforsatzes mit dem Tuberculum anterius stellt das Rippenrudiment der Halswirbelsäule dar. In den Querfortsätzen findet sich jeweils ein Loch (**Foramen transversarium**), durch das die Wirbelarterie (A. vertebralis) nach kranial verläuft.

An den seitlichen Rändern der Halswirbelkörper finden sich zudem kleine, nach kranial gerichtete Fortsätze (**Procc. uncinati**, Unci corporis), die mit dem darüberliegenden Wirbel eine gelenkähnliche Verbindung (Unkovertebralgelenke) bilden (s. u.).

3.3.2 Steckbrief Gelenke der unteren HWS

Intervertebralgelenke der unteren HWS

Über die beiden oberen Gelenkfacetten steht der kaudale Halswirbel mit den beiden unteren Gelenkfacetten des kranialen Halswirbels in Verbindung. Die Gelenkflächen zeigen die für die HWS typische Ausrichtung:

- Die oberen Gelenkfacetten zeigen nach dorsal-kranial.
- Die unteren Gelenkfacetten zeigen nach ventral-kaudal.

Der Gelenkspalt liegt in einer schrägen Ebene, die aus der Horizontalen nach dorsal-kaudal abfällt (> Abb. 3.8).

Unkovertebralgelenke

Diese gelenkähnlichen Verbindungen findet man ausschließlich in der HWS, sie sind jedoch nicht primär vorhanden. Erst zwischen dem 5. und 10. Lebensjahr entstehen an den seitlichen Rändern der Halswirbelkörper kleine, nach kranial gerichtete Fortsätze (Procc. uncinati, Unci corporis). Diese Fortsätze artikulieren mit einer halbmondförmigen Kante an der Unterfläche des oberen Wirbelkörpers und bilden die **Unkovertebralgelenke** (**Art. uncovertebralis**, > Abb. 3.31).

KLINISCHER BEZUG

Insbesondere im höheren Lebensalter kann es durch eine Höhenabnahme der Bandscheiben zu einer vermehrten Belastung der Procc. uncinati und in der Folge zu einer Arthrose der Unkovertebralgelenke (Unkovertebralarthrose) kommen.

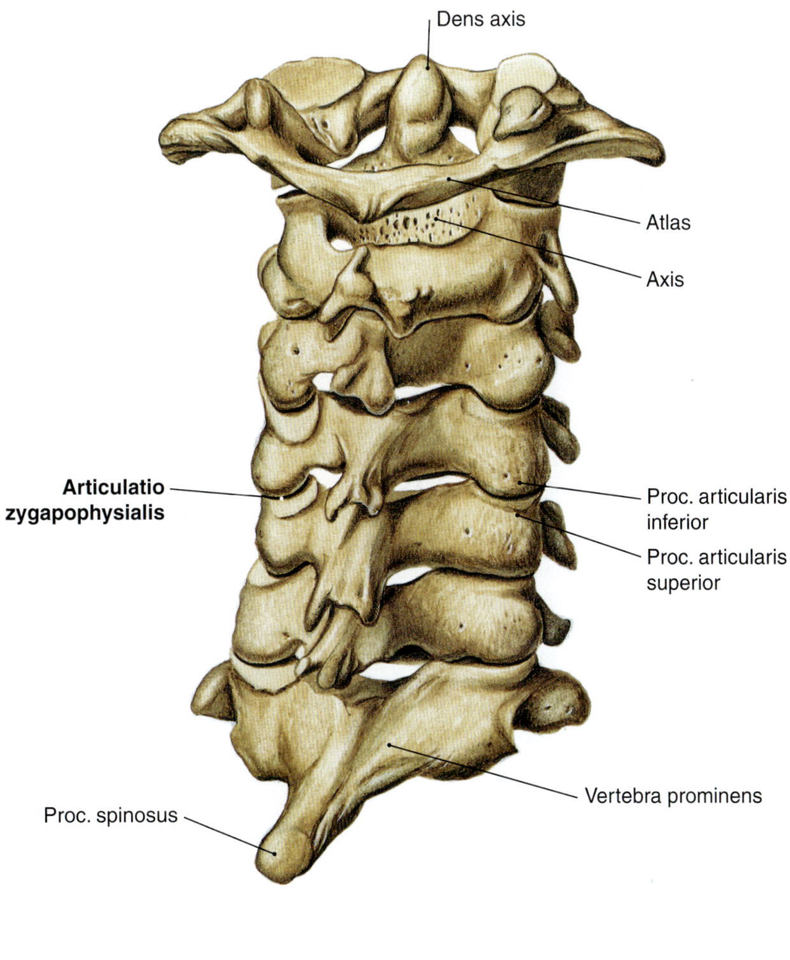

Abb. 3.30 Intervertebralgelenke der unteren HWS, Ansicht von dorsolateral [S007-1-24]

3

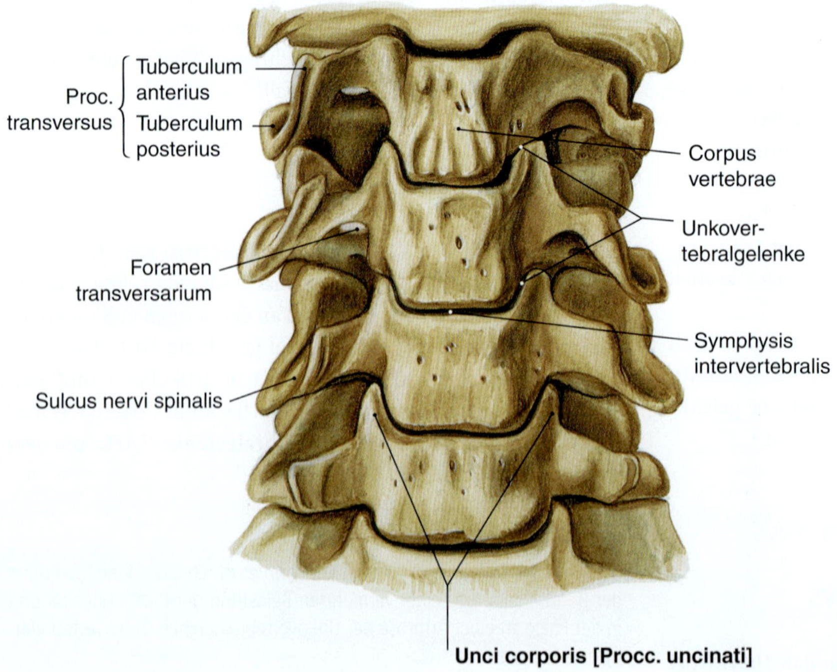

Abb. 3.31 Unkovertebralgelenke der HWS, Ansicht von ventral [S007-1-24]

FUNKTIONELLE ASPEKTE DER UNTEREN HWS

Bei einem gegensinnigen Gleiten bewegt sich eine Gelenkfacette nach ventral-kranial und die andere nach dorsal-kaudal. Die Bewegung findet dabei um eine Achse statt, die zwischen den beiden Gelenkfacetten liegt. Sie steht senkrecht auf einer transversalen Ebene, die nach dorsal abgekippt ist. Daraus resultiert an der HWS weder eine reine Rotation noch eine reine Lateralflexion, sondern eine kombinierte Bewegung. Bei einer Lateralflexion nach links kommt es im Bewegungssegment automatisch zu einer Rotation nach links. Bei einer Lateralflexion nach rechts entsprechend umgekehrt. Man spricht daher in der Halswirbelsäule von einer **gleichsinnig** oder **homolateral gekoppelten Bewegung**.

Abhängig von der Stellung der Bewegungsebene überwiegt die Rotationskomponente oder die Lateralflexionskomponente. In den oberen Segmenten der HWS ist die Gelenkebene von der Transversalebene ca. 45° nach dorsal abgekippt. Hier finden Lateralflexion und Rotation in etwa gleichem Maße statt. Innerhalb der HWS wird dieser Winkel von kranial nach kaudal kleiner, sodass er zwischen dem letzten Hals- und dem ersten Brustwirbel nur noch 10° beträgt. Je weiter die Bewegungsebene der horizontalen Ebene angenähert wird, desto größer wird die Rotationskomponente. Im kaudalen Bereich der HWS ist daher die Rotationskomponente größer als die Lateralflexionskomponente.

Tab. 3.8 Zusammenfassung untere Halswirbelsäule (Artt. zygapophysiales cervicis C2–C7)

Gelenktyp	Planes Gelenk – Art. plana
Gelenkflächen	Facies articularis am Proc. articularis superior des unteren Wirbels (plan bzw. leicht konvex), Facies articularis am Proc. articularis inferior des oberen Wirbels (plan bzw. leicht konkav)
Gelenkebene	Auf der Facies articularis inferior des oberen Wirbels, in den oberen Segmenten aus der Transversalebene etwa 45° nach ventral-kaudal ausgerichtet; nach kaudal nimmt dieser Winkel bis auf etwa 10° im Segment C7/Th1 ab
Gelenkkapsel	Dünne, fibröse Kapsel mit Verbindung zum Lig. flavum
Ruhestellung	Physiologische Lordose
Verriegelte Stellung	Max. Flexion, Lateralflexion mit gegensinniger Rotation
Kapselmuster	Nicht beschrieben
Bewegungsausmaß (einschließlich Kopfgelenke)	• Extension / Flexion 75° / 0 / 40° • Lateralflexion rechts / links 35–45° / 0 / 35–45° • Rotation rechts / links 80° / 0 / 80°
Segmentale Innervation	Sensibel: mediale Äste der Rr. posteriores der Spinalnerven
Besonderheiten	Die Gelenkkapsel bildet kleine meniskoide Falten, die die scharfen Kanten der Procc. articulares abpuffern.

3.3.3 Muskulatur der HWS

Ventrale (prävertebrale) Muskulatur der HWS

▶ M. longus capitis (➤ Abb. 3.32, ➤ Abb. 3.33)

Ursprung
Proc. transversus des 3. – 6. Halswirbels (Tuberculum anterius)

Ansatz
Pars basilaris des Os occipitale

Verlauf
Von kaudal-lateral-dorsal nach kranial-medial-ventral

Funktion
Bei beidseitiger Innervation: Inklination in den Kopfgelenken, Flexion der HWS (transversale Achse)
Bei einseitiger Innervation:
- Lateralflexion in den Kopfgelenken bzw. der HWS zur gleichen Seite (sagittale Achse)
- Rotation in den Kopfgelenken bzw. der HWS zur gleichen Seite (longitudinale Achse)

Innervation
Plexus cervicalis (C1 – C4)

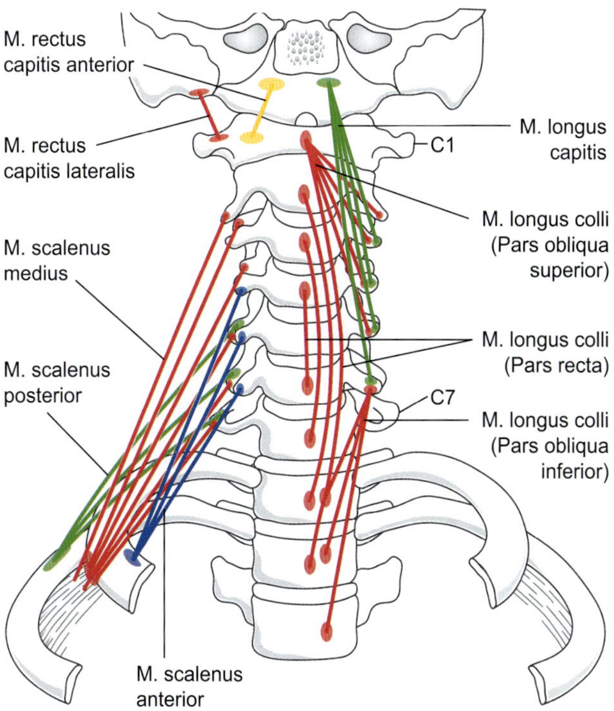

Abb. 3.32 Schematische Darstellung von Ursprung, Ansatz und Verlauf der prävertebralen und seitlichen Muskulatur der HWS [L157]

▶ M. longus colli (➤ Abb. 3.32, ➤ Abb. 3.33)

Kraniale laterale Fasern (Pars obliqua superior)

Ursprung
Proc. transversus des 2. – 5. Halswirbels (Tuberculum anterius)

Ansatz
Tuberculum anterius des Atlas

Verlauf
Von kaudal-lateral-dorsal nach kranial-medial-ventral

Mediale Fasern (Pars recta)

Ursprung
- Wirbelkörper des 6. und 7. Halswirbels
- Wirbelkörper des 1. und 2. Brustwirbels

Ansatz
Wirbelkörper des 2. – 5. Halswirbels

Verlauf
Nahezu vertikal von kaudal nach kranial

Kaudale laterale Fasern (Pars obliqua inferior)

Ursprung
Wirbelkörper des 1. – 3. Brustwirbels

Ansatz
Proc. transversus des 6. Halswirbels (Tuberculum anterius)

Verlauf
Von kaudal-medial-ventral nach kranial-lateral-dorsal

Funktion
Bei beidseitiger Innervation: Flexion der HWS (transversale Achse)
Bei einseitiger Innervation:
- Lateralflexion der HWS zur gleichen Seite (sagittale Achse)
- Longitudinale Achse:
  - Pars obliqua superior: Rotation der HWS zur gleichen Seite
  - Pars obliqua inferior: Rotation der HWS zur Gegenseite

Innervation
Plexus brachialis und cervicalis (C2 – C8)

FUNKTIONELLE HINWEISE

Beide Muskeln (M. longus capitis und colli) sind maßgeblich für die ventrale Zuggurtung der HWS verantwortlich und entlordosieren die HWS.

KLINISCHER BEZUG

Eine Inaktivität der prävertebralen Muskeln äußert sich klinisch unter anderem durch eine ventrale Translation des Kopfes und eine fehlende ventrale Stabilisierung der Halswirbelsäule bei der Extension.

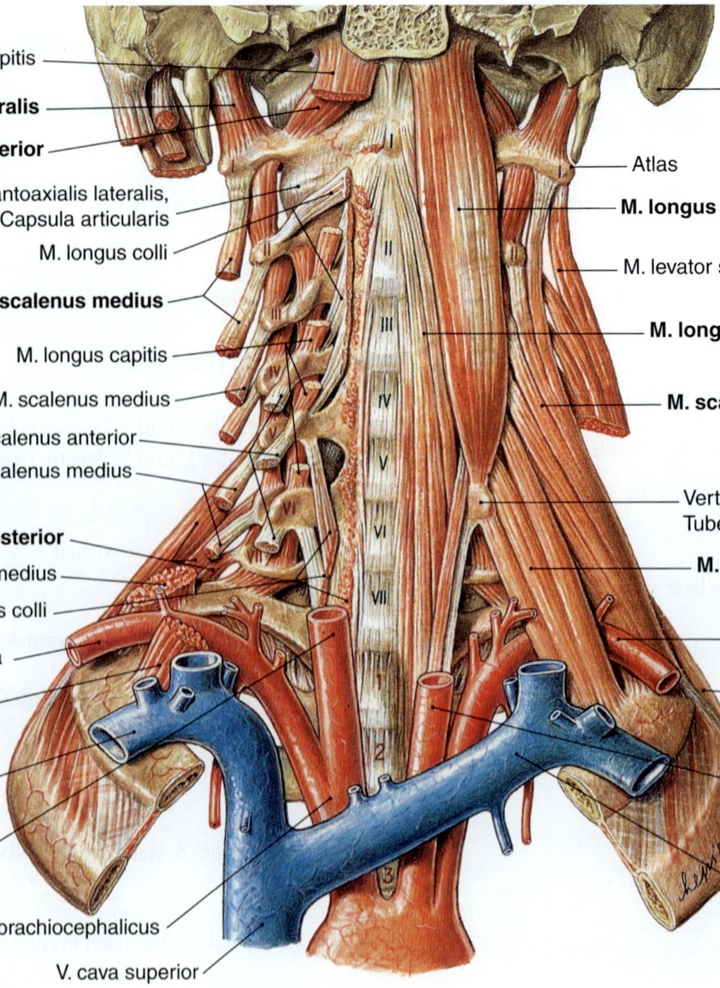

Abb. 3.33 Ventrale (prävertebrale) und seitliche Muskulatur der HWS (mit M. rectus capitis anterior und lateralis), Ansicht von ventral [S007-1-24]

Seitliche Muskulatur der HWS

▶ M. scalenus anterior (➤ Abb. 3.32, ➤ Abb. 3.33)

Ursprung
Proc. transversus des 4. – 6. Halswirbels (Tuberculum anterius)

Ansatz
Außenseite der 1. Rippe im ventrolateralen Bereich

Verlauf
Von kranial-medial-dorsal nach kaudal-lateral-ventral

Funktion
Bei beidseitiger Innervation: Flexion der HWS (transversale Achse)
Bei einseitiger Innervation:

- Lateralflexion der HWS zur gleichen Seite (sagittale Achse)
- Rotation der HWS zur Gegenseite (longitudinale Achse)

Topografische Zusammenhänge
Der M. scalenus anterior bildet zusammen mit dem M. sternocleidomastoideus die **vordere Skalenuslücke**, durch die die V. subclavia verläuft.

Innervation
Plexus brachialis (C5 – C7)

KLINISCHER BEZUG

Durch eine Kompression der Vene in der vorderen Skalenuslücke kann es zu Abflussstörungen und Ödemen im Bereich der oberen Extremität kommen. Man spricht auch vom Thoracic-inlet-Syndrom (TIS).

FUNKTIONELLE HINWEISE

Fehlt die Stabilisierung durch die tiefen Halsflexoren (M. longus colli und M. longus capitis), entsteht in der HWS eine geschlossene Kette für den rechten und linken M. scalenus anterior. Dadurch wird bei beidseitiger

Kontraktion der Kopf nach ventral translatiert, sodass die HWS im kaudalen Bereich flektiert und im mittleren und kranialen Bereich extendiert wird (Hyperlordose).

▶ M. scalenus medius (➤ Abb. 3.32, ➤ Abb. 3.33)

Ursprung

Proc. transversus des 2. – 7. Halswirbels (Tuberculum posterius)

Ansatz

- 1. Rippe im lateralen Bereich
- Membrana intercostalis externa

Verlauf

In der Frontalebene von kranial-medial nach kaudal-lateral

Funktion

Bei beidseitiger Innervation:

In der Nullstellung hat der Muskel keine Funktion um die transversale Achse, unterstützt jedoch in Flexion oder Extension die jeweilige Bewegung (Funktionsumkehr vom Umkehrpunkt weg).

Bei einseitiger Innervation:

- Lateralflexion der HWS zur gleichen Seite (sagittale Achse)

In der Nullstellung hat der Muskel keine Funktion um die longitudinale Achse, aus rotierter Stellung kann er jedoch die Rückkehr der Wirbel in die Nullstellung unterstützen (Funktionsumkehr zum Umkehrpunkt hin).

Topografische Zusammenhänge

Der M. scalenus medius bildet zusammen mit dem M. scalenus anterior die **hintere Skalenuslücke**, durch die die A. subclavia und der Plexus brachialis verlaufen (➤ Abb. 3.34).

Innervation

Plexus cervicalis und brachialis (C4 – C8)

KLINISCHER BEZUG

Durch eine Kompression der Arterie oder der Nervenbahnen in der hinteren Skalenuslücke kann es zu ischämischen Beschwerden oder zu neurologischen Symptomen im Bereich der oberen Extremität kommen. Man spricht auch vom Thoracic-outlet-Syndrom (TOS).

▶ M. scalenus posterior (➤ Abb. 3.32, ➤ Abb. 3.33)

Ursprung

Proc. transversus des 5. – 7. Halswirbels (Tuberculum posterius)

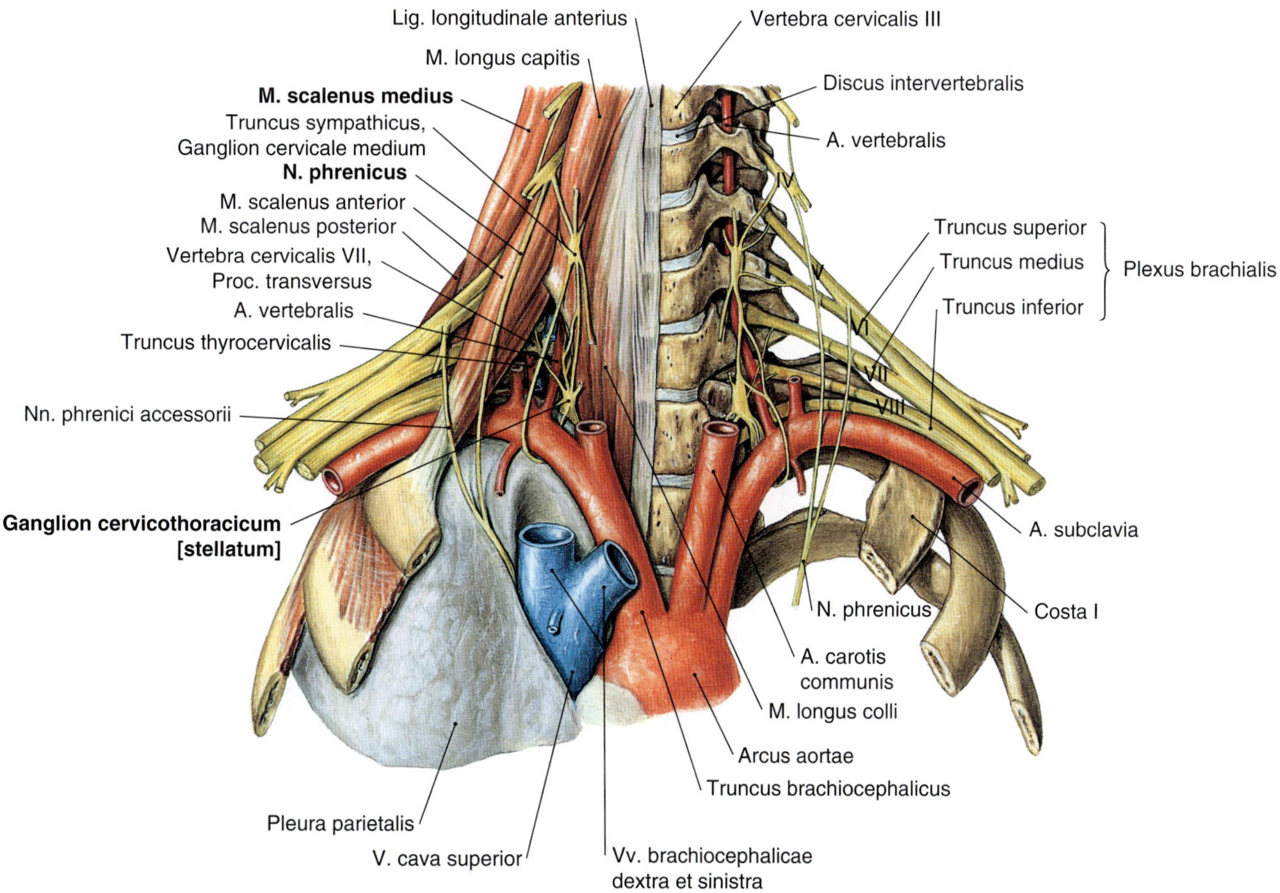

Abb. 3.34 Mm. scaleni mit Lage des Plexus brachialis und der A. subclavia in der hinteren Skalenuslücke und Lagebeziehung zur rechten Pleurakuppel [S007-3-24]

Ansatz
2. Rippe im Bereich des Angulus costae

Verlauf
Von kranial-medial-ventral nach kaudal-lateral-dorsal

Funktion
Bei beidseitiger Innervation: Extension der HWS (transversale Achse)
Bei einseitiger Innervation:
- Lateralflexion der HWS zur gleichen Seite (sagittale Achse)
- Rotation der HWS zur gleichen Seite (longitudinale Achse)

Innervation
Plexus brachialis (C7 – C8)

FUNKTIONELLE HINWEISE

Bei Punctum fixum an der Halswirbelsäule können die Mm. scaleni die 1. bzw. 2. Rippe heben und wirken damit als inspiratorische Atemhilfsmuskeln.

▶ M. sternocleidomastoideus (➤ Abb. 3.35, ➤ Abb. 3.36)

Ursprung
Pars clavicularis:
- breitflächig am medialen Drittel der Klavikula

Pars sternalis:
- Vorderfläche des Manubrium sterni, lateral der Fossa jugularis

Ansatz
- Proc. mastoideus
- Laterale Hälfte der Linea nuchae superior des Os occipitale

Verlauf
Von kaudal-ventral-medial nach kranial-dorsal-lateral

Funktion
Bei beidseitiger Innervation: Extension der oberen HWS bzw. Reklination in den Kopfgelenken, Flexion der unteren HWS (transversale Achse)

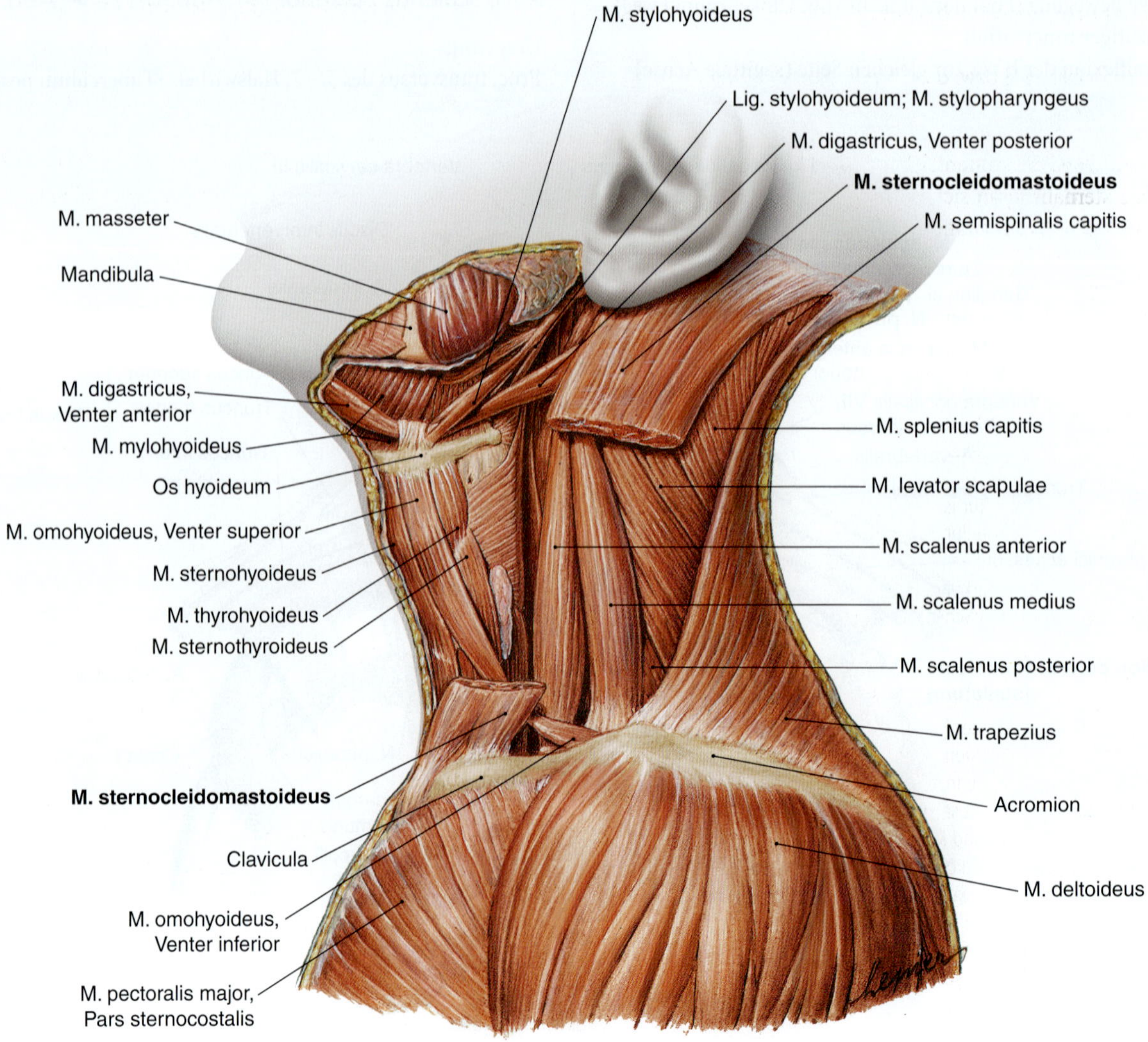

Abb. 3.35 Muskulatur des Halses (M. sternocleidomastoideus durchtrennt), Ansicht von lateral [L126/S007-3-24]

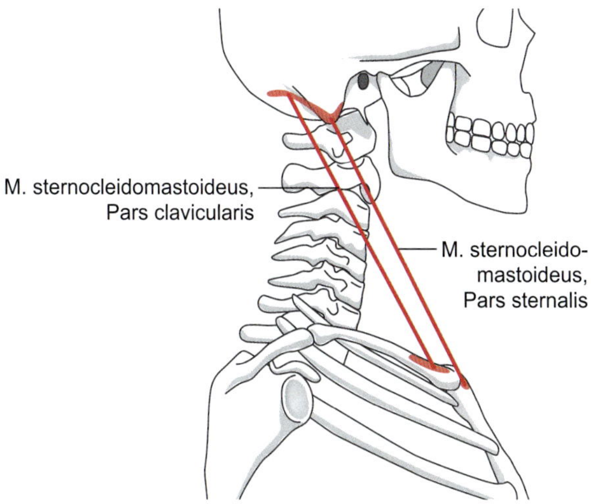

Abb. 3.36 Schematische Darstellung von Ursprung, Ansatz und Verlauf des M. sternocleidomastoideus [L157]

Bei einseitiger Innervation:
- Lateralflexion der HWS bzw. der Kopfgelenke zur gleichen Seite (sagittale Achse)
- Rotation der HWS bzw. der Kopfgelenke zur Gegenseite (longitudinale Achse)

Topografische Zusammenhänge
Die Pars sternalis kann sich in den nur teilweise vorhandenen M. sternalis an der Vorderwand des Thorax fortsetzen.

Innervation
N. accessorius (11. Hirnnerv)

KLINISCHER BEZUG
- Eine Kompression des N. accessorius zwischen den Muskelbündeln des M. sternocleidomastoideus kann zu einer Abschwächung des M. trapezius führen.
- Bei einer Klavikulafraktur ist der M. sternocleidomastoideus mit verantwortlich für eine Fehlstellung, indem er das mediale Frakturelement nach kranial zieht.
- Eine bindegewebige Verkürzung des Muskels kann Ursache für einen angeboren muskulären Schiefhals (Torticollis) bei Neugeborenen sein.

FUNKTIONELLE HINWEISE
- Bei Punctum fixum an der Halswirbelsäule kann der M. sternocleidomastoideus das Manubrium sterni und damit die am Sternum fixierten Rippen anheben und die Inspiration unterstützen.
- Er stabilisiert den Kopf zusammen mit der Pars descendens des M. trapezius beim Sprechen und Kauen.
- Seine longitudinale Kraftkomponente bewirkt eine Kompression in der HWS und den Kopfgelenken.
- Bei fehlender Stabilisierung durch die tiefen Halsflexoren (M. longus colli und M. longus capitis) wird bei beidseitiger Kontraktion der Kopf nach ventral translatiert, sodass die HWS im kaudalen Bereich flektiert und im mittleren und kranialen Bereich extendiert wird (Hyperlordose).

Hinweis

An der HWS inserieren noch weitere Muskeln, die zur autochthonen Rückenmuskulatur (➤ Kap. 3.1.3), Muskulatur des Schultergürtels (➤ Kap. 5.2.2) oder der hyalen Muskulatur zählen, jedoch auch eine Funktion auf die HWS ausüben können (➤ Abb. 3.35):
- Mm. splenius capitis und cervicis
- Mm. longissimus capitis und cervicis
- M. iliocostalis cervicis
- M. spinalis cervicis
- Mm. interspinales cervicis
- Mm. multifidi
- Mm. semispinalis capitis und cervicis
- M. trapezius (Pars descendens)
- M. levator scapulae
- Suprahyale Muskeln, die funktionell zur Kaumuskulatur gerechnet werden (M. geniohyoideus, M. mylohyoideus, M. digastricus)
- Infrahyale Muskeln, die am Schluckakt und an der Stimmbildung beteiligt sind (M. sternohyoideus, M. omohyoideus, M. sternothyroideus, M. thyrohyoideus)
- M. platysma, der zur mimischen Muskulatur zählt

3.4 Brustwirbelsäule und Thorax

Die Brustwirbelsäule stellt den mittleren Teil der beweglichen Wirbelsäule dar und steht über den zervikothorakalen bzw. den thorakolumbalen Übergang mit den angrenzenden Wirbelsäulenabschnitten in Verbindung. Darüber hinaus ist sie Teil des knöchernen Thorax (➤ Abb. 3.37).

3.4.1 Knöcherne Strukturen von BWS und Thorax

Brustwirbel (Vertebrae thoracicae, ➤ Abb. 3.38, ➤ Abb. 3.39, ➤ Abb. 3.40)

Die Brustwirbel haben einen langen, nach dorsal-kaudal ausgerichteten Dornfortsatz (Proc. spinosus). Die Ausrichtung und Länge der Dornfortsätze ändert sich im Verlauf der thorakalen Kyphose: Im Bereich der oberen und unteren BWS zeigen die Procc. spinosi mehr nach dorsal, wogegen sie in der mittleren BWS steil nach kaudal abfallen (vergleiche ➤ Abb. 3.39 und ➤ Abb. 3.40).

Die Brustwirbel tragen seitlich am Wirbelkörper kleine Gelenkflächen zur Artikulation mit den Rippenköpfchen (**Fovea costalis superior** bzw. **inferior**). An den Querfortsätzen des 1. bis 10. Brustwirbels findet sich darüber hinaus eine Gelenkfläche zur Artikulation mit den Rippenhöckerchen (**Fovea costalis processus transversi**; ➤ Abb. 3.39).

3

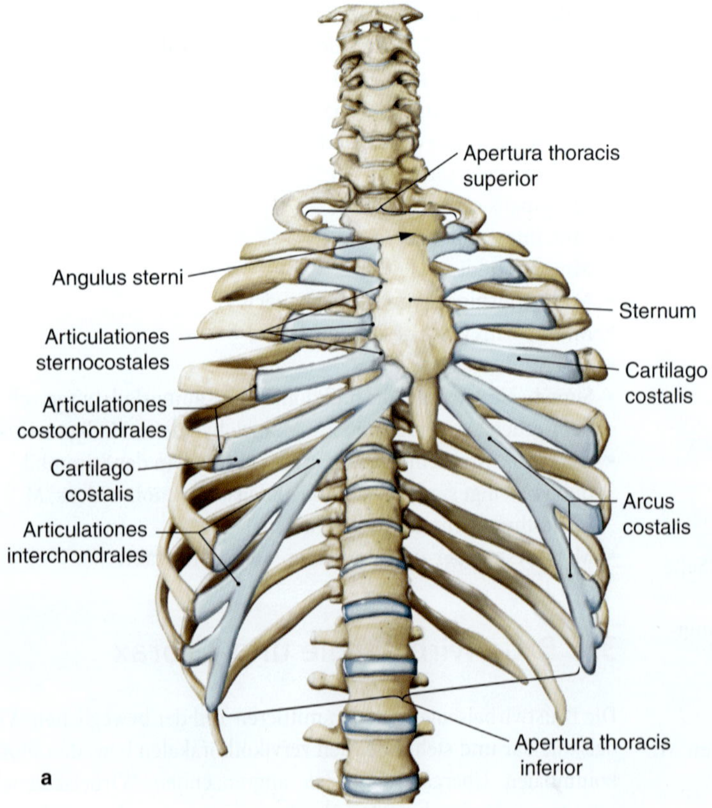

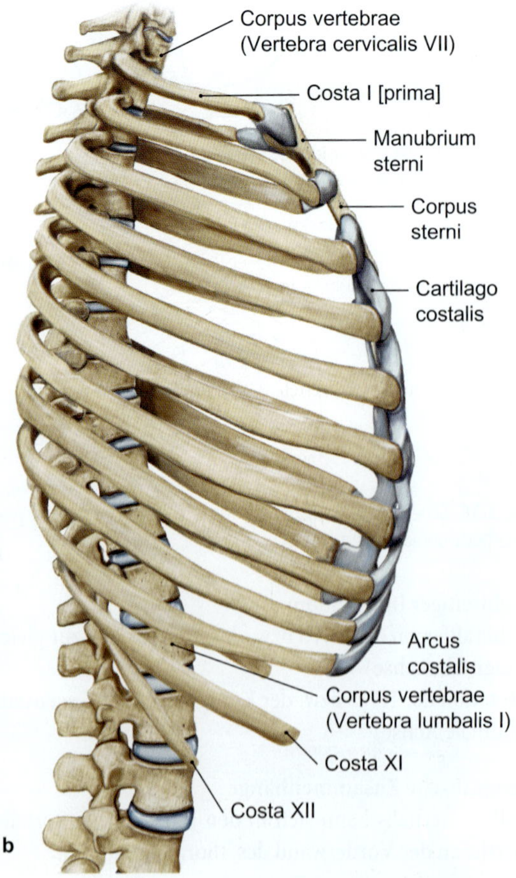

Abb. 3.37 Wirbelsäule mit Thorax, Ansicht von ventral (a) und lateral (b) [L127/L266]

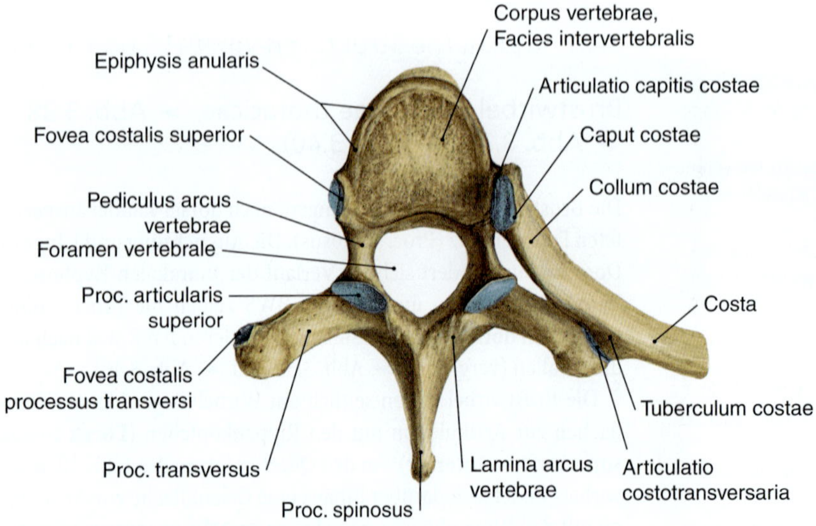

Abb. 3.38 5. Brustwirbel (Vertebra thoracica V), Ansicht von kranial [S007-1-24]

MERKHILFE

- Der Proc. spinosus von Th2 liegt auf einer Verbindungslinie zwischen den Anguli superiores scapulae und der Proc. spinosus von Th7 auf einer Verbindungslinie zwischen den Anguli inferiores scapulae.
- Aufgrund der steil abfallenden Dornfortsätze in der mittleren BWS liegen die Spitzen der Dornfortsätze hier ca. 2–3 Querfinger unterhalb der Querfortsätze des dazugehörigen Wirbels.

Rippen (Costae) und Brustbein (Sternum)

Neben der Brustwirbelsäule wird der knöcherne Thorax aus den 12 paarigen **Rippen**, den **Rippenknorpeln (Cartilagines costales)** und dem **Sternum** gebildet. Die Rippen artikulieren dorsal mit den Brustwirbeln, ventral mit dem Brustbein. Nur die ersten 7 Rippen

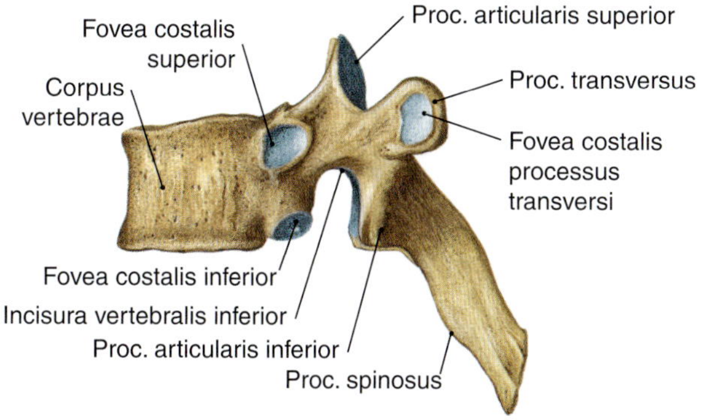

Abb. 3.39 6. Brustwirbel (Vertebra thoracica VI), Ansicht von lateral [S007-1-24]

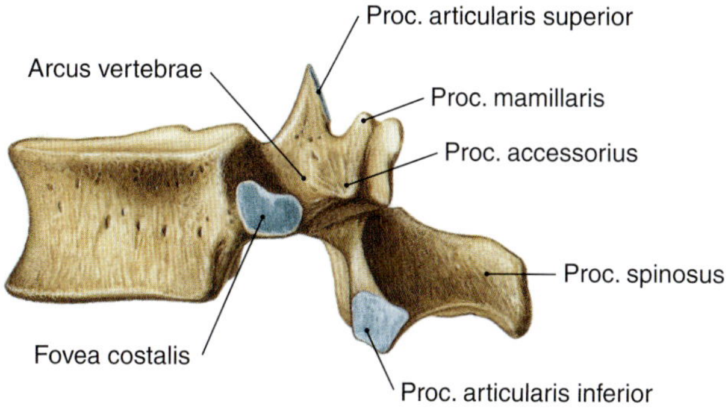

Abb. 3.40 12. Brustwirbel (Vertebra thoracica XII), Ansicht von lateral [S007-1-24]

stehen direkt mit dem Brustbein in Verbindung (➤ Abb. 3.37). Sie werden als **echte Rippen (Costae verae)** bezeichnet. Die nur indirekt mit dem Brustbein in Verbindung stehenden Rippen 8–10 werden **falsche Rippen (Costae spuriae)** genannt. Die letzten Rippen 11 und 12 haben keinen Kontakt mit dem Sternum und werden daher als **freie Rippen (Costae fluctuantes)** bezeichnet.

Das **Sternum** (➤ Abb. 3.41) ist ein flacher, nach vorne leicht konvex gebogener Knochen. In seiner Form einem Schwert ähnlich, besteht es aus einem Griff (**Manubrium sterni**), einem Körper (**Corpus sterni**) und dem Schwertfortsatz (**Proc. xiphoideus**). Am oberen seitlichen Rand des Manubriums finden sich zwei Vertiefungen (**Incisurae claviculares**) zur Artikulation mit der linken

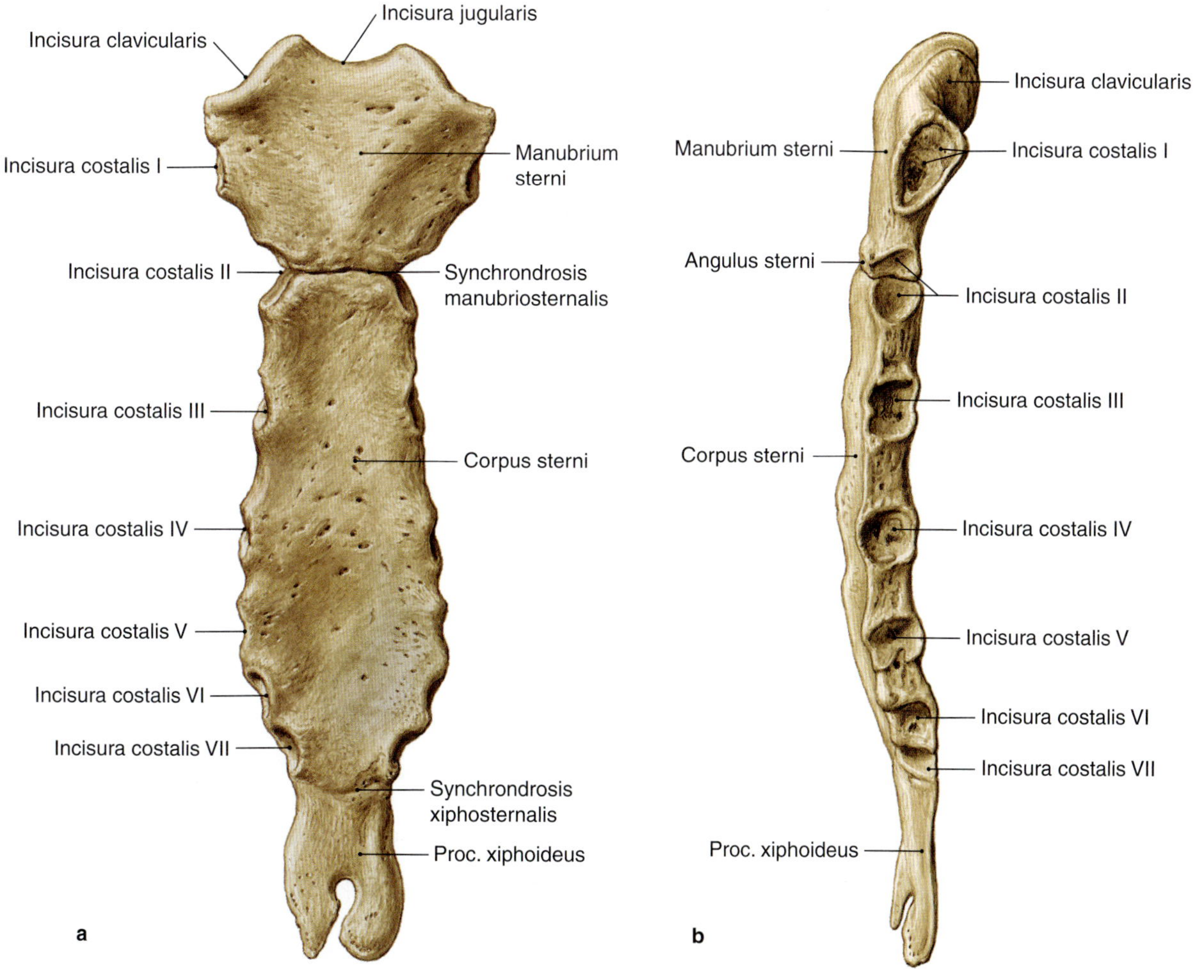

Abb. 3.41 Sternum, Ansicht von ventral (a) und lateral (b) [S007-1-24]

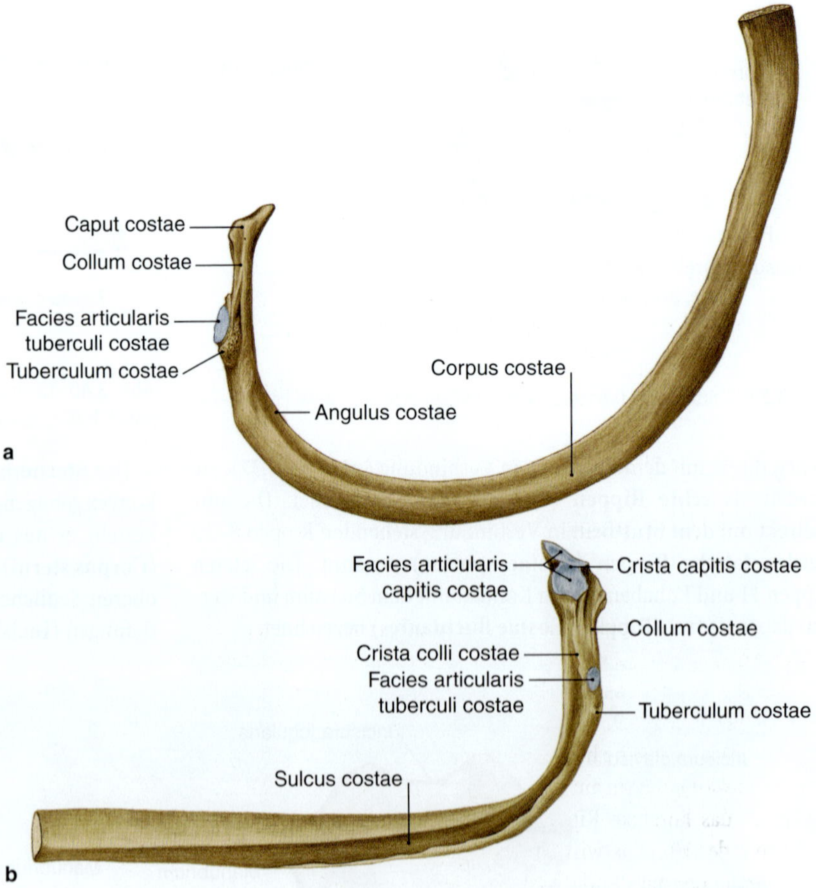

Abb. 3.42 3. Rippe, Ansicht von kranial (a); 8. Rippe, Ansicht von kaudal (b) [S007-1-24]

und rechten Klavikula (➤ Kap. 5.2.1). Dazwischen liegt die Drosselgrube (**Incisura jugularis**). Unterhalb der Incisurae claviculares findet sich jeweils eine Vertiefung zur Artikulation mit der 1. Rippe (**Incisura costalis I**). Direkt am Übergang vom Manubrium zum Corpus liegt der Einschnitt für die 2. Rippe (**Incisura costalis II**). Die Einschnitte für die übrigen Rippen finden sich am seitlichen Rand des Corpus sterni (**Incisurae costales III–VII**). Manubrium sterni, Corpus sterni und Proc. xiphoideus sind bis ins Erwachsenenalter synchondrotisch miteinander verbunden (➤ Kap. 3.4.4), im höheren Alter können die Verbindungen verknöchern.

3.4.2 Steckbrief Intervertebralgelenke der BWS

Über die beiden oberen Gelenkfacetten steht der kaudale Brustwirbel mit den beiden unteren Gelenkfacetten des kranialen Brustwirbels in Verbindung. Die Gelenkflächen sind der frontalen Ebene angenähert (➤ Abb. 3.8):

- Die oberen Gelenkfacetten sind nach dorsal, etwas kranial-lateral ausgerichtet.
- Die unteren Gelenkfacetten sind nach ventral, etwas kaudal-medial ausgerichtet.

Die Ausrichtung der Gelenkebenen in der BWS ermöglichen im Prinzip Bewegungen in allen drei Ebenen. Im Verhältnis zur Anzahl der Bewegungssegmente ist die Beweglichkeit der Brustwirbelsäule jedoch durch die Verbindung mit den Rippen und dem Sternum insgesamt deutlich geringer als in den angrenzenden Wirbelsäulenabschnitten. Erst im Bereich des thorakolumbalen Übergangs nimmt die Beweglichkeit etwas zu, da die unteren beiden Rippen keine Verbindung mehr zum Sternum haben. Darüber hinaus ist die Höhe der thorakalen Bandscheiben im Verhältnis zur Höhe der Brustwirbel relativ gering, was die Beweglichkeit zusätzlich einschränkt (➤ Tab. 3.9).

Tab. 3.9 Zusammenfassung Brustwirbelsäule (Artt. zygapophysiales thoracis)

Gelenktyp	Planes Gelenk – Art. plana
Gelenkflächen	Facies articularis am Proc. articularis superior des unteren Wirbels (plan bzw. leicht konvex), Facies articularis am Proc. articularis inferior des oberen Wirbels (plan bzw. leicht konkav)
Gelenkebene	Auf der Facies articularis inferior des oberen Wirbels, annähernd in der Frontalebene (etwa 15° nach medial und 20° nach kaudal ausgerichtet)
Gelenkkapsel	Dünne fibröse Kapsel mit Verbindungen zum Lig. flavum und zu den Mm. multifidi
Ruhestellung	Physiologische Kyphose

Tab. 3.9 Zusammenfassung Brustwirbelsäule (Artt. zygapophysiales thoracis) (*Forts.*)

Verriegelte Stellung	Max. Flexion, Lateralflexion mit gegensinniger Rotation
Kapselmuster	Nicht beschrieben
Bewegungsausmaß	• Extension / Flexion 40° / 0 / 45° • Lateralflexion rechts / links 20° / 0 / 20° • Rotation rechts / links 35° / 0 / 35°
Segmentale Innervation	Sensibel: mediale Äste der Rr. posteriores der Spinalnerven
Besonderheiten	Die Beweglichkeit der Brustwirbelsäule wird durch die Verbindung mit den Rippen und dem Sternum eingeschränkt.

3.4.3 Steckbrief kostovertebrale Verbindungen

Rippenköpfchengelenke (Artt. capitis costae)

Die Rippenköpfchengelenke (> Abb. 3.43, > Abb. 3.44) sind Kugelgelenke (Art. spheroidea) mit drei Freiheitsgraden. Außer bei den Rippen 1, 11 und 12 wird jedes Gelenk durch ein intraartikuläres Band (**Lig. capitis costae**) in zwei Kammern unterteilt.

Die Körper des 2. – 9. Brustwirbels besitzen an ihrem oberen und unteren Rand je eine halbe Gelenkfläche (Fovea costalis superior und inferior), die zusammen mit der Bandscheibe die Gelenkpfanne für das konvexe Rippenköpfchen (Caput costae) bilden. Der Körper des 10. Brustwirbels besitzt nur eine halbe Gelenkfläche an seinem oberen Rand und bildet zusammen mit der unteren Gelenkfläche des 9. Brustwirbels und der Bandscheibe die Gelenkpfanne für das Köpfchen der 10. Rippe. Der 1. Brustwirbelkörper hat eine ganze Gelenkfläche für die Artikulation mit der 1. Rippe und eine halbe Gelenkfläche für die Artikulation mit der 2. Rippe

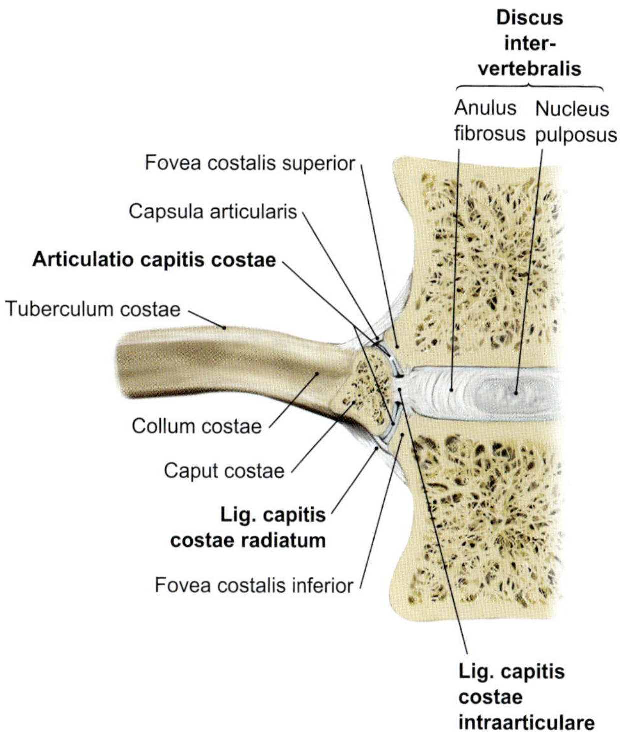

Abb. 3.44 Rippenköpfchengelenk im Frontalschnitt, Ansicht von ventral [S007-1-24/L266]

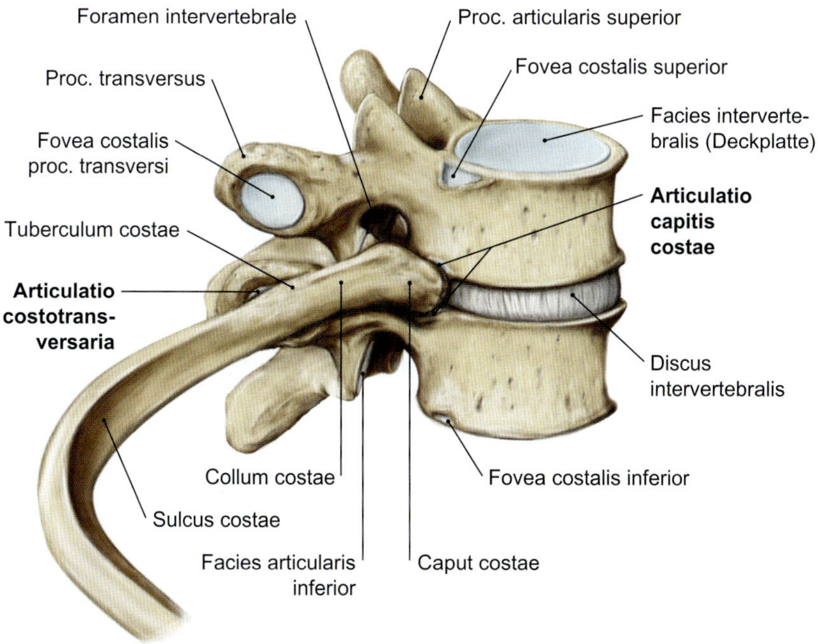

Abb. 3.43 Rippenköpfchengelenk, Ansicht von lateral [S007-1-24/L266]

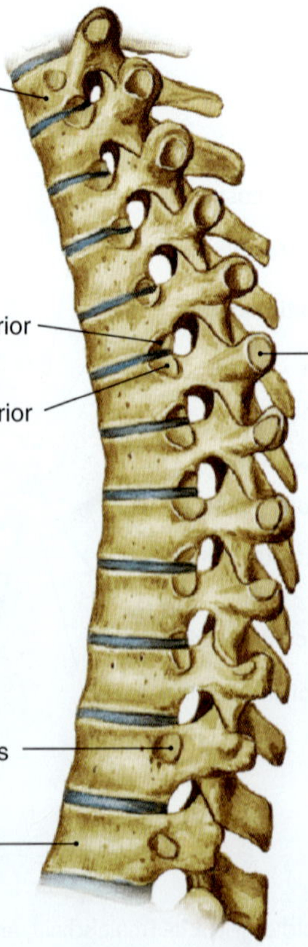

Abb. 3.45 Gelenkflächen der Rippenköpfchengelenke an der Brustwirbelsäule, Ansicht von lateral [S007-5]

(➤ Abb. 3.45). Die 11. und 12. Rippe artikulieren über eine ganze Gelenkfläche mit dem 11. bzw. 12. Brustwirbelkörper.

Bewegungen in den Rippenköpfchengelenken (Heben und Senken der Rippen bei der Ein- bzw. Ausatmung) finden hauptsächlich um die Collum-costae-Längsachse statt (s. u. *Funktionelle Aspekte des Thorax*).

Bänder der Rippenköpfchengelenke (➤ Abb. 3.44)

Lig. capitis costae intraarticulare

- Mediale Insertion: Bandscheibe
- Laterale Insertion: Rippenköpfchen (Crista capitis costae)
- Verlauf: nahezu horizontal
- Besonderheit: flächenhaftes, intraartikuläres Band, welches die Gelenkhöhle in eine obere und eine untere Kammer unterteilt
- Funktion: hält das Rippenköpfchen in einer Atemmittellage und kommt sowohl bei Einatmung als auch bei Ausatmung unter Zug

Lig. capitis costae radiatum

- Mediale Insertion: Rand der Gelenkpfanne (Fovea costalis)
- Laterale Insertion: Collum costae
- Verlauf: vom Collum costae ausgehend divergierend zum Wirbelkörper bzw. zur Bandscheibe
- Funktion: verstärkt die Gelenkkapsel und stabilisiert das Gelenk in der Atemmittellage

Rippenhöckerchengelenke (Artt. costotransversariae, ➤ Abb. 3.46)

Es handelt sich um Radgelenke (Art. trochoidea) mit einem Freiheitsgrad. Mit Ausnahme der 11. und 12. Rippe artikuliert im Rippenhöckerchengelenk das Tuberculum costae mit der Fovea costalis am Proc. transversus des entsprechenden Brustwirbels.

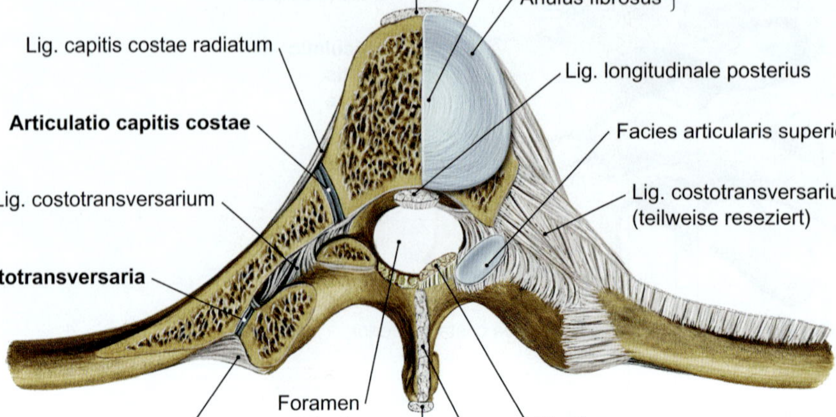

Abb. 3.46 Rippenhöckerchen- und Rippenköpfchengelenke im Transversalschnitt, Ansicht von kranial [S007-1-24/L127]

Die Gelenkfläche am Proc. transversus (Fovea costalis proc. transversi) ist im kranialen Bereich der Brustwirbelsäule konkav, während sie im kaudalen Bereich der BWS eher plan ist. Die Ausrichtung der Fovea costalis proc. transversi richtet sich nach der Stellung der Procc. transversi, die in der oberen BWS eher nach lateral zeigen und nach kaudal hin zunehmend weiter nach dorsal ausgerichtet sind (➤ Abb. 3.48).

Die Gelenkflächen am Tuberculum costae (Facies articularis tuberculi costae) der kranialen Rippen haben eine konvexe Form und zeigen nach dorsal-medial. Die Gelenkflächen an den kaudalen Rippen sind plan und liegen den Querfortsätzen auf.

Bewegungen in diesem Gelenk finden hauptsächlich um die Collum-costae-Längsachse statt (s. u. *Funktionelle Aspekte des Thorax*).

Bänder der Rippenhöckerchengelenke (➤ Abb. 3.46, ➤ Abb. 3.47)

Lig. costotransversarium

- Dorsale Insertion: Vorderkante des Querfortsatzes
- Ventrale Insertion: Hinterkante des Collum costae
- Verlauf: annähernd horizontal zwischen den Knochen
- Funktion: stabilisiert die Rippe gegen eine Verlagerung nach ventral und hält die Rippe in Atemmittellage

Lig. costotransversarium superius

- Kraniale Insertion: Unterkante des Querfortsatzes
- Kaudale Insertion: Oberkante des nächsttieferen Collum costae
- Verlauf: annähernd vertikal von kranial / leicht dorsal nach kaudal / leicht ventral
- Funktion: stabilisiert die Rippe gegen die Verlagerung nach kaudal und ventral

Lig. costotransversarium laterale

Das Band stellt eine Verstärkung der Gelenkkapsel des Rippenhöckerchengelenks dar.

- Mediale Insertion: Spitze des Querfortsatzes
- Laterale Insertion: Rückseite des Corpus costae, direkt lateral des Tuberculum costae
- Verlauf: von kranial-dorsal nach ventral-kaudal
- Funktion: stabilisiert die Rippe gegen eine Verlagerung nach ventral und hält die Rippe in Atemmittellage

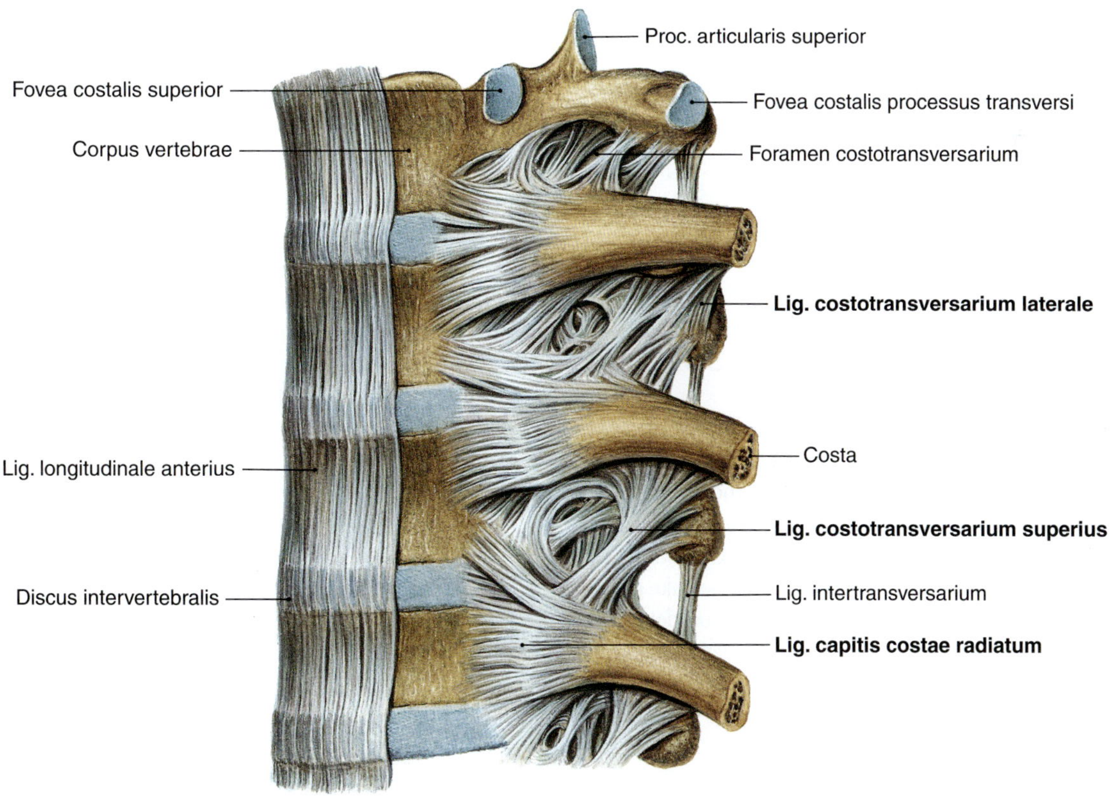

Abb. 3.47 Bänder der Rippenwirbelgelenke, Ansicht von lateral [S007-1-24]

3

Tab. 3.10 Zusammenfassung Rippengelenke (Artt. costovertebrales)

Art. capitis costae	
Gelenktyp	Kugelgelenk – Art. spheroidea
Gelenkflächen	Fovea costalis inferior und superior zweier benachbarter Wirbelkörper mit der dazwischenliegenden Bandscheibe (konkav), Facies articularis am Caput costae (konvex)
Gelenkebene	Auf der Fovea costalis, aus der sagittalen Ebene leicht nach dorsal ausgerichtet
Gelenkkapsel	Dünne Kapsel mit Verstärkung durch die Ligg. capitis costae radiata
Besonderheiten	Mit Ausnahme der 1., 11. und 12. Rippe wird das Gelenk durch das Lig. capitis costae intraarticulare in zwei Kammern unterteilt; die Rippen 1, 11 und 12 artikulieren mit je einer ganzen Gelenkfläche am Wirbelkörper.
Art. costotransversaria	
Gelenktyp	Radgelenk – Art. trochoidea
Gelenkflächen	Fovea costalis am Proc. transversus (konkav); Facies articularis am Tuberculum costae (konvex)
Gelenkebene	Auf der Fovea costalis des Proc. transversus, in der oberen BWS mehr nach lateral, in der unteren BWS zunehmend weiter nach dorsal ausgerichtet
Gelenkkapsel	Dünne Kapsel mit Verstärkung durch das Lig. costotransversarium laterale
Ruhestellung	Atemmittellage
Verriegelte Stellung	Max. Inspiration oder Exspiration
Kapselmuster	Nicht beschrieben
Bewegungsausmaß	• Inspiration / Exspiration kostosternal ca. 5–10 cm • Inspiration / Exspiration kostolateral ca. 3–5 cm
Segmentale Innervation	Sensibel: mediale Äste der Rr. posteriores der Spinalnerven
Besonderheiten	An der 11. und 12. Rippe fehlt dieses Gelenk. Die Bewegung der kostovertebralen Verbindungen wird auch durch die sternokostalen Verbindungen beeinflusst.

3.4.4 Steckbrief sternokostale Verbindungen

Gelenktyp und Gelenkpartner der Sternokostalgelenke (Artt. sternocostales, > Abb. 3.49)

Die vorderen Enden der Rippenknorpel stehen mit den Incisurae costales am Sternum in Verbindung. Die 1., 6. und 7. Rippe sind dort synchondrotisch mit dem Brustbein verbunden; man findet keinen Gelenkspalt. Im Bereich der 2. – 5. Rippe findet man dagegen regelmäßig echte Gelenke (Diarthrosen), die vom Gelenktyp einem Kugelgelenk (Art. spheroidea) entsprechen. Diese Gelenke gleichen im Aufbau den Rippenköpfchengelenken. Lediglich bei der 2. Rippe ist das Gelenk regelmäßig durch das intraartikulär gelegene **Lig. sternocostale intraarticulare** in zwei Kammern unterteilt.

Bänder der Sternokostalgelenke

Lig. sternocostale radiatum

- Mediale Insertion: ventrale und dorsale Fläche des Sternums
- Laterale Insertion: Rippenknorpel
- Verlauf: von den Rippenknorpeln ausgehend divergierend zum Sternum
- Funktion: verstärkt die Gelenkkapsel und stabilisiert das Gelenk in der Atemmittellage

Besonderheiten

Die Ligamente bilden die Membranae sterni externa und interna.

Lig. sternocostale intraarticulare

- Mediale Insertion: Incisura costalis des Sternums
- Laterale Insertion: Rippenknorpel
- Verlauf: nahezu horizontal
- Funktion: unterteilt das Gelenk in eine obere und eine untere Kammer

Besonderheiten

Dieses Band findet man regelmäßig nur am 2. Sternokostalgelenk am Übergang des Angulus sterni. Am 3. Sternokostalgelenk ist dieses Band nur in 1/5, am 4. Sternokostalgelenk nur in 1/10 der Fälle vorhanden.

Synchondroses interchondrales und costochondrales

Als **Synchondrosis interchondralis** werden die Verbindungen zwischen dem (6. oder) 7. bis 10. Rippenknorpel bezeichnet. Über diese Verbindungen sind die Rippen 8 bis 10 indirekt am Sternum befestigt.

Die **Synchondrosis costochondralis** ist der Übergang vom knöchernen zum knorpligen Anteil der Rippe.

Synchondrosis manubriosternalis und xiphosternalis

Die **Synchondrosis manubriosternalis** ist die knorplige Verbindung vom Corpus sterni zum Manubrium sterni, die häufig als deutliche Erhebung zu tasten ist. Sie wird auch als **Angulus sterni** bezeichnet. Auf Höhe des Angulus sterni befindet sich die 2. Rippe, die zur Hälfte mit dem Manubrium sterni und zur anderen Hälfte mit dem Corpus sterni artikuliert (> Abb. 3.49).

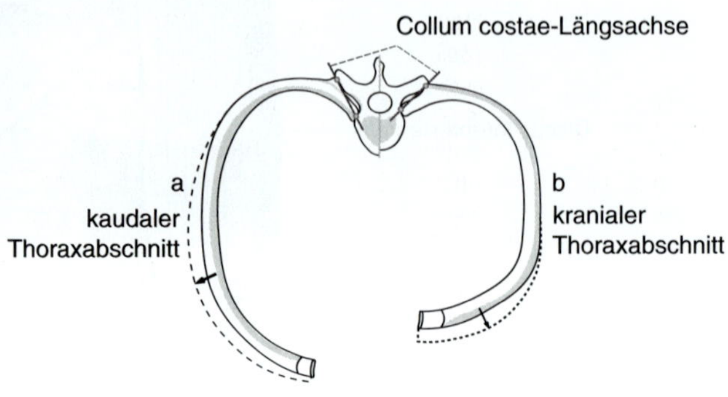

Abb. 3.48 Ausrichtung der Collum-costae-Längsachse im kaudalen (a) und kranialen (b) Thoraxabschnitt [S007-1-24]

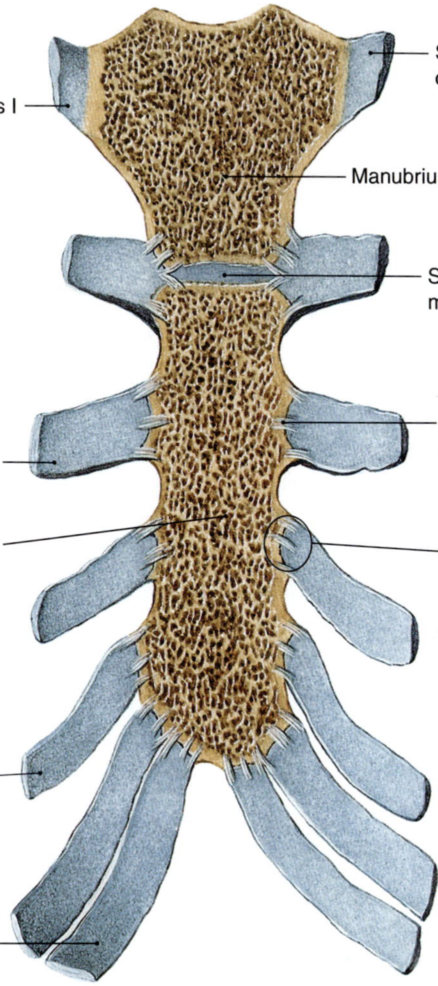

Abb. 3.49 Sternokostalgelenke im Frontalschnitt, Ansicht von dorsal [S007-1-24/L266]

FUNKTIONELLE ASPEKTE DES THORAX

Der Thorax übernimmt zwei wichtige Funktionen:

1. Schutzfunktion für Thoraxorgane: Durch die Elastizität der Rippenknorpel besitzt der Thorax eine hohe Widerstandsfähigkeit, besonders im ventralen Bereich. Er bietet dadurch den Organen der Brusthöhle weitgehenden Schutz.
2. Ventilation (Belüftung der Lunge): Die Exspiration (Ausatmung) und die Inspiration (Einatmung) sind an unterschiedliche Drucke im Thorax gebunden, die durch Vergrößerung und Verkleinerung des Thoraxraums entstehen. Die *Inspiration* ist ein aktiver Vorgang, bei dem die Rippen von den Atemmuskeln gegen die Schwerkraft angehoben werden bzw. das Zwerchfell gesenkt wird (s. u. *Funktionelle Aspekte des Diaphragmas*). Dabei wird der Thoraxraum erweitert und ein Unterdruck produziert, der Luft in die Lunge einströmen lässt. Bei der *normalen Exspiration* werden die Rippen ohne größere Muskelaktivität in ihre Ausgangsposition zurückgebracht. Es handelt sich dabei um einen passiven Vorgang, der durch die elastischen Rückstellkräfte des Thorax und der Lunge gewährleistet wird. Dabei wird der Thoraxraum verkleinert, sodass die Luft wieder ausströmt. Bei *forcierter Exspiration*, z. B. beim Husten, Trompete spielen oder bei obstruktiven Lungenerkrankungen, können die Rippen durch exspiratorische Atemhilfsmuskeln (z. B. die Bauchmuskulatur, ➤ Kap. 3.5.4) zusätzlich kräftig gesenkt werden.

Die Thoraxexkursion ist ein komplizierter Bewegungsmechanismus, der sich aus einer Summe von Einzelbewegungen zusammensetzt. Bewegungen finden dabei in den kostovertebralen bzw. sternokostalen Verbindungen und in den elastischen Anteilen der Rippen statt.

Bewegungen in den kostovertebralen Verbindungen

Die Rippenbewegungen dienen der Atmung. Dabei führt ein Anheben der Rippen zu einer Thoraxerweiterung (Inspirationsstellung) und ein Senken der Rippen zu einer Thoraxverkleinerung (Exspirationsstellung). Die Bewegung findet um die anatomische Collum-costae-Längsachse statt.

Die **Collum-costae-Längsachse** verläuft durch beide Gelenke (Rippenköpfchen- und Rippenhöckerchengelenk) von ventromedial nach dorsolateral. Diese Achse hat im kranialen Bereich des Thorax eine andere Ausrichtung als im kaudalen Bereich (➤ Abb. 3.48): Die kranialen Rippen werden um eine annähernd transversale Achse bewegt, sodass sich der Thorax nach ventral vergrößern kann. Dies bezeichnet man auch als **Pumpbewegung**, bei der sich der sagittale Thoraxdurchmesser erweitert (➤ Abb. 3.50a). Die kaudalen Rippen werden um eine annähernd sagittale Achse bewegt, wodurch sich der Thorax nach lateral erweitert.

Diese Bewegung bezeichnet man auch als **Henkelbewegung** (➤ Abb. 3.50b).
Je nach Ausrichtung der Collum-costae-Längsachse im Raum bewegen sich die kranialen Rippen demnach vermehrt in einer Pumpbewegung und die kaudalen Rippen vermehrt in einer Henkelbewegung.
Der Bewegungsausschlag in den Rippenwirbelgelenken ist, bedingt durch den straffen Kapselbandapparat, insgesamt sehr klein. Am sternalen Ende der kranialen Rippen ist jedoch eine große Bewegungsamplitude zu messen. Im Bereich der kaudalen Rippen ist ein großer Bewegungsausschlag lateral wahrzunehmen.

Bewegungen in den sternokostalen Verbindungen
Das mediale Knorpelende der Rippen ist so in die Incisura costalis des Sternums eingezapft, dass hier nur kleine Bewegungen stattfinden. Bei der 1., 6. und 7. Rippe sind keine Rotationsbewegungen, sondern nur elastische Verbiegungen möglich.

Bewegungen in den Rippenknorpeln
Während der Inspiration werden die Rippenknorpel wie ein elastischer Stab verwrungen, der in Längsrichtung verdreht wird. Die dafür notwendige Energie wird von den Inspirationsmuskeln aufgebracht. Endet die Muskelaktion, drehen sich die Rippen in ihre ursprüngliche Form zurück. Der Brustkorb wird über die Elastizität der Rippen, der Bänder und der Lunge in seine Ausgangslage zurückgebracht.

Die **Synchondrosis xiphosternalis** ist die knorpelige Verbindung vom Corpus sterni zum Proc. xiphoideus. Sie kann im höheren Alter verknöchern.

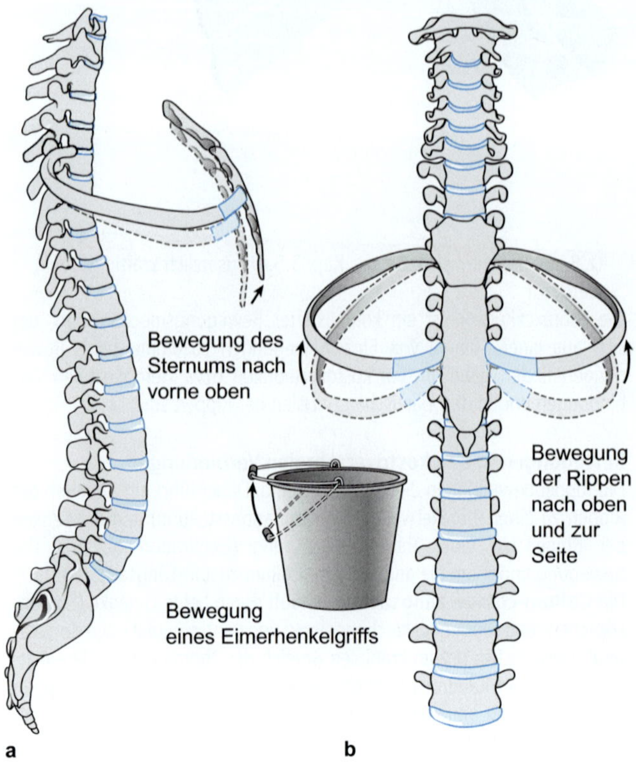

Abb. 3.50 Bewegung der Rippen im kranialen (a) und kaudalen (b) Thoraxabschnitt [S007-1-24/L126]

3.4.5 Muskulatur der BWS und des Thorax

▶ Zwerchfell (Diaphragma, ➤ Abb. 3.51)

Pars sternalis

Ursprung
Innenfläche des Proc. xiphoideus

Verlauf
Bogenförmig von ventral-kaudal nach dorsal-kranial

Pars costalis

Ursprung
Innenfläche der Rippenknorpel 7–12

Verlauf
Bogenförmig von lateral-kaudal nach medial-kranial

Pars lumbalis (Crus laterale)

Ursprung
- Lig. arcuatum laterale (Faszie des M. quadratus lumborum)
- Lig. arcuatum mediale (Faszie des M. psoas major)

Verlauf
Bogenförmig von dorsal-kaudal nach ventral-kranial

Pars lumbalis (Crus mediale)

Ursprung
- 1.–3. Lendenwirbelkörper (linkes Crus mediale)
- 1.–4. Lendenwirbelkörper (rechtes Crus mediale)

Verlauf
Bogenförmig von dorsal-kaudal nach ventral-kranial

Ansatz aller Anteile
Centrum tendineum

Funktion
- Ventilatorische Funktion: Inspiration
- Hämodynamische Funktion: unterstützt den venösen Rückstrom des Blutes
- Lymphdynamische Funktion: unterstützt die lymphatische Drainage des Bauchraums
- Viszerale Funktion: dynamisiert alle Baucheingeweide und unterstützt dadurch vor allem die Bewegungen von Magen und Darm bei der Verdauung
- Phonationsfunktion: stellt einen kontinuierlichen Luftstrom für die Sprache und andere Lautäußerungen bereit
- Ausscheidungsfunktion: Defäkation, Erbrechen und Unterstützung des Geburtsvorganges

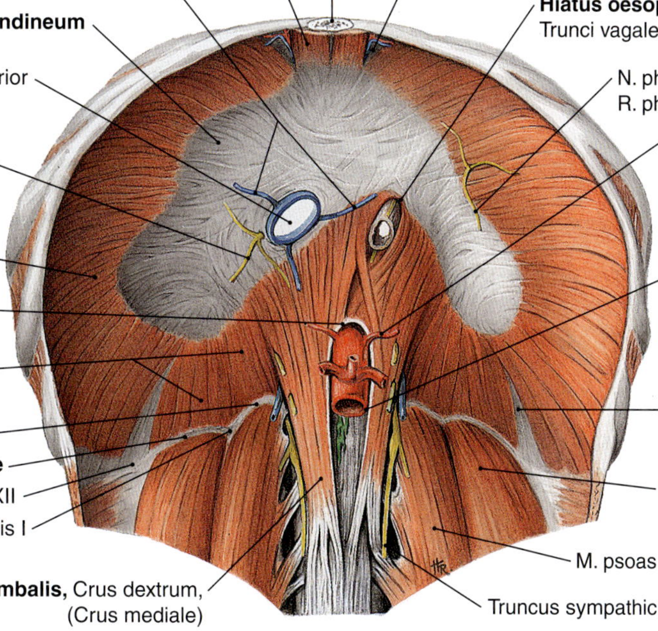

Abb. 3.51 Diaphragma, Ansicht von kaudal [S007-1-24/L240]

Topografische Zusammenhänge

Das Diaphragma (*altgriech.* = Trennwand) trennt als kuppelförmige Struktur den Thorax vom Abdomen. Zwischen den einzelnen muskulären Anteilen gibt es Schwachstellen, die als Bruchpforten für Eingeweidebrüche (Hernien) dienen können. Im ventralen Bereich findet man das **Trigonum sternocostale** und im dorsolateralen Bereich das **Trigonum lumbocostale**. Im **Centrum tendineum** befindet sich eine Öffnung (**Foramen V. cavae**) für den Durchtritt der V. cava inferior. In der Pars lumbalis befinden sich zwei weitere Durchtrittsstellen (➤ Abb. 3.51):

- **Hiatus aorticus:** für die Aorta und den Ductus thoracicus (Lymphabfluss des Bauchraums)
- **Hiatus oesophageus:** für die Speiseröhre (Ösophagus) und den N. vagus

Ursprünglich entsteht das Diaphragma als transversales Septum in der Halswirbelsäule und wandert dann im Laufe der embryologischen Entwicklung nach kaudal. Daher entstammt seine Innervation dem zervikalen Plexus.

Innervation

N. phrenicus (C3 – C5)

MERKHILFE

C3, 4, 5 keeps the diaphragm alive.

FUNKTIONELLE ASPEKTE DES DIAPHRAGMAS

Das Diaphragma ist der wichtigste inspiratorische Atemmuskel, der den Thoraxraum im sagittalen, frontalen und longitudinalen Durchmesser vergrößern kann. Dabei lässt sich die Muskelaktion in zwei Phasen unterteilen:

- In der *1. Phase der Zwerchfellkontraktion* kommt es zu einem Absinken des Centrum tendineum in Richtung Bauchraum. Dabei wird der Thoraxraum in longitudinaler Richtung vergrößert und die Bauchorgane werden komprimiert. Für diese Phase ist es wichtig, dass die kaudalen Rippen fixiert werden. Diese Fixierung kann von den Bauchmuskeln, dem M. quadratus lumborum und dem M. serratus posterior inferior übernommen werden.
- Ist der Druck im Bauchraum so groß, dass ein weiteres Absinken nicht mehr möglich ist, wird das Centrum tendineum zum Punctum fixum für die weitere Muskelaktion. In dieser *2. Phase der Zwerchfellkontraktion* können die kaudalen Rippen bei fixiertem Centrum tendineum gegen die Schwerkraft angehoben werden. Da die kaudalen Rippen über das Sternum mit den kranialen verbunden sind, kommt es in dieser Phase zu einer Vergrößerung des sagittalen und transversalen Thoraxdurchmessers (➤ Abb. 3.50).

Für diese 2. Phase der Zwerchfellaktion muss erstens der intraabdominelle Druck im Bauchraum aufrechterhalten werden, sodass das Centrum tendineum Punctum fixum bleiben kann, und zweitens die kaudale Fixierung der Rippen aufgehoben werden, sodass diese gehoben werden können. Gewährleistet wird dies durch die Bauchmuskulatur, den M. quadratus lumborum und den M. serratus posterior inferior, die in der 2. Phase der Zwerchfellatmung exzentrisch nachlassen. Dabei wird der intraabdominelle Druck konstant gehalten und die Rippen werden nach kranial lateral freigegeben.

Man spricht von einem **Synergismus-Antagonismus** dieser Muskeln zum Zwerchfell: Einerseits sind die Bauchmuskeln durch ihre Lage Exspirationsmuskeln (antagonistische Wirkung), die den Thorax kräftig nach unten ziehen können, andererseits sind sie aber unentbehrlich für eine suffiziente Inspiration (synergistische Wirkung), indem sie das Zwerchfell in beiden Phasen unterstützen.

KLINISCHE BEZÜGE

- Das Zwerchfell ist der wichtigste Motor für die viszerale Drainage und Mobilität. Ein Hypertonus des Zwerchfells kann zu venolymphatischen Abflussstörungen aus dem Bauchraum führen.
- Bei einem verringerten intraabdominellen Druck (z. B. bei Magersucht) kann das Centrum tendineum nicht mehr ausreichend fixiert werden. Dadurch können in der 2. Phase der Zwerchfellkontraktion die kaudalen Rippen nicht angehoben werden. Es kann zu einer sog. paradoxen Atmung mit Einziehung der kaudalen Rippen bei der Inspiration kommen.
- Über das Lig. arcuatum mediale und laterale steht das Zwerchfell mit dem M. psoas major und dem M. quadratus lumborum in Verbindung, wodurch es zu einer gegenseitigen Beeinflussung der Strukturen kommen kann (vgl. > Abb. 3.66).
- Funktionsstörungen des Zwerchfells können über den N. phrenicus (C3–C5) zu Störungen im Bereich der Halswirbelsäule führen und umgekehrt.

Brustkorbmuskulatur

▸ Mm. intercostales externi (> Abb. 3.52, > Abb. 3.53)

Ursprung
Unterrand der oberen Rippe

Ansatz
Oberrand der unteren Rippe

Verlauf
Von kranial-lateral-dorsal nach kaudal-lateral-ventral, wie der M. obliquus externus abdominis

Funktion
Hebt die Rippen (Inspiration)

Topografische Zusammenhänge
Muskelfasern befinden sich nicht im gesamten Interkostalraum, sondern nur im Bereich vom Tuberculum costae bis zum Beginn des Rippenknorpels. Von da an gehen die Muskeln bis zum Sternum in die **Membrana intercostalis externa** über.

Innervation
Nn. intercostales (Th1 – Th11)

▸ Mm. intercostales interni (> Abb. 3.52, > Abb. 3.53)

Ursprung
Oberrand der unteren Rippe

Ansatz
Unterrand der oberen Rippe

Verlauf
Von kaudal-lateral-dorsal nach kranial-medial-ventral, wie der M. obliquus internus abdominis

Funktion
Senkt die Rippen (Exspiration)

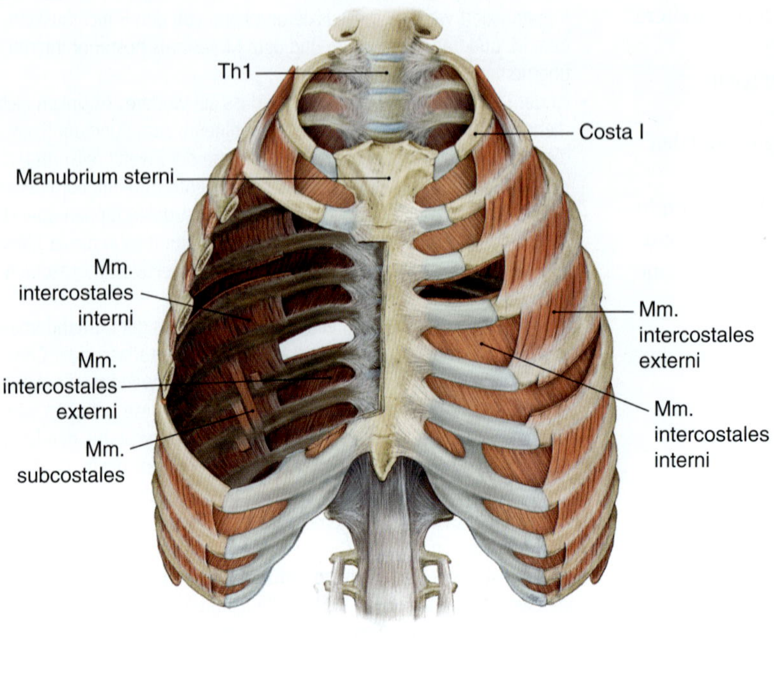

Abb. 3.52 Mm. intercostales interni und externi, Ansicht auf den Thorax von ventral (rechte Thoraxseite eröffnet mit Blick auf die hintere Thoraxwand) [L285/S007-5]

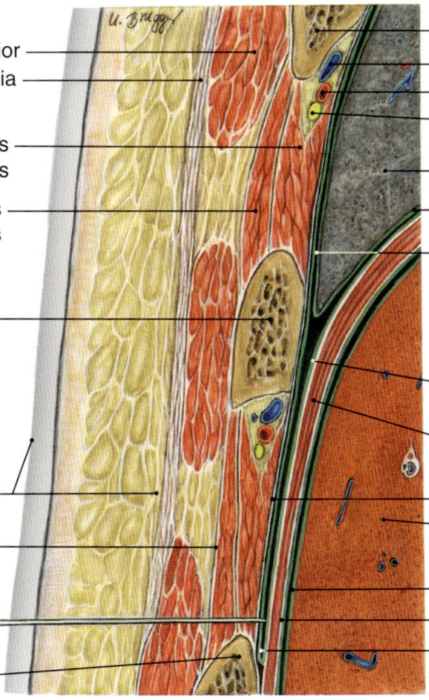

Abb. 3.53 Schichtung der Brustwand, Frontalschnitt durch zwei Interkostalräume [S007-1-24/L127]

Topografische Zusammenhänge

Muskelfasern befinden sich nicht im gesamten Interkostalraum, sondern nur im Bereich vom Angulus costae bis zum Sternum. Zwischen dem Angulus costae und den Wirbeln ersetzt die **Membrana intercostalis interna** die Muskelschicht.

Fasern der Mm. intercostales interni, die über mehrere Segmente ziehen, werden als **Mm. subcostales** bezeichnet (➤ Abb. 3.52). Diese Muskelfasern findet man besonders im Bereich der Anguli costarum der 6.–11. Rippe.

Die Mm. intercostales interni werden durch die Interkostalgefäße (A. und V. intercostales) sowie den N. intercostalis in einen äußeren und einen inneren Bereich unterteilt (➤ Abb. 3.53). Die innen liegenden Muskelfasern bezeichnet man auch als **Mm. intercostales intimi**.

Innervation

Nn. intercostales (Th1–Th11)

FUNKTIONELLE HINWEISE

Bei elektromyografischen Untersuchungen zeigen die Mm. intercostales bei ruhiger Normalatmung lediglich eine geringe Aktivität. Erst bei forcierter Atmung werden sie mehr in die Atemfunktion eingebunden.

▶ M. transversus thoracis (➤ Abb. 3.54)

Ursprung

Innenseite des Proc. xiphoideus und Corpus sterni

Ansatz

Unterrand des 2.–6. Rippenknorpels

Verlauf

Von kaudal-medial-ventral nach kranial-lateral-dorsal

Funktion

- Sicherung der sternokostalen Verbindungen
- In Zusammenarbeit mit dem M. rectus abdominis senkt er die Rippen (Exspiration)

Innervation

Nn. intercostales (Th2–Th6)

Nichtautochthone (eingewanderte) Rückenmuskulatur

Die Mm. serrati posteriores superior und inferior werden von den vorderen Ästen (Rr. anteriores) der Spinalnerven innerviert und daher nicht den autochthonen Rückenmuskeln zugerechnet.

▶ M. serratus posterior superior (➤ Abb. 3.55, ➤ Abb. 3.56)

Ursprung

- Proc. spinosus des 6. und 7. Halswirbels
- Proc. spinosus des 1. und 2. Brustwirbels

Ansatz

Mit vier Zacken an der 2.–5. Rippe im Bereich des Angulus costae

Verlauf

V-förmig von kranial-medial nach kaudal-lateral

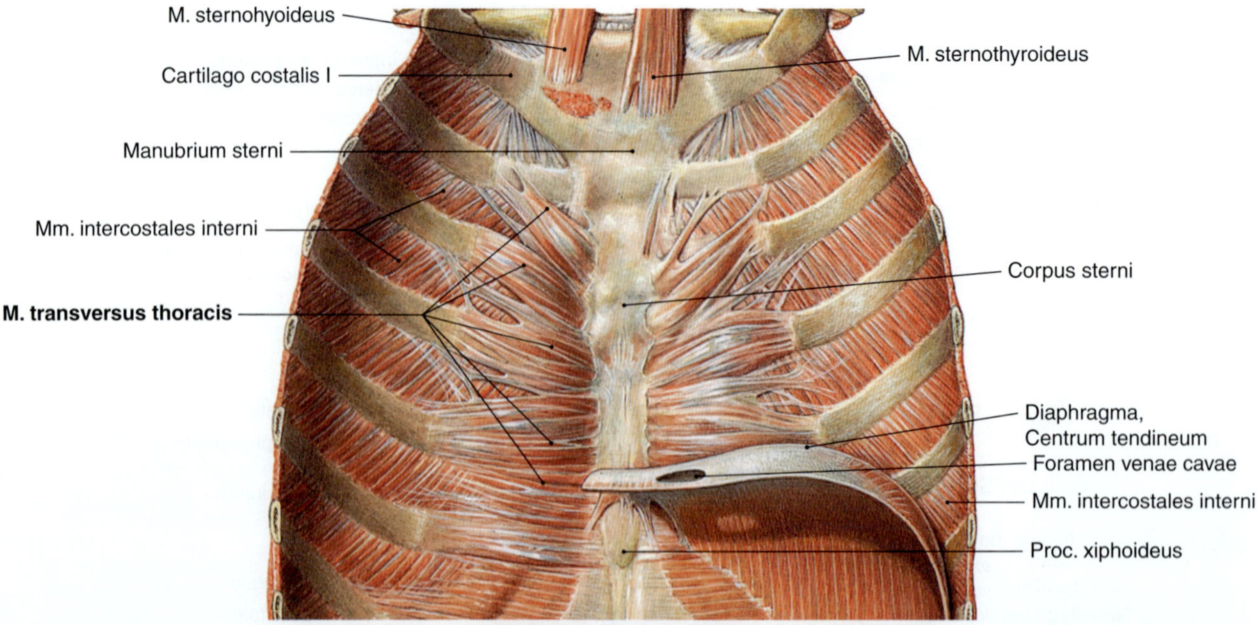

Abb. 3.54 M. transversus thoracis, Ansicht auf das Sternum von dorsal [S007-1-24]

Funktion
Bei beidseitiger Innervation: hebt die Rippen (Inspiration)

Innervation
Nn. intercostales (Th1 – Th4)

▶ M. serratus posterior inferior (> Abb. 3.55, > Abb. 3.56)

Ursprung
- Proc. spinosus des 11. und 12. Brustwirbels
- Proc. spinosus des 1. und 2. Lendenwirbels

Ansatz
Mit vier Zacken an der 9. – 12. Rippe im Bereich des Angulus costae

Verlauf
V-förmig von kaudal-medial nach kranial-lateral

Funktion
Bei beidseitiger Innervation: senkt die Rippen (Exspiration)

FUNKTIONELLE HINWEISE
Der M. serratus posterior inferior unterstützt zusammen mit den Bauchmuskeln und dem M. quadratus lumborum die 1. Phase der Inspiration, da er gemeinsam mit diesen Muskeln die unteren Rippen fixieren kann. Damit wird dem Diaphragma kaudal ein Punctum fixum geboten, sodass sich das Centrum tendineum absenken kann (s. u. *Funktionelle Aspekte des Diaphragmas*). Bei Punctum fixum an den Rippen können die beiden Mm. serrati auch Bewegungen an der Wirbelsäule initiieren.

Innervation
Nn. intercostales (Th9 – Th12)

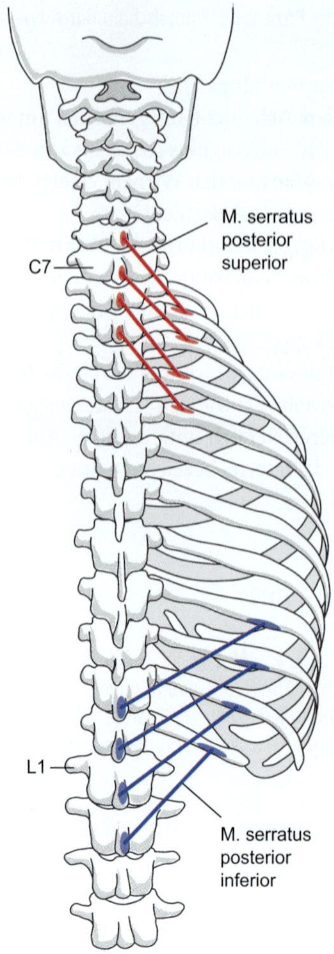

Abb. 3.55 Schematische Darstellung von Ursprung, Ansatz und Verlauf der nichtautochthonen Rückenmuskulatur [L157]

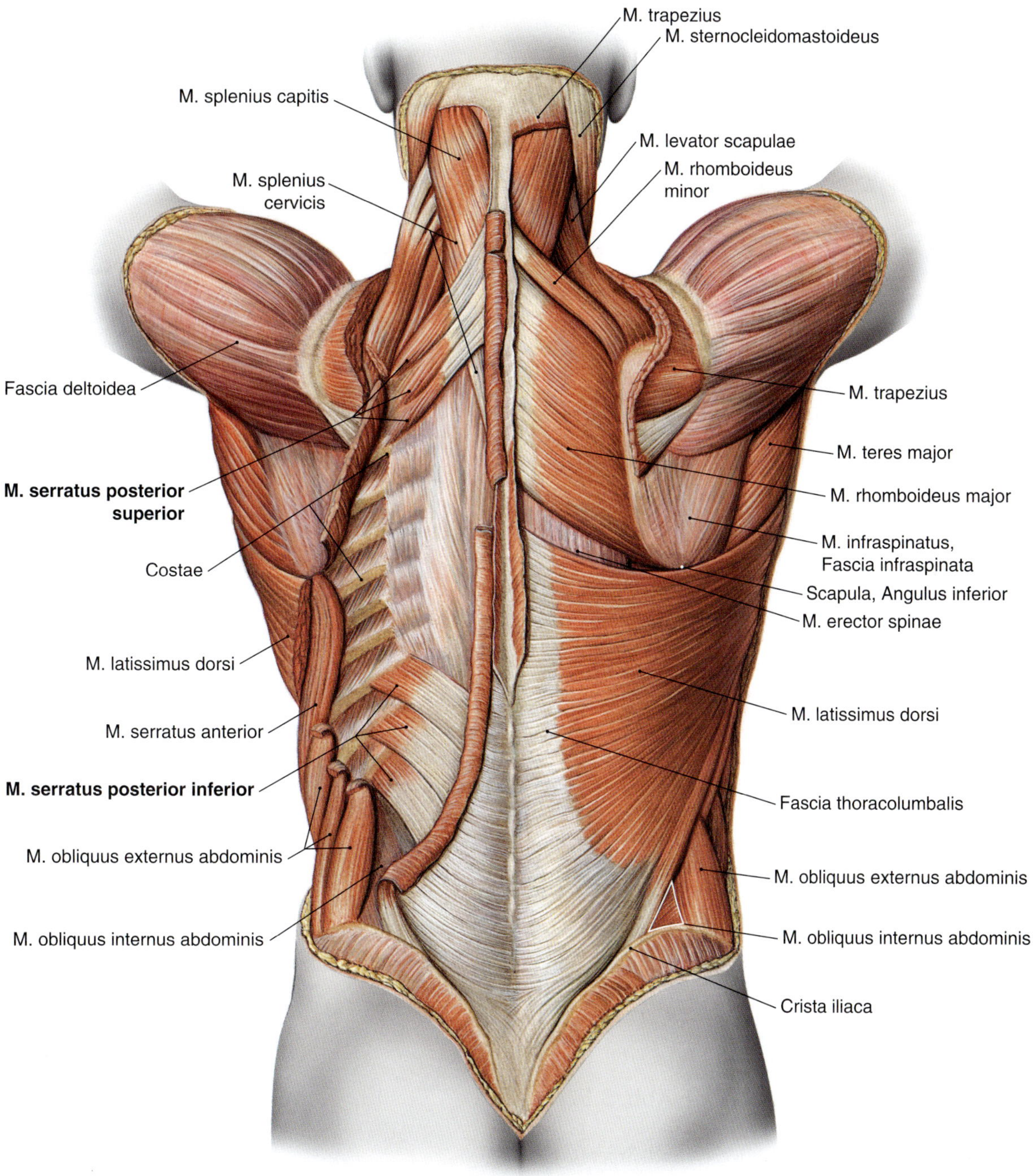

Abb. 3.56 M. serratus posterior superior und inferior (nach Entfernung von M. trapezius, M. levator scapulae, Mm. rhomboidei und M. latissimus dorsi), Ansicht von dorsal [S007-1-24/L127]

Hinweis

An der BWS und am Thorax inserieren noch weitere Muskeln, die zur autochthonen Rückenmuskulatur, Muskulatur des Schultergürtels oder zur Bauchmuskulatur zählen (➤ Kap. 3.1.3, ➤ Kap. 3.5.4 bzw. ➤ Kap. 5.2.2). Sie können die BWS direkt oder indirekt bewegen und teilweise die Ein- oder Ausatmung unterstützen:

- M. longissimus thoracis
- M. iliocostalis thoracis
- M. spinalis thoracis
- Mm. rotatores breves und longi
- Mm. multifidi
- M. semispinalis thoracis
- M. trapezius (Pars ascendens und Pars transversa)
- Mm. rhomboidei major und minor
- M. serratus anterior

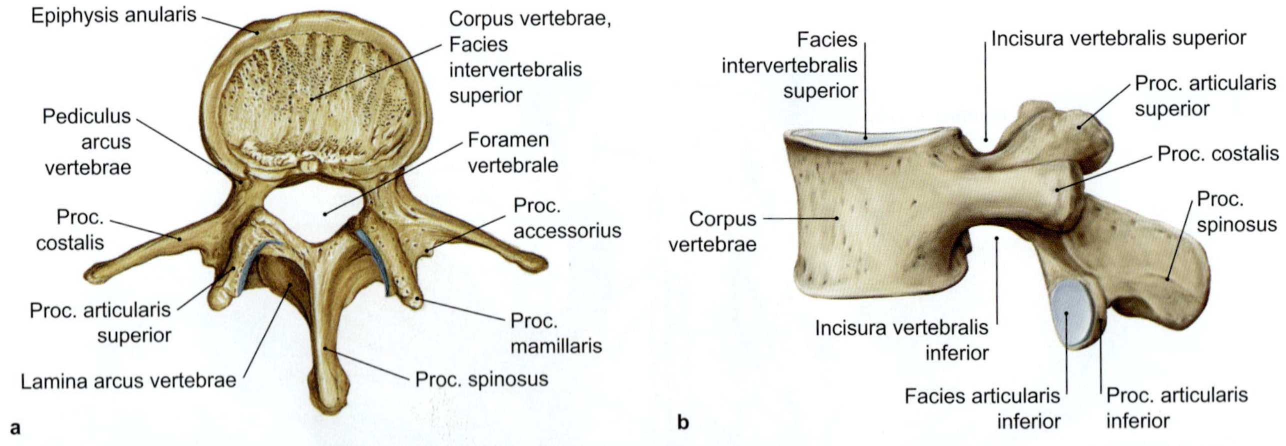

Abb. 3.57 4. Lendenwirbel (Vertebra lumbalis IV), Ansicht von kranial (a) und lateral (b) [S007-1-24/L266]

- M. sternocleidomastoideus
- Mm. scaleni
- Mm. pectorales major und minor
- M. rectus abdominis
- Mm. obliqui abdominis externus und internus
- M. transversus abdominis
- M. quadratus lumborum

3.5 Lendenwirbelsäule

Die Lendenwirbelsäule ist der Teil der Wirbelsäule, auf dem das meiste Gewicht lastet. Dies spiegelt sich in der Größe der Wirbelkörper und der Höhe der Bandscheiben wider. Gleichzeitig stellt die LWS den beweglichen Abschnitt zwischen der durch den knöchernen Thorax eher wenig beweglichen Brustwirbelsäule und dem Sakrum dar. Dieser Umstand stellt hohe Anforderung an die Stabilität der lumbalen Bewegungssegmente.

3.5.1 Knöcherne Strukturen der LWS

Lendenwirbel (Vertebrae lumbales, > Abb. 3.57)

Die Lendenwirbel haben zwar einen mächtigen Wirbelkörper (Corpus vertebrae), dafür jedoch ein sehr kleines Wirbelloch (Foramen vertebrale).

Die breiten, kräftigen Dornfortsätze (Procc. spinosi) sind nach dorsal gerichtet. Nur der Dornfortsatz von L5 ist kleiner und runder.

Der lange, nach dorsal-lateral ragende Querfortsatz in der LWS ist der ursprünglich aus einer Rippenanlage entstandene **Rippenfortsatz (Proc. costalis)**.

Der eigentliche Proc. transversus ist nur noch rudimentär zwischen dem Rippenfortsatz und dem **Proc. mamillaris** vorhanden und wird als **Proc. accessorius** bezeichnet.

3.5.2 Steckbrief Gelenke der LWS

Intervertebralgelenke der LWS (> Abb. 3.58)

Wie auch in den übrigen Intervertebralgelenken stehen die beiden oberen Gelenkfacetten des kaudalen Lendenwirbels mit den beiden unteren Facetten des kranialen Wirbels in Verbindung.

- Die Hauptausrichtung der oberen Gelenkfacetten ist nach medial / etwas dorsal.
- Die unteren Gelenkfacetten sind nach lateral / etwas ventral ausgerichtet.

Der Gelenkspalt liegt in der oberen LWS annähernd in der sagittalen Ebene (> Abb. 3.8). Isolierte gleichsinnige Bewegungen der Gelenkfacetten nach links oder rechts im Sinne einer axialen Rotation sind deshalb kaum möglich. Nach kaudal verlagert sich der Gelenkspalt zunehmend in Richtung Frontalebene.

Hauptbewegung in der LWS ist die Extension und Flexion, Lateralflexion ist nur eingeschränkt und Rotation kaum möglich (> Tab. 3.11).

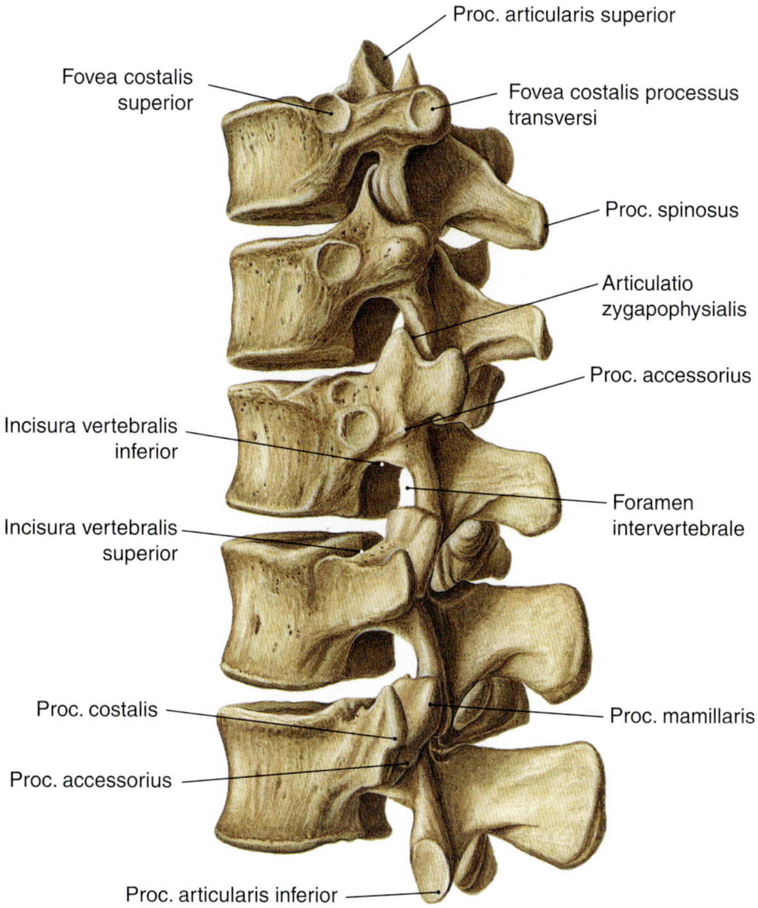

Abb. 3.58 Thorakolumbale Übergangsregion, Ansicht von dorsolateral [S007-1-24]

3.5.3 Fascia thoracolumbalis

Die Fascia thoracolumbalis wird meistens als rautenförmige Struktur dorsal zwischen den Beckenkämmen und der unteren BWS dargestellt (➤ Abb. 3.55). Sie besteht aus einem tiefen Blatt (Lamina profunda) und einem oberflächlichen Blatt (Lamina superficialis).

Das **oberflächliche Blatt** ist an den Procc. spinosi der Wirbelsäule und am Rand der Crista iliaca verankert. Nach kranial erstreckt es sich bis zum Hinterkopf. Es dient dem M. latissimus dorsi und dem M. serratus posterior inferior als Ursprung. Nach distal geht es in die Faszie des M. gluteus maximus über. Dabei kreuzen sich die Fasern und stellen so eine Verbindung zwischen dem M. latissimus dorsi und dem M. gluteus maximus der Gegenseite her.

Das **tiefe Blatt** spannt sich zwischen den Procc. costales der Lendenwirbelsäule, der Crista iliaca und den unteren Rippen aus. Es trennt den M. erector spinae vom M. quadratus lumborum (➤ Abb. 3.11) und setzt sich nach kaudal in das Lig. sacrotuberale fort. An ihm entspringen der M. transversus abdominis und der M. obliquus abdominis internus sowie Teile der autochthonen Muskulatur.

Beide Blätter vereinigen sich am lateralen Rand des M. erector spinae und bilden so den osteoligamentären Kanal, der die autochthonen Rückenmuskeln umschließt (➤ Abb. 3.11).

3.5.4 Muskulatur der LWS

Während der knöchernen Thorax und der Beckengürtel wie eine Art Rüstung die Brust- und Beckenorgane umschließen, sind die Bauchorgane und die lumbale Wirbelsäule aufgrund der fehlenden knöchernen Rüstung gegenüber äußeren Kräften eher ungeschützt. Diese Aufgabe kommt hier der Muskulatur der Bauchwand zu, die wie ein System aus „weichen" Rippen den fehlenden knöchernen „Korb" ersetzt.

Schichtung und Verlauf der Brustkorbmuskulatur (➤ Kap. 3.4.5) setzen sich im Grunde über die Bauchwand nach kaudal hin fort: Die äußere, oberflächliche Schicht der Bauchwand (M. obliquus externus abdominis) entspricht dem Verlauf der Mm. intercostales externi, die mittlere Schicht (M. obliquus internus abdominis) dem der Mm. intercostales interni und der innerste Bauchmuskel (M. transversus abdominis) verläuft entsprechend dem M. transversus thoracis.

Tab. 3.11 Zusammenfassung Lendenwirbelsäule (Artt. zygapophysiales lumbales)

Gelenktyp	Planes Gelenk – Art. plana
Gelenkflächen	Facies articularis am Proc. articularis superior des kaudalen Wirbels (plan bzw. leicht konkav), Facies articularis am Proc. articularis inferior des kranialen Wirbels (plan bzw. leicht konvex)
Gelenkebene	Auf der Facies articularis superior des unteren Wirbels, annähernd in der sagittalen Ebene (etwa 50° nach medial und etwas nach dorsal ausgerichtet)
Gelenkkapsel	Dünne fibröse Kapsel mit Verbindungen zum Lig. flavum und den Mm. multifidi
Ruhestellung	Physiologische Lordose
Verriegelte Stellung	Max. Flexion, Lateralflexion mit gegensinniger Rotation
Kapselmuster	Nicht beschrieben
Bewegungsausmaß	• Extension / Flexion 20° / 0 / 60° • Lateralflexion rechts / links 20° / 0 / 20° • Rotation rechts / links 5° / 0 / 5°
Segmentale Innervation	Sensibel: mediale Äste der Rr. posteriores der Spinalnerven
Besonderheiten	Durch die Ausrichtung der Gelenkfacetten annähernd in der sagittalen Ebene ist eine axiale Rotation in der LWS kaum möglich.

Seitliche (schräge) Muskulatur der Bauchwand

▶ M. obliquus externus abdominis (➤ Abb. 3.59, ➤ Abb. 3.60)

Ursprung
Mit acht Zacken an der Außenfläche der 5. – 12. Rippe

Ansatz
- Labium externum der Crista iliaca
- Lig. inguinale
- Aponeurose der Gegenseite

Verlauf
- Die Hauptausrichtung der Fasern ist schräg von kranial-dorsal-lateral nach kaudal-ventral-medial.
- Die von den kaudalen Rippen kommenden Fasern ziehen fast senkrecht zur Crista iliaca.

Funktion
Bei beidseitiger Innervation:
- Senkt die Rippen (Exspiration)
- Flexion der Wirbelsäule (transversale Achse)

Bei einseitiger Innervation:
- Lateralflexion der Wirbelsäule zur gleichen Seite (sagittale Achse)
- Rotation der Wirbelsäule zur Gegenseite (longitudinale Achse)

Topografische Zusammenhänge
Die Zacken des M. obliquus externus abdominis sind kranial mit denen des M. serratus anterior verzahnt (➤ Abb. 3.59).

Der Muskel beteiligt sich an der Bildung der Rektusscheide (vorderes Blatt; ➤ Abb. 3.61, ➤ Abb. 3.65) und bildet die äußere Schicht der Bauchmuskulatur. Der untere Rand seiner Aponeurose bildet das **Leistenband (Lig. inguinale)**, das sich zwischen der Spina iliaca anterior superior und dem Tuberculum pubicum ausspannt.

Innervation
- Nn. intercostales (Th5 – Th12)
- N. iliohypogastricus
- N. ilioinguinalis

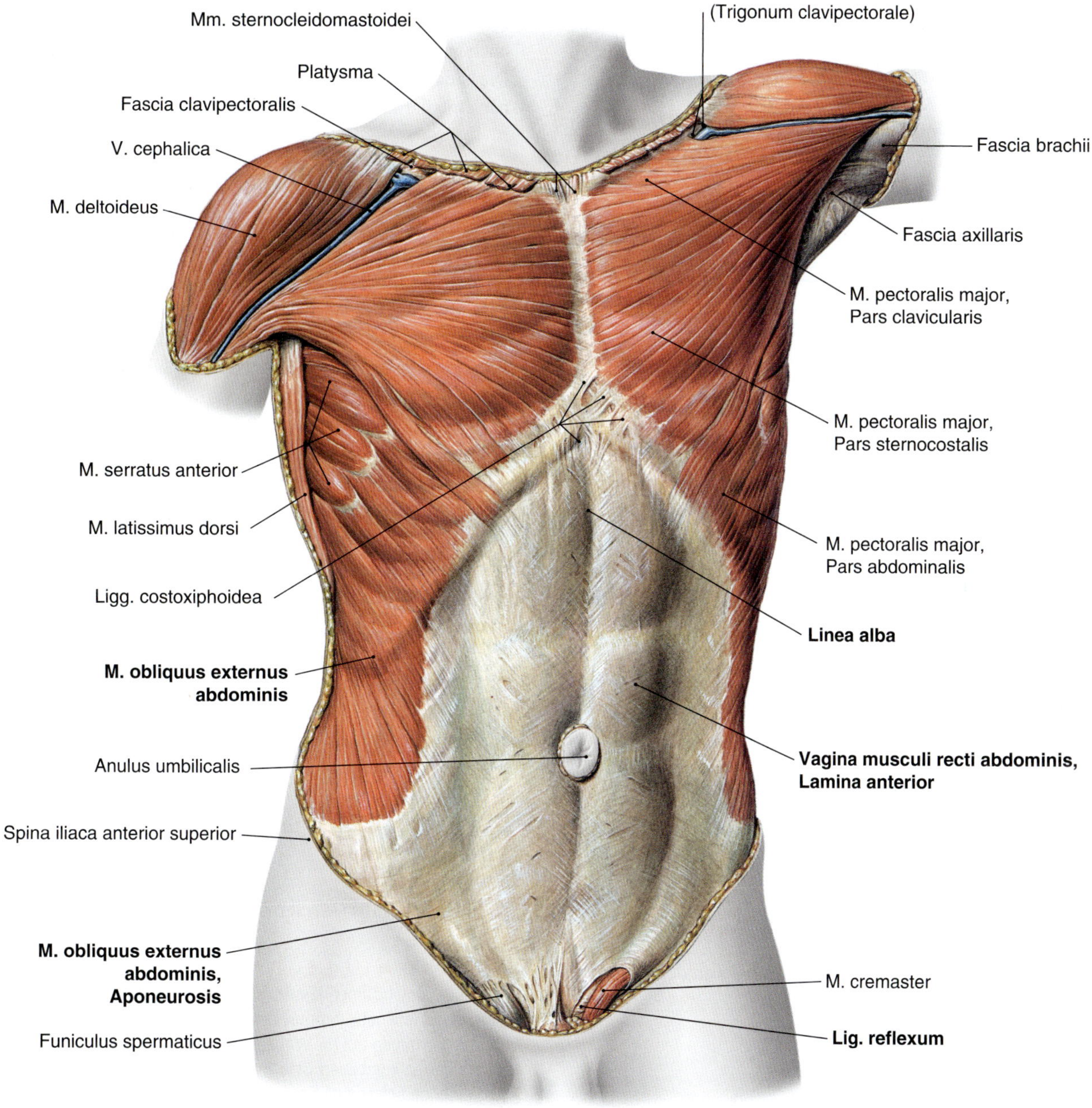

Abb. 3.59 Oberflächliche Schicht der Bauchwandmuskulatur: M. obliquus externus abdominis, Ansicht von ventral [S007-1-24]

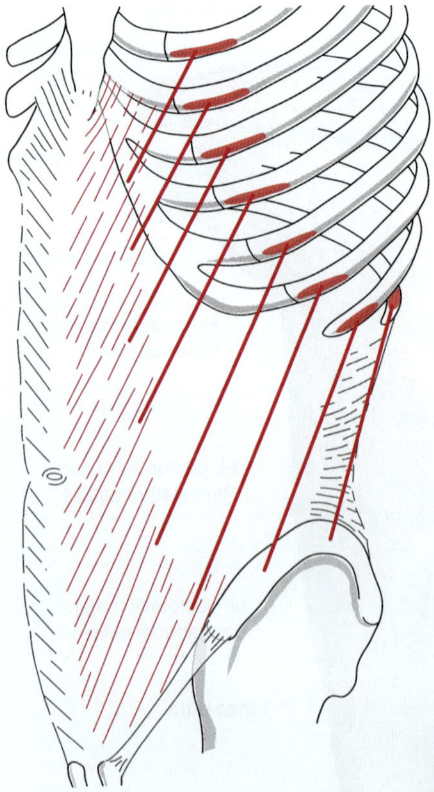

Abb. 3.60 Schematische Darstellung von Ursprung, Ansatz und Verlauf des M. obliquus externus abdominis [L157]

▶ M. obliquus internus abdominis (➤ Abb. 3.61, ➤ Abb. 3.62)

Ursprung

- Linea intermedia der Crista iliaca
- Über das tiefe Blatt der Fascia thoracolumbalis an den Procc. costales der LWS
- Spina iliaca anterior superior
- Lateraler Bereich des Lig. inguinale

Ansatz

- Kaudaler Rand der untersten 3 Rippen
- Aponeurose der Gegenseite
- Os pubis

Verlauf

- Die Hauptausrichtung der Fasern ist von kaudal-dorsal-lateral nach kranial-ventral-medial.
- Die kaudalen Anteile ziehen bogenförmig vom Lig. inguinale nach medial-kaudal in Richtung Os pubis.

Funktion

Bei beidseitiger Innervation:

- Senkt die Rippen (Exspiration)
- Flexion der Wirbelsäule (transversale Achse)

Bei einseitiger Innervation:

- Lateralflexion der Wirbelsäule zur gleichen Seite (sagittale Achse)
- Rotation der Wirbelsäule zur gleichen Seite (longitudinale Achse)

Topografische Zusammenhänge

Der Muskel beteiligt sich an der Bildung der Rektusscheide. Seine Aponeurose spaltet sich auf und bildet mit dem M. transversus abdominis das hintere Blatt, mit dem M. obliquus externus abdominis das vordere Blatt der Rektusscheide (➤ Abb. 3.65). Unterhalb des Bauchnabels (Linea arcuata) ziehen alle seine Fasern in das vordere Blatt der Rektusscheide.

Der kaudale Anteil setzt sich beim Mann als M. cremaster fort und zieht mit dem Samenstrang durch den Leistenkanal zum Hoden (➤ Abb. 3.61). Der M. cremaster hebt den Hoden abhängig von der Körper- und der Außentemperatur.

Innervation

- Nn. intercostales (Th5 – Th12)
- N. iliohypogastricus
- N. ilioinguinalis
- N. genitofemoralis (M. cremaster)

FUNKTIONELLE HINWEISE

- Bei einer gemeinsamen Kontraktion von M. obliquus externus der einen und M. obliquus internus der anderen Seite entsteht eine große Rotationswirkung auf die Wirbelsäule, die mit einer Flexion und einer Lateralflexion kombiniert ist.
- Aus einer gemeinsamen Kontraktion von M. obliquus externus und internus einer Seite resultiert eine Lateralflexion der Wirbelsäule.

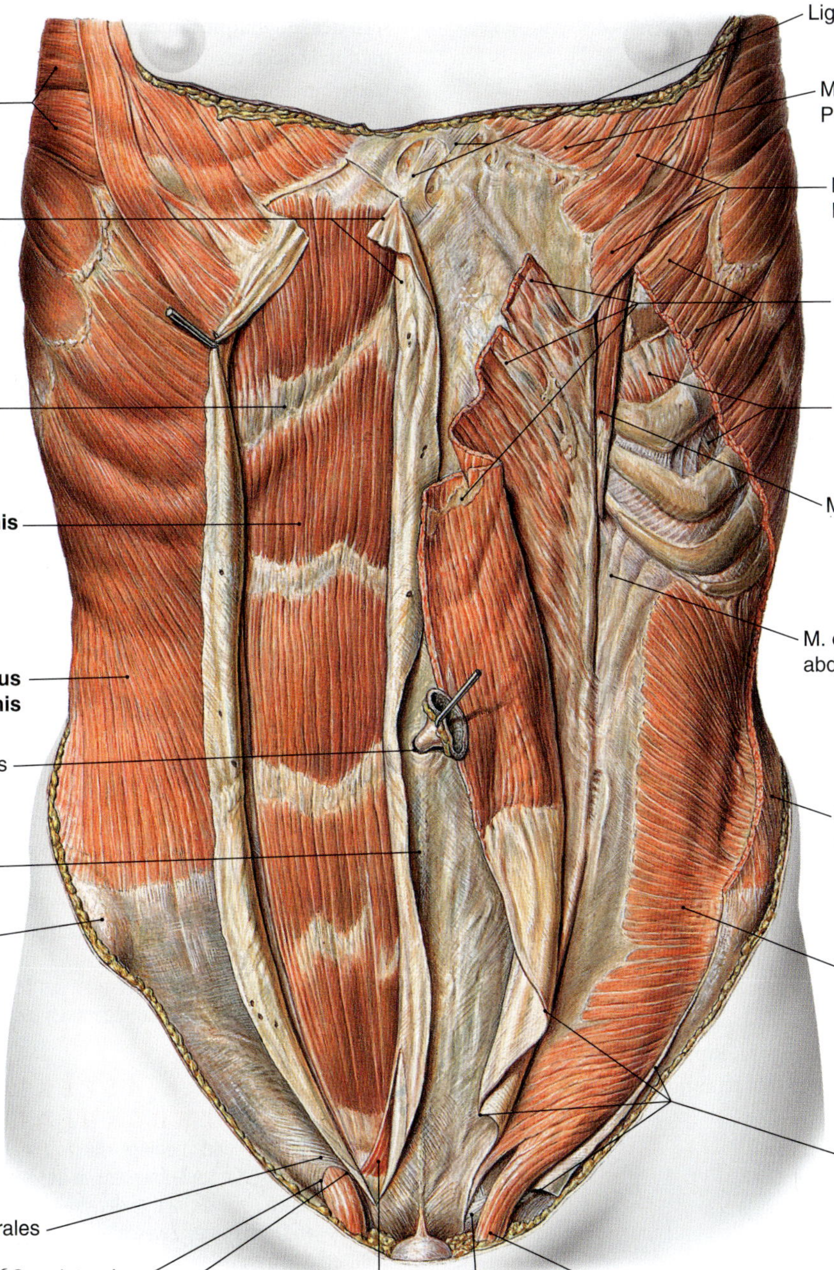

Abb. 3.61 Oberflächliche und mittlere Schicht der Bauchwandmuskulatur: M. obliquus internus abdominis, Ansicht von ventral (auf der rechten Seite sieht man den M. obliquus externus abdominis und den M. rectus abdominis in der eröffneten Rektusscheide) [S007-1-24]

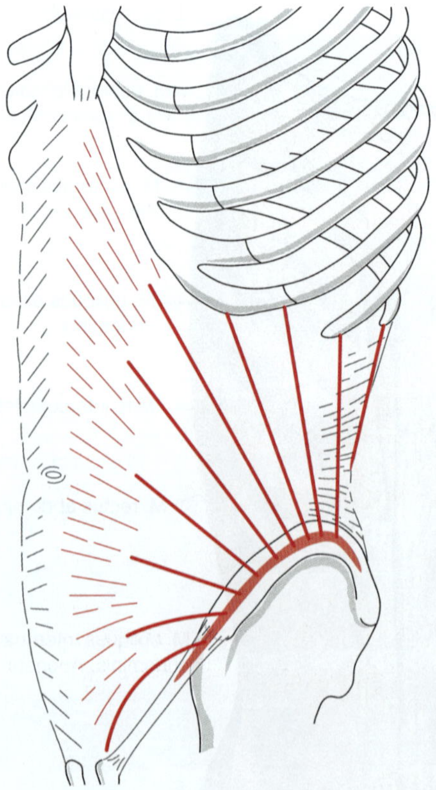

Abb. 3.62 Schematische Darstellung von Ursprung, Ansatz und Verlauf des M. obliquus internus abdominis [L157]

▶ M. transversus abdominis (➤ Abb. 3.63, ➤ Abb. 3.64)

Ursprung

- Innenfläche der Knorpel der 7. – 12. Rippe
- Über das tiefe Blatt der Fascia thoracolumbalis an den Procc. costales der LWS
- Labium internum der Crista iliaca
- Spina iliaca anterior superior
- Lateraler Bereich des Lig. inguinale

Ansatz

- Aponeurose der Gegenseite
- Os pubis

Verlauf

- Der überwiegende Anteil der Fasern hat einen horizontalen Verlauf.
- Die kaudalen Anteile ziehen, gemeinsam mit den kaudalen Fasern des M. obliquus internus abdominis, bogenförmig vom Lig. inguinale nach medial-kaudal zum Os pubis.
- Die kranialen Anteile ziehen leicht nach kranial-medial.

Funktion

Bei beidseitiger Innervation:

- Senkt die Rippen, indem er die Rippenbögen zusammenzieht (Exspiration)
- Flexion der Wirbelsäule (transversale Achse)

Topografische Zusammenhänge

Der Muskel beteiligt sich an der Bildung der Rektusscheide (hinteres Blatt); etwas unterhalb des Bauchnabels (Linea arcuata) ziehen alle seine Fasern in das vordere Blatt der Rektusscheide (➤ Abb. 3.65).

Er bildet die innerste Schicht der Bauchmuskulatur und liegt, lediglich durch die Fascia transversalis und lockeres Bindegewebe getrennt, dem Peritoneum auf (➤ Abb. 3.63).

Innervation

- Nn. intercostales (Th7 – Th12)
- N. iliohypogastricus
- N. ilioinguinalis

FUNKTIONELLE HINWEISE

- Durch die Mm. transversi abdominis wird bei gleichzeitiger Kontraktion des Diaphragma thoracolumbale und des Beckenbodens ein Druck auf die Eingeweide ausgeübt (Bauchpresse). Dadurch wird der Thorax angehoben und die lumbalen Segmente entlastet. Die Bauchpresse wird eingesetzt um schwere Lasten zu heben und dabei den M. erector spinae zu unterstützen.
- Bei fixierter Rektusscheide unterstützt der M. transversus abdominis die Lordosierung der LWS und kann dadurch die Bandscheiben entlasten.

FUNKTIONELLE ASPEKTE DER BAUCHWANDMUSKULATUR

Die Bauchmuskeln sind, bedingt durch ihre Lage, die wichtigsten Exspirationsmuskeln. Sie sind einerseits in der Lage, den Thorax kräftig nach kaudal zu ziehen, und können andererseits über eine Erhöhung des intraabdominellen Druckes das Zwerchfell nach kranial pressen. Beides erhöht den intrathorakalen Druck und lässt die Luft aus dem Thorax strömen.

Alle Bauchmuskeln können bei gleichzeitiger Kontraktion den intraabdominellen Druck erhöhen und sind damit unentbehrlich für das Husten und die Austreibungsphase unter der Geburt. Daneben sind sie beim Stuhlgang behilflich.

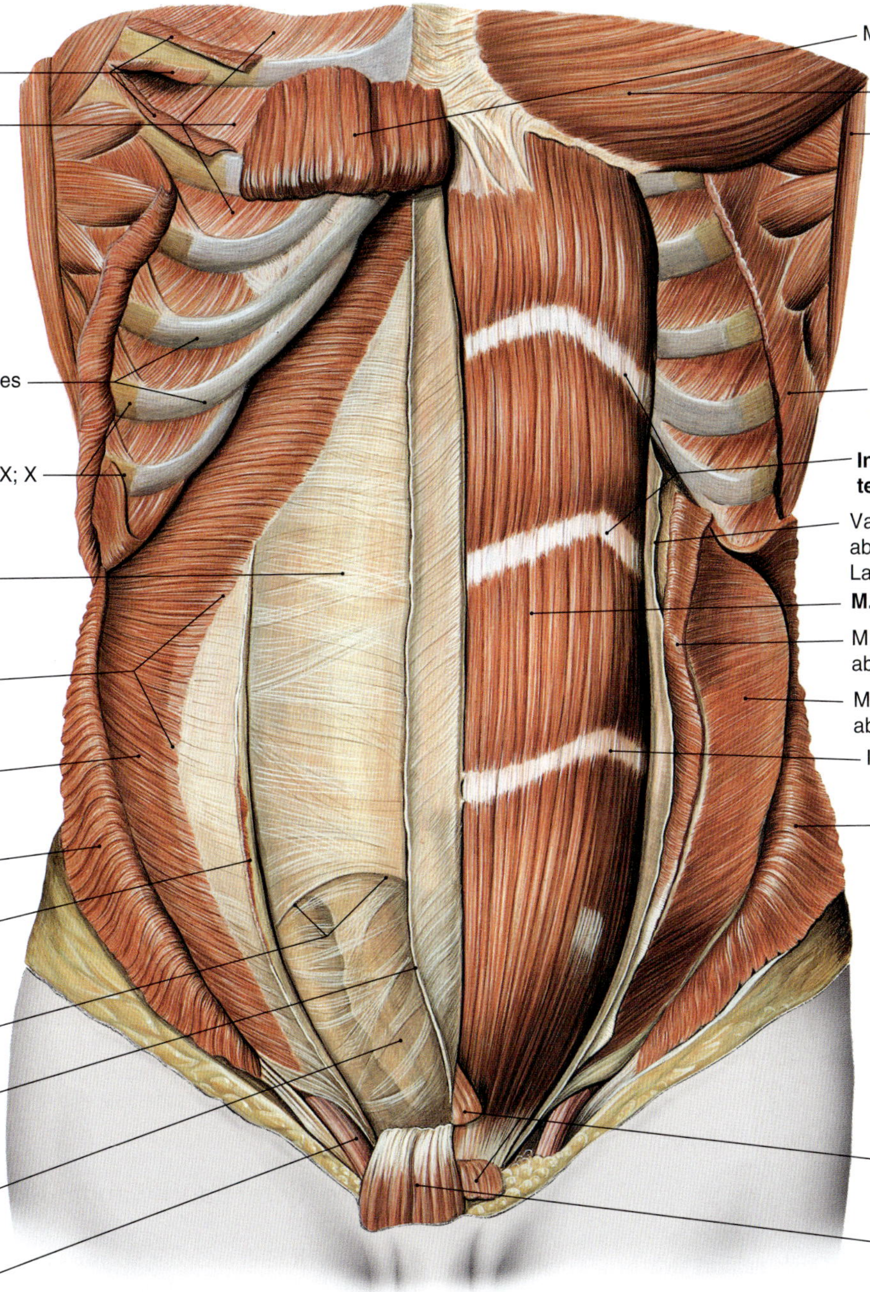

Abb. 3.63 Tiefe Schicht der Bauchwandmuskulatur: M. transversus abdominis, Ansicht von ventral (die Rektusscheide ist eröffnet und der M. rectus abdominis rechts entfernt, sodass die Lamina posterior der Rektusscheide zu sehen ist; auf der linken Seite liegt der M. rectus abdominis in der eröffneten Rektusscheide) [S007-1-24/L127]

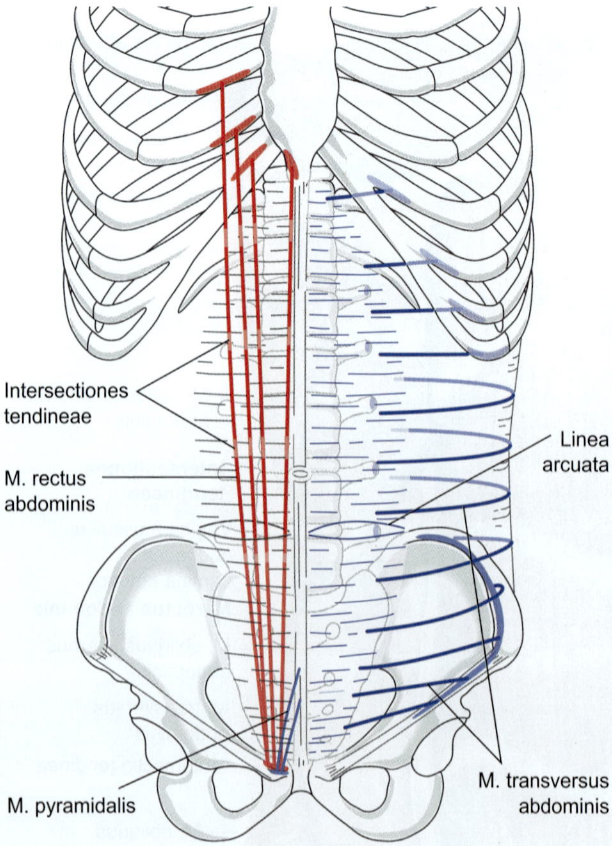

Abb. 3.64 Schematische Darstellung von Ursprung, Ansatz und Verlauf des M. transversus abdominis und M. rectus abdominis (mit M. pyramidalis) [L157]

Vordere (gerade) Muskulatur der Bauchwand

M. rectus abdominis (➤ Abb. 3.65, ➤ Abb. 3.66)

Ursprung
- Außenflächen der Knorpel der 5.–7. Rippe
- Proc. xiphoideus

Ansatz
Oberer Rand des Os pubis (Crista pubica) zwischen Symphyse und Tuberculum pubicum

Verlauf
Von kranial nach kaudal

Funktion
Bei beidseitiger Innervation:
- Senkt das Sternum und die Rippen (Exspiration)
- Flexion der Wirbelsäule (transversale Achse)

Bei einseitiger Innervation:
- Lateralflexion der Wirbelsäule zur gleichen Seite (sagittale Achse)
- In der Nullstellung hat der Muskel keine Funktion um die longitudinale Achse, kann jedoch aus rotierter Stellung die Rückkehr der Wirbelsäule in die Nullstellung unterstützen (Funktionsumkehr zum Umkehrpunkt hin).

Topografische Zusammenhänge
Der Muskel liegt in der **Rektusscheide** (➤ Abb. 3.61). Die Rektusscheide wird aus den Aponeurosen der drei seitlichen Bauchmuskeln gebildet (➤ Abb. 3.65). Zwischen den beiden Mm. recti vereinigen sich die Aponeurosen der linken und rechten Seite in der **Linea alba** (*lat.*: albus = weiß). In diesem Bereich verflechten sich ihre Fasern und bilden so einen festen, bindegewebigen Strang.

Der gesamte Muskel wird von kranial nach kaudal durch vier bis fünf **Zwischensehnen** (Intersectiones tendineae) in relativ gleichmäßige Abschnitte unterteilt.

Der **M. pyramidalis** ist ein kleiner, dreieckiger Muskel, der von der Symphyse in die Linea alba einstrahlt und diese spannt (➤ Abb. 3.64). Er liegt in der Rektusscheide ventral vor dem M. rectus abdominis (➤ Abb. 3.61) und wird von den Nn. intercostales (Th12) und Ästen des Plexus lumbalis innerviert.

Innervation
Nn. intercostales (Th5–Th7)

KLINISCHER BEZUG
- Ein Auseinanderweichen der beiden Mm. recti ist mit einer Verbreiterung der Linea alba verbunden und wird als Rektusdiastase bezeichnet.
- Bei einer Überlastung des M. rectus abdominis durch zu starke Beanspruchung, z. B. beim Heben schwerer Lasten, kann es zu einer schmerzhaften Ansatzreizung des Muskels im Bereich des Tuberculum pubicum kommen.

FUNKTIONELLE HINWEISE
- Besonders die geraden Bauchmuskeln können das Becken aufrichten bzw. das Becken in der aufgerichteten Position stabilisieren.
- Ein Spannen der Rektusscheide und der Linea alba durch die Mm. obliqui abdominis und Mm. transversi abdominis bei gleichzeitiger isometrischer Kontraktion des M. rectus abdominis führt zu einer Verfestigung dieser Strukturen, sodass sie eine Auflage für das Sternum und den Thorax bilden.

Hintere (tiefe) Bauchwandmuskeln

Topografisch zählt auch der M. psoas major zur tiefen Bauchwand. Da er jedoch funktionell der Hüfte zuzuordnen ist, wird er in ➤ Kap. 4.2.2 behandelt.

▶ M. quadratus lumborum (➤ Abb. 3.66, ➤ Abb. 3.67)

Dorsale Faserzüge (Pars iliocostalis)

Ursprung
12. Rippe

Ansatz
Crista iliaca

Verlauf
Nahezu vertikal von kranial nach kaudal

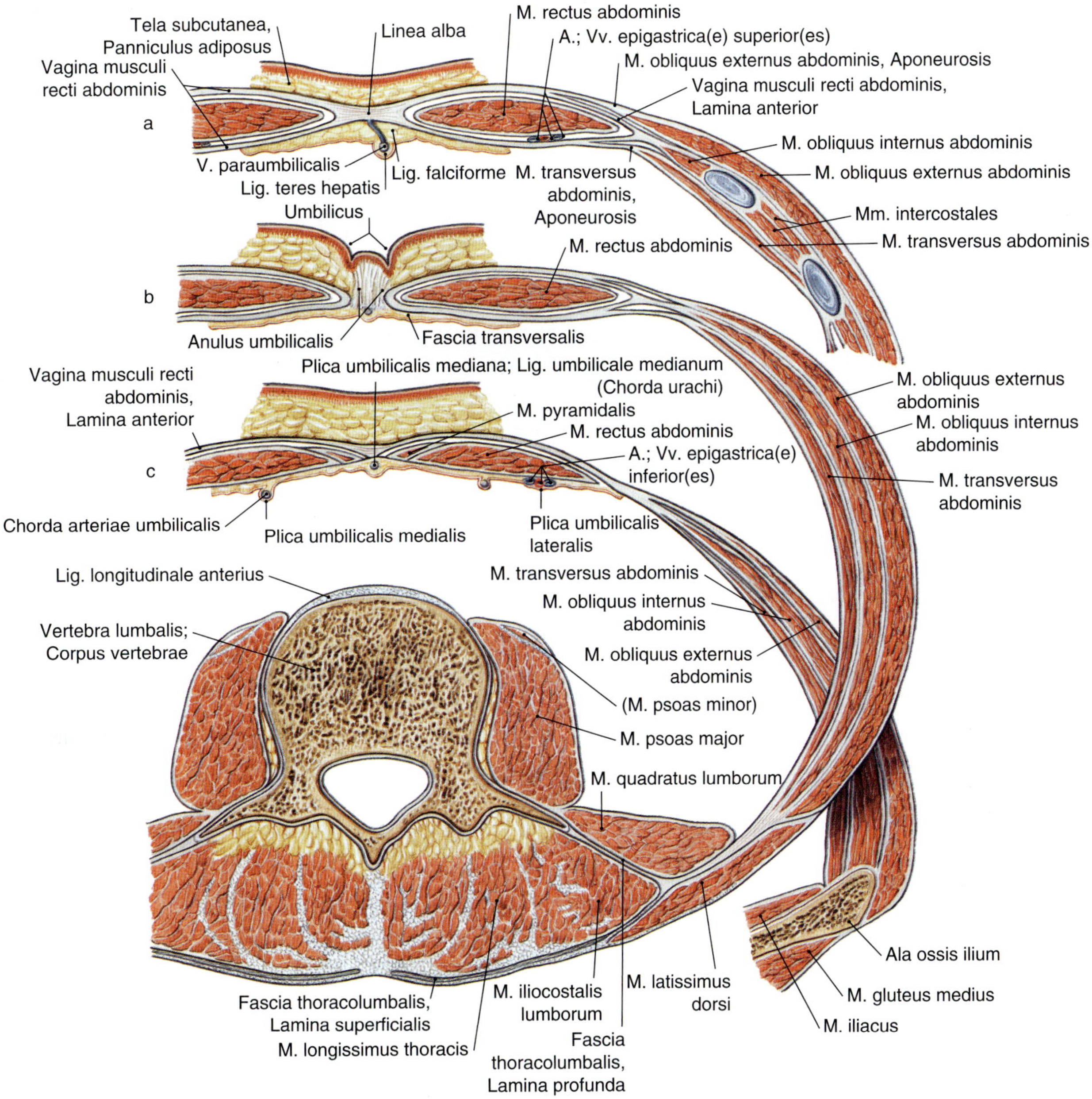

Abb. 3.65 Aufbau der Rektusscheide oberhalb des Nabels (a), in Höhe des Nabels (b) und unterhalb der Linea arcuata (c). Horizontalschnitte, Ansicht von kaudal [S007-1-24]

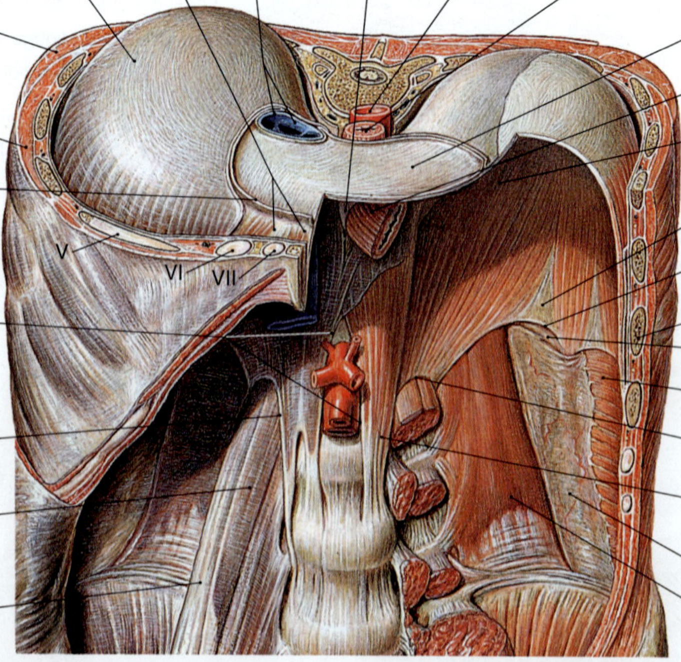

Abb. 3.66 M. quadratus lumborum an der hinteren Bauchwand (auf der linken Seite M. iliopsoas entfernt), Ansicht von ventral [S007-1-24]

Mittlere Faserzüge (Pars iliovertebralis)

Ursprung
Proc. costalis des 1. – 5. Lendenwirbels

Ansatz
Crista iliaca

Verlauf
Von kranial-medial nach kaudal-lateral

Ventrale Faserzüge (Pars costovertebralis)

Ursprung
12. Rippe

Ansatz
Proc. costalis des 1. – 5. Lendenwirbels

Verlauf
Von kranial-lateral nach kaudal-medial

Funktion
Bei beidseitiger Innervation:
- Senkt die 12. Rippe (Exspiration)
- Extension der Wirbelsäule (transversale Achse)

Bei einseitiger Innervation:
- Lateralflexion der Wirbelsäule zur gleichen Seite (sagittale Achse)
- In der Nullstellung hat der Muskel keine Funktion um die longitudinale Achse, kann jedoch aus rotierter Stellung die Rückkehr der Wirbelsäule in die Nullstellung unterstützen (Funktionsumkehr zum Umkehrpunkt hin).

Topografische Zusammenhänge
Der Muskel liegt ventral auf dem tiefen Blatt der Fascia thoracolumbalis (➤ Abb. 3.65) und spannt sich als viereckige Muskelplatte zwischen der letzten Rippe, der Crista iliaca und der LWS aus. Die Faserzüge liegen in drei Lagen übereinander (➤ Abb. 3.67).

Innervation
Plexus lumbalis (Th12, L1 – L3)

FUNKTIONELLE HINWEISE

Bei Punctum fixum an der 12. Rippe kann der M. quadratus lumborum das Becken in der Frontalebene heben (Beckenelevation).

KLINISCHER BEZUG

- Eine Verkürzung des Muskels kann zu einer funktionellen Beinlängendifferenz führen. Der Patient wird im Gang durch ein Duchenne-Hinken auffallen.
- Bei einer Spondylolisthesis kann eine Aktivierung der Pars iliovertebralis und iliocostalis in der geschlossenen Kette dem Gleiten der Wirbel nach ventral entgegenwirken.

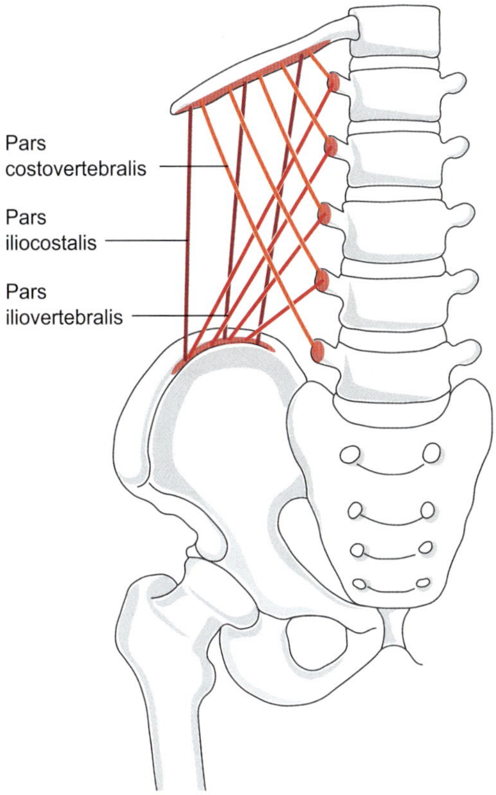

Abb. 3.67 Schematische Darstellung von Ursprung, Ansatz und Verlauf des M. quadratus lumborum [L157]

Hinweis

An der LWS inserieren noch weitere Muskeln, die zur autochthonen Rückenmuskulatur, zur Hüft- oder Schultermuskulatur zählen und ebenfalls Bewegungen an der LWS initiieren können (➤ Kap. 3.1.3, ➤ Kap. 3.4.5, ➤ Kap. 4.2.2 bzw. ➤ Kap. 5.2.2):

- M. longissimus thoracis
- M. iliocostalis lumborum
- Mm. intertransversarii lumborum
- Mm. interspinales lumborum
- Mm. multifidi
- M. psoas major und minor
- M. latissimus dorsi
- Zwerchfell

3.6 Becken

Das Becken bildet über das Sakrum den kaudalen Abschluss der Wirbelsäule und eine funktionelle Einheit mit den Hüftgelenken sowie dem lumbosakralen Übergang (➤ Abb. 3.68). Der Beckenring wird aus drei Knochen gebildet: dem linken und rechten **Os coxae** sowie dem **Os sacrum**.

Man unterscheidet zwei hintere Beckenringverbindungen (**Artt. iliosacrales**) und eine vordere Beckenringverbindung (**Symphysis pubica**). Das Os coccygis ist über eine gelenkige Verbindung (**Art. sacrococcygea**) mit dem Os sacrum verbunden.

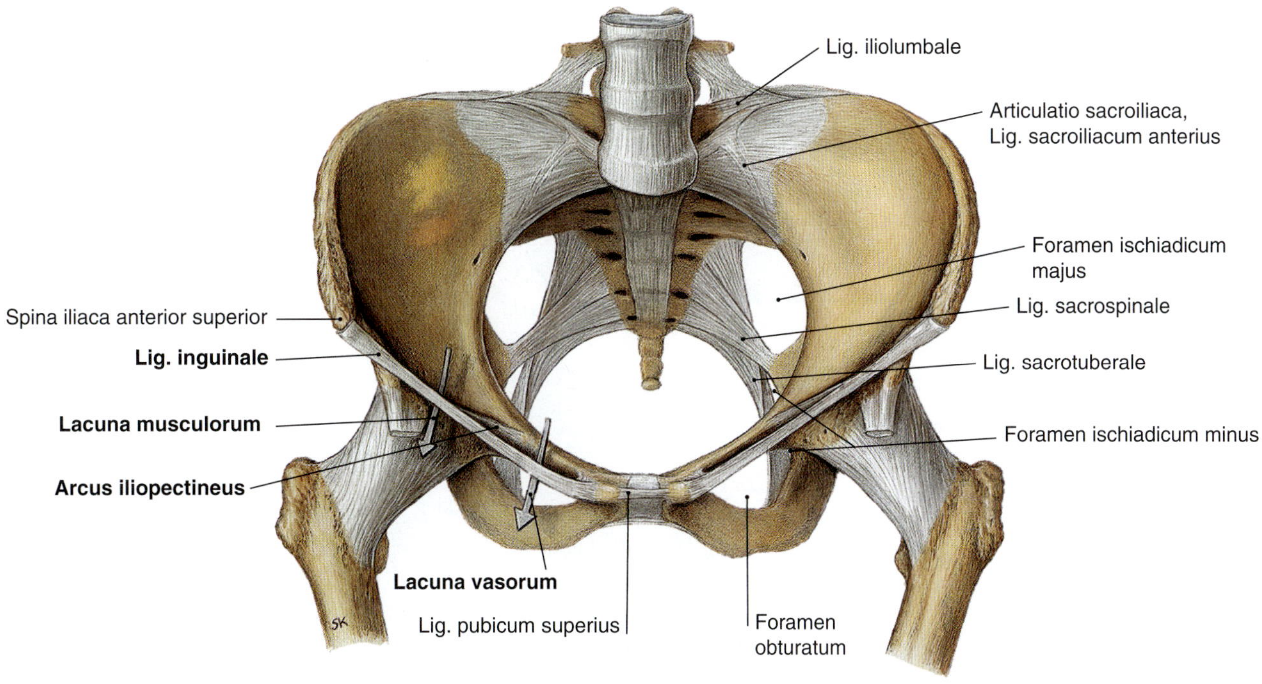

Abb. 3.68 Knöcherner Beckenring, Ansicht von ventral-kranial [S007-1-24/L238]
Der Raum unter dem Leistenband (Lig. inguinale) wird durch den Arcus iliopectineus unterteilt. Durch die **Lacuna musculorum** (lateral) ziehen der M. iliopsoas und der N. femoralis, durch die **Lacuna vasorum** (medial) die V. und A. femoralis zur Vorderseite des Oberschenkels.

FUNKTIONELLE ASPEKTE DES BECKENRINGS

Der Beckenring trägt das Gewicht des Rumpfes und überträgt die Belastung auf beide Beine. Die Kraft des Rumpfgewichtes trifft im Bereich des Beckens dabei auf eine gleich große Gegenkraft des Bodens, auf dem man steht. Beim Stand auf beiden Beinen werden die Kräfte annähernd gleichmäßig auf beide Iliosakralgelenke verteilt und dort ausgeglichen. Beim Einbeinstand wechseln das Ausmaß und die Richtung der Belastung ständig.
Voraussetzung für die mechanische Funktion des Beckens ist die Intaktheit der Beckenringstruktur. Die Stabilität wird unter anderem durch die starken Bänder im ventralen und dorsalen Bereich gewährleistet. Zusätzlich wird die Stabilität in den Beckenringverbindungen durch die gelenkkomprimierende Wirkung der horizontal verlaufenden Muskulatur vergrößert.

3

3.6.1 Knöcherne Strukturen des Beckenrings

Hüftbein (Os coxae)

Das Os coxae (➤ Abb. 3.69, ➤ Abb. 3.70) wird aus drei Knochen gebildet: dem **Os ilium**, **Os pubis** und **Os ischii**. Diese Knochen synostosieren in der Gelenkpfanne des Hüftgelenks (**Acetabulum**, ➤ Kap. 4.2.1). Das Os ilium trägt die Gelenkfläche zur Artikulation mit dem Os sacrum (Art. sacroiliaca, ➤ Kap. 3.6.2). Die beiden Ossa pubica sind über ein unechtes Gelenk (Symphysis pubica, ➤ Kap. 3.6.3) miteinander verbunden.

Os ilium (Darmbein)

Das Os ilium besteht aus dem **Corpus ossis ilii** und der Darmbeinschaufel (**Ala ossis ilii**). An seiner Außenfläche (**Facies glutea**) entspringen die Glutealmuskeln (➤ Kap. 4.2.2), die durch drei Linien (**Linea glutea anterior, inferior** und **posterior**) voneinander abgegrenzt sind (➤ Abb. 3.69). Die konkave Vorderfläche ist die **Fossa iliaca**. Dahinter befinden sich die bumerangförmige Gelenkfläche (**Facies auricularis iliaca**) zur Verbindung mit dem Kreuzbein (Art. sacroiliaca, ➤ Kap. 3.6.2) und die **Tuberositas iliaca** (➤ Abb. 3.70).

Über der Darmbeinschaufel erhebt sich der Beckenkamm (**Crista iliaca**), an dem ebenfalls drei Linien (**Labium internum** und **externum**, **Linea intermedia**) abzugrenzen sind. An ihnen inserieren die drei seitlichen (schrägen) Bauchmuskeln (➤ Kap. 3.5.4). Der Beckenkamm beginnt ventral an der **Spina iliaca anterior superior (SIAS)** und endet an der **Spina iliaca posterior superior (SIPS)**. Jeweils etwas kaudal davon findet sich vorne die **Spina iliaca anterior inferior (SIAI)**, hinten die **Spina iliaca posterior inferior (SIPI)**. Den Übergang zwischen Darm- und Schambein kennzeichnet ventral die **Eminentia iliopubica**.

Os pubis (Schambein)

Das Schambein (Os pubis; ➤ Abb. 3.69, ➤ Abb. 3.70) besteht aus dem **Corpus ossis pubis** sowie dem oberen (**Ramus superior ossis**

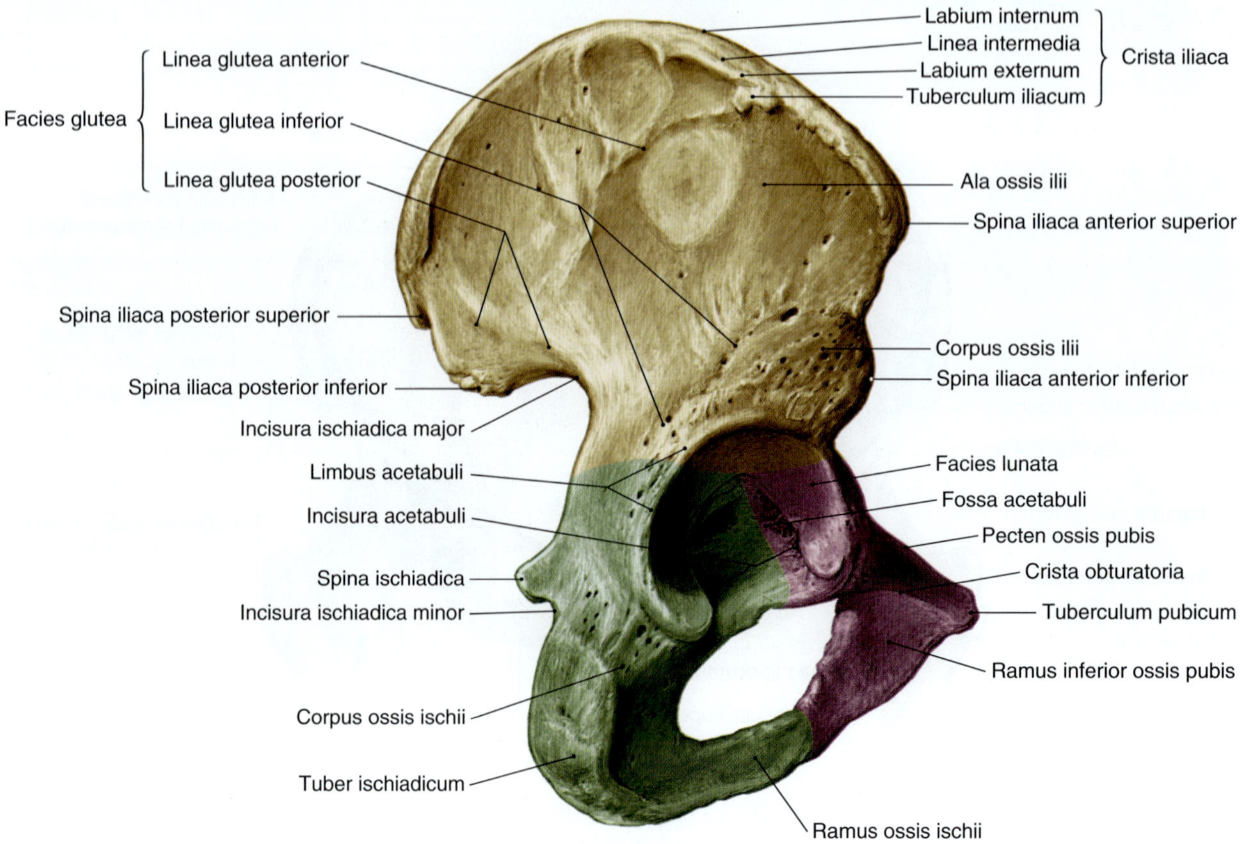

Abb. 3.69 Os coxae, Ansicht von dorsolateral [S007-5]

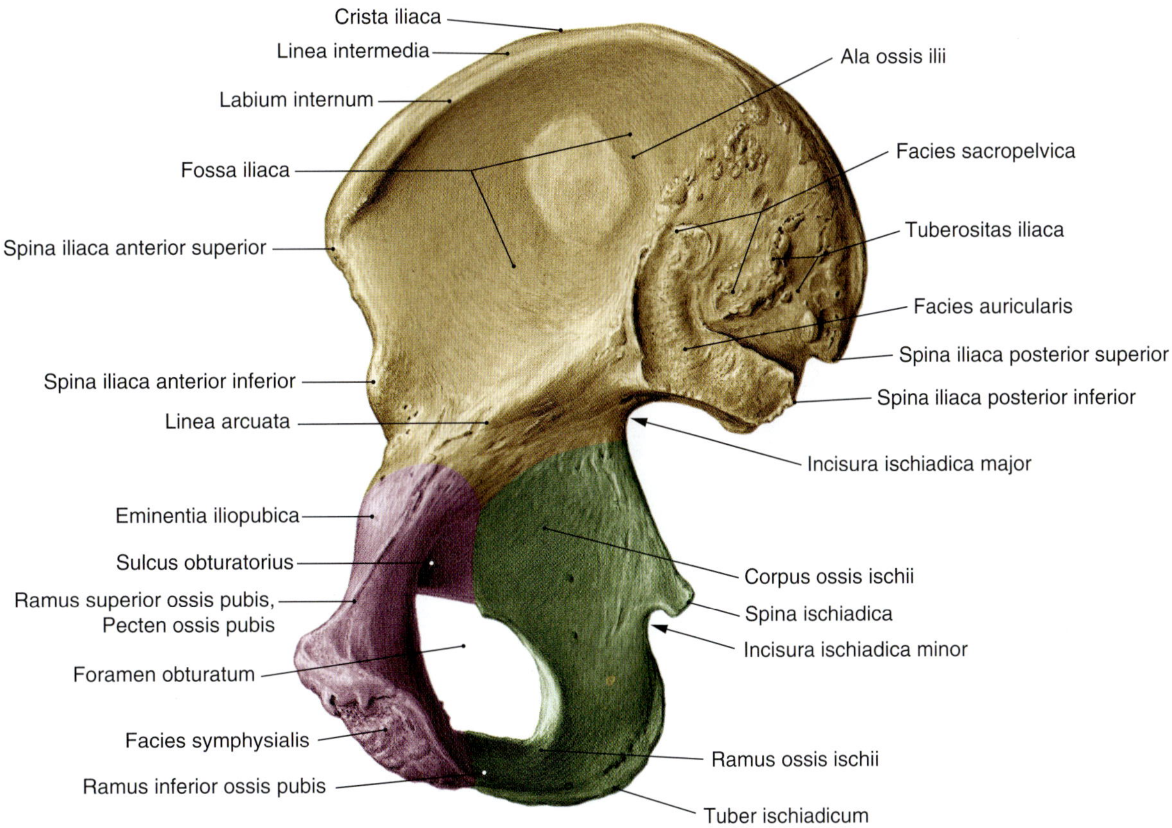

Abb. 3.70 Os coxae, Ansicht von medial [S007-5]

pubis) und dem unteren Schambeinast (**Ramus inferior ossis pubis**). Diese begrenzen das **Foramen obturatum** nach vorne und unten. Der obere Schambeinast weist eine scharfe Knochenkante, das **Pecten ossis pubis** auf, die nach medial bis zum **Tuberculum pubicum** reicht. Von dort weiter nach medial zieht die **Crista pubica**. Am unteren Schambeinast befindet sich, ebenfalls nach medial gerichtet die **Facies symphysialis** (➤ Kap. 3.6.2).

Os ischii (Sitzbein)

Das Sitzbein (Os ischii; ➤ Abb. 3.69, ➤ Abb. 3.70) hat neben seinem **Corpus ossis ischii** nur einen **Ramus ossis ischii**, der das Foramen obturatum nach unten begrenzt und sich mit dem Ramus inferior des Os pubis verbindet. Dem Ramus ossis ischii ist der mächtige Sitzbeinhöcker (**Tuber ischiadicum**) aufgelagert. Vom Corpus ossis ischii ragt die **Spina ischiadica** hervor, welche die größere **Incisura ischiadica major** von der kleineren **Incisura ischiadica minor** trennt. Die Incisura ischiadica major endet unterhalb der SIPI und wird zum einen Teil vom Os ischii, zum anderen Teil vom Os ilium gebildet.

Kreuzbein (Os sacrum) (➤ Abb. 3.71, ➤ Abb. 3.72)

Das Kreuzbein entsteht aus der Verschmelzung der fünf sakralen Wirbel (Vertebrae sacrales). Bei Geburt ist die Sakralwirbelsäule mit 5 eigenständigen Wirbeln angelegt und verbindet sich zunächst über Synchondrosen, die dann bis zum 20.–25. Lebensjahr ossifizieren.

Aus den ursprünglichen Dornfortsätzen entwickelt sich ein Knochenkamm (**Crista sacralis mediana**), aus den verschmolzenen Gelenkfortsätzen eine verknöcherte Randleiste (**Crista sacralis intermedia**) und aus den Querfortsätzen wird das Seitenteil des Sakrums (**Pars lateralis**) gebildet. Der ventrale Abschnitt der Pars lateralis verbreitert sich zu den **Kreuzbeinflügeln (Alae ossis sacri)**, die die Gelenkflächen für das Iliosakralgelenk (**Facies auricularis sacralis**) tragen.

Die hintere Fläche des Os sacrum (Facies dorsalis) ist konvex gebogen, die vordere Fläche (Facies pelvina) konkav.

Der Wirbelkanal (Canalis vertebrae) setzt sich nach kaudal in den **Canalis sacralis** fort (➤ Abb. 3.73). Aus dem Canalis sacralis treten die vorderen Äste (Rr. anteriores) der Spinalnerven durch die **Foramina sacralia anteriora**, die hinteren Äste (Rr. posteriores) durch die **Foramina sacralia posteriora** nach außen.

Steißbeinwirbel (Vertebrae coccygeales)

Das Steißbein des Menschen ist der rudimentäre Rest der Schwanzwirbelsäule der Wirbeltiere. Es entsteht aus einer synostotischen Verschmelzung der meist 4 kokzygealen Wirbel. Das Steißbein ist über eine Symphyse (**Symphysis sacrococcygea**) mit dem Sakrum verbunden (➤ Abb. 3.72).

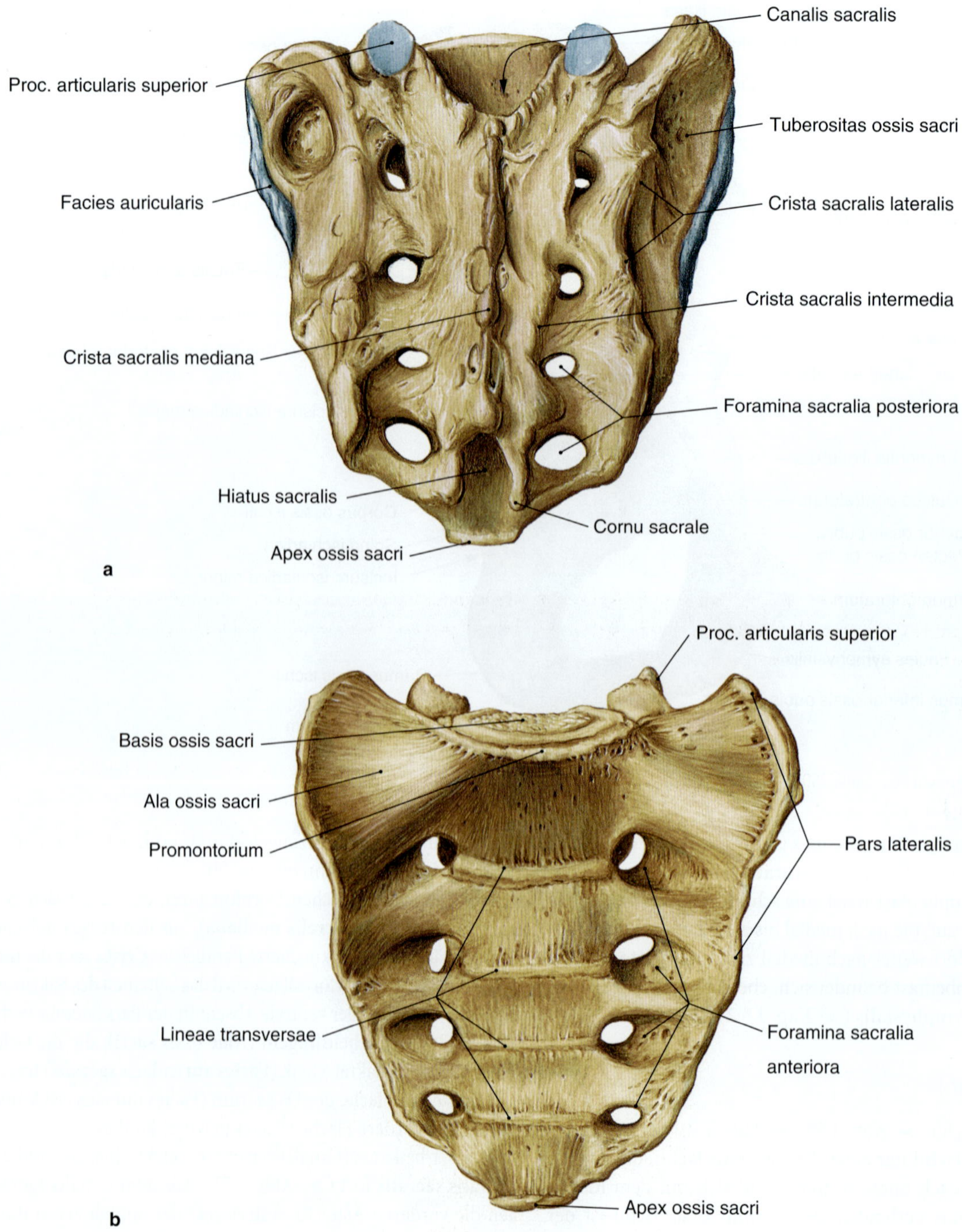

Abb. 3.71 Os sacrum, Ansicht von dorsal (a) und ventral (b) [S007-1-24]

KLINISCHER BEZUG

Das Steißbein hat zwar funktionell für den Menschen keine Bedeutung mehr, kann aber Ursache und Auslöser von Beschwerden im Bereich des Beckens und der LWS sein. Durch einen Sturz auf das Gesäß kann es zu Frakturen, Luxationen und Fehlstellungen des Os coccygis kommen. Diese können dann über die anatomischen Verbindungen, z. B. die Beckenbodenmuskulatur oder die Dura mater, Beschwerden in anderen Regionen des Körpers verursachen.

3.6.2 Steckbrief Iliosakralgelenke (ISG, Artt. sacroiliacae)

Gelenktyp und Bewegungsausmaß

Die Iliosakralgelenke sind Amphiarthrosen mit sehr straffen Bändern und dadurch sehr stark eingeschränkter Beweglichkeit

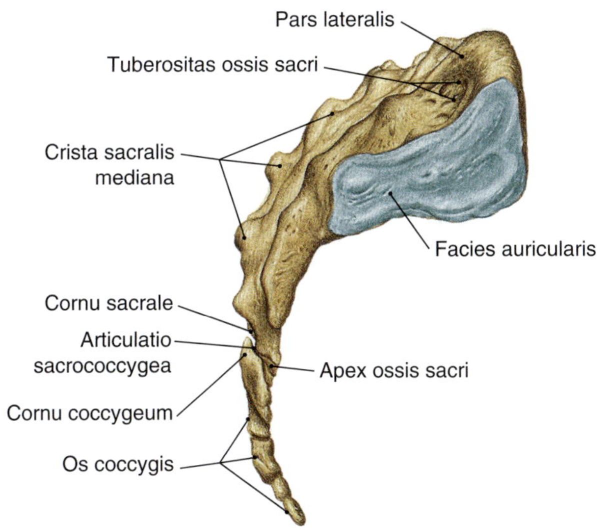

Abb. 3.72 Os sacrum mit Os coccygis, Ansicht von lateral [S007-1-24]

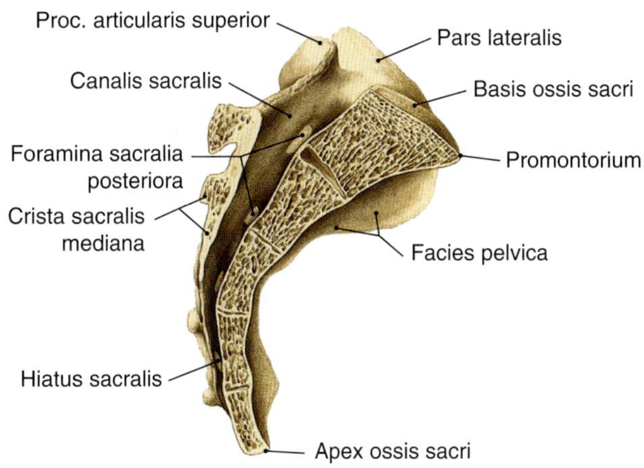

Abb. 3.73 Os sacrum im Medianschnitt, Ansicht von medial [S007-1-24]

(➤ Tab. 3.12). Die Hauptbewegungsachse ist eine annähernd transversale Achse auf Höhe des 2. Sakralwirbels. Diese liegt dorsal der Facies auricularis im Bereich der Tuberositates iliacae bzw. sacralis, zwischen denen sich die Ligg. sacroiliacae interosseae ausspannen (➤ Abb. 3.74). Um diese Achse finden die Nutations- und Gegennutationsbewegung bzw. die Rotation des Iliums nach anterior und posterior statt (s. u. *Funktionelle Aspekte des ISG*).

Tab. 3.12 Bewegungsausmaß des ISG (nach Vleeming et al. 2012)

Transversale Achse	Nutation/Gegennutation: minimal, insgesamt ca. 2°

Gelenkpartner des ISG

Die Facies auricularis des Os sacrum artikuliert im ISG mit der Facies auricularis des Os ilium. Sie hat die Form eines Bumerangs mit einem kurzen und einem längeren Schenkel. Die Spitze des Bumerangs zeigt nach ventral-lateral-kaudal. Der kurze Schenkel ist

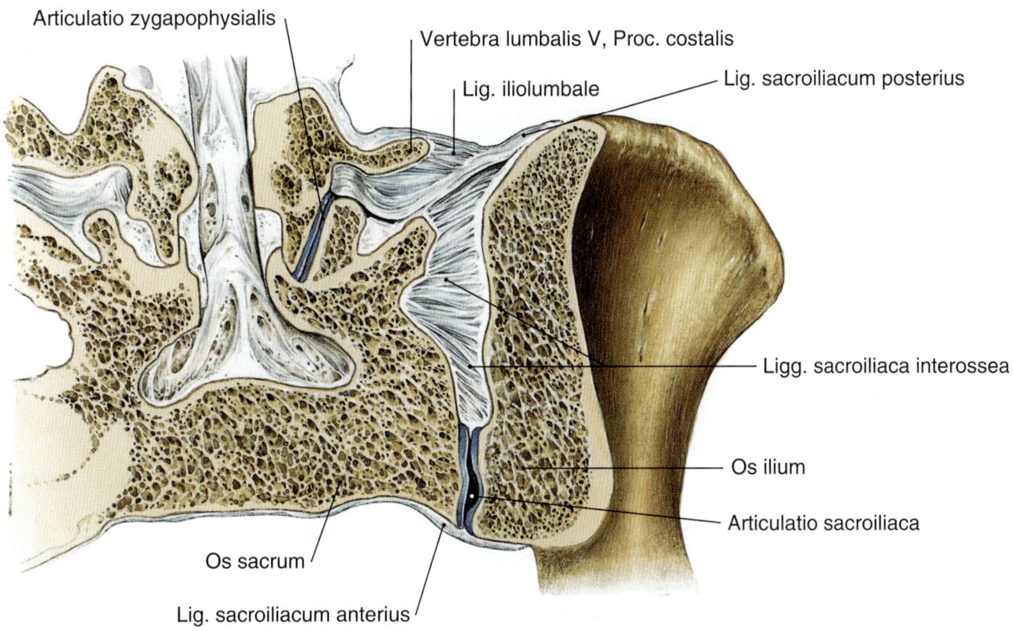

Abb. 3.74 Iliosakralgelenk im Frontalschnitt, Ansicht von dorsal [S007-1-24]

3

von ventral-kaudal nach dorsal-kranial ausgerichtet und der lange Schenkel von ventral-kranial nach dorsal-kaudal. Der Winkel zwischen beiden Schenkeln beträgt 100–120°.

Die Facies auricularis des Os sacrum liegt annähernd in der Sagittalebene. Sie ist nach lateral, ca. 20° nach dorsal und ca. 20° nach kaudal ausgerichtet.

Die artikulierenden Gelenkflächen sind sehr unregelmäßig und häufig seitendifferent geformt. Sie weisen eine hohe Variabilität auf. Die Form und Beschaffenheit des Gelenks verändert sich von einem mehr kraftschlüssigen Gelenk bei der Geburt zu einem mehr formschlüssigen Gelenk beim Erwachsenen. Seine Stabilität erhält das Iliosakralgelenk zum einen durch die Form des Sakrums, das wie ein Keil zwischen den beiden Ossa ilia sitzt. Diesen Mechanismus bezeichnet man als **Formschluss**. Verstärkt wird dieser durch die Einlagerung von kollagenen Faserbündeln in den hyalinen Knorpel des Iliums. So entsteht eine sehr raue Oberfläche, durch die die Gelenkpartner wie Zahnräder ineinandergreifen. Der **Kraftschluss** wird im Wesentlichen über diagonal verlaufende Muskelketten gewährleistet.

Bänder des ISG (> Abb. 3.75, > Abb. 3.76)

Ligg. sacroiliaca anteriora

Die Bänder verstärken mit einem kranialen und kaudalen Anteil die Gelenkkapsel des ISG auf der Beckeninnenseite.

- Laterale Insertion: Os ilium
- Mediale Insertion: ventrale Fläche des Os sacrum (Ala ossis sacri und Pars lateralis der Facies pelvina)
- Verlauf: von kranial-lateral nach kaudal-medial
- Funktion: hemmen die Nutation

Lig. sacrotuberale

Das Band besteht aus zwei Anteilen, die in der Mitte sanduhrförmig zusammenlaufen.

- Laterale Insertion: Tuber ischiadicum
- Mediale Insertion: lateraler Rand des Os sacrum und Os coccygis (medialer Teil), Spina iliaca posterior inferior (lateraler Anteil)
- Verlauf: von kaudal-lateral nach kranial-medial
- Funktion: hemmt die Nutation

Lig. sacrospinale

- Laterale Insertion: Spina ischiadica
- Mediale Insertion: Seitenrand des Os sacrum und Os coccygis
- Verlauf: von kaudal-lateral nach kranial-medial
- Funktion: hemmt die Nutation

Lig. iliolumbale

- Kraniale Insertion: Proc. costalis des 4. Lendenwirbels (oberer Anteil) und 5. Lendenwirbels (unterer Anteil)
- Kaudale Insertion: Crista iliaca

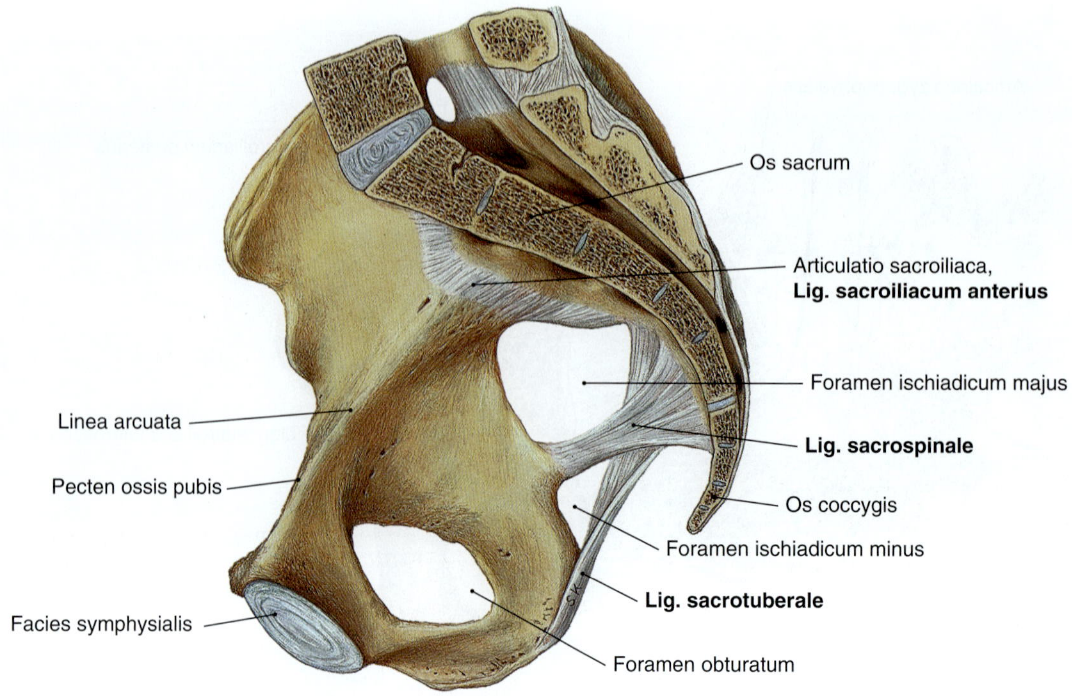

Abb. 3.75 Bänder des Iliosakralgelenks, Sagittalschnitt durch das Os sacrum, Ansicht von medial [S007-1-24]

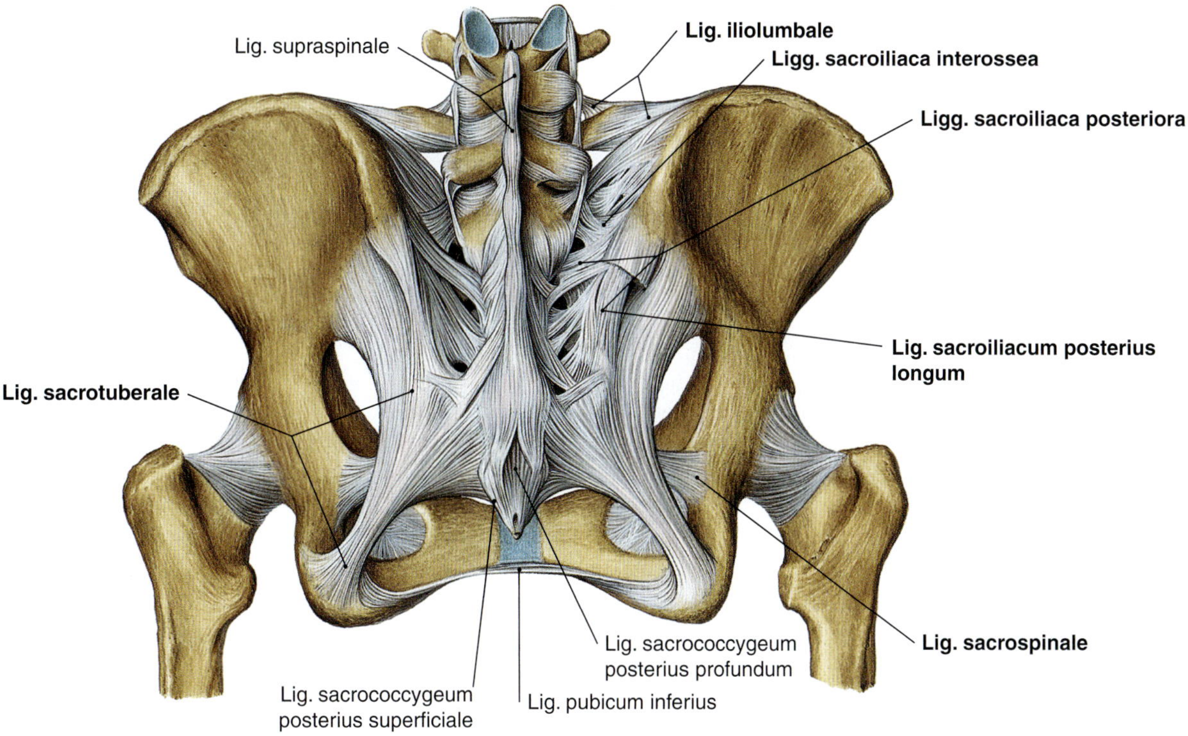

Abb. 3.76 Bänder des Iliosakralgelenks, Ansicht von dorsal [S007-1-24]

- Verlauf: von kranial-medial-ventral nach kaudal-lateral-dorsal (oberer Anteil) und nahezu horizontal von medial-dorsal nach lateral-ventral (unterer Anteil)
- Funktion: hemmt die Bewegung des Iliums nach ventral, stabilisiert den lumbosakralen Übergang

FUNKTIONELLE HINWEISE

Aufgrund der ligamentären Anbindung der unteren beiden Wirbel an das Becken werden Fehlstellungen vom ISG auf die untere LWS übertragen. Erst der 3. Lendenwirbel kann sich als „freier" Wirbel unabhängig vom Becken bewegen. Aufgrund dieser Bewegungskoppelung sollte bei Funktionsstörungen der LWS immer auch das ISG auf Störungen untersucht und ggf. behandelt werden.

Ligg. sacroiliaca posteriora

- Laterale Insertion: Os ilium im Bereich zwischen Spina iliaca posterior superior und inferior
- Mediale Insertion: Crista sacralis lateralis und intermedia
- Verlauf: von lateral-kranial-dorsal nach medial-kaudal-ventral
- Funktion: hemmen die Gegennutation

Besonderheiten

Ein langer Faserzug zieht als **Lig. sacroiliacum posterius longum** von der Spina iliaca posterior superior (SIPS) steil in Richtung Crista sacralis lateralis des 3. und 4. Sakralwirbels (➤ Abb. 3.76).

KLINISCHER BEZUG

Die Palpation des Lig. sacroiliacum posterius longum auf Schmerzhaftigkeit gehört zur Testbatterie der *European Guideline of Pelvic Girdle Pain* (Vleeming et al. 2008). Am besten findet man das Band, wenn man von der Spina iliaca posterior superior (SIPS) leicht nach kaudal medial palpiert.

Ligg. sacroiliaca interossea

Die Ligg. sacroiliaca interossea füllen den Raum zwischen der Tuberositas iliaca und der Tuberositas sacralis aus (➤ Abb. 3.74). Die Bänder liegen im Bereich der Drehachse für die Nutations- bzw. Gegennutationsbewegung und können daher auch als „Achsbänder" verstanden werden.

- Dorsale Insertion: Os ilium (Tuberositas iliaca)
- Ventrale Insertion: Os sacrum (Tuberositas sacralis)
- Verlauf: von kranial-lateral nach kaudal-medial
- Funktion: stabilisieren das Gelenk, bilden das funktionelle Drehzentrum des ISG

FUNKTIONELLE ASPEKTE DES ISG

Aufgrund des starken Kapsel-Band-Apparates, der unebenen Gelenkoberflächen und der Keilform des Os sacrum sind im ISG nur minimale federnde Bewegung möglich (➤ Tab. 3.13). Echte Gleitbewegungen wie bei den Intervertebralgelenken finden nicht statt.

Die Funktionsbewegungen des Os sacrum sind minimale translatorische Bewegungen im unteren und oberen Bereich des Gelenks, die kaum sichtbar und nur sehr schwer zu palpieren sind. Diese Bewegungen finden um eine transversale Achse durch den 2. Sakralwirbel statt und werden als **Nutation** und **Gegennutation** bezeichnet. Unter Nutation (*lat.:*

nutare = nicken) versteht man die Bewegung des Sakrums, bei der sich das Promontorium nach ventral-kaudal bewegt. Gleichzeitig bewegt sich die Apex ossis sacri nach dorsal. Funktionell bedeutsam ist diese Bewegung unter der Geburt, da sich dabei der Beckenausgang im sagittalen Durchmesser vergrößert.
Geht die Bewegung im ISG vom Os sacrum aus, spricht man von Nutation und Gegennutation. Bei Punctum fixum am Os sacrum findet eine Bewegung des Os ilium statt. Eine Bewegung des Os ilium nach ventral wird als **Ilium anterior** bezeichnet. Bewegt sich das Os ilium nach dorsal, wird das als **Ilium posterior** bezeichnet.

3

KLINISCHER BEZUG

- Das ISG ist mit seinen kräftigen Bändern ein wichtiger Stoßdämpfer für die Belastungen beim Gehen und Laufen. Eine Blockade des ISG kann daher weiterlaufend Beschwerden in der LWS oder im Knie verursachen.
- Eine weitere Ursache für Beschwerden im Bereich des ISG kann ein ungenügender Kraftschluss sein.

Tab. 3.13 Zusammenfassung Iliosakralgelenk (Art. sacroiliaca)

Gelenktyp	Planes Gelenk – Art. plana (Amphiarthrose)
Gelenkflächen	Bumerangförmige Facies auricularis des Os illium (plan), Facies auricularis des Os sacrum (plan bzw. leicht konkav)
Gelenkebene	Auf der Facies auricularis des Os sacrum, annähernd in der Sagittalebene (nach lateral, ca. 20° nach dorsal und ca. 20° nach kaudal ausgerichtet)
Gelenkkapsel	Straffe Kapsel mit kräftiger Verstärkung durch die Ligg. sacroiliaca anterius, posterius und interosseum
Ruhestellung	Nicht beschrieben
Verriegelte Stellung	Nicht beschrieben
Kapselmuster	Nicht beschrieben
Bewegungsausmaß	Hauptbewegung: Nutation / Gegennutation, insgesamt ca. 2°
Segmentale Innervation	Sensibel: L5 / S2 Vegetativ: Th12 / L2
Besonderheiten	Funktionell bedeutsam sind die Bewegungen des ISG unter der Geburt, da sich dadurch der Beckenausgang im sagittalen Durchmesser vergrößert. Darüber hinaus stellt das ISG einen wichtigen Stoßdämpfer für die Belastungen beim Gehen und Laufen dar.

3.6.3 Steckbrief Symphyse (Symphysis pubica)

Gelenktyp und Gelenkpartner

Bei der Symphyse handelt es sich um ein primär unechtes Gelenk (Synarthrose) mit überwiegend faserknorpligem Zwischengewebe (➤ Abb. 3.77). Aufgrund der hohen Belastung entsteht beim Erwachsenen im Faserknorpel ein mit synovialer Flüssigkeit gefüllter Spalt. Daher spricht man dann auch von einer Hemiarthrose (Halbgelenk, ➤ Kap. 2.2).

Gelenkpartner sind die **Facies symphysialis** des linken und rechten Schambeins. Ihre ovalen Gelenkflächen sind von einer Schicht hyalinen Knorpels bedeckt. Zwischen den beiden Gelenkflächen befindet sich der **Discus interpubicus**, der aus Faserknorpel aufgebaut ist und bei Erwachsenen einen Längsspalt aufweist. Dieser Spalt wird als **Cavitas symphysialis** bezeichnet.

KLINISCHER BEZUG

Eine Symphysenlockerung, z. B. nach Geburt oder posttraumatisch, führt zu einer Instabilität des Beckenrings und zu erheblichen Problemen beim Gehen.

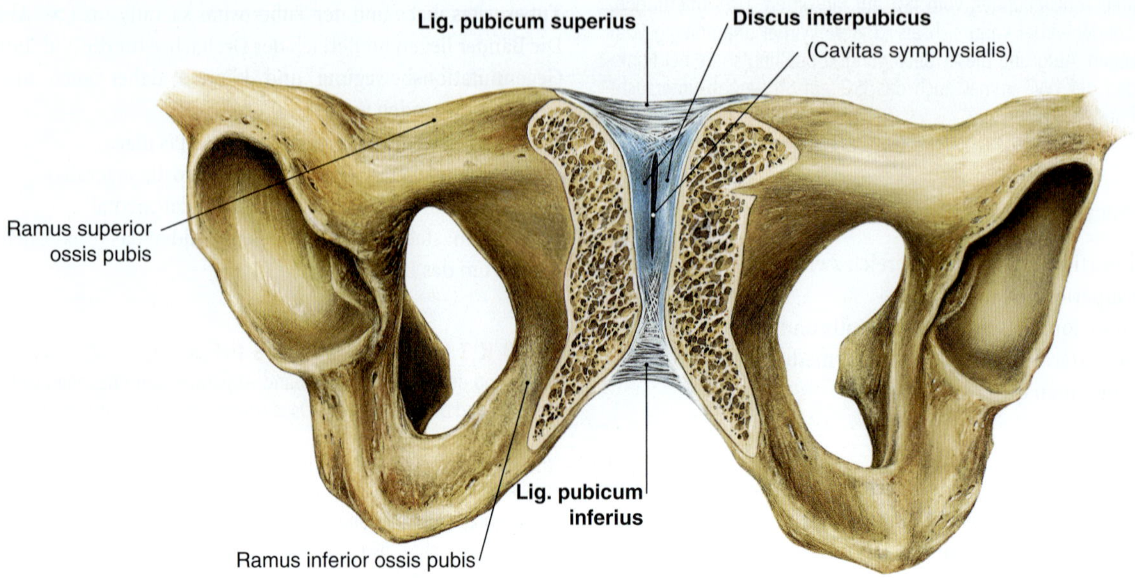

Abb. 3.77 Symphyse im Frontalschnitt, Ansicht von ventral [S007-1-24]

Bänder der Symphyse

Lig. pubicum inferius

- Insertion: zwischen dem linken und rechten Schambein unterhalb der Symphyse
- Verlauf: bogenförmig
- Funktion: Stabilisation des ventralen Beckenrings

Lig. pubicum superius

- Insertion: zwischen dem linken und rechten Schambein oberhalb der Symphyse
- Verlauf: nahezu horizontal
- Funktion: Stabilisation des ventralen Beckenrings

KLINISCHER BEZUG

Auch ventral und dorsal ziehen jeweils kräftige, diagonale Faserzüge über die Symphyse. In diese strahlen symphysennahe Muskeln ein, wie von kranial die Aponeurose des M. obliquus abdominis externus, die Sehnen des M. rectus abdominis und M. pyramidalis oder von kaudal die Ursprünge des M. adductor longus und M. gracilis. Dadurch entsteht hier eine gekreuzte myofasziale Verbindung der Bauchmuskulatur mit den Adduktoren.

3.6.4 Muskulatur des Beckenbodens

Der Beckenausgang wird durch die Beckenbodenmuskulatur und Faszien verschlossen. Er besteht aus drei Muskelschichten, die gitterförmig in drei Etagen übereinandergelegt sind:

- Diaphragma pelvis (innere Schicht)
- Diaphragma urogenitale (mittlere Schicht)
- Schließmuskeln der Ausgänge von Darm und Urogenitaltrakt (äußere Schicht)

Diaphragma pelvis (Beckenzwerchfell)

Das Diaphragma pelvis wird vom M. levator ani und M. ischiococcygeus gebildet (> Abb. 3.78).

▶ M. levator ani

Ursprung

Mit einer breiten Ursprungssehne an der Innenwand des kleinen Beckens

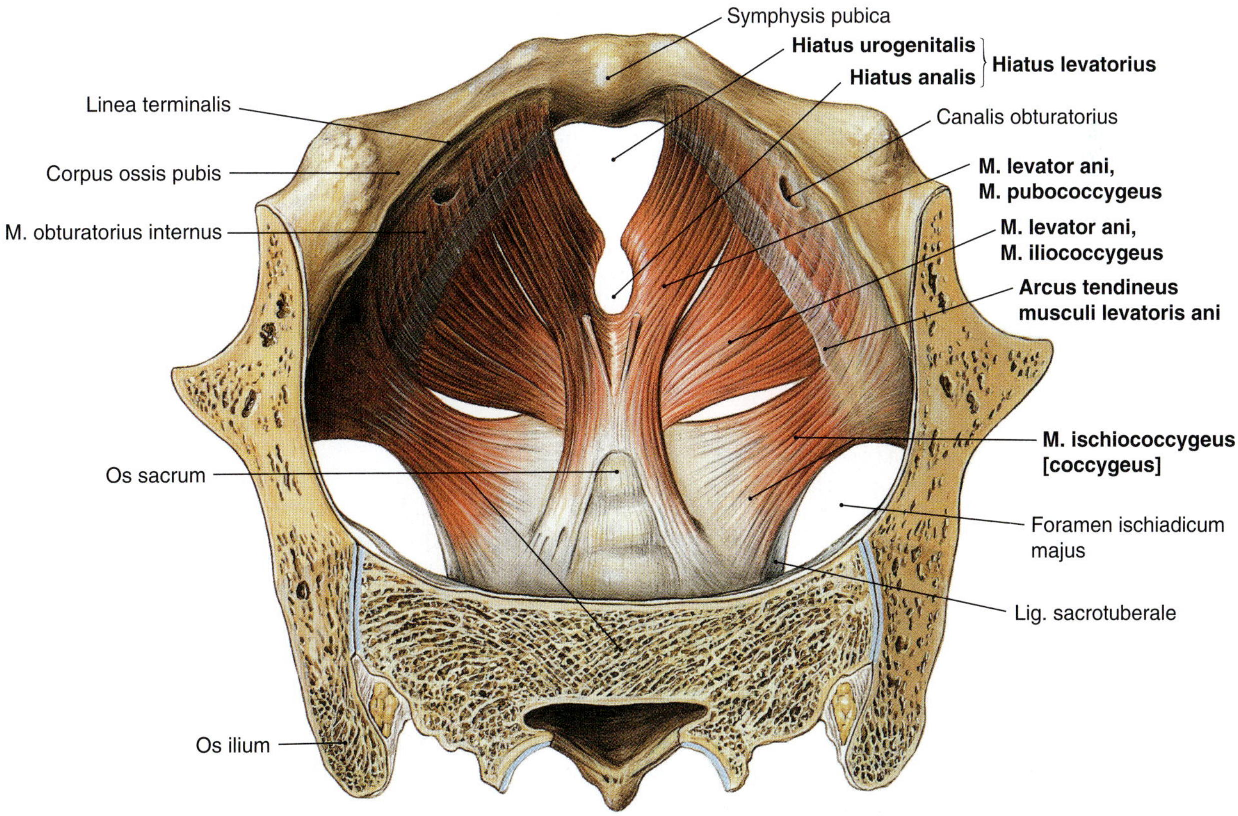

Abb. 3.78 Diaphragma pelvis: M. levator ani und M. ischiococcygeus, Ansicht von kranial [S007-2-24]

Ansatz
Os coccygis und Muskelfasern der Gegenseite

Verlauf
- Bogenförmig von ventral-kranial-lateral nach dorsal-kaudal-medial
- Die meisten Muskelfasern verbinden sich hinter dem Rektum mit dem Muskel der Gegenseite und bilden die Form eines „U".

Topografische Zusammenhänge
Die Ursprungssehne (Arcus tendineus) verläuft annähernd horizontal von der Symphyse bis zur Spina ischiadica quer über den M. obturatorius internus.

Nach morphologischen Gesichtspunkten lässt sich der M. levator ani in drei Muskeln unterteilen: M. pubococcygeus, M. puborectalis und M. iliococcygeus.

Unter der Symphyse begrenzen die Muskeln beider Seiten das sog. **Levator-Tor** (**Hiatus levatorius**), durch das vorne Harnröhre und Scheide (**Hiatus urogenitalis**) und hinten das Rektum (**Hiatus analis**) treten (➤ Abb. 3.78).

▶ M. ischiococcygeus

Ursprung
Spina ischiadica und Lig. sacrospinale

Ansatz
Seitlich am Os coccygis und Os sacrum

Verlauf
Von ventral-lateral nach dorsal-medial

Funktion des Diaphragma pelvis
- Sicherung der Bauch- und Beckenorgane nach kaudal
- Kontrolle der Öffnungen von Rektum und Urogenitalsystem

Innervation des Diaphragma pelvis
Plexus sacralis (S2 – S4)

FUNKTIONELLE HINWEISE

Die Muskulatur des Diaphragma pelvis bewirkt eine Flexion des Os coccygis und unterstützt damit weiterlaufend eine Gegennutation des Sakrums.

KLINISCHER BEZUG

Eine Insuffizienz des Diaphragma pelvis kann zu einem Tiefertreten der Beckenorgane, z. B. zum Descensus uteri und zu einer Inkontinenz führen.

Diaphragma urogenitale (Membrana perinei)

Das Diaphragma urogenitale wird ursprünglich aus dem M. transversus perinei profundus und dem M. transversus perinei superficialis gebildet. Da der M. transversus perinei profundus jedoch keine durchgängige Muskelplatte darstellt, sondern vielmehr eine bindegewebige Membran mit nur wenigen eingelagerten Muskelfasern, hat sich in der neueren Nomenklatur die Bezeichnung **Membrana perinei** durchgesetzt (➤ Abb. 3.79).

▶ Membrana perinei (M. transversus perinei profundus)

Ursprung
- Ramus inferior des Os pubis
- Ramus des Os ischii

Ansatz
Ramus inferior ossis pubis und Ramus ossis ischii auf der gegenüberliegenden Seite

Verlauf
Transversal

▶ M. transversus perinei superficialis

Ursprung
Ramus ossis ischii

Ansatz
- Centrum tendineum perinei bzw. Ramus ossis ischii der Gegenseite
- Der Muskel verschmilzt mit dem M. sphincter ani externus.

Verlauf
Transversal, dorsal der Membrana perinei

Funktion des Diaphragma urogenitale
- Sicherung der Bauch- und Beckenorgane nach kaudal
- Sphinkterfunktion für die Urethra
- Verschluss des Beckenbodens, bis auf die Durchtrittsöffnungen von:
  - Harnröhre (Urethra)
  - Scheide (Vagina)
  - Gefäßen

Innervation des Diaphragma urogenitale
N. pudendus (S2 – S4)

Äußere Schließmuskeln (➤ Abb. 3.79)

▶ M. bulbospongiosus

Ursprung
- Centrum tendineum perinei
- Beim Mann auch Raphe penis

Ansatz
- Frau: Klitoris und Umgebung
- Mann: Fascia penis profunda

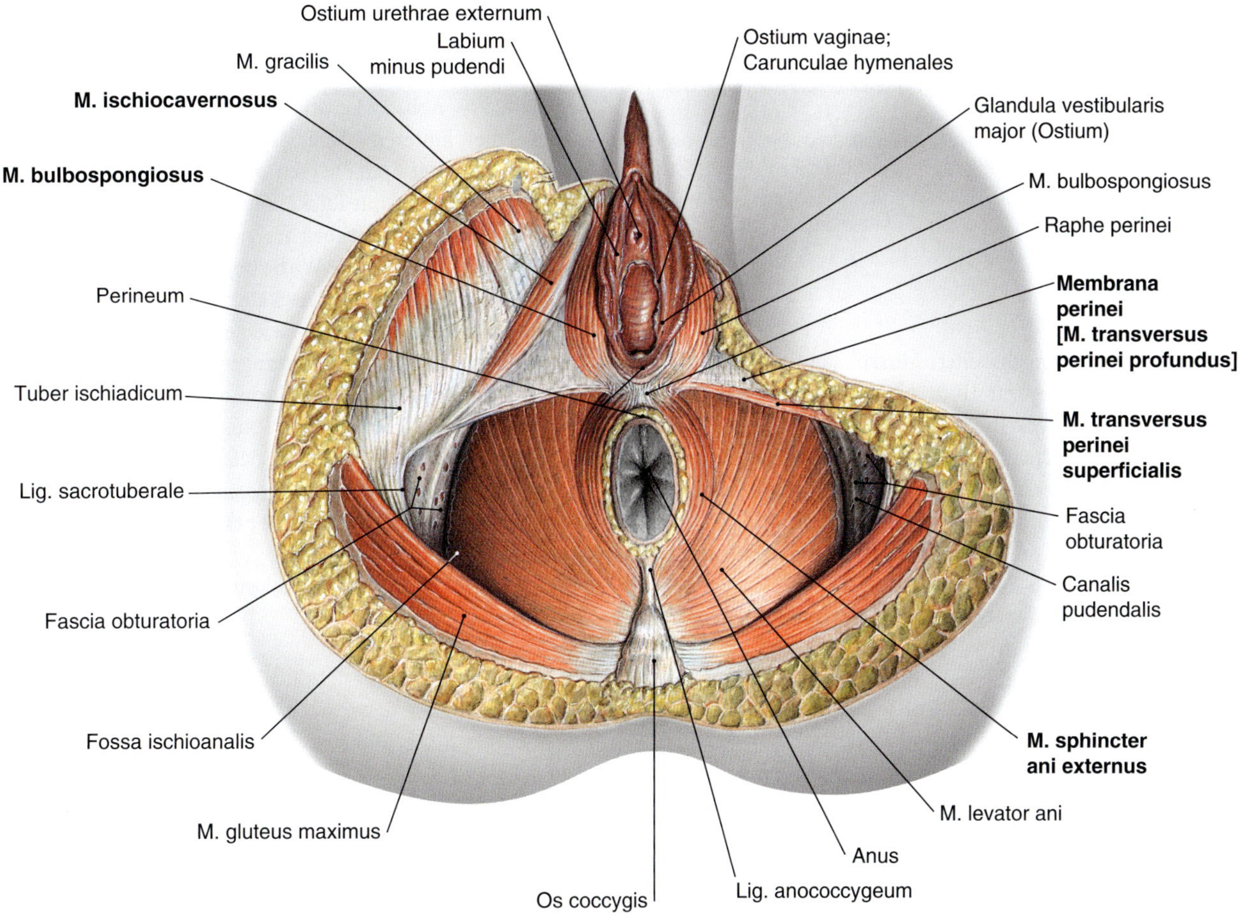

Abb. 3.79 Diaphragma urogenitale und äußere Schließmuskeln (Ansicht von kaudal): Membrana perinei (M. transversus perinei profundus) und M. transversus perinei superficialis, M. bulbospongiosus, M. ischiocavernosus und M. sphincter ani externus [S007-2-24]

Funktion

Bei der Frau:

- Verengt den Scheideneingang (Sphincter vaginae)
- Druck auf die Glandulae vestibulares majores (Drüse im Scheidenvorhof)

Beim Mann:

- Harnröhrenkompression und -entleerung nach Miktion / Ejakulation
- Erektionsverstärkung

Innervation

N. pudendus (S2 – S4)

▶ M. ischiocavernosus

Ursprung

Ramus ossis ischii (Crus penis / clitoridis)

Ansatz

Corpus cavernosum und Fascia penis / clitoridis profunda

Funktion

- Willkürliche oder reflektorische Kompression des hinteren Corpus cavernosum clitoridis / penis
- Verstärkung der Erektion

Innervation

N. pudendus (S2 – S4)

M. sphincter ani externus

- Ringförmig um den Anus gelegener Muskel
- Faserverlauf in Schlingen
- Funktion: Schließmuskel des Afters
- Innervation: N. pudendus (S2 – S4)

▶ M. sphincter urethrae

- Ringförmige Fasern um die Pars membranacea urethrae
- Funktion: willkürlicher Verschluss der Harnröhre
- Innervation: N. pudendus (S2 – S4)

FUNKTIONELLE HINWEISE

- Die Beckenbodenmuskulatur besteht zu 70–90 % aus Muskelfasern Typ I (Slow-twitch-Fasern), die für den Grundtonus zuständig sind. 10–30 % der Muskelfasern sind vom Typ II (Fast-twitch-Fasern) und für die schnelle kräftige Kontraktion des Beckenbodens verantwortlich (Carriere 2012).
- Beide Muskelfasertypen können, wie alle Skelettmuskeln, trainiert werden. Durchschnittlich nimmt die Zahl der funktionsfähigen quergestreiften Muskelfasern ab dem 30. Lebensjahr pro Jahr um 2 % ab. Durch eine 14-tägige Entlastung atrophiert die Muskulatur ca. um 10 %.

Hinweis

Am Becken inserieren noch weitere Muskeln, die zur autochthonen Rückenmuskulatur oder zur Hüft- oder Bauchmuskulatur zählen und Einfluss auf das Becken oder das Sakrum haben. Die Muskeln werden in den entsprechenden Kapiteln besprochen (➤ Kap. 3.1.3, ➤ Kap. 3.5.4 bzw. ➤ Kap. 4.2.2). Der Ansatz und die Zugrichtung der Muskeln bestimmen ihre Auswirkung auf das ISG.

- Muskeln, die ventral am Os coxae ansetzen und nach kranial ziehen (z. B. Bauchmuskulatur)
- Muskeln, die ventral am Os coxae ansetzen und nach distal ziehen (z. B. Hüftflexoren)
- Muskeln, die dorsal am Os coxae ansetzen und nach kranial ziehen (z. B. M. iliocostalis)
- Muskeln, die dorsal am Os coxae ansetzen und nach distal ziehen (z. B. ischiokrurale Muskulatur)
- Muskeln, die ventral am Os sacrum ansetzen und nach ventral ziehen (z. B. M. pirifomis)
- Muskeln, die dorsal am Os sacrum ansetzen und nach kranial ziehen (z. B. Mm. multifidi)

3.7 Innervation der Rumpfmuskulatur

Im Gegensatz zu den Extremitäten erstreckt sich die Innervation der Rumpfmuskulatur mehr oder weniger über alle Wirbelsäulensegmente (➤ Abb. 3.81). Über die gesamte Länge der Wirbelsäule ziehen die hinteren Äste (**Rr. posteriores** oder dorsales, ➤ Abb. 3.80) der Spinalnerven nach dorsal und innervieren dort die gesamte autochthone Rückenmuskulatur (➤ Kap. 3.1.3). Sensibel versorgen sie die darüber liegenden Hautareale sowie die kleinen Wirbelgelenke und die Wirbelbogenbänder.

Der R. posterior des 1. Zervikalnervs (N. suboccipitalis) innerviert die Gruppe der kurzen Nackenextensoren, die deshalb ebenfalls den autochthonen Muskeln zugerechnet werden.

Die vorderen Äste (**Rr. anteriores** oder ventrales) der Spinalnerven bilden im Halsbereich den Plexus cervicalis (C1 – C4) und den Plexus brachialis (C5 – Th1). Die tiefen Äste des **Plexus cervicalis** innervieren die vorderen Muskeln der oberen HWS (M. rectus capitis anterior und lateralis) sowie die prävertebralen Muskeln (M. longus capitis und M. longus colli). Außerdem entsendet der Plexus cervicalis Muskeläste (Rr. musculares) zu den Mm. scaleni medius und posterior.

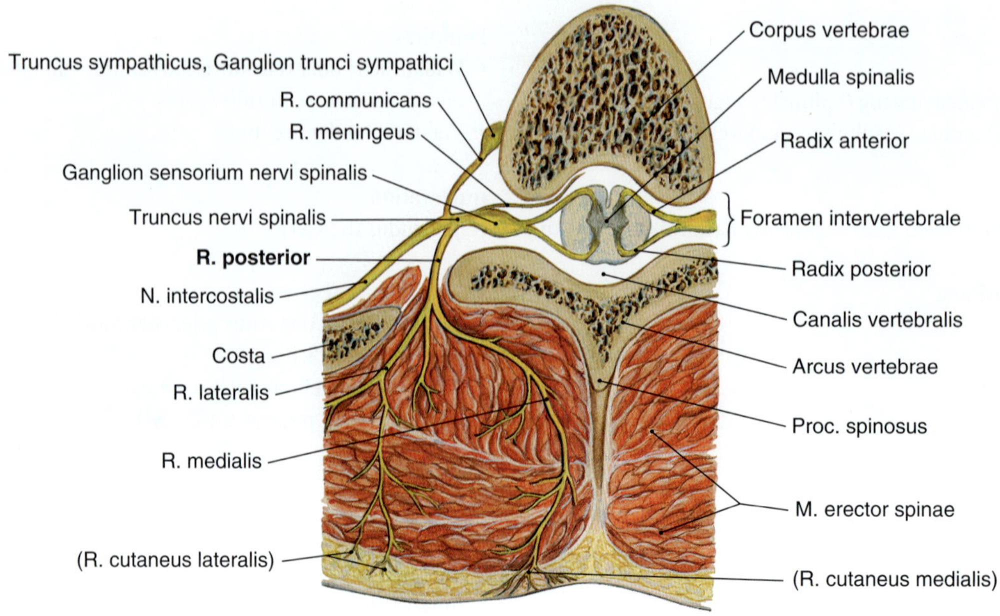

Abb. 3.80 Innervation der autochthonen Rückenmuskulatur durch den R. posterior im Transversalschnitt, Ansicht von kaudal [S007-1-24]

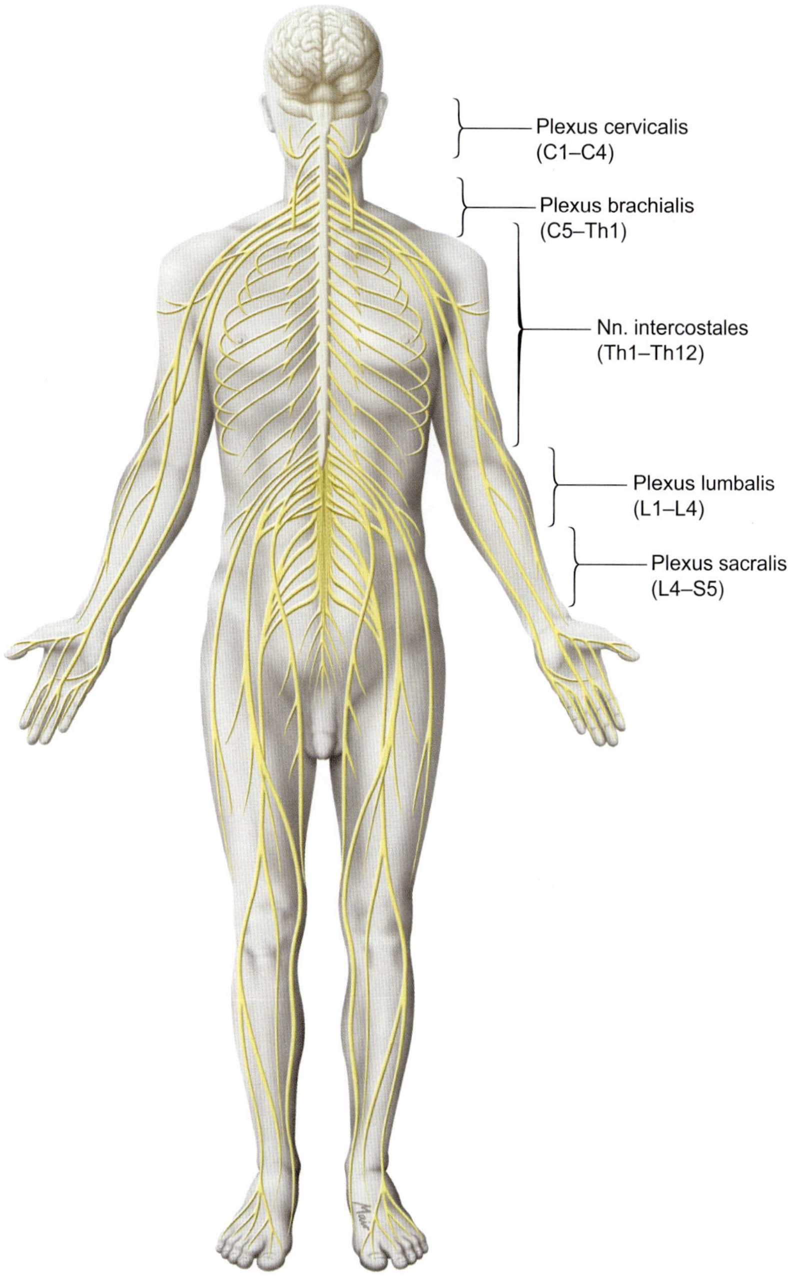

Abb. 3.81 Einteilung des peripheren Nervensystems, Ansicht von ventral [S007-1-24/L127]

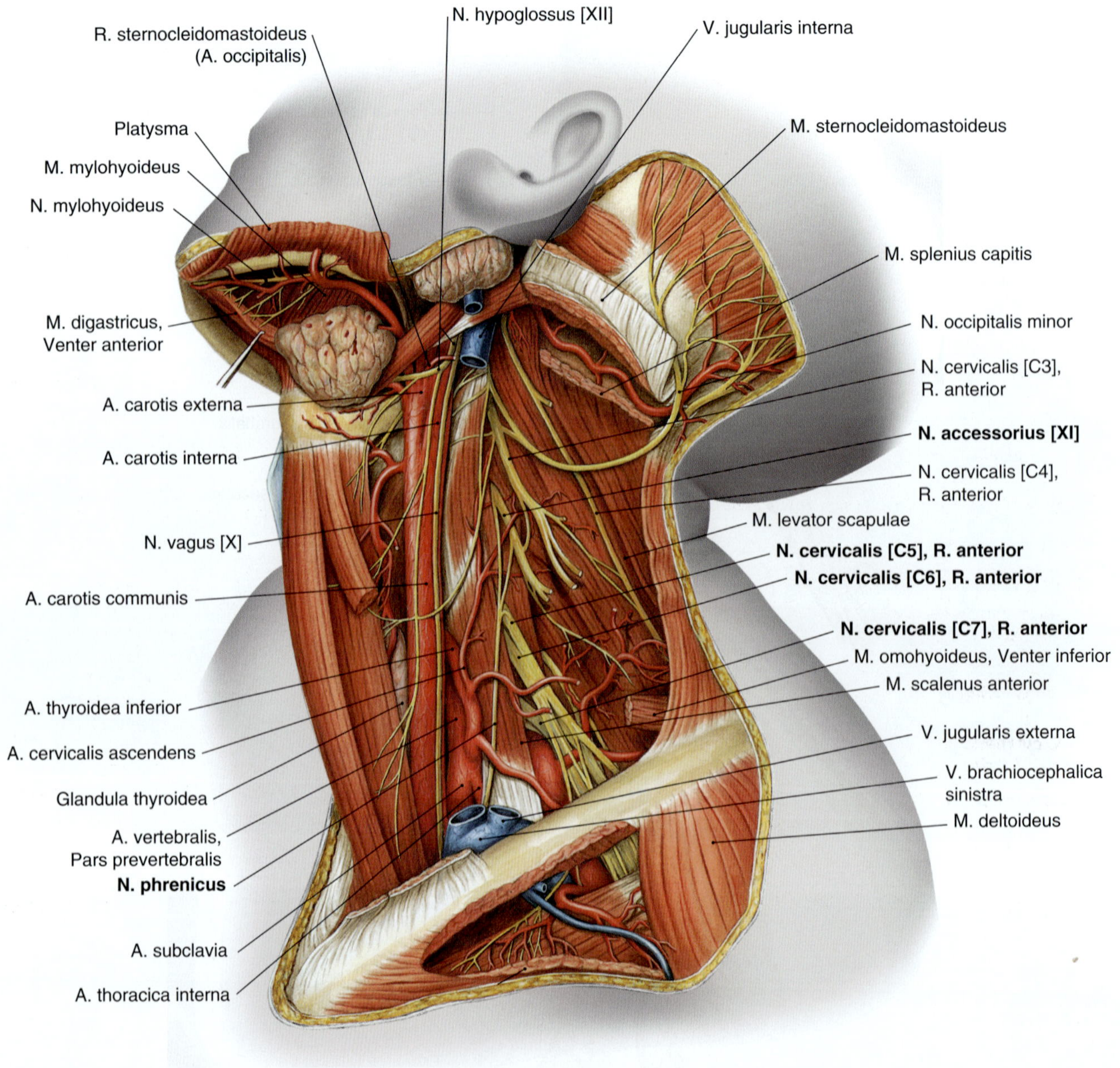

Abb. 3.82 Übersicht des Plexus cervicalis und der übrigen Nerven der seitlichen Halsregion, Ansicht von lateral [L127/S007-3-24]

Ein wichtiger Nerv des Plexus cervicalis ist der **N. phrenicus** (C3 – C5), da er alleine für die motorische und sensible Innervation des Zwerchfells (Diaphragma) zuständig ist. Die meisten Nervenfasern erhält er aus dem Segment C4. Im Bereich des Halses verläuft der N. phrenicus beidseits über den M. scalenus anterior (➤ Abb. 3.34, ➤ Abb. 3.82) und tritt dann durch die obere Thoraxapertur in den Brustkorb ein. Innerhalb des Thorax verläuft er, nur durch die Pleura mediastinalis von der Pleurahöhle getrennt, durch das Mediastinum bis zum Zwerchfell.

Der **Plexus brachialis**, der in erster Linie für die Innervation der oberen Extremität zuständig ist (➤ Kap. 5.5), entsendet aus dem Segment C5 einen Ast zum N. phrenicus. Darüber hinaus innerviert er über direkte Muskeläste (Rr. musculares) den M. longus colli sowie die Mm. scaleni anterior und medius.

Im Thorakalbereich bilden die vorderen Äste der Spinalnerven Th1 – Th12 die **Nn. intercostales**, die jeweils an der Unterseite der Rippe des entsprechenden Wirbelsegments nach lateral-ventral ziehen und die Muskulatur des zugehörigen Interkostalraums versorgen. Die Nn. intercostales Th5 – Th12 setzen sich auf die Bauchwand fort und innervieren dort in der entsprechenden Höhe die seitlichen und vorderen Muskeln der Bauchwand. Auf der dorsalen Seite entsenden sie außerdem Äste zum M. serratus posterior superior und inferior. Der R. anterior von Th1 beteiligt sich zudem am Aufbau des Plexus brachialis.

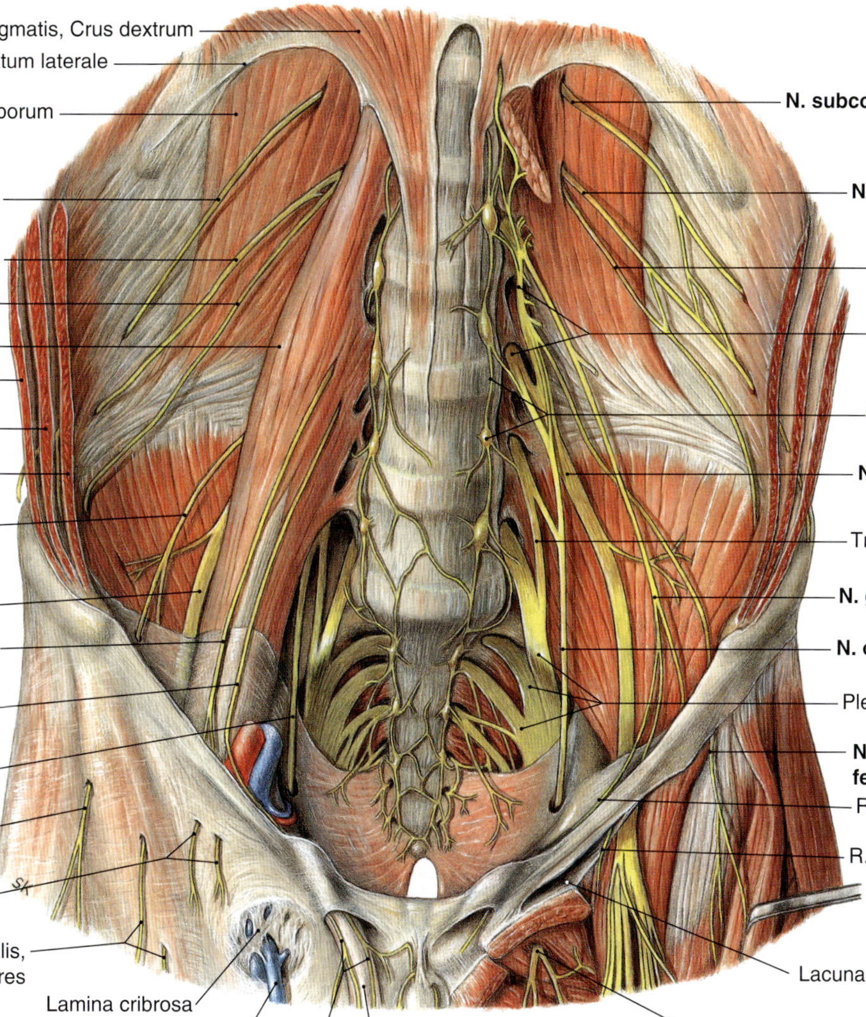

Abb. 3.83 Übersicht des Plexus lumbalis an der hinteren Bauchwand, Ansicht von ventral [S007-1-24]

Im Bereich der Lendenwirbelsäule bilden die Rr. anteriores den **Plexus lumbalis** (L1 – L4). Ihm entstammen der **N. iliohypogastricus**, **N. ilioinguinalis** und der **N. genitofemoralis**, die für die Innervation des unteren Teils der seitlichen, vorderen und tiefen Bauchwandmuskulatur zuständig sind (➤ Abb. 3.83). Letzterer innerviert beim Mann zudem den M. cremaster. Die übrigen Nerven des Plexus lumbalis sind entweder rein sensibel (N. cutaneus femoris lateralis) oder für die mediale und vordere Muskulatur des Oberschenkels (N. obturatorius bzw. N. femoralis, ➤ Kap. 4.6) verantwortlich.

Der **Plexus sacralis** (L4—S5) versorgt im Wesentlichen die gesamte dorsale Muskulatur der unteren Extremität (➤ Kap. 4.6). Aus ihm ziehen jedoch auch direkte Muskeläste (Rr. musculares) sowie der **N. pudendus** zur Muskulatur des Beckenbodens und innervieren diese.

KAPITEL

4 Untere Extremität

An der unteren Extremität (➤ Abb. 4.1) unterscheidet man den **Beckenring** und die **freien Extremitäten**. Der knöcherne Beckenring setzt sich aus den beiden Ossa coxae und dem Os sacrum zusammen und ist dorsal über die beiden Iliosakralgenke, ventral über die Symphyse verbunden (➤ Kap. 3.6.2, ➤ Kap. 3.6.3). Er überträgt das Gewicht des Rumpfes und der oberen Extremität auf beide Beine. Während der Beckenring Stabilität gewährleistet, ist die freie untere Extremität in erster Linie für die Fortbewegung zuständig. Zur freien Extremität zählen der **Oberschenkel (Femur)**, der **Unterschenkel (Crus)** und der **Fuß (Pes)**.

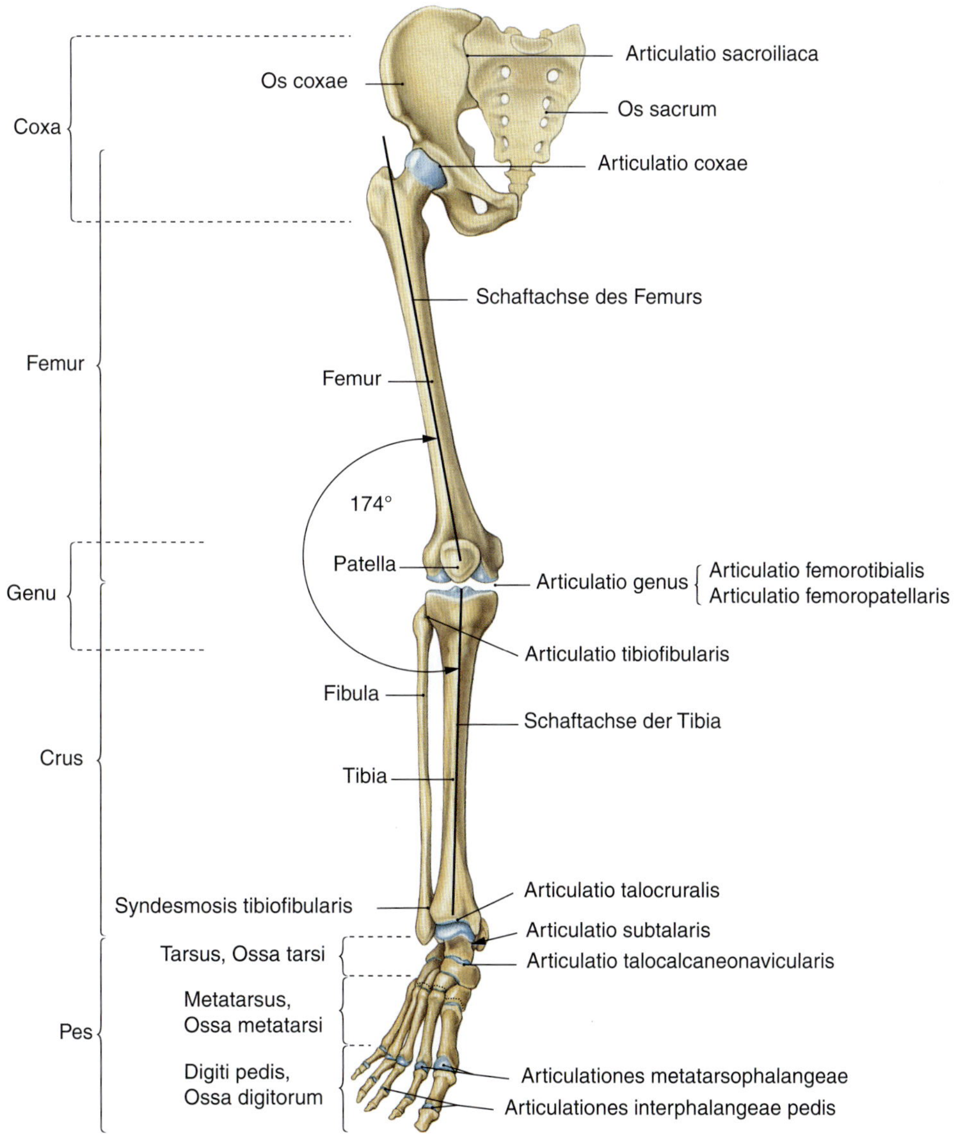

Abb. 4.1 Knochen und Gelenke der unteren Extremität [S007-1-24]

4.1 Knöcherner Aufbau der unteren Extremität

4.1.1 Knochen des Beckengürtels

Die Knochen des Beckenrings (Os coxae und Os sacrum) wurden bereits in ➤ Kap. 3.6.1 besprochen. Das Os coxae (➤ Abb. 3.69, ➤ Abb. 3.70) trägt die Gelenkpfanne für das Hüftgelenk (**Acetabulum**, ➤ Kap. 4.2.1). Die drei Knochen des Os coxae – Os ilium, Os pubis und Os ischii – synostosieren innerhalb des Acetabulums; das Os pubis macht dabei etwa 1/5, die beiden anderen Knochen je etwa 2/5 der Hüftpfanne aus.

4

4.1.2 Knochen der freien Extremität: Oberschenkel-, Unterschenkel- und Fußknochen

Oberschenkelknochen (Os femoris)

Das **Os femoris** (= **Femur**; ➤ Abb. 4.2, ➤ Abb. 4.3) ist der längste Knochen des menschlichen Skeletts. Sein proximales Ende (**Caput femoris**) bildet mit der knöchernen Pfanne am Os coxae das Hüftgelenk (Art. coxae, ➤ Kap. 4.2.1), welches die Verbindung der freien unteren Extremität mit dem Beckengürtel darstellt. Dem Caput femoris schließt sich der Schenkelhals (**Collum femoris**) an. Am Übergang vom Collum zum Schaft (**Corpus femoris**) erhebt sich lateral der große Rollhügel (**Trochanter major**). Hinter ihm befindet sich, nach medial gerichtet, eine tiefe Grube (**Fossa trochanterica**). Medial-dorsal liegt der deutlich kleinere **Trochanter minor**. Beide Trochanter sind dorsal über die kräftige **Crista intertrochanterica**, ventral über die **Linea intertrochanterica** verbunden.

Über die gesamte Länge des Schaftes zieht sich eine deutliche Knochenleiste (**Linea aspera**), an der sich zwei Lippen (**Labium laterale** und **mediale**) abgrenzen lassen. Das Labium laterale der Linea aspera geht nach proximal in die **Tuberositas glutea** über, das Labium mediale zieht in Richtung Trochanter minor und geht proximal in die **Linea pectinea** über (➤ Abb. 4.3).

Das distale Ende des Femurs trägt die beiden Femurkondylen (**Condylus lateralis** und **medialis**), die mit dem proximalen Ende der Tibia das Kniegelenk (Art. femorotibialis, ➤ Kap. 4.3.1) bilden. Ventral stehen die Kondylen über die **Facies patellaris** miteinander in Verbindung, während sie auf der dorsalen Seite durch die **Fossa intercondylaris** getrennt sind. Den Kondylen sind seitlich der **Epicondylus lateralis** und **medialis** aufgelagert. Oberhalb des medialen Epikondylus findet sich eine weitere kleine Erhebung, das **Tuberculum adductorium**.

Unterschenkelknochen: Schienbein und Wadenbein (Tibia und Fibula)

Tibia und **Fibula** bilden gemeinsam den knöchernen Unterschenkel und sind über Bandhaften und ein straffes Gelenk miteinander verbunden (➤ Kap. 4.4.1).

Tibia

Die wesentlich kräftigere **Tibia** (➤ Abb. 4.4) überträgt das Körpergewicht auf den Fuß. Der „Kopf" der Tibia besteht aus dem **Condylus lateralis** und **medialis**. Er trägt die Gelenkflächen (**Facies articulares superiores**) für die Verbindung mit den Femurkondylen. Hinter dem lateralen Kondylus findet sich, etwas nach lateral und distal gerichtet, eine kleine, ovale Gelenkfläche (**Facies articularis fibularis**) für die Verbindung mit dem Fibulakopf (Art. tibiofibularis, ➤ Kap. 4.4.1). Ventral ist am Übergang zum Tibiaschaft die **Tuberositas tibiae** zu sehen, an der das Lig. patellae ansetzt. Von dort zieht eine deutlich zu tastende Knochenkante (**Margo anterior**) nach distal. An der dorsalen Fläche findet sich die **Linea musculi solei** für den Ursprung des M. soleus.

Nach distal läuft die mediale Tibiakante zum **Malleolus medialis** aus, hinter dem im **Sulcus malleolaris medialis** die Sehnen der tiefen Unterschenkelflexoren verlaufen (➤ Kap. 4.4.2). Auf der fibularen Seite findet sich ein konkaver Einschnitt (**Insisura fibularis**), in der die Fibula liegt (Syndesmosis tibiofibularis, ➤ Kap. 4.4.1). Die Gelenkflächen am distalen Tibiaende (**Facies articularis inferior** und **Facies articularis malleolaris medialis**) dienen der Verbindung mit dem Talus (Art. talocruralis, ➤ Kap. 4.4.1).

Fibula

Die deutlich schlankere **Fibula** (➤ Abb. 4.5) hat keinen direkten Kontakt mit dem Femur, ist jedoch distal ebenfalls am Aufbau der Malleolengabel und damit dem oberen Sprunggelenk (➤ Kap. 4.4.1) beteiligt. Sie dient im Wesentlichen als Ursprung für die Unterschenkelmuskulatur.

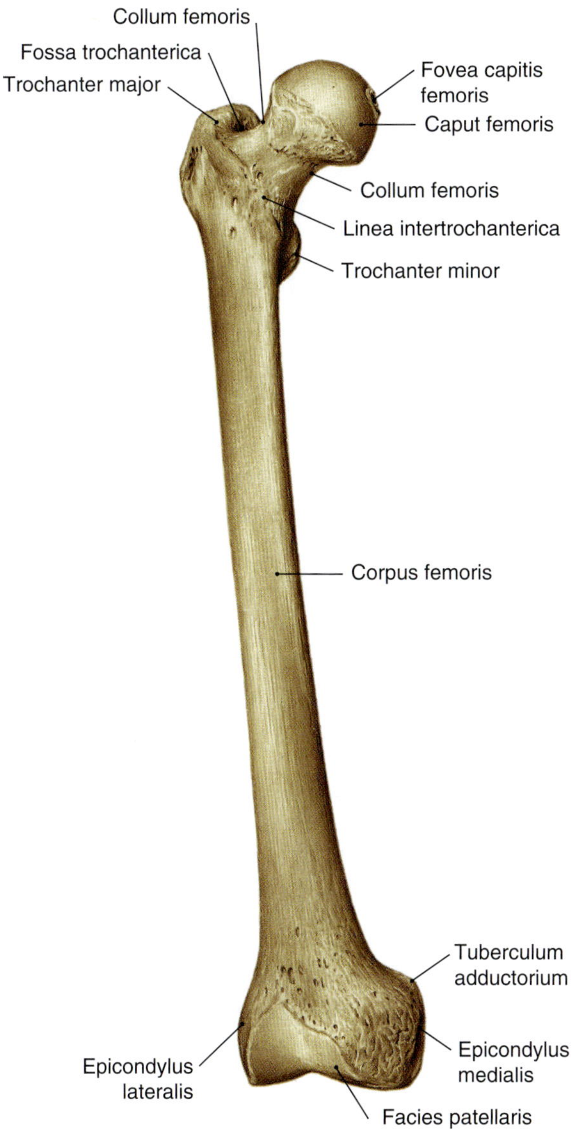

Abb. 4.2 Rechtes Femur, Ansicht von ventral [S007-1-24]

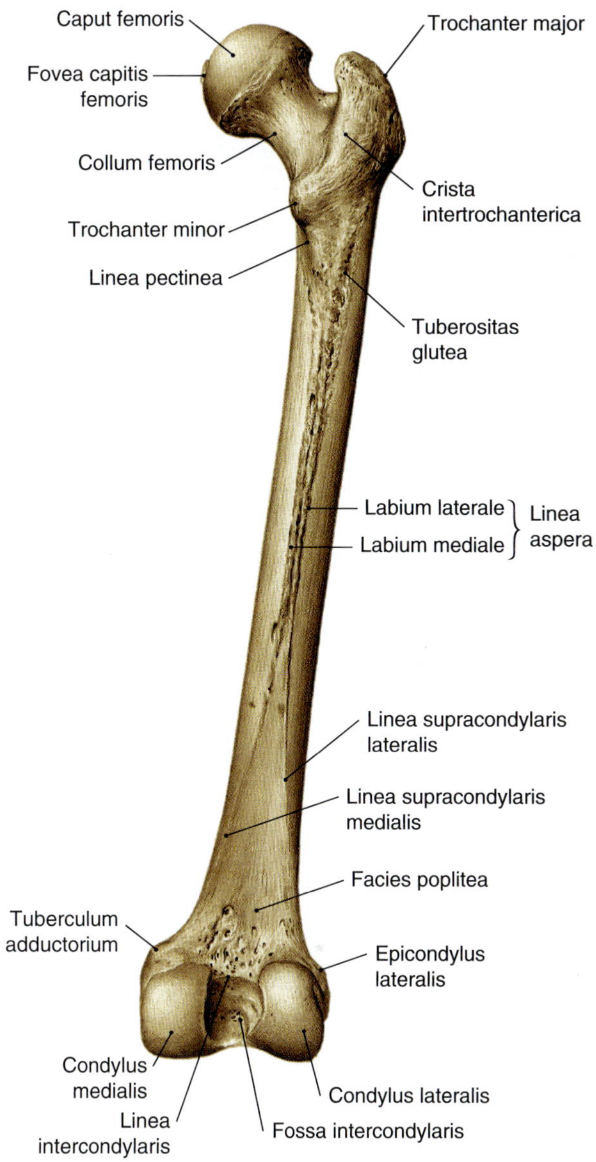

Abb. 4.3 Rechtes Femur, Ansicht von dorsal [S007-1-24]

Das **Caput fibulae** trägt eine kleine **Facies articularis capitis fibulae**, über die sie mit der Tibia in Verbindung steht, sowie den **Apex capitis fibulae**. Unterhalb des Fibulaköpfchens verjüngt sich der Knochen zum **Collum fibulae** und geht dann in den Schaft (**Corpus fibulae**) über. Hier finden sich, wie auch an der Tibia, verschiedene Kanten und Flächen, die am besten im Querschnitt beider Knochen zu erkennen sind (➤ Abb. 4.6). Zwischen den sich gegenüberstehenden Margines interosseae spannt sich die **Membrana interossea cruris** aus.

Das distale Ende der Fibula verbreitert sich zum **Malleolus lateralis**, hinter dem im **Sulcus malleolaris lateralis** die Sehnen der Mm. peronei verlaufen (➤ Kap. 4.4.2).

4

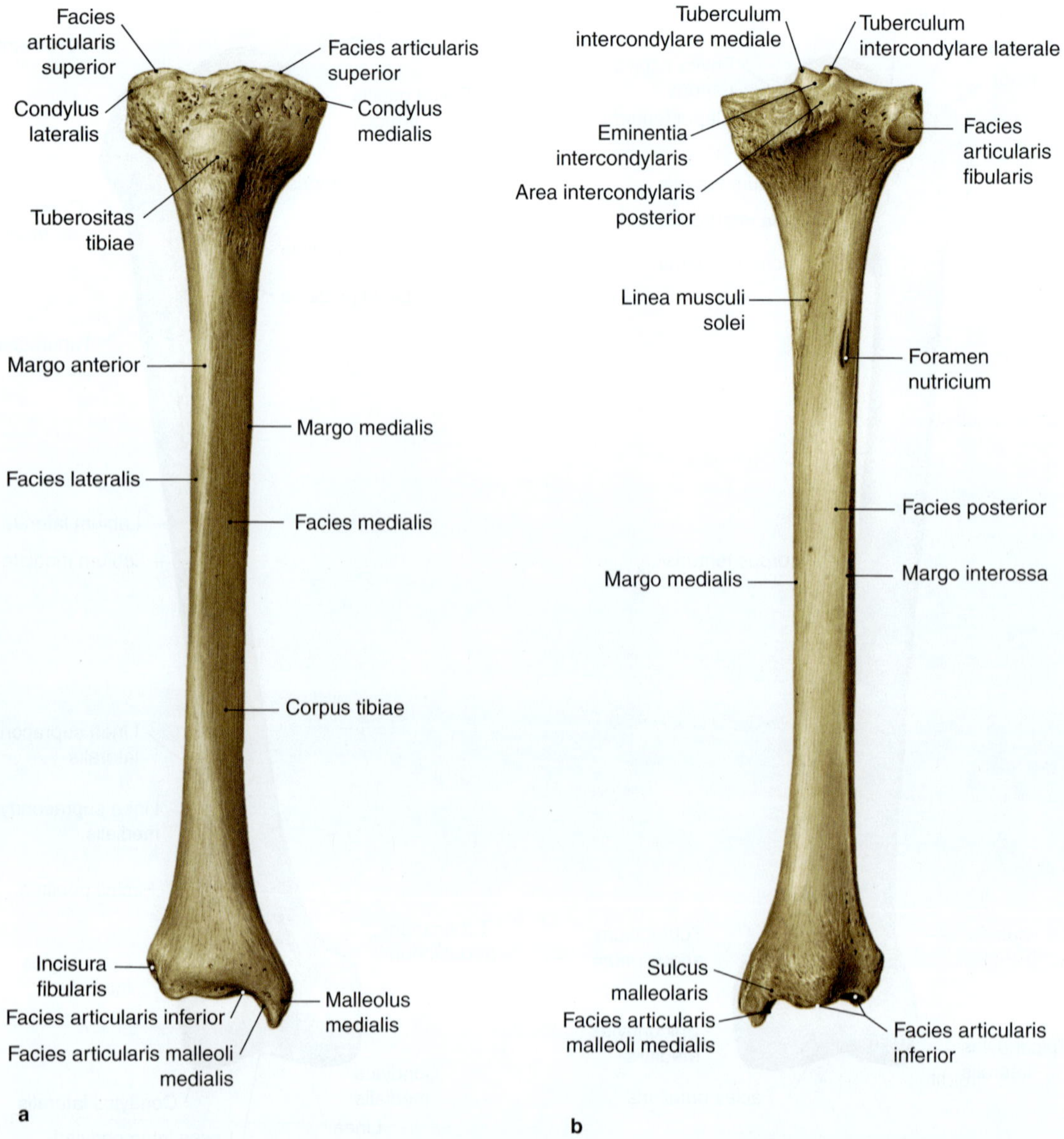

Abb. 4.4 Rechte Tibia, Ansicht von ventral (a) und dorsal (b) [S007-1-24]

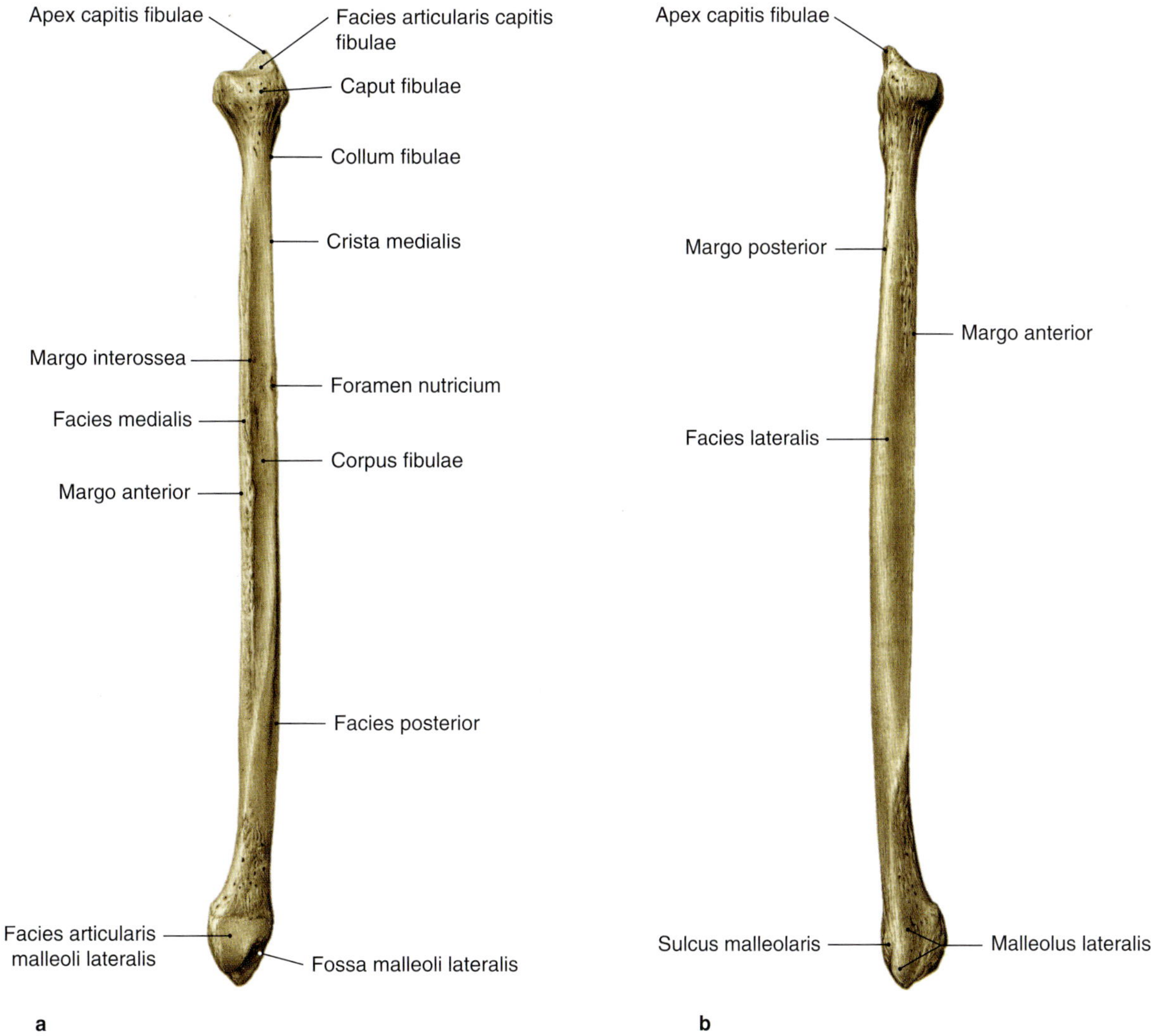

Abb. 4.5 Rechte Fibula, Ansicht von medial (a) und lateral (b) [S007-1-24]

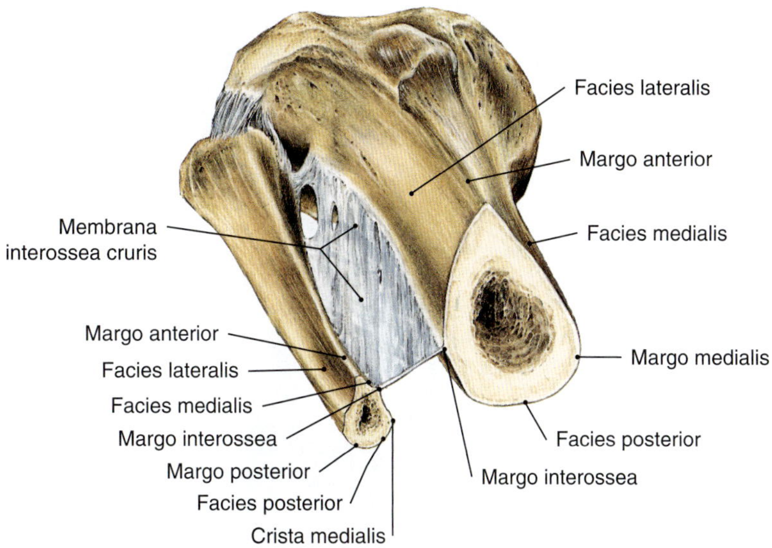

Abb. 4.6 Tibia und Fibula im Querschnitt, Ansicht von distal [S007-22]

Knochen des Fußes (Ossa pedis)

Das Fußskelett (> Abb. 4.7, > Abb. 4.8) lässt sich in drei Abschnitte unterteilen.

Die **Fußwurzel (Tarsus)** besteht aus insgesamt sieben Fußwurzelknochen: dem **Sprungbein (Talus)**, dem **Fersenbein (Kalkaneus)**, den drei **Keilbeinen (Ossa cuneiformia)**, dem **Kahnbein (Os naviculare)** und dem **Würfelbein (Os cuboideum)**. Über den Talus wird im oberen Sprunggelenk das Gewicht auf den Fuß übertragen. Der größte Knochen des Tarsus ist der Kalkaneus. An ihm findet sich das mächtige **Tuber calcanei**, an dem die kräftige Achillessehne inseriert. Nach medial ragt das **Sustentaculum tali** vor, das einen Teil der Gelenkfläche für den Talus trägt (> Kap. 4.4.1).

Der **Mittelfuß (Metatarsus)** besteht aus fünf Röhrenknochen (**Ossa metatarsalia**). Das Os metarsale I ist kürzer und kräftiger als die übrigen Fußwurzelknochen.

Die **Zehen (Digiti pedis)** besitzen, mit Ausnahme der Großzehe der Großzehe, je drei Zehenglieder (**Phalanx proximalis, media** und **distalis**). Die Großzehe besitzt lediglich eine Phalanx proximalis und distalis. Sowohl die Mittelfuß- als auch die Zehenknochen lassen sich in eine **Basis**, ein **Corpus** und ein **Caput** unterteilen. Am Caput des ersten Metatarsale finden sich plantar regelmäßig zwei kleine Sesambeine (**Ossa sesamoidea**).

Im Bereich des Fußes findet sich eine Vielzahl von Gelenken, die in > Kap. 4.5.1 beschrieben werden.

4.2 Hüftgelenk (Art. coxae)

4.2.1 Steckbrief Hüftgelenk

Gelenktyp und Bewegungsausmaß

Tab. 4.1 Bewegungsausmaß des Hüftgelenks (nach Kapandji 2016)

Transversale Achse	Flexion: 120–140°	Extension: 10–20°
Longitudinale Achse	Außenrotation: 50–60°	Innenrotation: 30–40°
Sagittale Achse	Abduktion: 30–45°	Adduktion: 20–30°

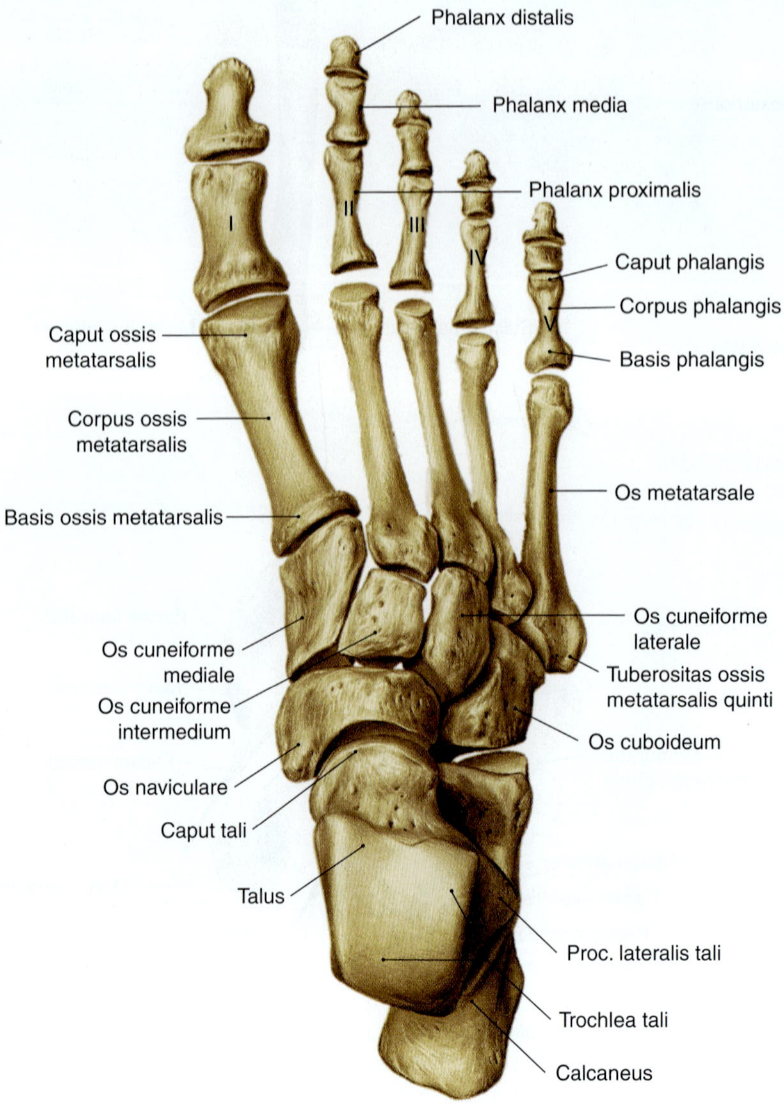

Abb. 4.7 Rechtes Fußskelett, Ansicht von proximal [S007-1-24]

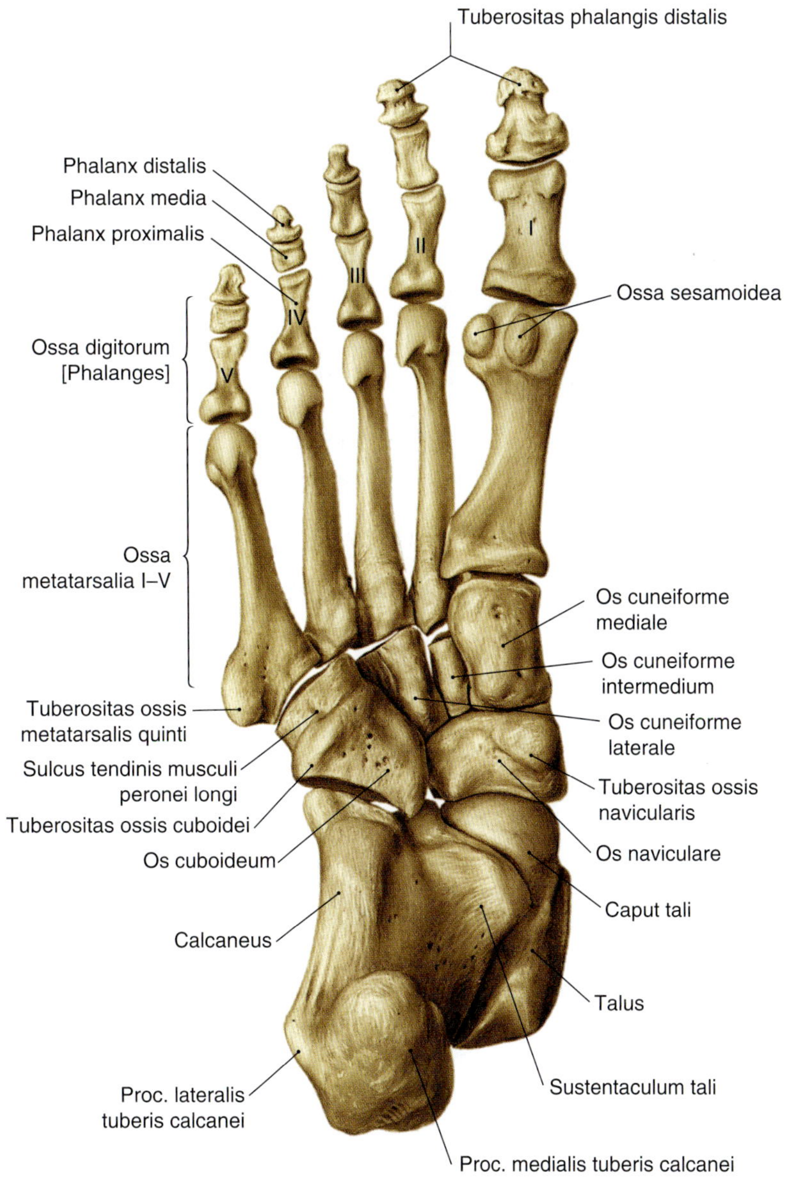

Abb. 4.8 Rechtes Fußskelett, Ansicht von plantar [S007-1-24]

Das Hüftgelenk ist ein Kugel- bzw. Nussgelenk (Enarthrosis spheroidea) mit drei Freiheitsgraden (➤ Tab. 4.1). Die Gelenkpfanne wird durch eine faserknorpelige Gelenklippe (Labrum acetabuli) erweitert und reicht so über den Äquator des Hüftkopfes.

Gelenkpartner des Hüftgelenks

Im Hüftgelenk artikuliert der Hüftkopf (Caput femoris) mit der Gelenkpfanne (Acetabulum) des Beckens.

Acetabulum

An der Gelenkpfanne (➤ Abb. 4.9) haben drei Knochen Anteil: Os ilium, Os pubis und Os ischii. Die überknorpelte Gelenkfläche (**Facies lunata**) hat die Form eines nach unten offenen Hufeisens.

Im kaudalen Bereich der Pfanne findet sich eine Einkerbung (**Incisura acetabuli**). Im Bereich der Incisura acetabuli vervollständigt das **Lig. transversum acetabuli** die Gelenkpfanne. Eine faserknorpelige **Gelenklippe (Labrum acetabuli)**, die am knöchernen Rand des Acetabulums (**Limbus acetabuli**) bzw. dem Lig. transversum acetabuli befestigt ist, vergrößert die gesamte Pfanne. In der Fossa acetabuli befindet sich ein **Fettkörper** (Corpus adiposum), der die Fossa ausfüllt und so den Druck auf die gesamte Hüftpfanne verteilt.

Physiologische Ausrichtung im Raum: nach lateral, ca. 30–40° nach ventral und ca. 30–40° nach kaudal.

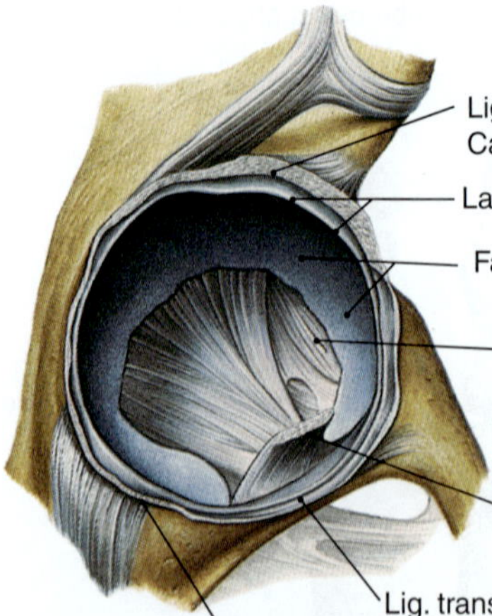

Abb. 4.9 Acetabulum, Ansicht von lateral [S007-1-24]

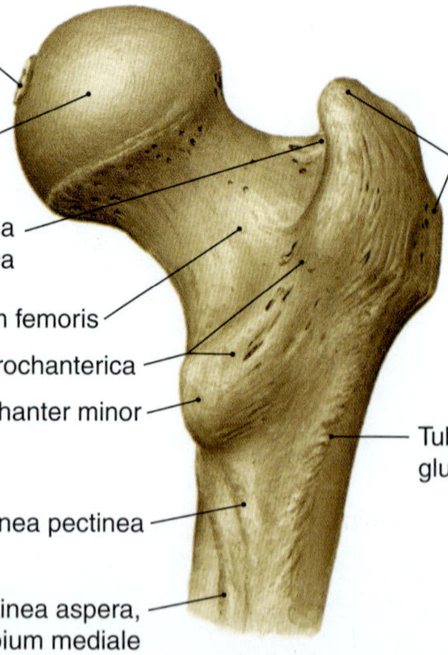

Abb. 4.10 Rechtes Caput femoris, Ansicht von dorsal [S007-1-24]

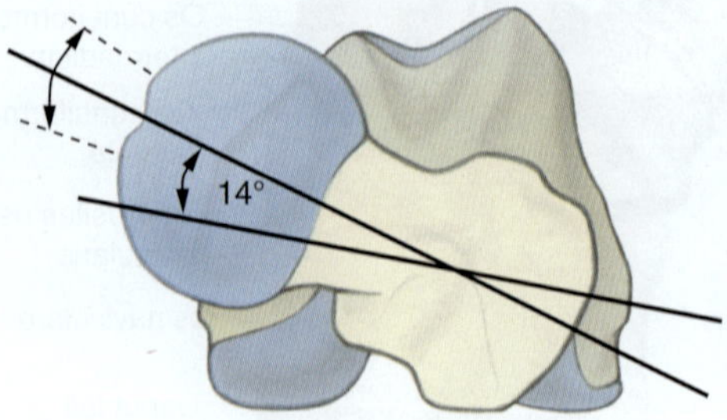

Abb. 4.11 Antetorsionswinkel des Femurs [S007-1-24]

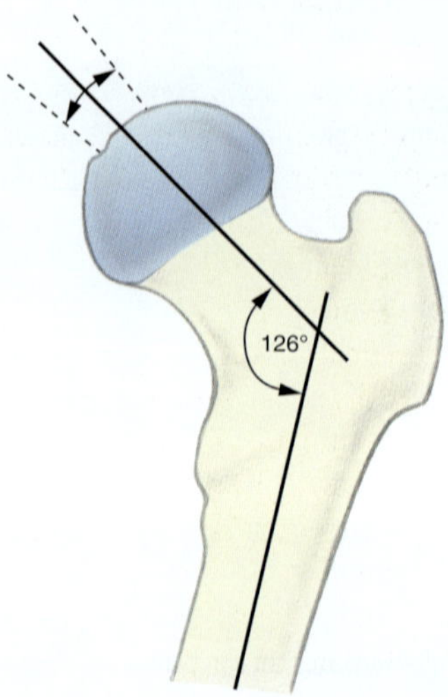

Abb. 4.12 Centrum-Collum-Diaphysen-Winkel des Femurs [S007-1-24]

Caput femoris

Der Gelenkkopf (➤ Abb. 4.10) hat die Form einer Kugel. Am Caput femoris findet sich eine kleine Eindellung (**Fovea capitis femoris**). Hier inseriert das intrasynovial gelegene **Lig. capitis femoris**.

Physiologische Ausrichtung im Raum: nach medial, ca. 14° nach ventral (**Antetorsionswinkel**, ➤ Abb. 4.11) und von der Femurschaftachse aus ca. 125° nach kranial (**Centrum-Collum-Diaphysen-Winkel**, ➤ Abb. 4.12).

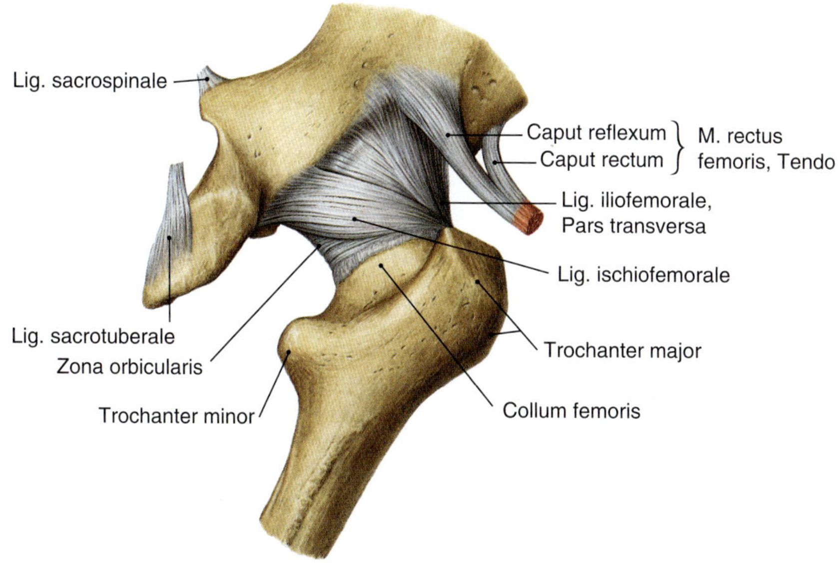

Abb. 4.13 Bänder am rechten Hüftgelenk, Ansicht von dorsal [S007-1-24]

Gelenkkapsel und Bänder des Hüftgelenks (> Abb. 4.13, > Abb. 4.14)

Die Kapsel ist eine bindegewebige zylindrische Hülse, die sich zwischen Os coxae und Femur ausspannt. Sie zieht über die Epiphysenfuge zur Diaphyse des Femurs. Proximal inseriert die Membrana fibrosa am knöchernen Rand des Acetabulums und am Lig. transversum acetabuli; die distale Insertion der Membrana fibrosa liegt:

- Ventral an der Linea intertrochanterica
- Dorsal ca. 1 cm proximal der Crista intertrochanterica

Die Membrana synovialis verläuft gemeinsam mit der Membrana fibrosa bis zu deren Anheftung am Femur. Dort bildet sie einen Umschlag und verläuft auf dem Schenkelhals, durch lockeres Bindegewebe fixiert, wieder nach kranial bis zur Knorpel-Knochen-Grenze des Caput femoris. Die Gelenkkapsel wird über intrakapsulär gelegene Bänder stabilisiert und in der Mitte vom **Ringband (Zona orbicularis)** umgurtet.

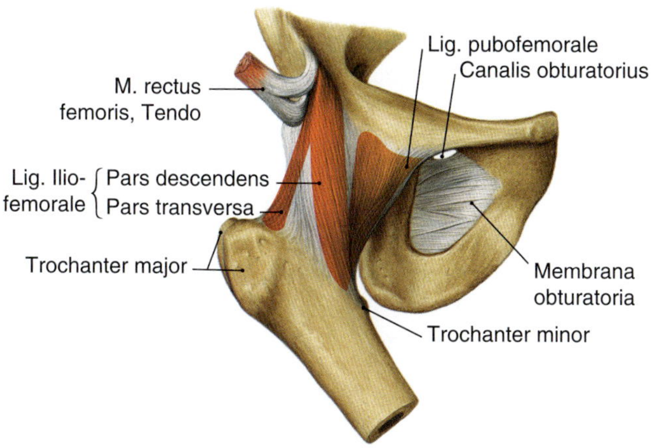

Abb. 4.14 Bänder am rechten Hüftgelenk, Ansicht von ventral (Z-Band) [S007-1-24]

FUNKTIONELLE HINWEISE

Durch die Vergrößerung der Gelenkpfanne trägt das Labrum acetabuli einerseits erheblich zur Stabilität des Hüftgelenks bei. Andererseits scheint es eine Rolle bei der Druckverteilung im Gelenk zu spielen. In biomechanischen Studien konnte gezeigt werden, dass das Labrum wie ein Dichtungsring fungiert und den Flüssigkeitsfilm zwischen den Gelenkpartnern konstant hält (*engl.:* sealing mechanism). Nach Entfernung des Labrums konnten bis zu 35 % höhere Kompressionskräfte im Gelenkknorpel und ein deutlich schnellerer Verlust der Knorpeldicke gemessen werden (Ferguson et al. 1999, 2000).

Lig. ischiofemorale

- Proximale Insertion: Os ischii am laterodorsalen Pfannenrand
- Distale Insertion: Fossa trochanterica
- Verlauf: dorsal um den Schenkelhals
- Funktion: hemmt die Innenrotation, Extension und Abduktion

Lig. iliofemorale

Pars transversa

- Proximale Insertion: Os ilium nahe der Spina iliaca anterior inferior
- Distale Insertion: proximaler (lateraler) Anteil der Linea intertrochanterica
- Verlauf: von proximal-medial nach distal-lateral
- Funktion: hemmt die Außenrotation, Extension und Adduktion

Pars descendens

- Proximale Insertion: Os ilium nahe der Spina iliaca anterior inferior
- Distale Insertion: distaler (medialer) Anteil der Linea intertrochanterica
- Verlauf: von proximal-medial nach distal-lateral
- Funktion: hemmt die Außenrotation, Extension und Abduktion

Lig. pubofemorale

- Proximale Insertion: Os pubis nahe der Eminentia iliopubica

- Distale Insertion: distaler (medialer) Anteil der Linea intertrochanterica
- Verlauf: von proximal-medial nach distal-lateral
- Funktion: hemmt die Außenrotation, Extension und Abduktion

Besonderheiten

Die Ligg. iliofemorale und pubofemorale liegen ventral auf der Gelenkkapsel und bilden gemeinsam das **Z-Band** der Hüfte.

Aufgrund des spiralförmigen Verlaufs um den Schenkelhals werden bei der Hüftextension alle drei Bänder der Gelenkkapsel gespannt und gewährleisten so einen stabilen Stand. Bei Flexion hingegen nähern sich die Bänder an und ermöglichen so ein größeres Bewegungsausmaß. Die stabilste Position im Hüftgelenk bezüglich der Kapselspannung ist die maximale Extension, Innenrotation und Abduktion.

4

Lig. transversum acetabuli (➤ Abb. 4.9)

Ein ca. 1 cm breites Band, welches die Incisura acetabuli überbrückt und die Gelenkpfanne nach unten vervollständigt. Da dieses Band an der Bildung der Gelenkpfanne beteiligt ist, besteht es anteilig aus Knorpelzellen.

Besonderheiten

Zwischen der Incisura acetabuli und dem Lig. transversum acetabuli existiert ein kleiner Spalt (Fenestra). Diese Öffnung ist für den Druckausgleich bei wechselnden Druck- und Zugbelastungen im Hüftgelenk, z. B. beim Gehen, verantwortlich. Dabei wird der Fettkörper (Corpus adiposum) in der Hüftpfanne in Richtung der Öffnung und zurück verschoben. Darüber hinaus gelangen durch diese Öffnung Gefäße in das Bindegewebe in der Fossa acetabuli.

Lig. capitis femoris (➤ Abb. 4.15)

- Proximale Insertion: Incisura acetabuli
- Distale Insertion: Fovea capitis femoris

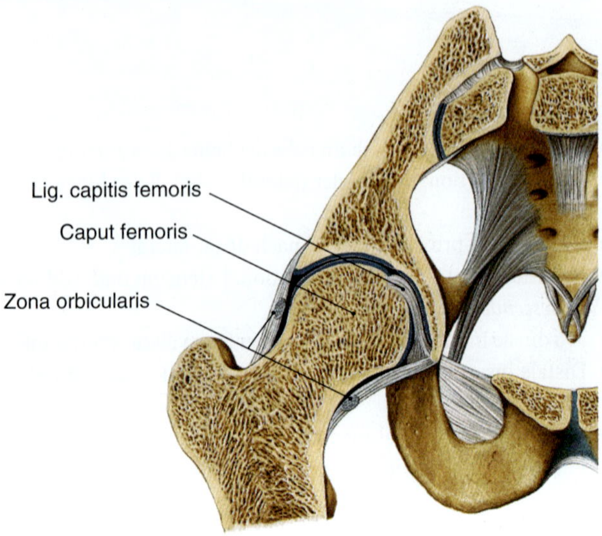

Abb. 4.15 Bänder des Hüftgelenks im Frontalschnitt [S007-1-24]

- Das Band hat keine bekannte biomechanische Funktion.

Besonderheiten

Das Band liegt intraartikulär und wird von Synovialflüssigkeit umspült. In dem Band verläuft die A. capitis femoris, die beim Kleinkind zu ca. 1/5 an der arteriellen Versorgung des Hüftkopfes beteiligt ist. Beim Erwachsenen ist diese Arterie meist verschlossen (➤ Tab. 4.2).

FUNKTIONELLE ASPEKTE DES HÜFTGELENKS

Die Hüftgelenke übertragen das Gewicht des Oberkörpers und der oberen Extremitäten auf die Beine. Um dieser Aufgabe gerecht zu werden, weisen die Gelenkpartner eine hohe Kongruenz auf, die dem Gelenk, zusammen mit dem Kapsel-Band-Apparat ein hohes Maß an Stabilität verleiht.

Beim Gehen kommt es während der Standbeinphase zu einer Abduktion des Beckens, wodurch eine gute Überdachung und eine gleichmäßige Druckverteilung im Hüftgelenk gewährleistet werden. Am Ende der Standphase kommt es darüber hinaus zu einer Extension und Innenrotation, wodurch der Kapsel-Band-Apparat maximal gespannt und das Gelenk stabilisiert wird. Sind die endgradigen Bewegungen des Hüftgelenks eingeschränkt, wie z. B. bei einer Koxarthrose, resultiert daraus eine geringere Stabilität des Hüftgelenks.

Bei Flexion nähern sich die Bänder an und ermöglichen so ein großes Bewegungsausmaß. In der Flexion, Adduktion und Außenrotation ist der Kapsel-Band-Apparat am meisten entspannt. In dieser Position besteht die größte Luxationsgefahr für das Hüftgelenk.

Im aufrechten Stand werden der obere äußere Anteil des Hüftkopfes und das Pfannendach am meisten belastet.

Der größte Flächenkontakt der Gelenkpartner besteht in ca. 90° Flexion, leichter Abduktion und leichter Außenrotation.

Tab. 4.2 Zusammenfassung Hüftgelenk (Art. coxae)

Gelenktyp	Nussgelenk – Enarthrosis spheroidea
Gelenkflächen	Caput femoris (konvex), Fossa acetabuli mit Labrum acetabuli (konkav)
Gelenkebene	Auf der Fossa acetabuli, physiologische Ausrichtung: nach lateral, ca. 30–40° nach ventral und ca. 30–40° nach kaudal
Gelenkkapsel	Feste zylindrische Kapsel mit Verstärkung durch die Bänderschraube der Ligg. pubofemorale, iliofemorale und ischiofemorale
Ruhestellung	Ca. 30° Flexion, 30° Abduktion, 10° Außenrotation
Verriegelte Stellung	Max. Extension / Abduktion / Innenrotation *oder* max. Extension / Adduktion / Außenrotation
Kapselmuster	Innenrotation / Extension / Abduktion / Flexion (Verhältnis ca. 3 : 1 : 1 : 1)
Bewegungsausmaß	• Flexion / Extension 120–140° / 0 / 10–20° • Außenrotation / Innenrotation 50–60° / 0 / 30–40° • Abduktion / Adduktion 30–45° / 0 / 20–30°
Segmentale Innervation	Sensibel: L3 / L4 ventrale Gelenkkapsel L5/S2 dorsale Gelenkkapsel Vegetativ: Th10 / Th11 ventrale Gelenkkapsel Th12 / L2 dorsale Gelenkkapsel
Besonderheiten	Das Acetabulum wird durch das Labrum acetabuli vergrößert, sodass die Gelenkpfanne über den Äquator des Hüftgelenks reicht.

4.2.2 Muskulatur des Hüftgelenks

Die Muskulatur des Hüftgelenks lässt sich nach unterschiedlichen Gesichtspunkten einteilen. Im Folgenden werden die Muskeln nach ihrer topografischen Lage in Bezug auf das Hüftgelenk zugeordnet.

Ventrale Hüftmuskeln

▶ M. iliopsoas (> Abb. 4.16, > Abb. 4.17)

M. psoas major

Ursprung

- Laterale Flächen der Wirbelkörper des 12. Brustwirbels bis 4. Lendenwirbels

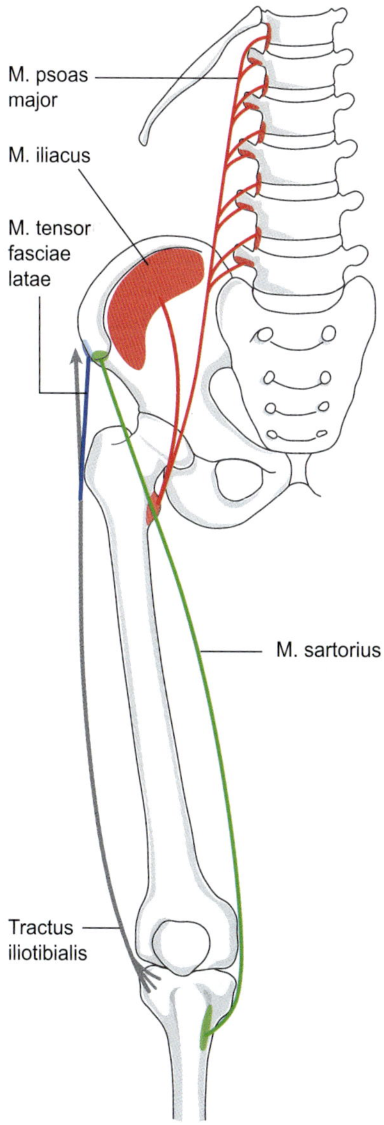

Abb. 4.16 Schematische Darstellung von Ursprung, Ansatz und Verlauf der ventralen Hüftmuskeln [L157]

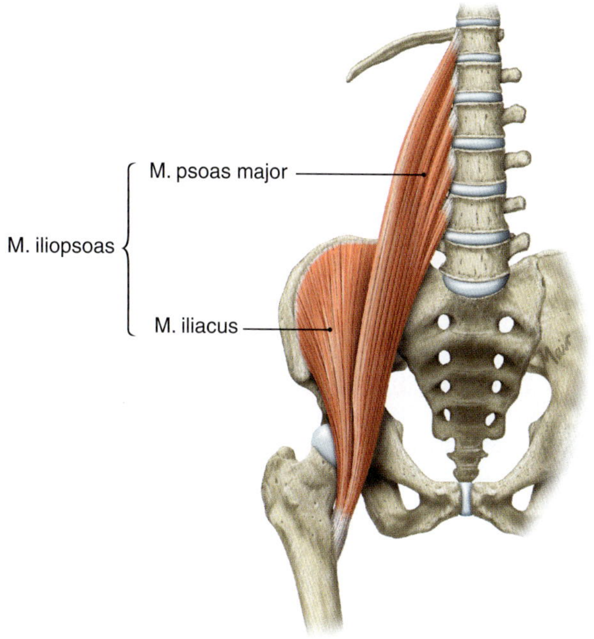

Abb. 4.17 M. iliopsoas: M. psoas major und M. iliacus [S007-1-24]

- Dazwischenliegende Bandscheiben
- Kaudale Flächen der Procc. costales des 1. bis 5. Lendenwirbels

Ansatz

Ventraler Anteil des Trochanter minor

Verlauf

- Von kranial-dorsal-medial nach kaudal-ventral-lateral über die Eminentia iliopubica
- Benutzt die Eminentia iliopubica und Teile des Hüftkopfes als Umlenkrolle (Hypomochlion) und verläuft dann nach distal-dorsal-lateral
- Zieht unter dem Lig. inguinale zusammen mit dem N. femoralis und dem N. cutaneus femoris lateralis durch die Lacuna musculorum

Funktion

- Adduktion des Hüftgelenks bzw. Lateralflexion der LWS zur gleichen Seite (sagittale Achse)
- Ab einer Abduktion von ca. 10° unterstützt der Muskel die weitere Bewegung in die Abduktion (Funktionsumkehr vom Umkehrpunkt weg).
- Flexion des Hüftgelenks bzw. der LWS (transversale Achse)
- Innenrotation des Hüftgelenks bzw. Rotation der LWS zur Gegenseite (longitudinale Achse)

Topografische Zusammenhänge

- Der Plexus lumbalis zieht durch die Ursprungszacken des M. psoas major (> Abb. 3.83).

- Bei ca. 50 % der Menschen findet man einen **M. psoas minor**, der von den Wirbelkörpern Th12 und L1 entspringt und zum Arcus iliopectineus und zur Eminentia iliopubica des Os pubis zieht.
- Der M. psoas major hat über das Lig. arcuatum mediale eine Verbindung zum Diaphragma.
- An der Umlenkung des Muskels an der Eminentia iliopubica befindet sich die sehr große Bursa iliopectinea.
- Fasern des M. iliopsoas strahlen in die ventrale Kapsel des Hüftgelenks ein und wirken als Kapselspanner bei der Hüftflexion.

Innervation
Plexus lumbalis (Th12 – L4)

FUNKTIONELLE HINWEISE

In einer geschlossenen kinematischen Kette mit Bein und Rumpf als Fixpunkte ändert sich die Funktion des M. psoas major auf die LWS. In der Sagittalebene zieht er bei beidseitiger Kontraktion die LWS nach ventral-kaudal. Das entspricht einer Extension bzw. einer Verstärkung der lumbalen Lordose. Abhängig von der Stellung der Lendenwirbelsäule wirkt der M. psoas major komprimierend auf Facettengelenke oder Bandscheiben.

KLINISCHER BEZUG

- Entzündliche Erkrankungen der Niere und der ableitenden Harnwege können aufgrund der engen topografischen Beziehung zum M. psoas major zu Tonusveränderungen des Muskels und dadurch zu Funktionsstörungen in LWS, Hüftgelenk oder Iliosakralgelenk führen.
- Durch seine Nähe zum Wurmfortsatz (Appendix) kann das Anspannen des Muskels bei einer akuten Appendizitis Schmerzen auslösen (sog. Psoas-Schmerz).
- In der Skoliosebehandlung nach Lennart-Schroth wird der M. psoas major zur Derotation der konvexen Seite in der LWS eingesetzt.

M. iliacus

Ursprung
Fossa iliaca

Ansatz
Dorsaler Anteil des Trochanter minor

Verlauf
- Von kranial-dorsal-lateral nach kaudal-ventral-medial über die Eminentia iliopubica
- Benutzt gemeinsam mit dem M. psoas major die Eminentia iliopubica und Teile des Hüftkopfes als Umlenkrolle (Hypomochlion) und verläuft dann nach distal-dorsal-lateral
- Unter dem Lig. inguinale liegt er direkt lateral vom M. psoas major.

Funktion
- Flexion des Hüftgelenks (transversale Achse)
- Innenrotation des Hüftgelenks (longitudinale Achse)
- In der Nullstellung hat der Muskel keine Funktion um die sagittale Achse. Bei einer Änderung der Gelenkstellung in Ab- oder Adduktion unterstützt er die jeweilige Bewegung (Funktionsumkehr vom Umkehrpunkt weg).

Innervation
N. femoralis (L2 – L4)

FUNKTIONELLE HINWEISE

- In der Nullstellung hat der M. iliopsoas hauptsächlich eine komprimierende Wirkung auf das Hüftgelenk und nur eine geringe bewegende Kraftkomponente. Durch die Kraftumlenkung des Muskels über die Eminentia iliopubica und den Hüftkopf entsteht eine nach dorsal gerichtete Kompression im Gelenk.
- Mit zunehmender Bewegung aus der Nullstellung heraus wird die bewegende Kraftkomponente größer.
- Bei Flexions-, Abduktions- oder Innenrotationsstellung wirkt ein zentrierender Schub in das Hüftgelenk.

KLINISCHER BEZUG

Der M. iliacus verläuft unter dem Leistenband (Lig. inguinale) in enger topografischer Beziehung zum N. cutaneus femoris lateralis. Dieser Nerv versorgt die Haut des lateralen Oberschenkels sensibel. Die Kompression dieses Nervs unter dem Leistenband, z. B. durch einen hypertonen M. iliacus, kann zu Schmerzen und Missempfindungen am lateralen Oberschenkel führen. Man spricht von der Meralgia paraesthetica.

▶ M. sartorius (➤ Abb. 4.16, ➤ Abb. 4.18)

Ursprung
Spina iliaca anterior superior

Ansatz
Medial der Tuberositas tibiae, bildet dort den proximalen Anteil des Pes anserinus superficialis

Verlauf
- Spiralig um die Ventralseite des Oberschenkels in einem eigenen Faszienschlauch von proximal-lateral nach distal-medial
- Passiert das Kniegelenk dorsal der Bewegungsachse für Extension und Flexion

Funktion
- Abduktion im Hüftgelenk (sagittale Achse)
- Flexion im Hüftgelenk und im Kniegelenk (transversale Achse)
- Außenrotation im Hüftgelenk (longitudinale Achse)
- Bei Knieflexion: Innenrotation (Unterschenkellängsachse)

FUNKTIONELLE HINWEISE

In der Nullstellung hat der Muskel hauptsächlich eine komprimierende Wirkung auf das Hüft- und Kniegelenk und nur eine geringe bewegende Kraftkomponente.
Er bewirkt eine ventrale Zuggurtung des Femur; außerdem wirkt er zusammen mit dem M. gracilis, dem M. semitendinosus und dem M. semimembranosus einer Biegespannung des Kniegelenks nach medial entgegen und verhindert so einen Valgusstress.

Topografische Zusammenhänge
- Zwischen den Sehnen des Pes anserinus und dem medialen Kollateralband liegt die **Bursa anserina**.
- Mit durchschnittlich 43,5 cm ist der M. sartorius der längste Muskel im menschlichen Körper. Auf der medialen Seite des Oberschenkels liegt er direkt der Faszie des M. vastus medialis an.

Innervation
N. femoralis (L2 – L3)

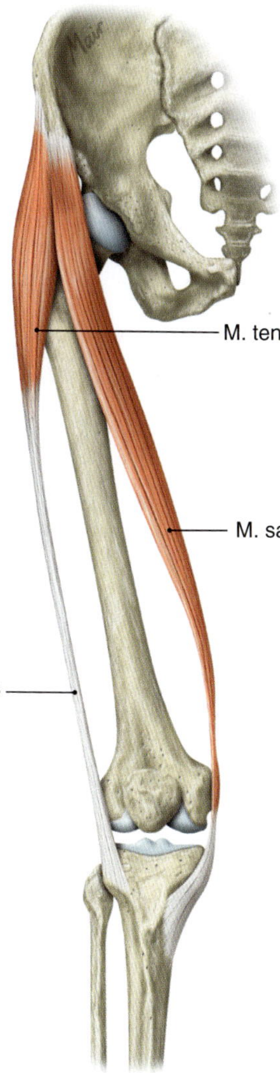

Abb. 4.18 M. sartorius und M. tensor fasciae latae [S007-1-24]

MERKHILFE

Der M. sartorius begrenzt gemeinsam mit dem M. adductor longus das **Trigonum femorale mediale**. Innerhalb dieses Dreiecks findet man bei der Palpation von innen nach außen die **V.** femoralis, die **A.** femoralis und den **N.** femoralis.
Mit dem M. tensor fasciae latae bildet er ein auf dem Kopf stehendes Dreieck, das **Trigonum femorale laterale**. In dessen Spitze lässt sich, etwa 5 cm unterhalb der SIAS, der Ursprung des M. rectus femoris an der SIAI palpieren.

▶ M. tensor fasciae latae (➤ Abb. 4.16, ➤ Abb. 4.18)

Ursprung

Direkt lateral der Spina iliaca anterior superior

Ansatz

Tractus iliotibialis

Verlauf

Von proximal-ventral nach distal-dorsal

Funktion

- Abduktion im Hüftgelenk (sagittale Achse)
- Flexion im Hüftgelenk (transversale Achse)
- Innenrotation im Hüftgelenk (longitudinale Achse)

FUNKTIONELLE HINWEISE

In der Nullstellung hat der M. tensor fasciae latae hauptsächlich eine komprimierende Wirkung auf das Hüftgelenk und nur eine geringe bewegende Kraftkomponente.
Über den Tractus iliotibialis hat er eine Wirkung auf das Kniegelenk. Gemeinsam mit dem M. gluteus maximus stabilisiert er über den Tractus iliotibialis Kniegelenk und Femur lateral gegen einen Varusstress.

Topografische Zusammenhänge

M. tensor fasciae latae und M. gluteus maximus, die beide in den Tractus iliotibialis einstrahlen, bilden zusammen den **M. deltoideus coxae**.

Der **Tractus iliotibialis** verläuft als laterale Verstärkung der Fascia lata zum Unterschenkel. Dort inseriert er im Bereich des ventromedialen Tibiaplateaus (Tuberositas Gerdyi). In Extensionsstellung verläuft ein großer Teil des Tractus ventral der Transversalachse des Kniegelenks, in Flexionsstellung liegt er dorsal davon.

Innervation

N. gluteus superior (L4 – L5)

KLINISCHER BEZUG

- Der Tractus iliotibialis (➤ Abb. 4.18) ist der wichtigste laterale Stabilisator des Kniegelenks. Tonusveränderungen des M. tensor fasciae latae können über Spannungsänderungen des Tractus Funktionsstörungen im Kniegelenk verursachen. Ein zu geringer Tonus beispielsweise vermindert die laterale Stabilität und kann so der Entstehung eines Genu varum Vorschub leisten.
- Der Tractus iliotibialis stellt eine partielle Verdickung der tiefen Körperfaszie (Fascia profunda) dar und entwickelt sich erst durch die varische Belastung der kindlichen O-Beine. Während des Längenwachstums des Femurs unterstützt er in der weiteren Entwicklung die Ausbildung des physiologischen Valgus beim Erwachsenen.
- Eine Spannungserhöhung des Tractus oder eine Varusfehlstellung im Knie kann vor allem bei Laufsportarten zum sog. Tractus-iliotibialis-Syndrom (Synonym: Läuferknie) führen.

Dorsale Hüftmuskeln

▶ M. gluteus maximus (➤ Abb. 4.19, ➤ Abb. 4.20)

Ursprung

Iliakaler Anteil
- Os ilium, direkt lateral der Spina iliaca posterior superior
- Dorsaler Anteil der Crista iliaca
- Ala ossis ilii, dorsal der Linea glutea posterior

Sakraler Anteil
- Lig. sacrotuberale
- Laterodorsaler Rand des Os sacrum

Kokzygealer Anteil
- Kraniolateraler Rand des Os coccygis

4

4

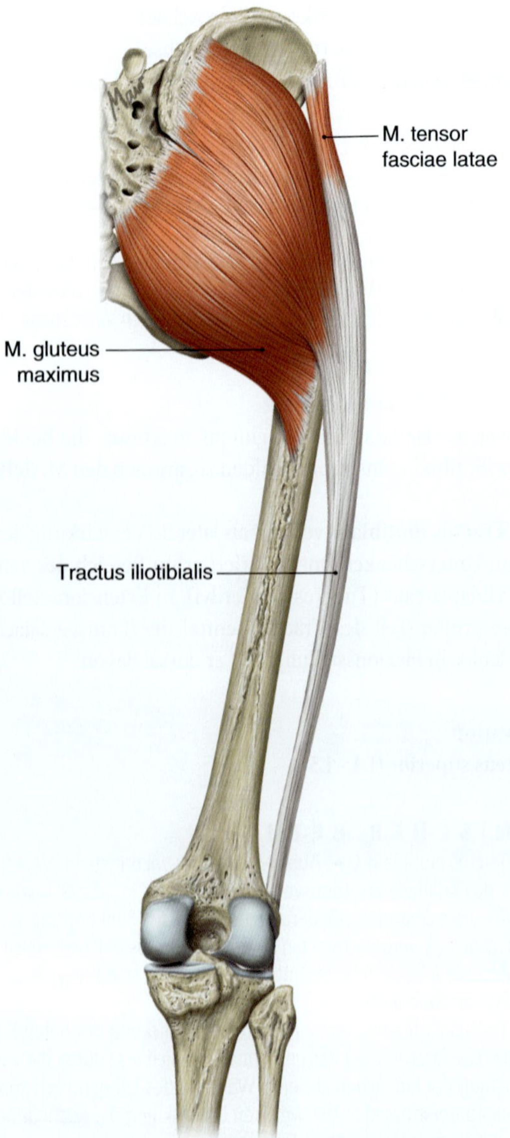

Abb. 4.19 M. gluteus maximus mit M. tensor fasciae latae und Tractus iliotibialis [S007-1-24]

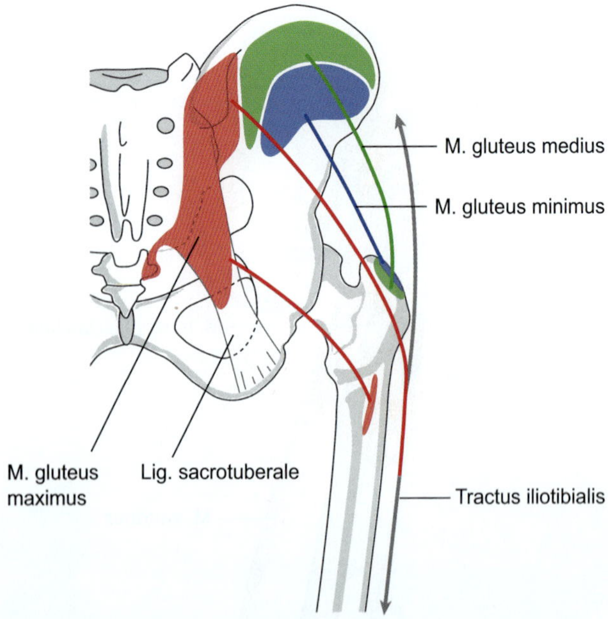

Abb. 4.20 Schematische Darstellung von Ursprung, Ansatz und Verlauf der dorsalen Hüftmuskeln [L157]

Ansatz

- Kraniale Fasern: Tractus iliotibialis
- Kaudale Fasern: Tuberositas glutea

Verlauf

Von dorsal-kranial-medial nach ventral-kaudal-lateral

Funktion

Iliakaler Anteil

- Abduktion im Hüftgelenk (sagittale Achse)
- Extension im Hüftgelenk (transversale Achse)
- Ab einer Flexion von über 90° unterstützt der Muskel die weitere Bewegung in die Flexion (Funktionsumkehr vom Umkehrpunkt weg).
- Außenrotation im Hüftgelenk (longitudinale Achse)
- Bei über 90° Flexion im Hüftgelenk unterstützt er die Innenrotation (Funktionsumkehr in anderer Ebene).

Sakraler und kokzygealer Anteil

- Adduktion im Hüftgelenk (sagittale Achse)
- Ab einer Abduktion von ca. 30° unterstützt der sakrale Anteil des Muskels die weitere Bewegung in die Abduktion (Funktionsumkehr vom Umkehrpunkt weg).
- Extension im Hüftgelenk (transversale Achse)
- Außenrotation im Hüftgelenk (longitudinale Achse)

FUNKTIONELLE HINWEISE

- Bei Punctum fixum am Oberschenkel kann der M. gluteus maximus das Sakrum im Iliosakralgelenk in eine Gegennutation führen.
- Er ist ein wichtiger Muskel für den Kraftschluss im Iliosakralgelenk.

Topografische Zusammenhänge

- Zwischen dem Trochanter major und der Sehne des M. gluteus maximus liegt eine große Bursa (**Bursa trochanterica**).
- Zusammen mit dem M. tensor fasciae latae bildet der M. gluteus maximus den **M. deltoideus coxae**. Teile seiner Fasern ziehen nach kranial weiter in das oberflächliche Blatt der Fascia thoracolumbalis und haben darüber Verbindung zum M. latissimus dorsi der Gegenseite.

Innervation

N. gluteus inferior (L5 – S2)

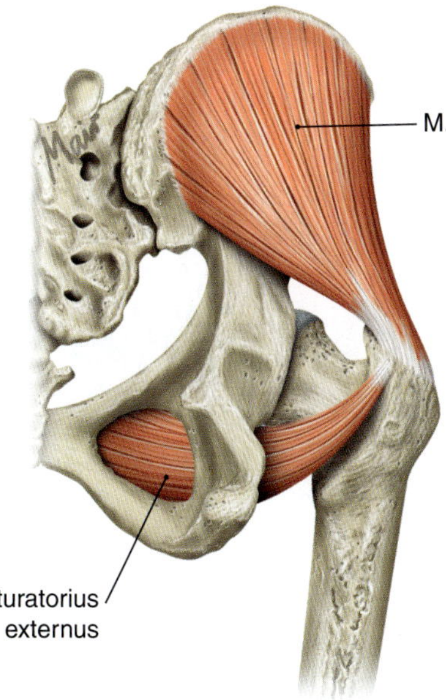

Abb. 4.21 M. gluteus medius mit M. obturatorius externus [S007-1-24]

KLINISCHER BEZUG

Der M. gluteus maximus ist ein wichtiger Muskel für die Aufrichtung vom Vierfüßler zum Zweibeiner. Bei Menschen mit einer unphysiologischen Körperhaltung verändert sich die Spannung des M. gluteus maximus. So kann beispielsweise eine Verlagerung des Rumpfes nach dorsal und ein Vorschieben des Beckens (z.B. bei Schwangeren) zu einer Atrophie des Muskels führen.

▶ M. gluteus medius (➤ Abb. 4.21 ➤ Abb. 4.25)

Ursprung
- Dorsale Fläche des Os ilium, zwischen der Linea glutea posterior und der Linea glutea anterior
- Crista iliaca

Ansatz
Laterale Fläche des Trochanter major

Verlauf
Konvergierend von kranial-medial nach kaudal-lateral; die ventralen Faseranteile überkreuzen im Ansatzbereich die dorsalen Fasern

Funktion
Ventrale Anteile
- Abduktion im Hüftgelenk (sagittale Achse)
- In der Nullstellung hat der Muskel keine Funktion um die transversale Achse. Aus der Flexions- und Extensionsstellung unterstützt er die Bewegung zurück zur Nullstellung (Funktionsumkehr zum Umkehrpunkt hin).
- Innenrotation im Hüftgelenk (longitudinale Achse)

Dorsale Anteile
- Abduktion im Hüftgelenk (sagittale Achse)
- Flexion im Hüftgelenk (transversale Achse)
- Bei ca. 40° Flexion verliert der Muskel seine flektierende Wirkung. Wird das Gelenk durch andere Muskeln weiter in Flexion bewegt, unterstützt er die Extension zurück bis zum Umkehrpunkt (Funktionsumkehr zum Umkehrpunkt hin).
- Außenrotation im Hüftgelenk (longitudinale Achse)
- Bei über 40° Flexion im Hüftgelenk unterstützt er die Innenrotation (Funktionsumkehr in anderer Ebene).

FUNKTIONELLE HINWEISE

Bei der Betrachtung der Bewegungen um die transversale Achse ist zu bedenken, dass der Trochanter major sich bei einer Flexion des Hüftgelenks nach dorsal und bei einer Extension nach ventral bewegt.

Topografische Zusammenhänge
Zwischen dem Trochanter major und der Sehne des M. gluteus medius liegt eine Bursa.

Innervation
N. gluteus superior (L4 – L5)

▶ M. gluteus minimus (➤ Abb. 4.20, ➤ Abb. 4.24)

Ursprung
Dorsale Fläche des Os ilium, zwischen der Linea glutea anterior und der Linea glutea inferior

Ansatz
Ventrale Fläche des Trochanter major

Verlauf
Konvergierend von kranial-medial nach kaudal-lateral

Funktion
Ventrale Anteile
- Abduktion im Hüftgelenk (sagittale Achse)
- Flexion im Hüftgelenk (transversale Achse)
- Innenrotation im Hüftgelenk (longitudinale Achse)

Dorsale Anteile
- Abduktion im Hüftgelenk (sagittale Achse)
- Flexion im Hüftgelenk (transversale Achse)
- Bei ca. 90° Flexion verliert der Muskel seine flektierende Wirkung. Wird das Gelenk durch andere Muskeln weiter in Flexion bewegt, unterstützt er die Extension zurück bis zum Umkehrpunkt (Funktionsumkehr zum Umkehrpunkt hin).
- Außenrotation im Hüftgelenk (longitudinale Achse)
- Bei über 90° Flexion im Hüftgelenk unterstützt er die Innenrotation (Funktionsumkehr in anderer Ebene).

4

4

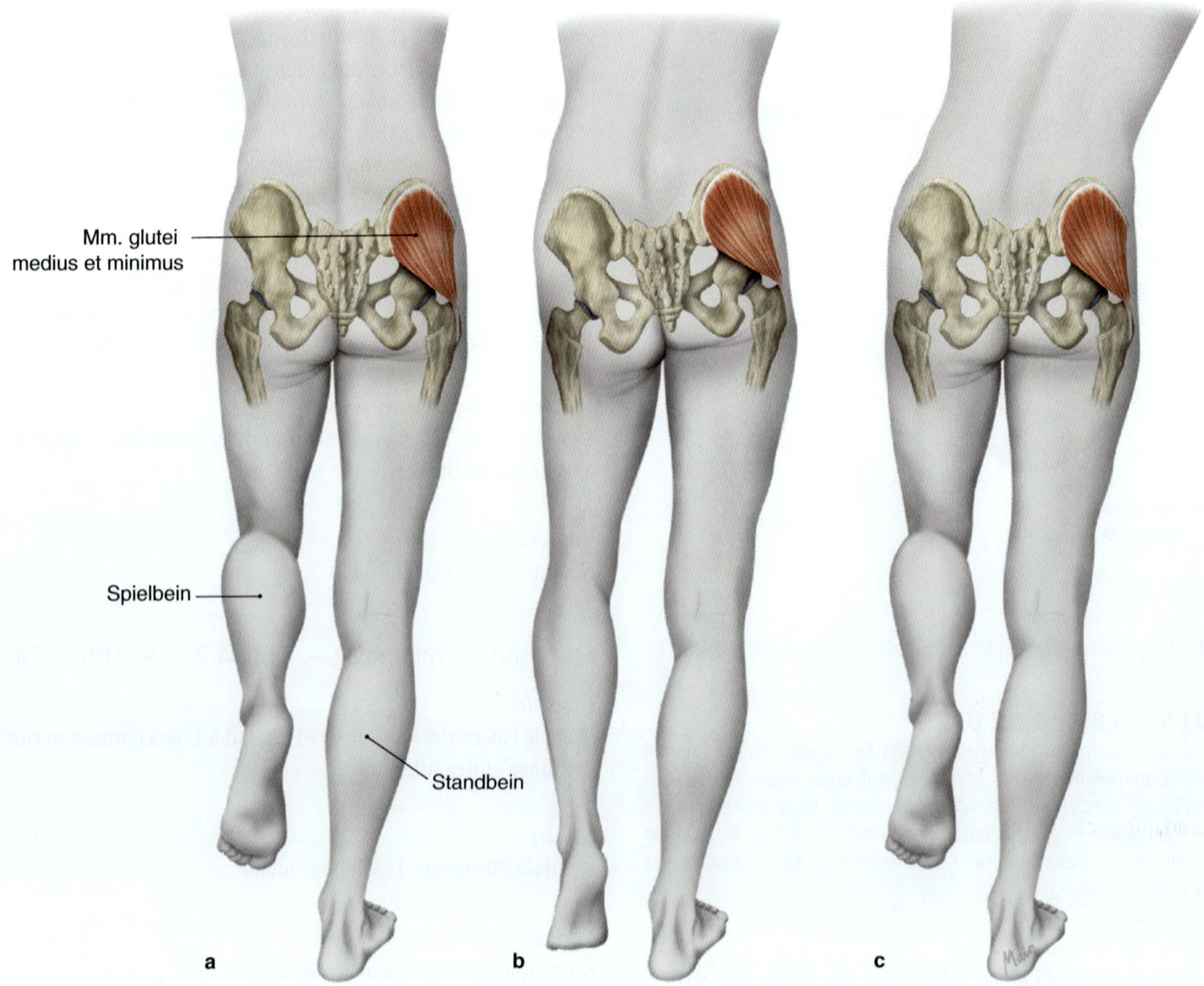

Abb. 4.22 Gluteusschwäche: a) Normaler Einbeinstand, b) Trendelenburg-Zeichen und c) Duchenne-Zeichen [S007-1-24/L127]

KLINISCHER BEZUG

- Ein Ausfall oder eine Abschwächung der kleinen Gluteen führt zu einem disharmonischen Gangbild (Hinken), da das Becken im Einbeinstand in der Frontalebene nicht mehr stabilisiert werden kann (➤ Abb. 4.22). Beim **Trendelenburg-Zeichen** sinkt das Becken in der Frontalebene zur Gegenseite ab, wenn das betroffene Bein belastet wird.
- Beim **Duchenne-Zeichen** wird der Oberkörper über die betroffene Hüfte verlagert. Durch den verkürzten Lastarm müssen die Abduktoren weniger arbeiten. Daraus resultiert u. a. eine geringere Druckbelastung des Hüftgelenks. Deswegen zeigen viele Koxarthrosepatienten diese Veränderung im Gangbild.

FUNKTIONELLE HINWEISE

- In der Frontalebene ist der M. gluteus medius zusammen mit dem M. gluteus minimus der wichtigste Stabilisator des Beckens im Einbeinstand. Dabei werden diese Muskeln vom iliakalen Anteil des M. gluteus maximus unterstützt.
- In Nullstellung hat der M. gluteus medius bei Bewegungen um die sagittale Achse hauptsächlich eine Bewegungskomponente im Hüftgelenk.
- Beide Gluteen wirken einer Biegespannung des Schenkelhalses entgegen und verhindern so einen Varusstress.

Topografische Zusammenhänge

Zwischen dem Trochanter major und der Sehne des M. gluteus minimus liegt eine Bursa.

Innervation

N. gluteus superior (L4 – S1)

Pelvitrochantäre Muskeln

Die pelvitrochantären Muskeln des Beckens (➤ Abb. 4.23, ➤ Abb. 4.24) sind funktionell Außenrotatoren des Hüftgelenks. Sie bilden dorsal um den Schenkelhals eine Art Rotatorenmanschette und schützen damit den Schenkelhals vor Biegespannung. Darüber hinaus stabilisieren sie das Hüftgelenk.

▶ M. piriformis (➤ Abb. 4.23, ➤ Abb. 4.24, ➤ Abb. 4.25)

Ursprung

Ventrale Fläche des Os sacrum (Facies pelvina), lateral der Foramina sacralia anteriora

Ansatz

Spitze des Trochanter major

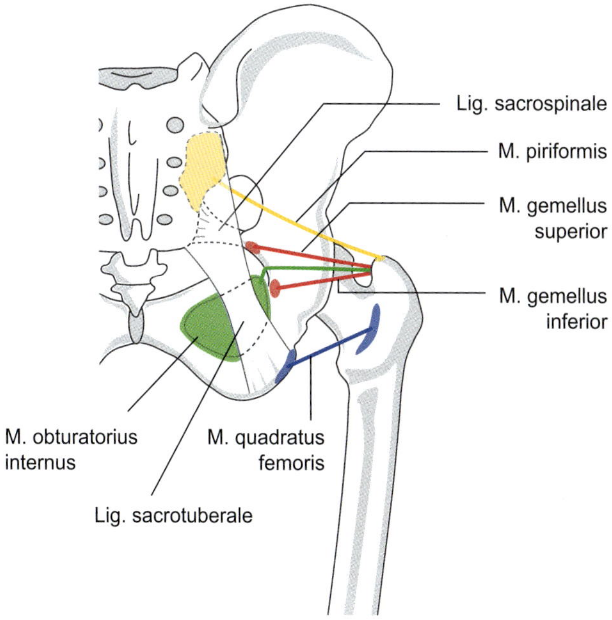

Abb. 4.23 Schematische Darstellung von Ursprung, Ansatz und Verlauf der pelvitrochantären Muskeln [L157]

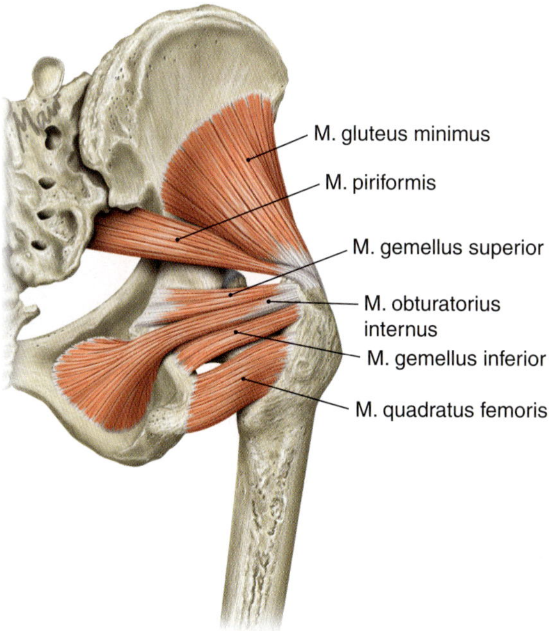

Abb. 4.24 Pelvitrochantäre Muskeln: M. piriformis, M. obturatorius internus, Mm. gemelli und M. quadratus femoris (mit M. gluteus minimus) [S007-1-24]

Verlauf

Annähernd horizontal durch das Foramen ischiadicum majus

Funktion

- Abduktion im Hüftgelenk (sagittale Achse)
- Flexion im Hüftgelenk (transversale Achse)
- Bei ca. 60° Flexion verliert der Muskel seine flektierende Wirkung. Wird das Gelenk durch andere Muskeln weiter in Flexion bewegt, unterstützt er die Extension zurück bis zum Umkehrpunkt (Funktionsumkehr zum Umkehrpunkt hin).
- Außenrotation im Hüftgelenk (longitudinale Achse)
- Bei über 60° Flexion im Hüftgelenk unterstützt er die Innenrotation (Funktionsumkehr in anderer Ebene).

FUNKTIONELLE HINWEISE

Im Iliosakralgelenk bewirkt der Muskel eine Gegennutation des Sakrums, hat aber hauptsächlich stabilisierende Wirkung.

Topografische Zusammenhänge

Der M. piriformis unterteilt das Foramen ischiadicum majus in ein Foramen suprapiriforme und ein Foramen infrapiriforme (➤ Abb. 4.25). Durch das **Foramen suprapiriforme** verlaufen Gefäße und der N. gluteus superior. Durch das **Foramen infrapiriforme** verlaufen der N. gluteus inferior und der N. ischiadicus.

Gelegentlich ziehen Teile des N. ischiadicus durch den Muskel und vereinigen sich erst distal davon zum eigentlichen N. ischiadicus.

Innervation

Plexus sacralis (L5 – S2)

KLINISCHER BEZUG

Irritationen des N. ischiadicus und/oder des N. gluteus inferior im Bereich des Foramen infrapiriforme werden als sog. Piriformis-Syndrom beschrieben (➤ Kap. 4.6). Mögliche Symptome sind Schmerzen im Glutealbereich, die unspezifisch in die Sakralregion ausstrahlen. Bezüglich der Ätiologie und Pathogenese bestehen derzeit unterschiedliche Auffassungen.

▶ M. quadratus femoris (➤ Abb. 4.23, ➤ Abb. 4.24, ➤ Abb. 4.25)

Ursprung

Lateraler Rand des Tuber ischiadicum

Ansatz

Crista intertrochanterica

Verlauf

Annähernd horizontal von medial nach lateral

Funktion

- Adduktion im Hüftgelenk (sagittale Achse)
- Kraniale Fasern: Flexion im Hüftgelenk (transversale Achse); die kaudalen Fasern haben in der Nullstellung keine Funktion bezüglich Flexion und Extension.
- Außenrotation im Hüftgelenk (longitudinale Achse)

Innervation

- N. gluteus inferior (L4 – S1)
- N. ischiadicus (L5 – S2)

KLINISCHER BEZUG

Aufgrund seiner Lage kurz unterhalb des Hüftkopfes ist der M. quadratus femoris als kürzester Adduktor anzusehen und daher bei Bewegungseinschränkungen der Hüfte in Abduktion ebenfalls zu berücksichtigen.

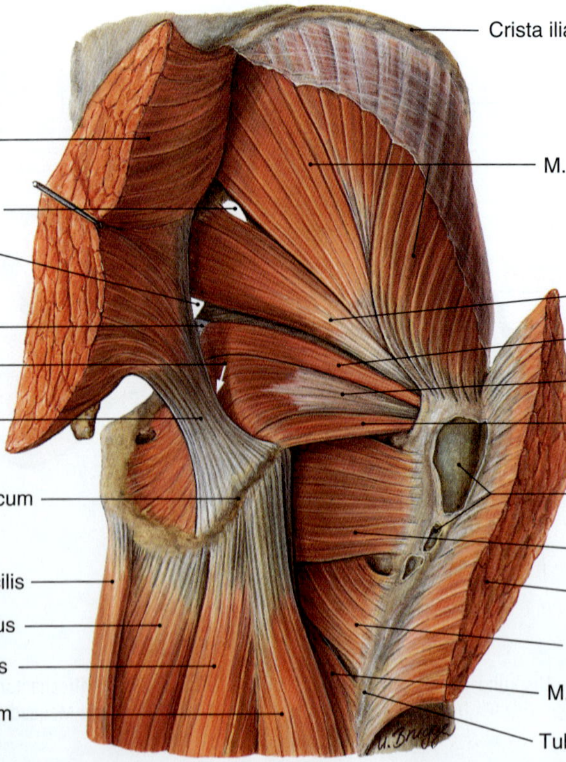

Abb. 4.25 M. gluteus medius mit pelvitrochantären Muskeln, M. gluteus maximus durchtrennt [S007-1-24]

FUNKTIONELLE HINWEISE

Der Muskel hat eine valgisierende Wirkung auf den Schenkelhals und kann damit den CCD-Winkel stabilisieren.

▶ M. obturatorius internus (➤ Abb. 4.23, ➤ Abb. 4.24, ➤ Abb. 4.25)

Ursprung
- Innenseite des knöchernen Rahmens des Foramen obturatum
- Innenfläche der Membrana obturatoria

Ansatz
Fossa trochanterica

Verlauf
Im spitzen Winkel um die Incisura ischiadica minor durch das Foramen ischiadicum minus nach lateral-ventral

Funktion
- Adduktion im Hüftgelenk (sagittale Achse)
- Ab einer Abduktion von ca. 30° unterstützt der Muskel die weitere Bewegung in die Abduktion (Funktionsumkehr vom Umkehrpunkt weg).
- Bei über 90° Flexion des Hüftgelenks unterstützt er die horizontale Abduktion (Funktionsumkehr in anderer Ebene).
- Flexion im Hüftgelenk (transversale Achse)
- Bei ca. 100° Flexion verliert der Muskel seine flektierende Wirkung. Wird das Gelenk durch andere Muskeln weiter in Flexion bewegt, unterstützt er die Extension zurück bis zum Umkehrpunkt (Funktionsumkehr zum Umkehrpunkt hin).
- Außenrotation im Hüftgelenk (longitudinale Achse)
- Bei über 110° Flexion im Hüftgelenk unterstützt er die Innenrotation (Funktionsumkehr in anderer Ebene).

KLINISCHER BEZUG

- Der M. obturatorius internus und der M. piriformis stehen in enger topografischer Beziehung zu den Organen im kleinen Becken (Harnblase, Uterus bzw. Prostata und Rektum). Über diese Verbindung können beispielsweise Störungen dieser Organe Beschwerden im Bereich des Hüftgelenks hervorrufen.
- Die Mm. obturatorii können zusammen mit der Beckenbodenmuskulatur als funktionelle Kette angesehen werden. Im Zweibeinstand bildet diese Muskelkette eine Art Hängematte, die an den Trochanteres majores aufgehängt ist. Die Spannung dieser „Hängematte" hält das Becken kranial und entlastet damit die Hüftgelenke. Eine Störung dieses Aufhängesystems kann auf Dauer die Entstehung einer Coxarthrose begünstigen (vgl. Meert 2017).

Topografische Zusammenhänge
Der M. obturatorius internus hat eine sehr lange Endsehne, in die beide Mm. gemelli einstrahlen. Sein Umlenkbereich an der Incisura ischiadica minor ist überknorpelt. Zwischen der Sehne und dem Knochen liegt eine Bursa.

Innervation
Plexus sacralis (L5 – S2)

▶ Mm. gemelli (➤ Abb. 4.23, ➤ Abb. 4.24, ➤ Abb. 4.25)

Ursprung

M. gemellus superior

- Spina ischiadica

M. gemellus inferior

- Kranialer Rand des Tuber ischiadicum

Ansatz

Fossa trochanterica

Verlauf

Beide Muskeln verlaufen annähernd horizontal und parallel zur Endsehne des M. obturatorius internus.

Funktion

- Adduktion im Hüftgelenk (sagittale Achse)
- Ab einer Abduktion von ca. 30° unterstützen die Muskeln die weitere Bewegung in die Abduktion (Funktionsumkehr vom Umkehrpunkt weg).
- Bei über 90° Flexion unterstützen sie die horizontale Abduktion (Funktionsumkehr in anderer Ebene).
- Flexion im Hüftgelenk (transversale Achse)
- Bei ca. 90° Flexion verlieren die Muskeln ihre flektierende Wirkung. Wird das Gelenk durch andere Muskeln weiter in Flexion bewegt, unterstützen sie die Extension zurück bis zum Umkehrpunkt (Funktionsumkehr zum Umkehrpunkt hin).
- Außenrotation im Hüftgelenk (longitudinale Achse)
- Bei über 100° Flexion im Hüftgelenk unterstützen die Muskeln die Innenrotation (Funktionsumkehr in anderer Ebene).

Topografische Zusammenhänge

Die Mm. gemelli und der M. obturatorius internus bilden gemeinsam den sog. **M. triceps coxae**.

Innervation

Plexus sacralis (L5 – S2)

▶ M. obturatorius externus (➤ Abb. 4.21)

Ursprung

- Außenfläche der Membrana obturatoria
- Außenfläche des Ramus ossis ischii und Ramus inferior ossis pubis

Ansatz

Fossa trochanterica

Verlauf

- Von medial-ventral nach lateral-dorsal
- Seine Sehne zieht dorsal über das Collum femoris und liegt dem Kapsel-Band-Apparat des Hüftgelenks direkt auf.

Funktion

Im Hüftgelenk:

- Adduktion im Hüftgelenk (sagittale Achse)
- Flexion im Hüftgelenk (transversale Achse)
- Außenrotation im Hüftgelenk (longitudinale Achse)

FUNKTIONELLE HINWEISE

In der Nullstellung sind die komprimierende und bewegende Kraft des Muskels etwa gleich groß. Der Muskel hat also eine stabilisierende Wirkung auf das Gelenk. Er übt einen zentrierenden Schub in das Hüftgelenk nach medial aus.

Topografische Zusammenhänge

Der M. obturatorius externus liegt in der Tiefe direkt auf der Kapsel des Hüftgelenks und wird von den übrigen pelvitrochantären Muskeln überdeckt. Aufgrund seiner Innervation durch den N. obturatorius wird er gelegentlich auch den medialen Muskeln des Oberschenkels zugeordnet.

Innervation

N. obturatorius (L2 – L4)

4

Mediale Muskeln des Oberschenkels

Die medialen Muskeln des Oberschenkels sind funktionell alle Adduktoren des Hüftgelenks und werden im Wesentlichen vom N. obturatorius innerviert. Sie entspringen entlang des knöchernen Rahmens des Foramen obturatum vom Ramus superior ossis pubis, Ramus inferior ossis pubis und Ramus ossis isschii bis zum Tuber ischiadicum (➤ Abb. 4.26, ➤ Abb. 4.27).

MERKHILFE

Die Reihenfolge der Ursprünge der Adduktoren am Becken von kranial-ventral nach kaudal-dorsal kann man sich durch einen beliebigen Satz aus den Anfangsbuchstaben der Muskeln merken: z. B. **P**eter **l**iegt **g**erne **b**ei **M**aria: M. **p**ectineus, (adductor) **l**ongus, **g**racilis, (adductor) **b**revis, (adductor) **m**agnus.

▶ M. pectineus (➤ Abb. 4.26, ➤ Abb. 4.27)

Ursprung

Pecten ossis pubis

Ansatz

- Linea pectinea
- Proximaler Teil der Linea aspera (Labium mediale)

Verlauf

Von proximal-medial-ventral nach distal-lateral-dorsal

Funktion

- Adduktion im Hüftgelenk (sagittale Achse)
- Flexion im Hüftgelenk (transversale Achse)
- Bei ca. 90° Flexion verliert der Muskel seine flektierende Wirkung. Wird das Gelenk durch andere Muskeln weiter in Flexion bewegt, unterstützt er die Extension zurück bis zum Umkehrpunkt (Funktionsumkehr zum Umkehrpunkt hin).
- In der Nullstellung hat der Muskel keine Funktion um die longitudinale Achse. Bei einer Änderung der Gelenkstellung in die

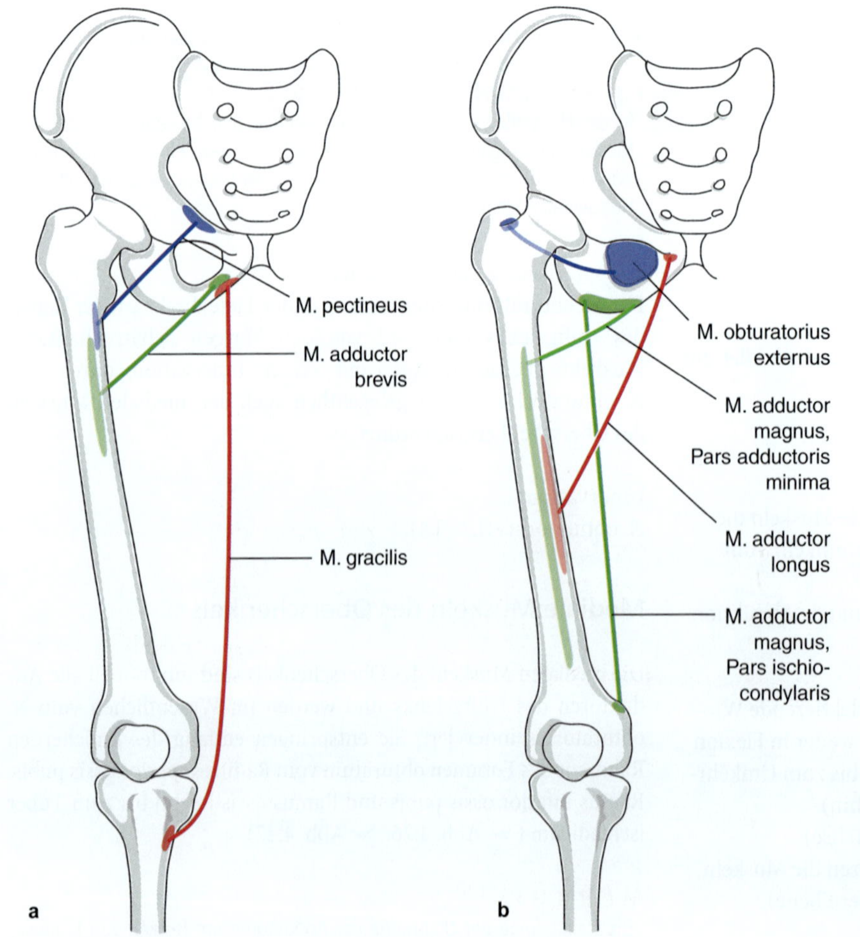

Abb. 4.26 Schematische Darstellung von Ursprung, Ansatz und Verlauf der medialen Oberschenkelmuskeln [L157]

Innen- oder Außenrotation kanner die jeweilige Bewegung unterstützen (Funktionsumkehr vom Umkehrpunkt weg).

Bei Extension im Hüftgelenk unterstützt der Muskel die Außenrotation, bei Flexion bis 90° die Innenrotation. Bei einer Flexion über 90° wird er erneut zum Außenrotator (Funktionsumkehr in anderer Ebene).

FUNKTIONELLE HINWEISE

Bei Adduktion wirkt ein dezentrierender Schub in das Hüftgelenk nach kranial und lateral (Luxationsgefahr bei Hüftendoprothesen).

Innervation

- Lateraler Anteil: N. femoralis (L2–L3)
- Medialer Anteil: N. obturatorius (L2–L4)

▶ M. adductor longus (> Abb. 4.26, > Abb. 4.27)

Ursprung

- Ramus superior ossis pubis
- Vorderseite der Symphyse

Ansatz

Labium mediale der Linea aspera im mittleren Femurdrittel

Verlauf

Von proximal-medial-ventral nach distal-lateral-dorsal

Funktion

- Adduktion im Hüftgelenk (sagittale Achse)
- Flexion im Hüftgelenk (transversale Achse)

Bei ca. 70° Flexion verliert der Muskel seine flektierende Wirkung. Wird das Gelenk durch andere Muskeln weiter in Flexion bewegt, unterstützt er die Extension zurück zum Umkehrpunkt (Funktionsumkehr zum Umkehrpunkt hin).

In der Nullstellung hat der Muskel keine Funktion um die longitudinale Achse. Bei einer Änderung der Gelenkstellung in Innen- oder Außenrotation kanner die jeweilige Bewegung unterstützen (Funktionsumkehr vom Umkehrpunkt weg).

Bei Extension im Hüftgelenk unterstützt der Muskel die Außenrotation, bei Flexion bis 70° die Innenrotation. Bei einer Flexion über 70° wird er erneut zum Außenrotator (Funktionsumkehr in anderer Ebene).

FUNKTIONELLE HINWEISE

In der Nullstellung ist die komprimierende Wirkung im Hüftgelenk deutlich größer als die Bewegungskomponente. Der Muskel übt einen dezentrierenden Schub ins Hüftgelenk aus (s. o. M. pectineus).

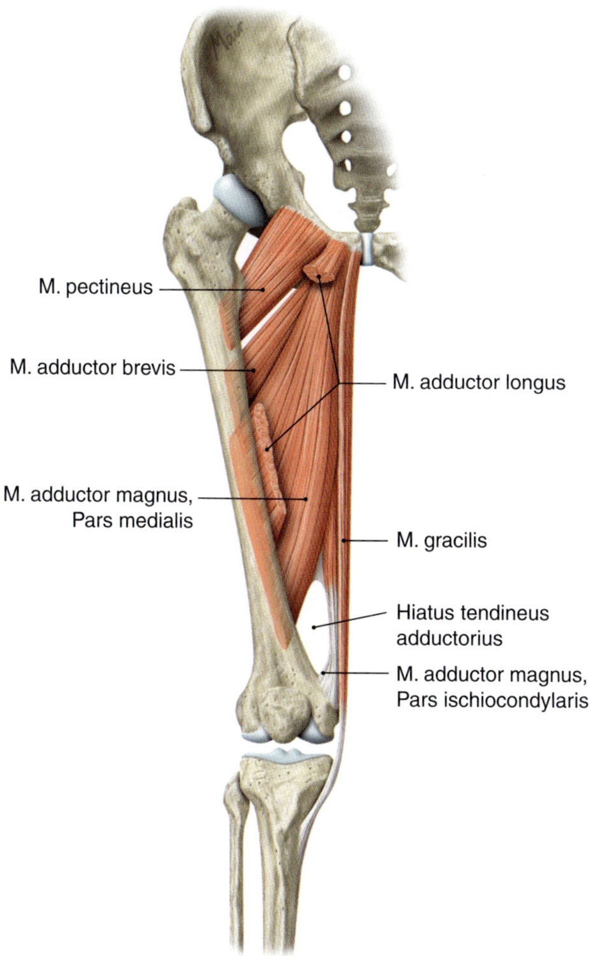

Abb. 4.27 Mediale Muskeln des Oberschenkels: M. pectineus, M. adductor longus, M. gracilis, M. adductor brevis und M. adductor magnus [S007-1-24]

Topografische Zusammenhänge

Der M. adductor longus ist der oberflächlichste und bei Anspannung unterhalb der Symphyse der am deutlichsten hervortretende Muskel. Es stellt die mediale Begrenzung des **Trigonum femorale mediale** dar. Innerhalb dieses Dreiecks findet man V., A. und N. femoralis.

Innervation

N. obturatorius (L2 – L4)

▶ M. gracilis (➤ Abb. 4.26, ➤ Abb. 4.27)

Ursprung

Ramus inferior ossis pubis

Ansatz

Medial der Tuberositas tibiae, bildet dort den mittleren Anteil des Pes anserinus superficialis

Verlauf

- Von proximal-ventral nach distal-dorsal
- Passiert das Kniegelenk dorsal der Bewegungsachse für Flexion und Extension

Funktion

- Adduktion im Hüftgelenk (sagittale Achse)
- Flexion im Kniegelenk und Hüftgelenk (transversale Achse)
- ↻ Bei ca. 30° Flexion verliert der Muskel seine flektierende Wirkung auf das Hüftgelenk. Wird das Gelenk durch andere Muskeln weiter in Flexion bewegt, unterstützt er die Extension zurück zum Umkehrpunkt (Funktionsumkehr zum Umkehrpunkt hin).
- Außenrotation im Hüftgelenk (longitudinale Achse)
- Bei Knieflexion: Innenrotation im Kniegelenk (Unterschenkellängsachse)

FUNKTIONELLE HINWEISE

In der Nullstellung hat der M. gracilis hauptsächlich eine komprimierende Wirkung auf das Hüftgelenk und nur eine geringe bewegende Kraftkomponente.
Er wirkt zusammen mit dem M. semimembranosus, dem M. semitendinosus und dem M. sartorius einer Biegespannung nach medial entgegen und verhindert so einen Valgusstress auf das Kniegelenk.

Topografische Zusammenhänge

Zwischen dem Pes anserinus superficialis und dem Tibiakondylus befindet sich die Bursa anserina.

Innervation

N. obturatorius (L2 – L4)

KLINISCHER BEZUG

Besonders bei Sportlern kann es zu Überlastungsschäden im Bereich der Ursprungssehne des M. gracilis kommen. Dies führt zu starken Schmerzen im Bereich des Schambeins. Man spricht vom Gracilis-Syndrom (Synonym: Pierson-Syndrom oder Pubalgie).

▶ M. adductor brevis (➤ Abb. 4.26, ➤ Abb. 4.27)

Ursprung

Ramus inferior ossis pubis

Ansatz

Labium mediale der Linea aspera im proximalen Femurdrittel

Verlauf

Von proximal-medial-ventral nach distal-lateral-dorsal

Funktion

- Adduktion im Hüftgelenk (sagittale Achse)
- Flexion im Hüftgelenk (transversale Achse)
- ↻ Bei ca. 50° Flexion verliert er seine flektierende Wirkung. Wird das Gelenk durch andere Muskeln weiter in Flexion bewegt, unterstützt er die Extension zurück zum Umkehrpunkt (Funktionsumkehr zum Umkehrpunkt hin).
- ↻ In der Nullstellung hat der Muskel keine Funktion um die longitudinale Achse. Bei einer Änderung der Gelenkstellung in In-

4

nen- oder Außenrotation kanner die jeweilige Bewegung unterstützen (Funktionsumkehr vom Umkehrpunkt weg).

- Bei Extension im Hüftgelenk unterstützt der Muskel die Außenrotation, bei Flexion bis 50° die Innenrotation. Bei einer Flexion über 50° wird er erneut zum Außenrotator (Funktionsumkehr in anderer Ebene).

FUNKTIONELLE HINWEISE

In der Nullstellung sind die komprimierende und bewegende Kraft des Muskels etwa gleich groß. Der Muskel übt einen dezentrierenden Schub ins Hüftgelenk aus (s. o. M. pectineus).

Innervation

N. obturatorius (L2 – L4)

4

▶ M. adductor magnus (➤ Abb. 4.26, ➤ Abb. 4.27)

Die horizontal verlaufenden Faseranteile (Pars adductoris minima) werden gelegentlich als eigenständiger **M. adductor minimus** (➤ Abb. 4.26b) beschrieben.

Ursprung

Pars adductoris minima (M. adductor minimus)

- Ramus inferior ossis pubis

Pars medialis

- Ramus inferior ossis pubis
- Ramus ossis ischii

Pars ischiocondylaris

- Tuber ischiadicum

Ansatz

Pars adductoris minima (M. adductor minimus)

- Labium mediale der Linea aspera im proximalen Femurdrittel

Pars medialis

- Labium mediale der Linea aspera

Pars ischiocondylaris

- Tuberculum adductorium

Verlauf

Die Muskelfasern sind vom Ursprung zum Ansatz verdreht, sodass die ventral entspringenden Anteile proximal und die dorsal entspringenden Anteile distal am Femur ansetzen.

Funktion

Pars adductoris minima (M. adductor minimus)

- Adduktion im Hüftgelenk (sagittale Achse)
- Flexion im Hüftgelenk (transversale Achse)
- Bei ca. 30° Flexion verliert der Muskel seine flektierende Wirkung. Wird das Gelenk durch andere Muskeln weiter in Flexion bewegt, unterstützt er die Extension zurück zum Umkehrpunkt (Funktionsumkehr zum Umkehrpunkt hin).
- In der Nullstellung hat der Muskel keine Funktion um die longitudinale Achse. Bei einer Änderung der Gelenkstellung in die Innen- oder Außenrotation kann er die jeweilige Bewegung unterstützen (Funktionsumkehr vom Umkehrpunkt weg).
- Bei Extension im Hüftgelenk unterstützt der Muskel die Außenrotation, bei Flexion bis 30° die Innenrotation. Bei einer Flexion über 30° wird er erneut zum Außenrotator (Funktionsumkehr in anderer Ebene).

Pars medialis

- Adduktion im Hüftgelenk (sagittale Achse)
- In der Nullstellung hat der Muskel keine Funktion um die transversale Achse. Bei einer Änderung der Gelenkstellung in Flexion oder Extension kann er die jeweilige Bewegung unterstützen (Funktionsumkehr vom Umkehrpunkt weg).
- In der Nullstellung hat der Muskel keine Funktion um die longitudinale Achse. Bei einer Änderung der Gelenkstellung in Innen- oder Außenrotation kann er die jeweilige Bewegung unterstützen (Funktionsumkehr vom Umkehrpunkt weg).
- Bei einer Flexion im Hüftgelenk unterstützt er die Innenrotation, bei Extension die Außenrotation (Funktionsumkehr in anderer Ebene).

Pars ischiocondylaris

- Adduktion im Hüftgelenk (sagittale Achse)
- Extension im Hüftgelenk (transversale Achse)
- Innenrotation im Hüftgelenk (longitudinale Achse)
- Bei ca. 20° Innenrotation verliert der Muskel seine innenrotierende Wirkung. Wird das Gelenk durch andere Muskeln weiter in Innenrotation bewegt, unterstützt er die Bewegung zurück zum Umkehrpunkt (Funktionsumkehr zum Umkehrpunkt hin).

FUNKTIONELLE HINWEISE

- Je distaler die Muskelfasern am Femur ansetzen, desto kleiner wird die Bewegungskomponente im Hüftgelenk aus Nullstellung.
- Der Muskel übt einen dezentrierenden Schub ins Hüftgelenk aus (s. M. pectineus).

Topografische Zusammenhänge

Zwischen den Ansätzen des medialen und des ischiokondylaren Anteils befindet sich eine schlitzförmige Öffnung (**Hiatus tendineus adductorius**). Hierdurch verlaufen die A. und V. femoralis sowie der rein sensible N. saphenus zur Kniekehle (Fossa poplitea).

Innervation

- Dorsaler Anteil: N. tibialis (L3 – L5)
- Ventraler Anteil: N. obturatorius (L2 – L4)

KLINISCHER BEZUG

Ein Hypertonus des Muskels kann zu einer Kompression der femoralen Gefäße im Hiatus tendineus adductorius mit einer entsprechenden klinischen vaskulären oder neurosensiblen Symptomatik führen. Die Kompression des sensiblen N. saphenus kann z. B. einen medialen Knieschmerz auslösen.

Hinweis

Im Bereich der Hüfte inserieren noch weitere Muskeln, die zu den ventralen und dorsalen Oberschenkelmuskeln zählen und beim Knie besprochen werden (➤ Kap. 4.3.2):

- M. rectus femoris
- M. semitendinosus
- M. semimenbranosus
- M. biceps femoris

4.3 Kniegelenk (Art. genus)

4.3.1 Steckbrief Kniegelenk

Das Kniegelenk ist ein zweiachsiges Drehscharniergelenk (Art. trochoginglymus) und wird aus zwei Teilgelenken mit insgesamt drei knöchernen Gelenkpartnern und zwei Menisci gebildet, die innerhalb einer Gelenkkapsel liegen. Beide Gelenke gehören anatomisch und funktionell zusammen und beeinflussen sich gegenseitig.

Gelenktyp und Bewegungsausmaß des Kniegelenks

Tab. 4.3 Bewegungsausmaß des Kniegelenks (nach Kapandji 2016)

Transversale Achse durch beide Femurkondylen	Flexion: 140–160°	Extension: 5–10°
Unterschenkellängsachse (nur in Flexionsstellung)	Außenrotation: 40–45° (bei 90° Flexion)	Innenrotation: 30–35° (bei 90° Flexion)

Das **Femorotibialgelenk (Art. femorotibialis)** ist ein Kondylengelenk mit zwei Freiheitsgraden. Aufgrund der Spannung der Kollateralbänder und der Kreuzbänder in Extensionsstellung ist eine axiale Rotation um die Unterschenkellängsachse nur in Beugestellung möglich (➤ Tab. 4.3).

Während der Flexion und Extension im Femorotibialgelenk gleitet die Rückseite der Patella über das distale Femurende. Dieses Gleitlager bezeichnet man als **Femoropatellargelenk (Art. femoropatellaris)**.

Gelenkpartner des Kniegelenks

Das eigentliche Kniegelenk wird zwischen den beiden Femurkondylen und den proximalen Gelenkflächen der Tibia gebildet (Femorotibialgelenk).

Femurkondylen (➤ Abb. 4.28)

Die beiden Femurkondylen sind in der Sagittal- und Frontalebene konvex geformt. In der sagittalen Ebene sehen die Kondylen aus wie zwei Räder, die nicht gleichmäßig rund geformt sind: Ihre Krümmung nimmt von ventral nach dorsal immer mehr zu, d. h. der Krümmungsradius wird im dorsalen Bereich kleiner (➤ Abb. 4.28a, ➤ Abb. 4.29). In der Ansicht von frontal und distal erkennt man, dass die beiden „Räder" nicht parallel stehen, sondern nach distal und dorsal auseinanderweichen (➤ Abb. 4.28b).

Der mediale Kondylus ist von ventral nach dorsal etwas länger und ragt zudem in der frontalen Ebene weiter nach distal als der laterale (➤ Abb. 4.28c). Um eine gleichmäßige Belastung beider Femurkondylen im Stand zu gewährleisten, ist die Schaftachse des Femurs beim Erwachsenen physiologisch um 6° nach lateral gekippt (physiologisches Genu valgum; vgl. ➤ Abb. 4.1).

FUNKTIONELLE HINWEISE

Bedingt durch die kindlichen O-Beine erfahren bei Laufbeginn zunächst die medialen Femurkondylen eine stärkere Beanspruchung, was ein vermehrtes Wachstum nach sich zieht. Die dadurch entstehende mehr oder weniger stark ausgeprägte Valgusstellung gleicht sich dann etwa bis zum Einschulungsalter wieder auf ein physiologisches Maß aus.

Tibiaplateau (Tibiakondylen; ➤ Abb. 4.30)

Man unterscheidet eine mediale und eine laterale Gelenkfläche, die in der Mitte durch die **Area intercondylaris anterior**, die **Eminentia intercondylaris** und die **Area intercondylaris posterior** voneinander getrennt sind (➤ Abb. 4.30a). In der Frontalebene sind beide Gelenkflächen konkav geformt. In der Sagittalebene ist die mediale Gelenkfläche ebenfalls konkav, die laterale dagegen leicht

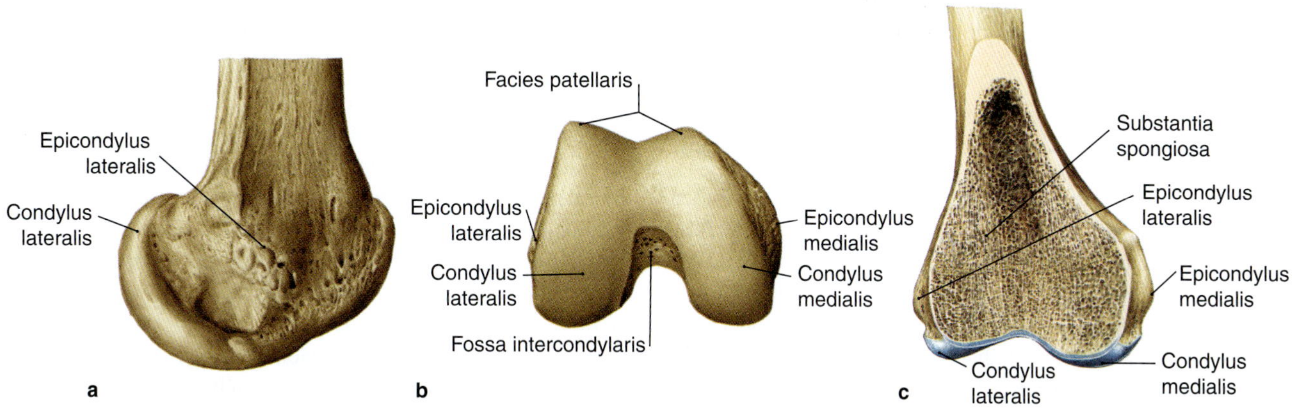

Abb. 4.28 Kondylen des rechten Femurs, Ansicht von lateral (a), distal (b) und ventral (Frontalschnitt, c) [S007-1-24]

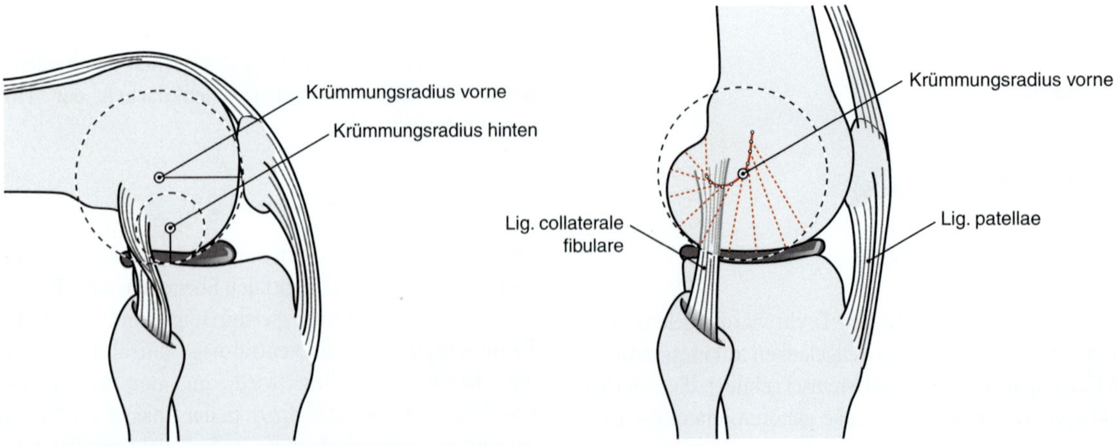

Abb. 4.29 Krümmungsradius der Femurkondylen [S007-1-24/L126]

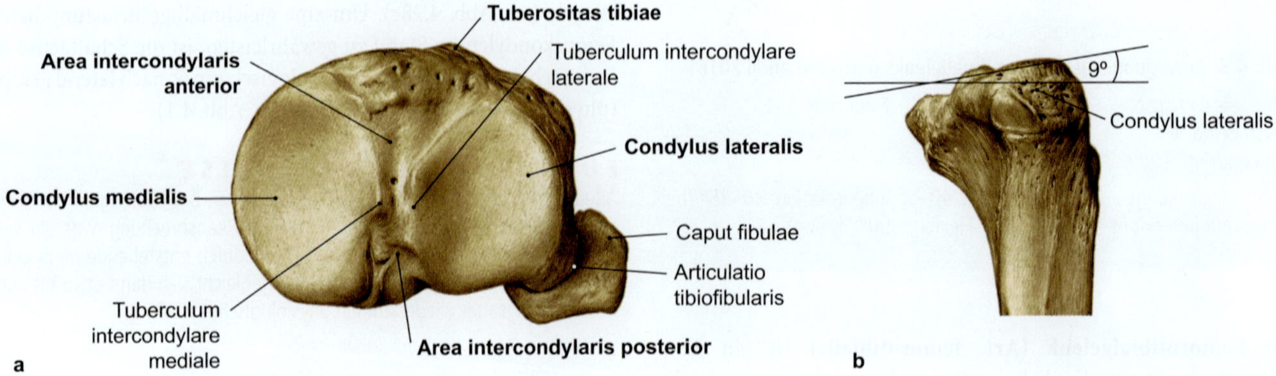

Abb. 4.30 Rechte proximale Tibia, Ansicht von proximal (a) und lateral (b) [S007-1-24]

konvex geformt. Dies ist für die physiologische Rotation des Kniegelenks am Ende der Extensionsbewegung von Bedeutung (s. u. *Funktionelle Aspekte des Kniegelenks*). Die Gelenkflächen sind in der Sagittalebene nicht rechtwinklig zur Tibialängsachse ausgerichtet, sondern fallen um ca. 9° nach dorsal ab (➤ Abb. 4.30b).

Der Tibiaschaft erfährt im Laufe der Entwicklung eine Torsion. Das distale Ende der Tibia ist gegenüber dem proximalen Ende nach außen gedreht. Der **Retrotorsionswinkel** beträgt beim Erwachsenen 20–25°.

Kniescheibe (Patella; ➤ Abb. 4.31) und Patellagleitlager

Die Kniescheibe (Patella) ist das größte Sesambein des menschlichen Skeletts. Mit ihrer Vorderseite (**Facies anterior**) ist sie in den M. quadriceps femoris eingelagert (➤ Abb. 4.32) und dient diesem als Umlenkrolle (Hypomochlion; ➤ Kap. 1.4.4). Ein Teil der Quadrizepssehne inseriert an der Basis (**Basis patellae**) und den Seitenrändern der Patella. Ein Teil der Fasern zieht über die Patella hinweg und als Lig. patellae von ihrer Spitze (**Apex patellae**) weiter bis zur Tuberositas tibiae (➤ Kap. 4.3.2). Ihre Rückseite (**Facies articularis patellae**) weist eine vertikale Erhebung auf (➤ Abb. 4.32, ➤ Abb. 4.33).

Das **patellare Gleitlager** wird aus der **Facies patellaris** und der **Fossa intercondylaris** des Femurs gebildet. Die Facies patellaris weist eine Rinne auf, in der die keilförmige Rückseite der Patella liegt. Ihre laterale Gleitwange ist stärker ausgebildet als die mediale (➤ Abb. 4.33). Insgesamt ist die Form der Patella und die Ausprägung des patellaren Gleitlagers sehr variabel.

Gelenkkapsel und Bänder des Kniegelenks

Die Kapsel ist eine bindegewebige zylindrische Hülse, die sich von der Tibia zum Femur ausspannt. Die proximale Insertion liegt an der Knorpel-Knochen-Grenze der Femurkondylen, die distale an der Knorpel-Knochen-Grenze des Tibiaplateaus. Die Patella ist ventral so in die Kniegelenkkapsel eingebettet, dass die Facies articularis ins Gelenkinnere, die Facies anterior nach außen weist. Die Kapsel ist am Rand der Patella an der Knorpel-Knochen-Grenze befestigt.

Die Kniegelenkkapsel besteht wie alle Gelenkkapseln aus einer Doppelschicht: Innen liegt die Membrana synovialis und außen die Membrana fibrosa. Dorsal ist die Membrana synovialis nach innen eingefaltet, sodass im Bereich der Area intercondylaris ein extrasynovialer Raum entsteht, in dem sich die Kreuzbänder

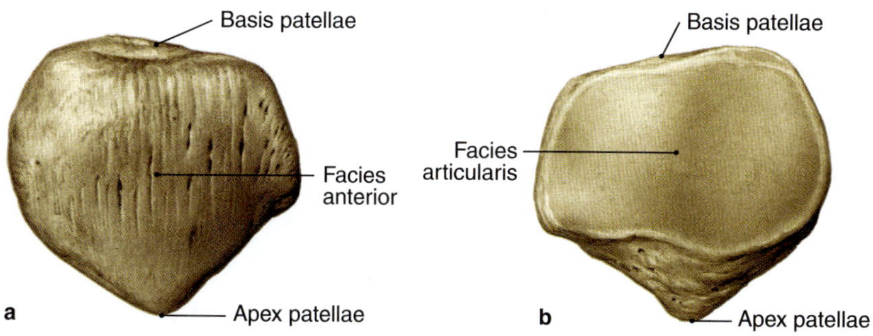

Abb. 4.31 Patella, Ansicht von ventral (a) und dorsal (b) [S007-1-24]

befinden (➤ Abb. 4.34). Ventral bildet die Kapsel oberhalb der Patella den **Recessus suprapatellaris (Bursa suprapatellaris;** ➤ Abb. 4.32, ➤ Abb. 4.39), dorsal den **Recessus subpopliteus**.

KLINISCHER BEZUG

Nach langer Ruhigstellung des Kniegelenks kann es zu Verklebungen des Recessus suprapatellaris kommen, wodurch die Patella bei der Knieflexion nicht mehr nach distal gleiten kann. Das hat eine massive Bewegungseinschränkung des Kniegelenks in die Flexion zur Folge.

Seitenbänder (Kollateralbänder)

Lig. collaterale tibiale (mediale) (➤ Abb. 4.35)

- Proximale Insertion: Epicondylus medialis des Femurs
- Distale Insertion: Margo medialis der Tibia
- Verlauf: von proximal-dorsal nach distal-ventral

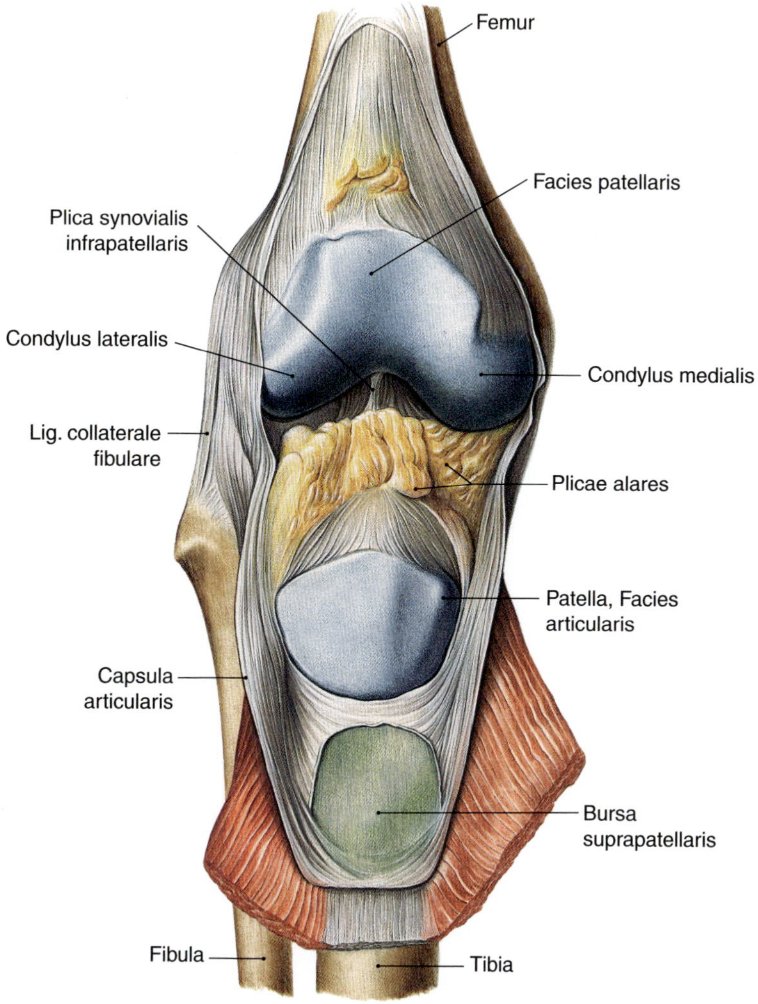

Abb. 4.32 Rechtes Femoropatellargelenk, Gelenkkapsel eröffnet und mit der Patella nach unten geklappt, Ansicht von ventral [S007-1-24]

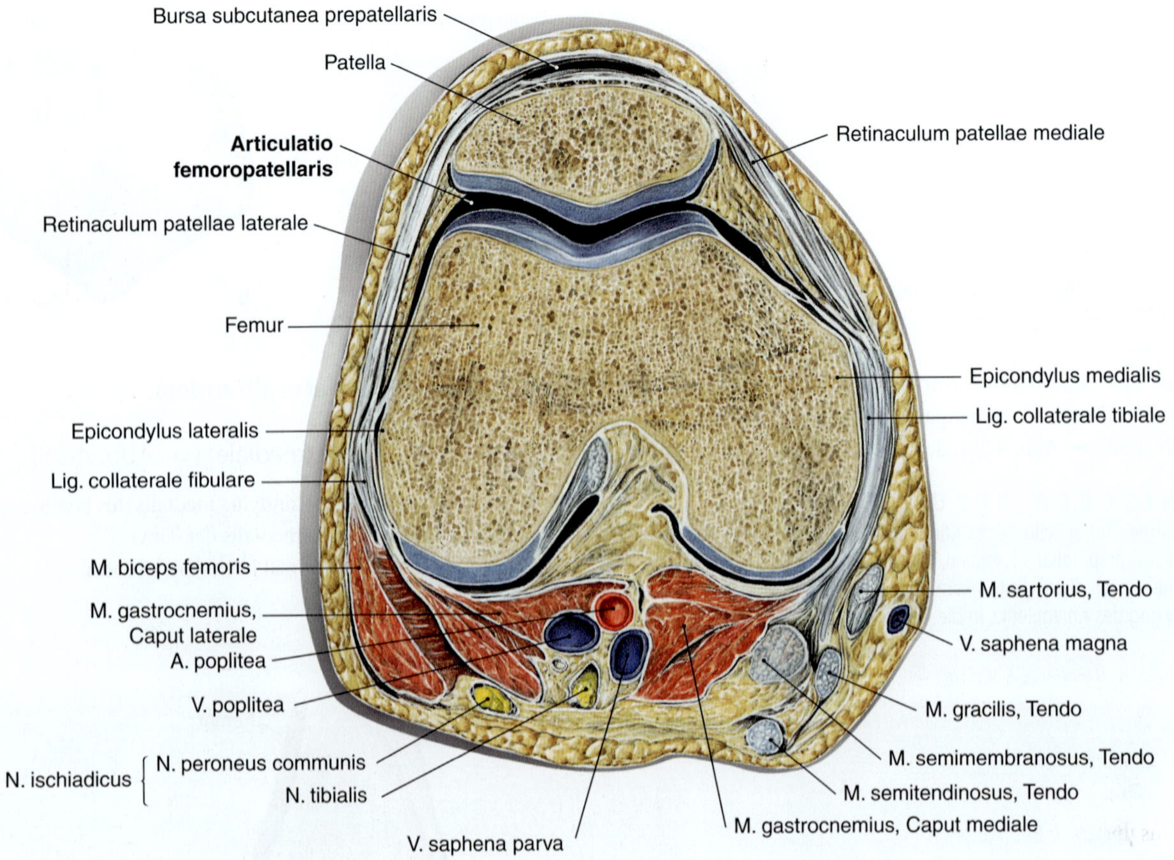

Abb. 4.33 Rechtes Femoropatellargelenk im Transversalschnitt, Ansicht von proximal [S007-1-24]

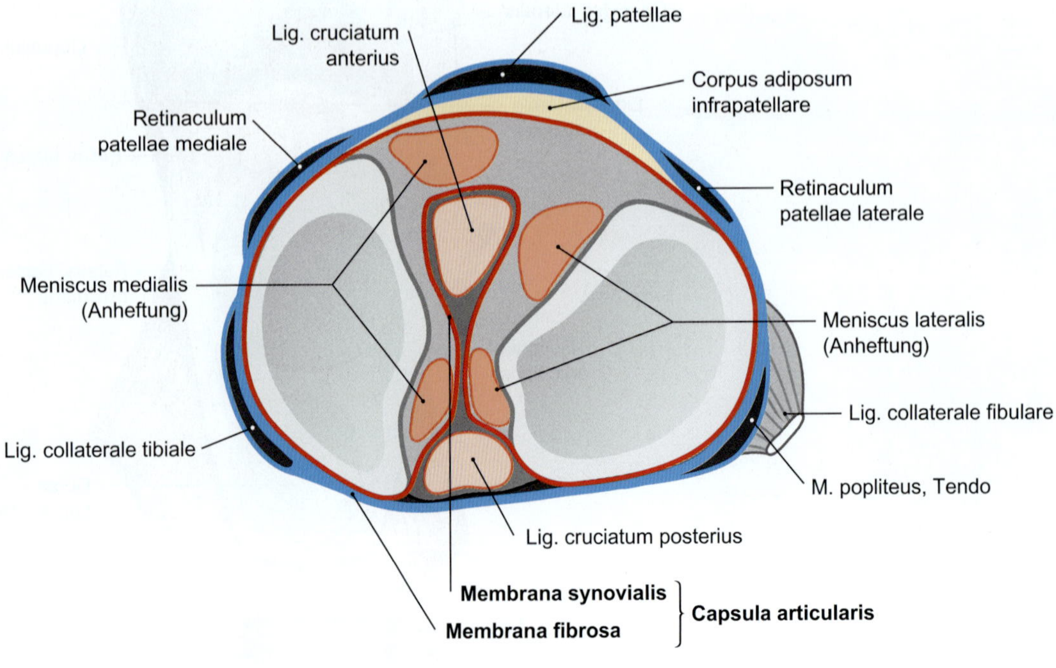

Abb. 4.34 Kapselansatz an der Tibia (schematische Darstellung) [S007-1-24/L126]

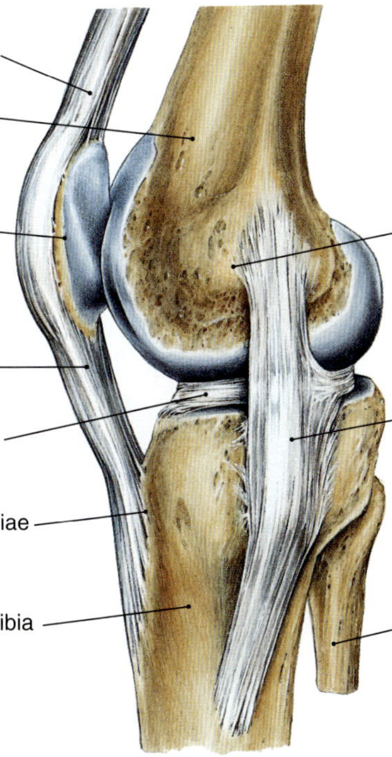

Abb. 4.35 Lig. collaterale tibiale (mediale) [S007-1-24]

Besonderheiten

Es handelt sich um ein dreieckiges flaches Band, das fest mit dem Meniskus und der Kapsel verwachsen ist.

Lig. collaterale fibulare (laterale) (➤ Abb. 4.36)

- Proximale Insertion: Epicondylus lateralis des Femurs
- Distale Insertion: Caput fibulae, mit einigen Fasern am Condylus lateralis der Tibia (**Lig. anterolaterale**)
- Verlauf: von proximal-ventral nach distal-dorsal

Besonderheiten

Dieses Band liegt extrakapsulär, ist also weder mit der Kapsel noch mit dem lateralen Meniskus verwachsen. Zwischen dem Band und der Kapsel verläuft die Sehne des M. popliteus.

Funktion der Kollateralbänder

- Die Kollateralbänder stabilisieren das Knie in der Frontalebene. Das Lig. collaterale tibiale verhindert die Valgusstellung im Kniegelenk und das Lig. collaterale fibulare wirkt der Varusstellung entgegen.
- Beide Bänder sind so angeordnet, dass sie bei einer Außenrotation im Kniegelenk angespannt werden und diese damit begrenzen.
- In Extensionsstellung sind die Kollateralbänder maximal gespannt und damit maßgeblich für die axiale Stabilität des Kniegelenks in Extensionsstellung verantwortlich. Durch den abnehmenden Krümmungsradius der Femurkondylen in der Sagittalebene sind in der Flexionsstellung beide Bänder so weit entspannt, dass eine Rotationsbewegung im Kniegelenk um die Unterschenkellängsachse stattfinden kann (vgl. ➤ Abb. 4.29).
- Durch den leicht schrägen Verlauf unterstützt das Lig. collaterale tibiale in Flexion das vordere Kreuzband und verhindert so die vordere Schublade. Das Lig. collaterale fibulare unterstützt das hintere Kreuzband und verhindert so die hintere Schublade.

Kreuzbänder (➤ Abb. 4.37)

Lig. cruciatum anterius (vorderes Kreuzband)

- Proximale Insertion: Innenseite des lateralen Femurkondylus
- Distale Insertion: Area intercondylaris anterior
- Verlauf: von proximal-dorsal-lateral nach distal-ventral-medial

MERKHILFE

Das vordere Kreuzband verläuft „wie die Hand in die Hosentasche".

Lig. cruciatum posterius (hinteres Kreuzband)

- Proximale Insertion: Innenseite des medialen Femurkondylus
- Distale Insertion: Area intercondylaris posterior
- Verlauf: von proximal-ventral-medial nach distal-dorsal-lateral

Besonderheiten

Beide Kreuzbänder liegen extrasynovial, aber intrakapsulär (➤ Abb. 4.34).

Funktion der Kreuzbänder

- Die Kreuzbänder stabilisieren das Knie in der Sagittalebene. Das vordere Kreuzband verhindert die Verschiebung der Tibia nach ventral (**vordere Schublade**) und das hintere Kreuzband wirkt der

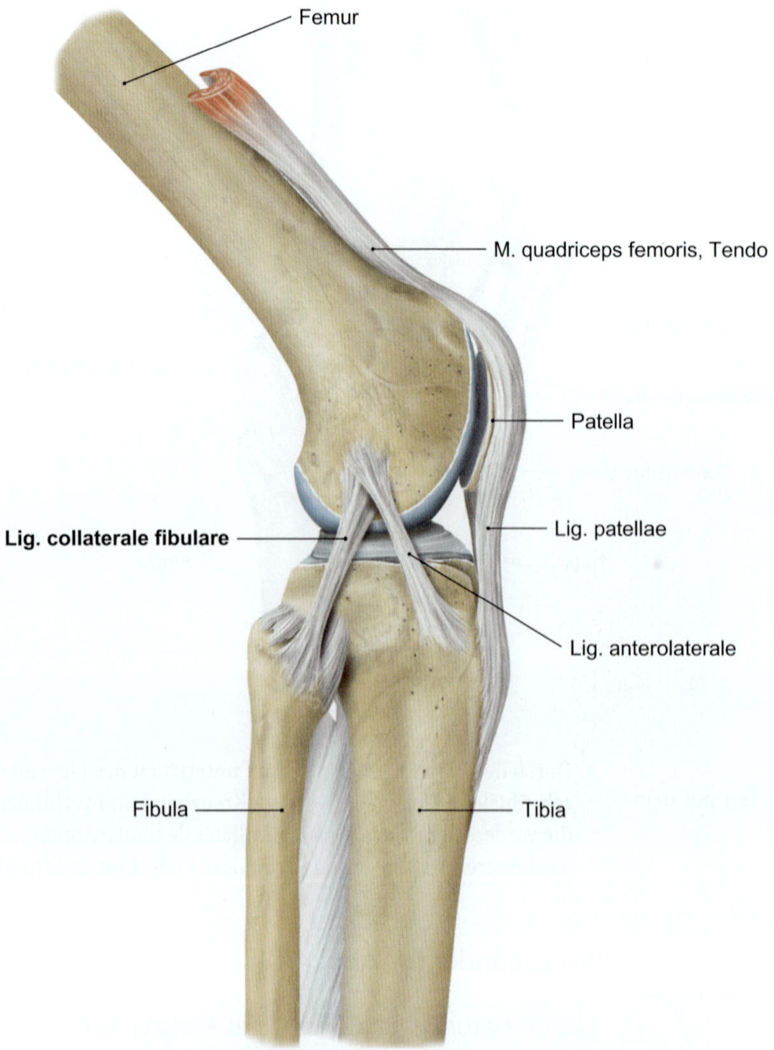

Abb. 4.36 Lig. collaterale fibulare (laterale) [S007-1-24/L280]

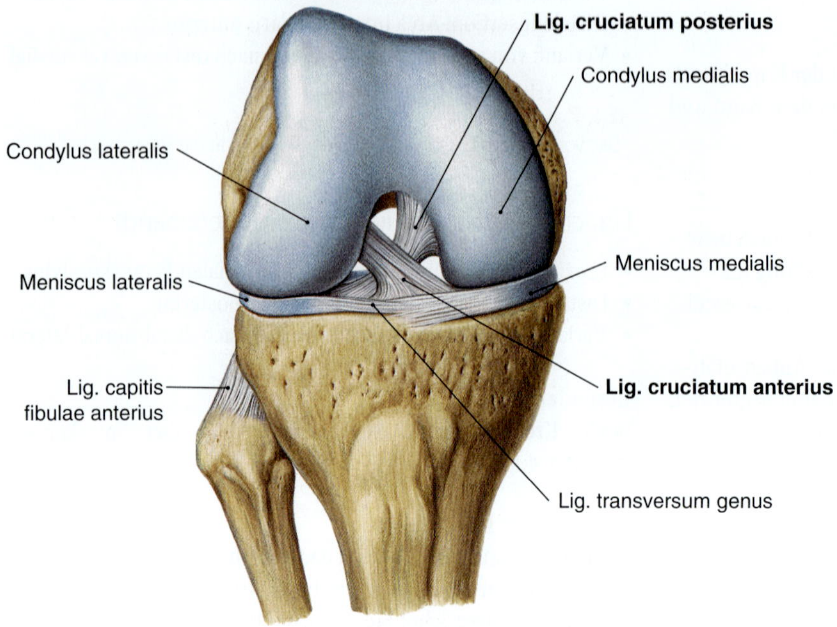

Abb. 4.37 Kreuzbänder des rechten Kniegelenks, Ansicht von ventral [S007-1-24/L126]

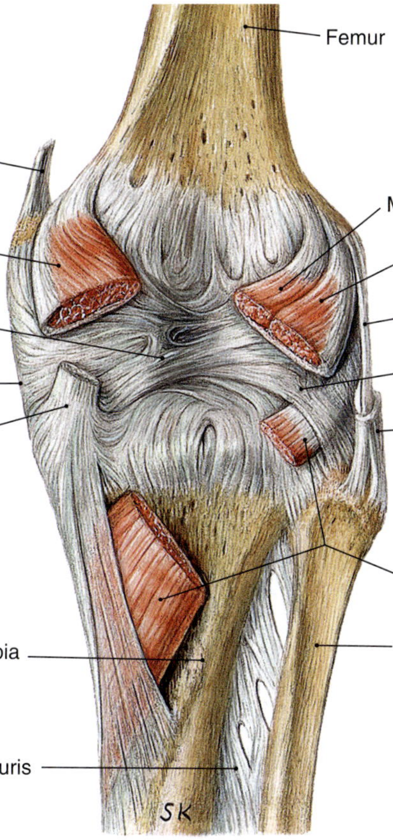

Abb. 4.38 Bänder des rechten Kniegelenks, Ansicht von dorsal [S007-1-24/L238]

Verschiebung der Tibia nach dorsal (**hintere Schublade**) entgegen. Darüber hinaus steuert das vordere Kreuzband bei Knieflexion die arthrokinematische Gleitbewegung der Tibia nach dorsal.

- Da immer Teile der Bänder gespannt sind, gewährleisten sie die Stabilität des Kniegelenks in jeder Gelenkstellung. In Flexion lassen sie eine Innen- und Außenrotation im Kniegelenk um die Unterschenkellängsachse zu.
- Beide Bänder sind so angeordnet, dass sie sich bei einer Innenrotation im Kniegelenk umeinanderwickeln und diese damit begrenzen.
- Gemeinsam mit den Kollateralbändern sichern die Kreuzbänder die axiale Stabilität des Kniegelenks in Extensionsstellung.

MERKHILFE

Die *äußeren* Bänder (Kollateralbänder) am Kniegelenk begrenzen die *Außen*rotation, die *inneren* Bänder (Kreuzbänder) die *Innen*rotation.

Dorsale Bänder (> Abb. 4.38)

Lig. popliteum obliquum

- Proximale Insertion: dorsale Kapsel des Kniegelenks
- Distale Insertion: rückläufige Sehne des M. semimembranosus
- Verlauf: von proximal-lateral nach distal-medial

Lig. popliteum arcuatum

- Proximale Insertion: dorsale Kapsel des Kniegelenks
- Distale Insertion: Caput fibulae (Apex capitis fibulae)
- Verlauf: von proximal-medial nach distal-lateral

Besonderheiten

Unter diesem Band verläuft der M. popliteus.

Funktion der dorsalen Bänder

- Das Lig. popliteum obliquum und das Lig. popliteum arcuatum verstärken die dorsale Kapsel und verhindern damit die Überstreckung des Kniegelenks (Genu recurvatum).
- Die dorsalen Bänder überkreuzen sich auf der hinteren Kapsel. Das Lig. popliteum obliquum begrenzt die Außenrotation und das Lig. popliteum arcuatum die Innenrotation.

Retinacula (> Abb. 4.39)

Retinaculum patellae mediale

- Proximale Insertion: Sehne des M. vastus medialis
- Distale Insertion: medial der Tuberositas tibiae
- Verlauf: von proximal nach distal

4

Retinaculum patellae laterale

- Proximale Insertion: Sehne des M. vastus lateralis
- Distale Insertion: lateral der Tuberositas tibiae
- Verlauf: von proximal nach distal

Besonderheiten

In das Retinaculum patellae laterale strahlen Fasern des M. vastus lateralis und des Tractus iliotibialis ein, in das Retinaculum patellae mediale Fasern des M. vastus medialis sowie einige transversal verlaufende Fasern vom Epicondylus medialis.

Quadrizepssehne, Patella und Lig. patellae (> Abb. 4.39)

- Proximale Insertion: Muskelfasern des M. quadriceps femoris
- Distale Insertion: Tuberositas tibiae
- Verlauf: von proximal nach distal

Besonderheiten

Quadrizepssehne, Patella und Lig. patellae sowie die beiden Retinacula bilden den **Kniestreckapparat** und stabilisieren das Kniegelenk ventral. Die Patella ist als größtes Sesambein des Körpers in der Quadrizepssehne eingelagert.

Funktion des Streckapparates

- Die Patella verstärkt die Quadrizepssehne im Bereich ihres Umlenkpunktes. An dieser Stelle tritt besonders in der Beugeposition und beim Strecken des Kniegelenks gegen Widerstand ein sehr großer Druck auf. Um dieser Belastung standzuhalten, ist der retropatellare Knorpel mit bis zu 5 mm besonders dick.
- Der M. quadriceps femoris benutzt die Patella als Umlenkrolle (Hypomochlion) und vergrößert damit seinen Hebel für die Kniestreckung.

Menisci (> Abb. 4.40)

Die Menisci liegen als halbmondförmige Strukturen zwischen den Femurkondylen und dem Tibiaplateau. Sie bestehen aus kollagenem

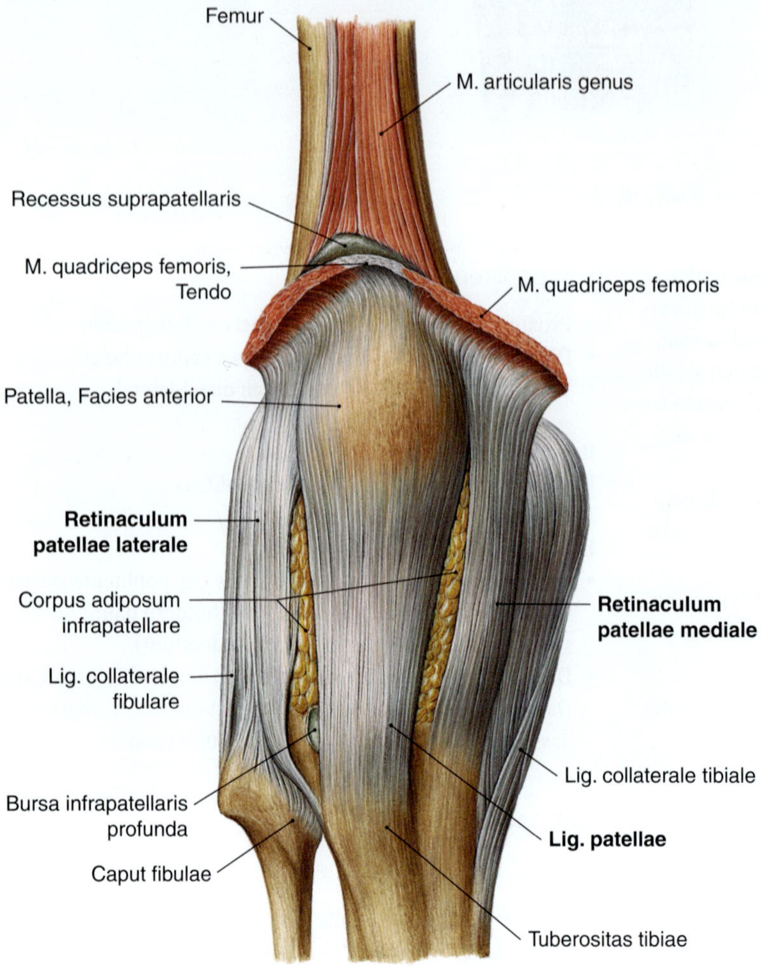

Abb. 4.39 Bänder des rechten Kniegelenks, Ansicht von ventral [S007-1-24]

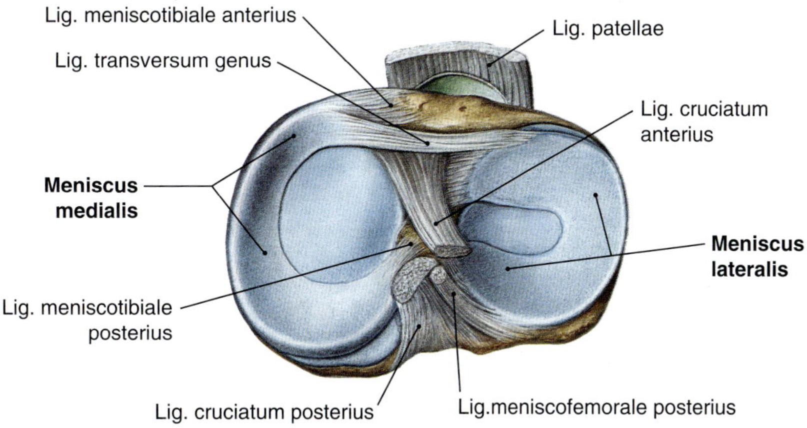

Abb. 4.40 Rechte Tibia mit Menisci, Ansicht von proximal [S007-1-24]

Bindegewebe mit eingelagerten Knorpelzellen. Die Menisci sind mit ihren Vorderhörnen an der Area intercondylaris anterior und mit ihren Hinterhörnern an der Area intercondylaris posterior der Tibia befestigt (> Abb. 4.34).

- Der **Meniscus medialis** bildet einen Halbkreis auf dem medialen Tibiaplateau und ist fest mit dem Lig. collaterale tibiale und der Gelenkkapsel verwachsen.
- Der **Meniscus lateralis** bildet einen 5 / 6-Kreis auf dem lateralen Tibiaplateau; er ist nicht mit dem Lig. collaterale fibulare verwachsen und daher beweglicher als der mediale.

Die Meniskusbasis hat unmittelbare Verbindung zur Gelenkkapsel und ist mit Blutgefäßen durchzogen. Der zentrale Teil der Menisci ist gefäßfrei und wird ausschließlich durch Synovialflüssigkeit ernährt (> Abb. 4.41).

Topografische Zusammenhänge

Die Menisken stehen in topografischer Beziehung zu folgenden benachbarten Strukturen:

- Ventral sind die Vorderhörner der Menisken über das **Lig. transversum genus** miteinander verbunden.

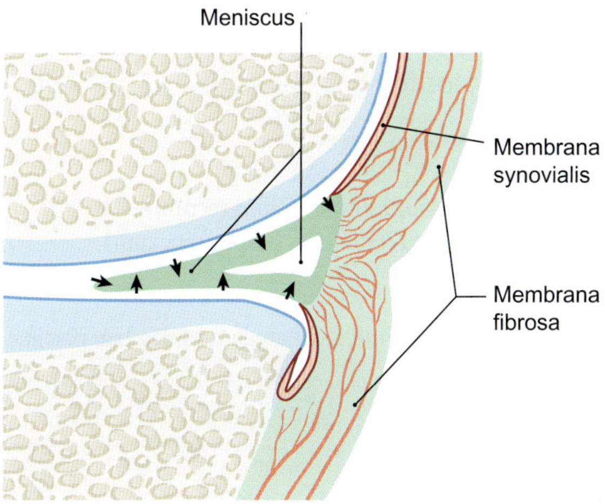

Abb. 4.41 Versorgung der Menisci im Frontalschnitt [S007-1-24/L126]

- Der mediale Meniskus ist mit dem medialen Seitenband und der medialen Gelenkkapsel verwachsen.
- Das **Lig. meniscofemorale posterius** verbindet das Hinterhorn des lateralen Meniskus mit dem hinteren Kreuzband.
- Das Hinterhorn des lateralen Meniskus ist außerdem über die Gelenkkapsel mit der Ursprungssehne des M. popliteus verbunden.
- Das Hinterhorn des medialen Meniskus ist über die Gelenkkapsel mit der Ansatzsehne des M. semimembranosus verwachsen.
- Die **Ligg. meniscopatellare mediale** und **laterale** verbinden die Menisken mit der Seitenfläche der Patella.
- Die **Ligg. meniscotibialia** (Koronarbänder) verbinden die Vorder- und Hinterhörner der Menisken mit der Tibia.

Funktion der Menisci

- Druckminderung durch Vergrößerung der Auflagefläche der Gelenkpartner
- Ausgleich von Inkongruenzen
- Puffer- und Stoßdämpferfunktion zwischen den Gelenkpartnern und damit Schutz für den Gelenkknorpel
- Stabilisieren das Kniegelenk v. a. in Extension wie ein Bremskeil
- Transportable Gelenkflächen bei Bewegungen im Kniegelenk

MERKHILFE

Die Menisci folgen bei Extension und Flexion der Bewegung der Tibia und bei Rotationen der Bewegung der Femurkondylen.

KLINISCHER BEZUG

- Aufgrund der stärkeren Fixierung an der Tibia und dem medialen Kollateralband ist der mediale Meniskus weniger beweglich und damit anfälliger für Verletzungen.
- Ein typisches Verletzungsmuster am Kniegelenk stellt die Ruptur des vorderen Kreuzbands, des medialen Meniskus und des medialen Kollateralbands dar (sog. Unhappy Triad) (> Tab. 4.4).

FUNKTIONELLE ASPEKTE DES KNIEGELENKS

In der letzten Phase der Kniegelenksstreckung (20–0°) findet eine zwangsläufige Außenrotation der Tibia gegenüber dem Oberschenkel oder eine gleichgroße Innenrotation des Femur bei feststehender Tibia statt (ca. 5°). Diese sog. **Schlussrotation** hat folgende Ursachen:

- Die unterschiedliche Krümmung der Femurkondylen in der sagittalen Ebene hat zur Folge, dass der laterale Kondylus auf der tibialen Gelenkfläche weiter rollt als der mediale.
- Die ungleichmäßige Kontur der tibialen Gelenkflächen in der sagittalen Ebene führt dazu, dass der mediale Femurkondylus sich in der konkaven Gelenkfläche der Tibia weniger weit nach ventral verlagern kann als der laterale.
- Durch die Schlussrotation werden die in Extension gespannten Kreuzbänder angenähert und so weit entlastet, dass die vollständige Kniestreckung möglich wird.

4

Tab. 4.4 Zusammenfassung Kniegelenk (Art. genus)

Gelenktyp	Drehscharniergelenk – Art. trochoginglymus (bandgeführt)
Gelenkflächen	Condylus medialis und lateralis am distalen Ende des Femurs (konvex), Condylus medialis und lateralis am proximalen Ende der Tibia (konkav, Ausnahme: der Condylus lateralis tibiae ist in der Sagittalebene konvex)
Gelenkebene	Auf dem Tibiaplateau, um ca. 10° nach dorsal abfallend
Gelenkkapsel	Feste Kapsel mit Recessus suprapatellaris und Recessus subpopliteus, ventral ist die Patella in die Gelenkkapsel eingelassen
Ruhestellung	Ca. 30° Flexion
Verriegelte Stellung	Max. Extension und Außenrotation (Schlussrotation)
Kapselmuster	Flexion / Extension (Verhältnis ca. 5:1)
Bewegungsausmaß	• Flexion / Extension 140–160° / 0 / 5–10° • Außenrotation / Innenrotation 40–45° / 0 / 30–35° (in 90° Knieflexion)
Segmentale Innervation	• Sensibel: L3 / L4 ventrale Gelenkkapsel, L5 / S2 dorsale Gelenkkapsel • Vegetativ: Th10 / L2
Besonderheiten	Die Membrana synovialis der Gelenkkapsel ist von dorsal in die Fossa intercondylaris eingestülpt, sodass die Kreuzbänder außerhalb der Synovialmembran liegen. Die Menisken stabilisieren das Kniegelenk zusätzlich, gleichen Inkongruenzen aus und sorgen so für eine gleichmäßigere Druckverteilung. Das Sesambein des M. quadriceps femoris artikuliert mit der Facies patellaris des Femurs und bildet so die Art. femoropatellaris.

4.3.2 Muskulatur des Oberschenkels

Ventrale Oberschenkelmuskeln

Topografisch zählt neben dem M. quadriceps femoris auch der M. sartorius zur ventralen Oberschenkelmuskulatur. Dieser wird zwar, wie auch der M. quadriceps, vom N. femoralis innerviert, hat jedoch

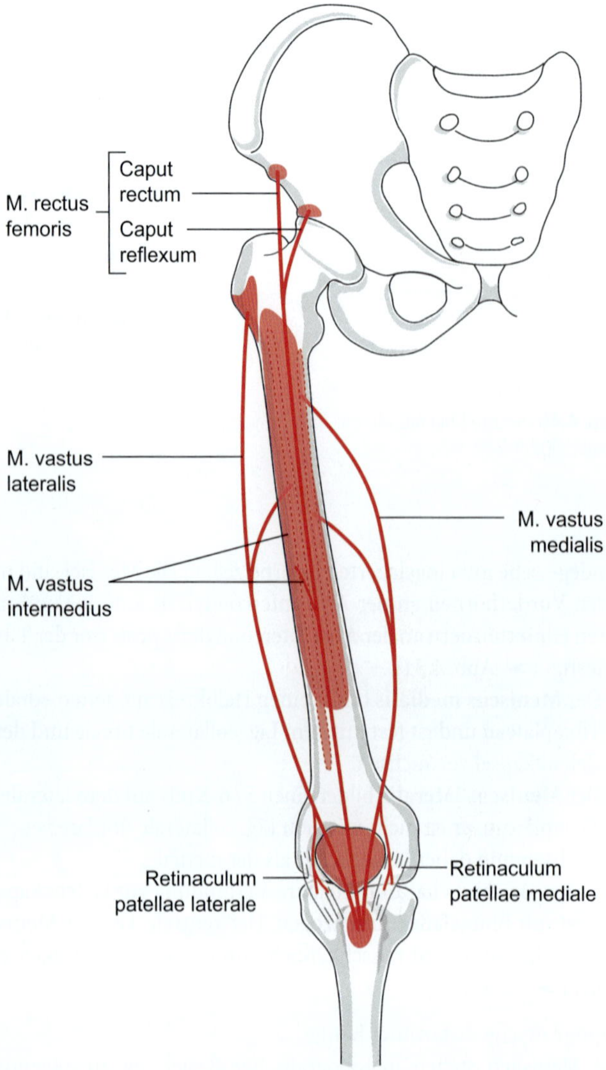

Abb. 4.42 Schematische Darstellung von Ursprung, Ansatz und Verlauf der ventralen Oberschenkelmuskeln [L157]

seine Hauptfunktion an der Hüfte und wurde aus diesem Grund bereits im vorherigen Abschnitt besprochen (➤ Kap. 4.2.2).

▸ M. quadriceps femoris (➤ Abb. 4.42, ➤ Abb. 4.43)

M. rectus femoris

Ursprung

- Spina iliaca anterior inferior (Caput rectum)
- Oberer Rand des Acetabulums (Caput reflexum)

Ansatz

Über die Quadrizepssehne, die Patella und das Lig. patellae an der Tuberositas tibiae

Verlauf

- Von proximal nach distal
- Er liegt in einer Rinne, die aus den Mm. vastus medialis, lateralis und intermedius gebildet wird (➤ Abb. 4.44).

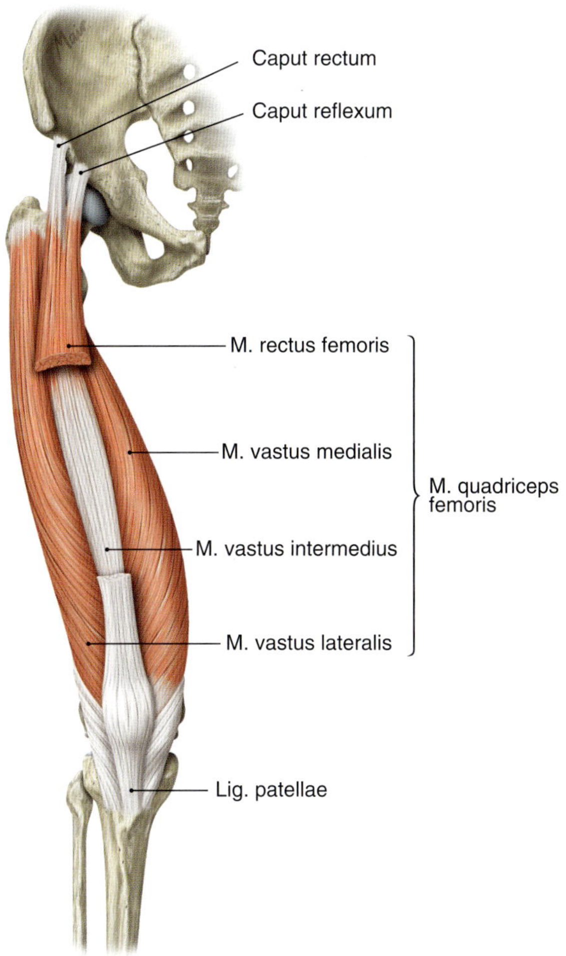

Abb. 4.43 M. quadriceps femoris: M. rectus femoris, M. vastus medialis, M. vastus lateralis und M. vastus intermedius [S007-1-24]

Funktion

- Extension im Kniegelenk und Flexion im Hüftgelenk (transversale Achse)
- Außenrotation im Hüftgelenk (longitudinale Achse)
- Abduktion im Hüftgelenk (sagittale Achse)
- In der Rotationsnullstellung bei Knieflexion hat der Muskel keine Funktion um die Unterschenkellängsachse. Aus der Innen- oder Außenrotationsstellung unterstützt er die Bewegung zurück zur Nullstellung (Funktionsumkehr zum Umkehrpunkt hin).

FUNKTIONELLE HINWEISE

- In der Nullstellung hat der M. rectus femoris hauptsächlich eine komprimierende Wirkung und nur eine geringe bewegende Kraft auf das Kniegelenk.
- Seine Funktion am Hüftgelenk kann der Muskel am besten ausüben, wenn er über das Knie nicht schon maximal angenähert ist (aktive Insuffizienz).

M. vastus medialis

Ursprung

Labium mediale der Linea aspera

Ansatz

- Über die Quadrizepssehne, die Patella und das Lig. patellae an der Tuberositas tibiae
- Einige Fasern ziehen in das Retinaculum patellae mediale.

Verlauf

Von proximal-medial-dorsal nach distal-lateral-ventral

Topografische Zusammenhänge

Die distalen Faseranteile verlaufen annähernd horizontal und sichern dadurch die Patella in ihrem Gleitlager gegen eine Verlagerung nach lateral.

KLINISCHER BEZUG

Durch eine Abschwächung des M. vastus medialis oder eine Hypertrophie des M. vastus lateralis kommt es zu einer Lateralisation der Patella in ihrem Gleitlager. Das kann auf lange Sicht einen retropatellaren Knorpelschaden zur Folge haben.

4

M. vastus lateralis

Ursprung

- Laterale Fläche des Trochanter major
- Labium laterale der Linea aspera

Ansatz

- Über die Quadrizepssehne, die Patella und das Lig. patellae an der Tuberositas tibiae
- Einige Fasern ziehen in das Retinaculum patellae laterale

Verlauf

Von dorsal-lateral-proximal nach ventral-medial-distal

Topografische Zusammenhänge

Die distalen Faseranteile sichern die Patella in ihrem Gleitlager gegen eine Verlagerung nach medial.

KLINISCHER BEZUG

Ein gut trainierter M. vastus lateralis erhöht die Spannung auf den Tractus iliotibialis und unterstützt so den M. tensor fasciae latae und den M. gluteus maximus bei der lateralen Stabilisierung des Kniegelenks.

M. vastus intermedius

Ursprung

Ventrale Fläche des Femurs

Ansatz

Über die Quadrizepssehne, die Patella und das Lig. patellae an der Tuberositas tibiae

Verlauf

Von proximal nach distal

Funktion des M. vastus medialis, lateralis und intermedius

- Extension im Kniegelenk (transversale Achse)
- In der Rotationsnullstellung bei Knieflexion haben die Muskeln keine Funktion um die Unterschenkellängsachse. Aus der In-

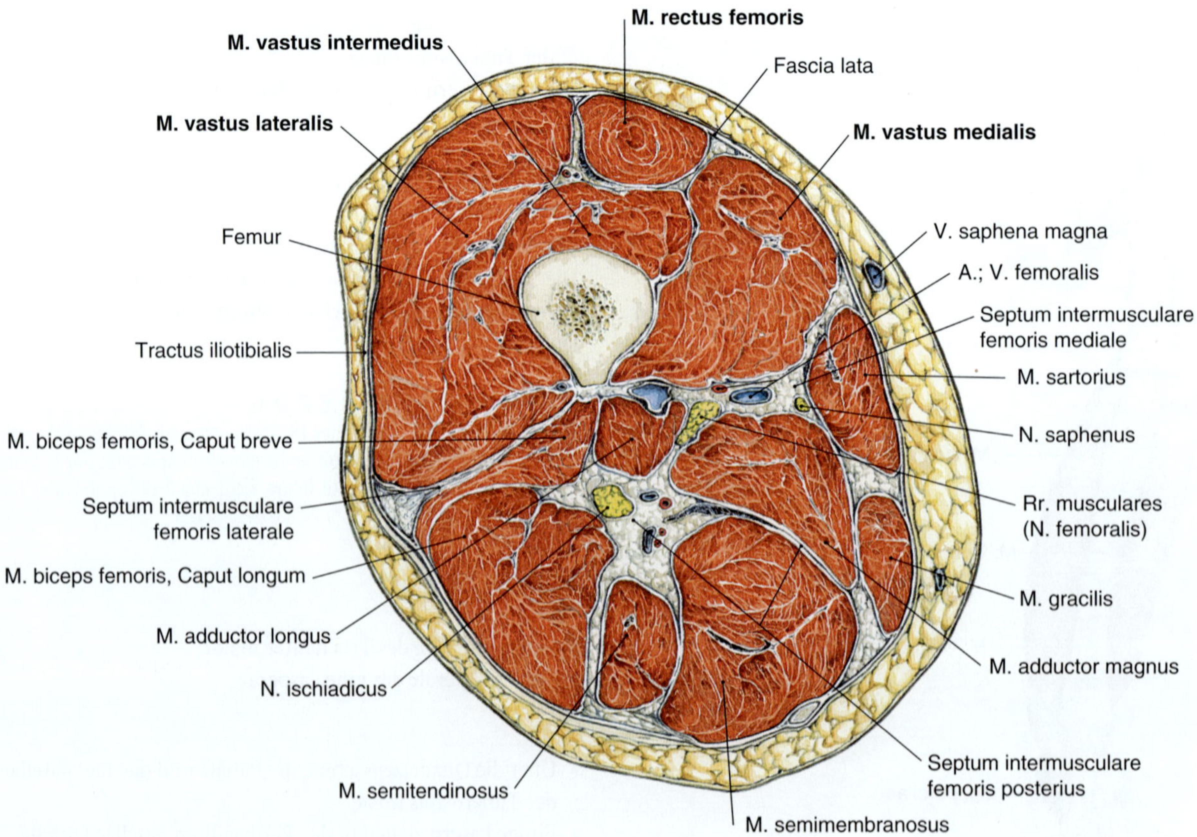

Abb. 4.44 Transversalschnitt durch die Mitte des rechten Oberschenkels, Ansicht von distal [S007-1-24/L127]

nen- oder Außenrotationsstellung unterstützen sie die Bewegung zurück zur Nullstellung (Funktionsumkehr zum Umkehrpunkt hin).

Topografische Zusammenhänge

Obwohl der M. quadriceps femoris zur ventralen Oberschenkelmuskulatur zählt, entspringen zwei seiner Anteile am dorsalen Femur und umschließen fast den gesamten Femurschaft. Im Querschnitt macht er somit fast die Hälfte der Muskelmasse des Oberschenkels aus (➤ Abb. 4.44).

Innervation M. quadriceps femoris

N. femoralis (L2 – L4)

KLINISCHER BEZUG

- Der M. quadriceps femoris ist der einzige Streckmuskel des Kniegelenks. Bei einem Ausfall des Muskels kann das Kniegelenk im Stand nur noch über die Funktion der Hüftextensoren in Hyperextension stabilisiert werden. Auch das Treppensteigen und das Aufstehen aus dem Sitz sind erschwert. Eine Kniestreckung in der offenen Kette ist nicht mehr möglich.
- Er hat einen Pumpeffekt auf den unter ihm liegenden Recessus suprapatellaris.
- Der M. quadriceps ist der Kennmuskel für die Nervenwurzel L3 und L4. Bei Störungen im Rückenmarksegment L3 und L4 ist der Patellarsehnenreflex (PSR) abgeschwächt oder ausgefallen.

FUNKTIONELLE HINWEISE

Der Muskel sorgt gemeinsam mit dem M. sartorius für eine ventrale Zuggurtung des Femurs. Durch die Umlenkung des Muskels über die Patella entsteht eine nach dorsal gerichtete Kraft (retropatellarer Anpressdruck). Dadurch kann der M. quadriceps femoris ein Ventralgleiten des Femurs auf der Tibia, z. B. bei einer Kniebeuge, verhindern.

▶ M. articularis genus (➤ Abb. 4.39)

Ursprung

Ventral am distalen Femurschaft

Ansatz

Unteres Blatt des Recessus suprapatellaris

Verlauf

Von proximal nach distal

Funktion

Er spannt die Kapsel und verhindert ein Einklemmen bei Kniestreckung.

Innervation

N. femoralis (L2 – L4)

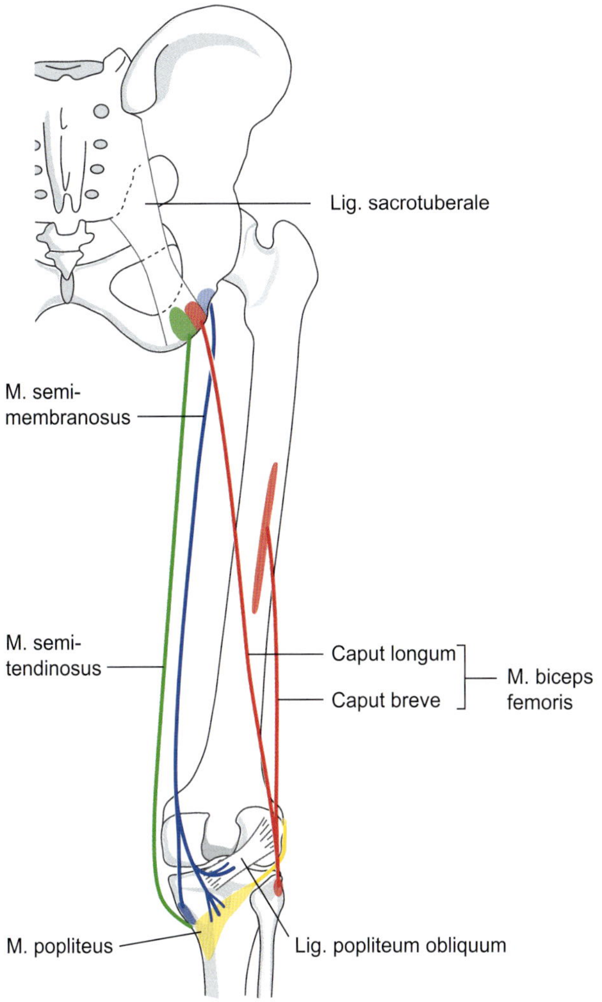

Abb. 4.45 Schematische Darstellung von Ursprung, Ansatz und Verlauf der dorsalen Oberschenkelmuskeln [L157]

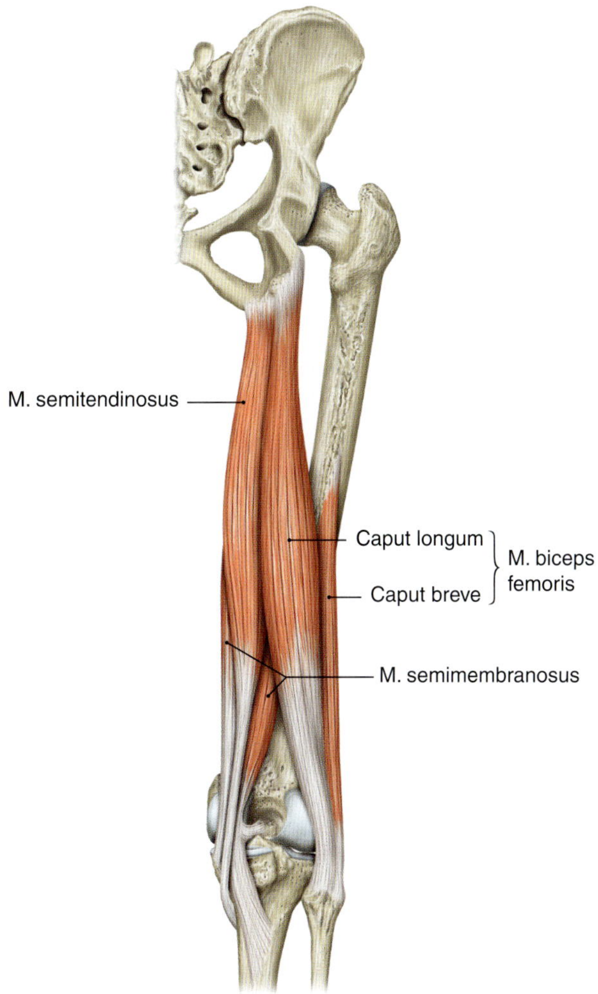

Abb. 4.46 Ischiokrurale Muskulatur: M. biceps femoris (Caput longum und breve), M. semitendinosus und semimembranosus [S007-1-24]

Dorsale Oberschenkelmuskeln

Alle drei Muskeln verlaufen vom Os ischii zum Crus (Unterschenkel) und werden daher auch als **ischiokrurale Muskulatur** zusammengefasst.

▶ M. biceps femoris (> Abb. 4.45, > Abb. 4.46)

Caput longum

Ursprung
- Tuber ischiadicum, gemeinsam mit der Sehne des M. semitendinosus (Caput commune)
- Lig. sacrotuberale

Ansatz

Gemeinsam mit Caput breve:
- Caput fibulae
- Einige Faseranteile am Condylus lateralis tibiae

Verlauf

Von proximal-medial nach distal-lateral

Funktion
- Flexion im Kniegelenk und Extension im Hüftgelenk (transversale Achse)
- Außenrotation im Hüftgelenk (longitudinale Achse)
- Adduktion im Hüftgelenk (sagittale Achse)
- Bei Knieflexion: Außenrotation im Kniegelenk (Unterschenkellängsachse)

FUNKTIONELLE HINWEISE
- In der Nullstellung in Hüfte und Knie ist die longitudinale Kraftkomponente des Muskels deutlich größer als die bewegende Kraftkomponente. Mit zunehmender Knieflexion nimmt die bewegende Kraftkomponente des Muskels am Kniegelenk zu.
- Der M. biceps femoris sorgt für eine dorsale Zuggurtung des Femurs.
- Im Stand werden die ischiokruralen Muskeln aktiv, wenn sich der Oberkörperschwerpunkt nach vorne verlagert.

Innervation

N. tibialis (L5 – S2)

KLINISCHER BEZUG

- Der N. ischiadicus liegt unmittelbar zwischen dem Caput longum des M. biceps femoris und dem M. adductor magnus und kann bei einem Hypertonus dieser Muskeln irritiert werden.
- Über das Lig. sacrotuberale hat der Muskel eine Verbindung zur autochthonen Rückenmuskulatur und der Fascia thoracolumbalis.

Caput breve

Ursprung

Labium laterale der Linea aspera im mittleren Femurdrittel

Ansatz

Gemeinsam mit Caput longum:

- Caput fibulae
- Einige Faseranteile am Condylus lateralis tibiae

Verlauf

Von proximal-medial nach distal-lateral

Funktion

- Flexion im Kniegelenk (transversale Achse)
- Bei Knieflexion: Außenrotation im Kniegelenk (Unterschenkellängsachse)

MERKHILFE

Der M. biceps femoris ist der einzige Außenrotator im Kniegelenk.

FUNKTIONELLE HINWEISE

- Er stabilisiert das Kniegelenk gemeinsam mit dem M. popliteus lateral gegen Varusstress.
- Beide Anteile des Muskels wirken einer vorderen Schublade und einer Innenrotation des Kniegelenks entgegen. Dadurch sind sie wichtige Synergisten zum vorderen Kreuzband.

Topografische Zusammenhänge

- Im Ansatzbereich strahlt der Muskel in die Fascia cruris ein.
- Im Bereich des Kniegelenks befindet sich unter der Sehne des Muskels eine Bursa (dorsaler Rezessus).

Innervation

N. peroneus (fibularis) communis (S1 – S2)

KLINISCHER BEZUG

Fehlstellungen der Fibula (z. B. nach einem Inversionstrauma des Fußes) können Irritationen des N. peroneus communis und Tonusveränderungen des Muskels nach sich ziehen.

▸ M. semitendinosus (➤ Abb. 4.45, ➤ Abb. 4.46)

Ursprung

- Tuber ischiadicum, gemeinsam mit dem Caput longum des M. biceps femoris (Caput commune)
- 1/3 seiner Fasern kommen vom Lig. sacrotuberale

Ansatz

Medial der Tuberositas tibiae (bildet dort den distalen Anteil des Pes anserinus superficialis)

Verlauf

- Im dorsalen Bereich des Oberschenkels von proximal nach distal
- An der Kniekehle windet sich seine Sehne um die posteromediale Fläche des medialen Tibiakondylus nach ventral-medial.

Funktion

- Flexion im Kniegelenk und Extension im Hüftgelenk (transversale Achse)
- Innenrotation im Hüftgelenk (longitudinale Achse)
- Adduktion im Hüftgelenk (sagittale Achse)
- Bei Knieflexion: Innenrotation im Kniegelenk (Unterschenkellängsachse)

FUNKTIONELLE HINWEISE

In der Nullstellung ist die longitudinale Kraftkomponente des Muskels am Knie- und Hüftgelenk deutlich größer als seine bewegende Kraftkomponente. Mit zunehmender Knieflexion nimmt seine bewegende Kraftkomponente am Kniegelenk zu.
Der Muskel bewirkt eine dorsale Zuggurtung des Femurs. Er stabilisiert das Kniegelenk in Nullstellung medial gegen einen Valgusstress.

Topografische Zusammenhänge

Der Muskel besitzt eine lange, runde Endsehne; diese zieht im Ansatzbereich über die Bursa anserina.

Innervation

N. tibialis (L5 – S2)

KLINISCHER BEZUG

Die lange Endsehne des Muskels kann bei Verletzung des vorderen Kreuzbands als Ersatz benutzt werden (Semitendinosusplastik).

▸ M. semimembranosus (➤ Abb. 4.45, ➤ Abb. 4.46)

Ursprung

Tuber ischiadicum

Ansatz

Sein Ansatzbereich wird als **Pes anserinus profundus** bezeichnet. Er teilt sich in drei Züge auf:

- Ein Zug geht zum Condylus medialis der Tibia.
- Ein zweiter Zug geht in die Faszie des M. popliteus über.
- Ein dritter Zug strahlt als Lig. popliteum obliquum in die dorsale Kapsel ein (➤ Abb. 4.38, ➤ Abb. 4.45).

Verlauf

Von proximal nach distal

Funktion

- Flexion im Kniegelenk und Extension im Hüftgelenk (transversale Achse)
- Innenrotation im Hüftgelenk (longitudinale Achse)

- Adduktion im Hüftgelenk (sagittale Achse)
- Bei Knieflexion: Innenrotation im Kniegelenk (Unterschenkellängsachse)

FUNKTIONELLE HINWEISE

- Der M. semimembranosus ist ein Synergist zum vorderen Kreuzband.
- Er wirkt zusammen mit dem M. gracilis, dem M. semitendinosus und dem M. sartorius einer Biegespannung des Kniegelenks nach medial entgegen und verhindert so einen Valgusstress.
- Bei Knieflexion ist seine Verlaufsrichtung eher im rechten Winkel zur Tibia. Dadurch kann er einer vermehrten Außenrotation entgegenwirken.

Topografische Zusammenhänge

Seine Ursprungssehne bildet eine Rinne für den M. biceps femoris und den M. semitendinosus.

Innervation

N. tibialis (L5 – S2)

KLINISCHER BEZUG

Eine sog. Bakerzyste (Poplitealzyste) ist eine mit Flüssigkeit gefüllte Aussackung in der Kniekehle. Ausgangspunkt kann die Bursa des M. semimembranosus sein, die unterhalb des medialen Kopfes des M. gastrocnemius liegt. Je nach Lage und Größe kann sie symptomlos sein, aber auch Schmerzen in der Kniekehle sowie Einschränkungen der Knieflexion verursachen.

▶ M. popliteus (➤ Abb. 4.45, ➤ Abb. 4.60)

Der M. popliteus wird meist zur dorsalen Muskulatur des Unterschenkels gezählt (➤ Kap. 4.4.2). Da er jedoch topografisch und funktionell zum Kniegelenk gehört, wird er an dieser Stelle behandelt.

Ursprung

- Epicondylus lateralis des Femurs
- Ventral-proximal des Ansatzes vom Lig. collaterale laterale

Ansatz

Dorsale Fläche der Tibia, proximal der Linea musculi solei

Verlauf

Von proximal-ventral-lateral nach distal-dorsal-medial

Funktion

- Flexion im Kniegelenk (transversale Achse)
- Bei Knieflexion: Innenrotation im Kniegelenk (Unterschenkellängsachse)

FUNKTIONELLE HINWEISE

- Der M. popliteus verhindert ein Ventralgleiten des Femurs bei Flexion und kann daher als Synergist zum hinteren Kreuzband angesehen werden.
- Er zieht den lateralen Meniskus bei Innenrotation der Tibia nach dorsal.
- Der Muskel stabilisiert das Kniegelenk lateral gegen einen Varusstress (s. o. M. biceps femoris).

Topografische Zusammenhänge

Der Muskel verläuft unter dem Lig. popliteum arcuatum und unter dem Lig. collaterale fibulare und hat eine Verbindung zum Hinterhorn des Meniscus lateralis und dem Caput fibulae.

Innervation

N. tibialis (L4 – S2)

Hinweis

Im Bereich des Kniegelenks inseriert noch ein weiterer Muskel, der zur Muskulatur des Unterschenkels zählt und dort besprochen wird (➤ Kap. 4.4.2):

- M. gastrocnemius (Caput mediale und laterale)

4

4.4 Sprunggelenke

4.4.1 Steckbrief Sprunggelenke

In den Sprunggelenken artikuliert der **Talus** (➤ Abb. 4.47) nach proximal mit der vom distalen Tibia- und Fibulaende gebildeten **Malleolengabel** (➤ Abb. 4.48) sowie nach distal mit dem **Kalkaneus** (➤ Abb. 4.49).

Topografisch unterscheidet man ein oberes Sprunggelenk (OSG) und ein unteres Sprunggelenk (USG). Beide Gelenke sind mechanisch gekoppelt, sodass man sie funktionell als ein Gelenk mit zwei Bewegungsachsen betrachten kann. Alle Unterschenkelmuskeln (➤ Kap. 4.4.2) haben eine Wirkung auf beide Gelenke.

Gelenktyp und Bewegungsausmaß der Sprunggelenke

Tab. 4.5 Bewegungsausmaß der Sprunggelenke (nach Kapandji 2016)

Transversale Achse im OSG	Dorsalextension: 20–30°	Plantarflexion: 30–50°
Henke'sche Achse im USG (in Kombination mit den Intertarsalgelenken)	Eversion: 30°	Inversion: 60°

Oberes Sprunggelenk (Art. talocruralis; ➤ Tab. 4.8)

Nach der Form der Gelenkpartner handelt es sich um ein Sattelgelenk, funktionell ist das OSG aber ein Scharniergelenk (Art. ginglymus) mit einem Freiheitsgrad (➤ Tab. 4.5). Dorsalextension und Plantarflexion finden um eine annähernd transversale Achse statt, die durch beide Malleolen verläuft. Der Malleolus lateralis steht etwas weiter nach dorsal und distal als der Malleolus medialis. Dadurch weicht die Bewegungsachse in diese Richtung um ca. 10° von der transversalen Achse ab (➤ Abb. 4.50).

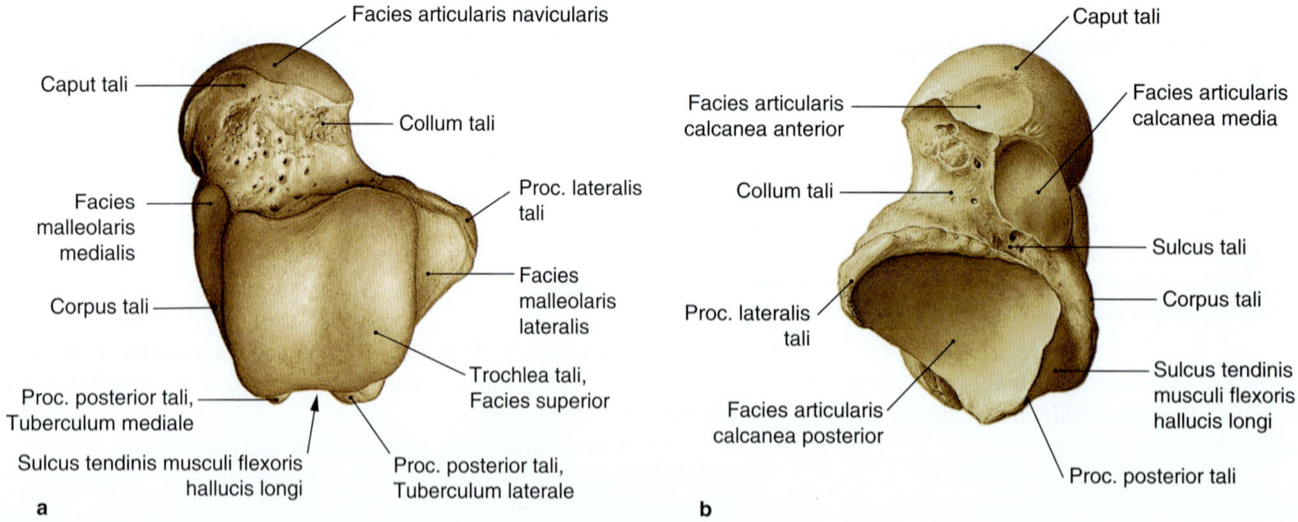

Abb. 4.47 Rechter Talus, Ansicht von proximal (a) und plantar (b) [S007-1-24]

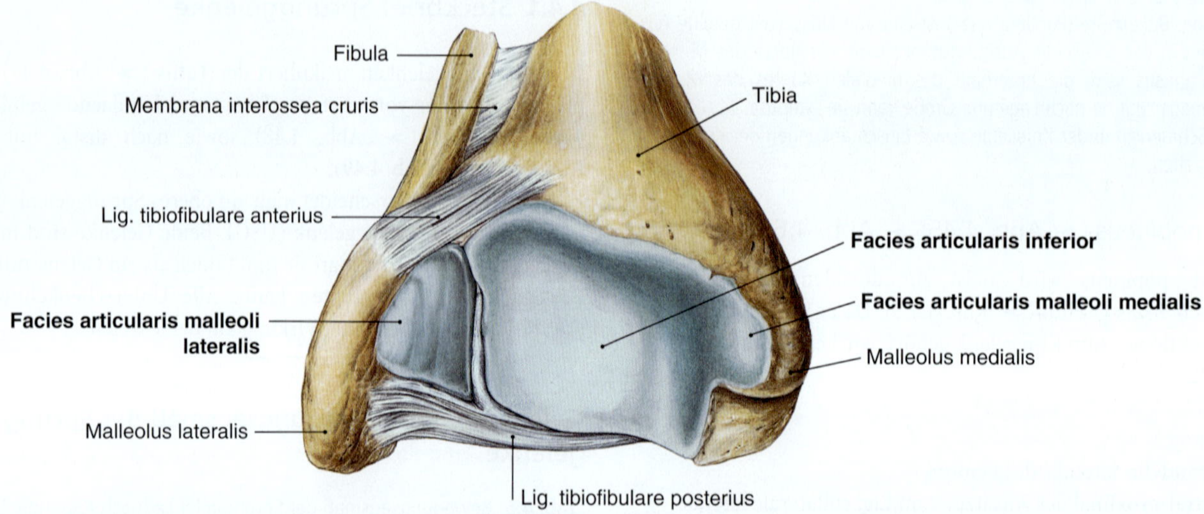

Abb. 4.48 Rechte Malleolengabel, Ansicht von distal [S007-1-24]

Unteres Sprungelenk (Art. talotarsalis) in Kombination mit den Intertarsalgelenken (➤ Tab. 4.9, ➤ Tab. 4.10)

Das USG besteht anatomisch aus zwei vollständig voneinander getrennten Teilgelenken, die mechanisch gekoppelt sind. Man spricht von einem verzahnten Scharniergelenk. *Biomechanisch* kann man drei Bewegungsachsen unterscheiden:

- Um eine sagittale Achse durch den Kalkaneus findet eine Rückfußpronation und -supination statt.
- Um eine vertikale Achse bewegt sich der Kalkaneus im Sinne einer Ab- und Adduktion.
- Um eine transversale Achse bewegt sich der Kalkaneus im Sinne einer Dorsalextension und Plantarflexion.

Funktionell finden die Bewegungen immer gekoppelt um alle drei Achsen statt (➤ Tab. 4.5).

Die *physiologische Bewegung* findet um eine Achse statt, die schräg von dorsal-medial-distal nach plantar-lateral-proximal durch den Talushals verläuft (➤ Abb. 4.50). Diese Bewegungsachse wird als die **Henke'sche Achse** (oder Henke-Achse) bezeichnet. Um diese Achse findet eine Kombinationsbewegung aus Rückfußsupination-Adduktion-Plantarflexion (**Inversion**) in die eine Richtung und Rückfußpronation-Abduktion-Dorsalextension (**Eversion**) in die andere Richtung statt (➤ Tab. 4.5).

An den Bewegungen um die Henke'sche Achse sind neben dem USG auch die restlichen Intertarsalgelenke beteiligt. Das USG bildet mit diesen Gelenken einen mechanisch gekoppelten und funktionell verbundenen Komplex.

Verbindungen von Tibia und Fibula

Die beiden Unterschenkelknochen sind über die **Art. tibiofibularis**, die **Syndesmosis tibiofibularis** und die **Membrana interossea cruris** miteinander verbunden (➤ Abb. 4.51).

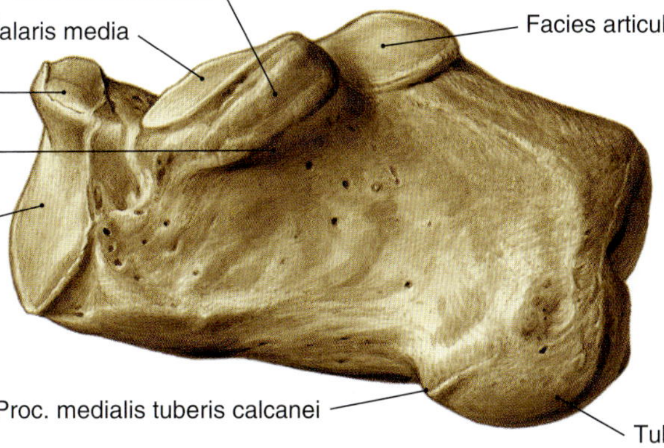

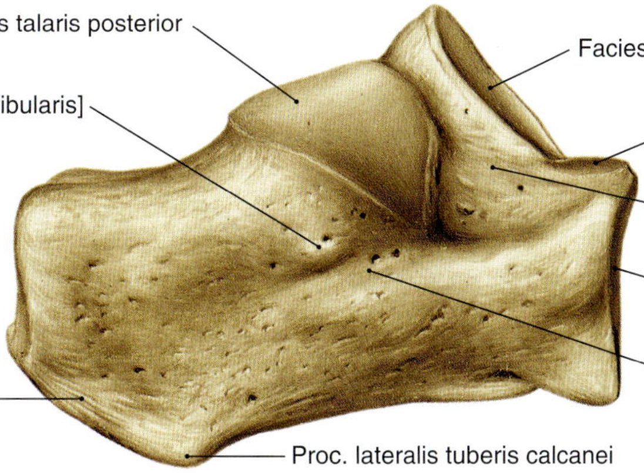

Abb. 4.49 Rechter Kalkaneus, Ansicht von medial (a) und lateral (b) [S007-1-24]

Diese Verbindungen sind von entscheidender Bedeutung für die Mechanik des oberen Sprunggelenks.

Art. tibiofibularis (proximale Verbindung; > Tab. 4.6)

Die ovalen Gelenkflächen am Fibulaköpfchen und am dorsolateralen Kondylus der Tibia bilden eine gelenkige Verbindung. Sie wird durch das Lig. capitis fibulae anterius und Lig. capitis fibulae posterius stabilisiert, wodurch nur minimale Bewegungen möglich sind (Amphiarthrose). Der Gelenkspalt ist von dorsal-medial nach ventral-lateral ausgerichtet.

Membrana interossea cruris

Eine bindegewebige Platte, die sich zwischen den Margines interosseae der Tibia und der Fibula ausspannt (vgl. > Abb. 4.6). Die meisten kollagenen Fasern sind von proximal-medial nach distal-lateral ausgerichtet, was für die Beweglichkeit der Malleolengabel von Bedeutung ist (s. u. *Funktionelle Aspekte des oberen Sprunggelenks*).

Syndesmosis tibiofibularis (distale Verbindung; > Tab. 4.7)

Der distale Abschnitt des Fibulaschaftes liegt in einer Einkerbung (**Incisura fibularis**) der Tibia. Beide Knochen sind über die **Syndesmosebänder** (**Lig. tibiofibulare anterius** und **posterius**) miteinander verbunden und bilden gemeinsam die Malleolengabel. Die Syndesmosebänder haben die gleiche Ausrichtung wie die Membrana interossea cruris (von proximal-medial nach distal-lateral).

Im Syndesmosespalt befindet sich häufig eine kleine Aussackung der Gelenkkapsel des OSG.

Gelenkpartner des oberen Sprunggelenks

Malleolengabel

Der proximale Gelenkpartner, die Malleolengabel, bildet eine Art Klammer für die Trochlea tali (> Abb. 4.48). Es finden sich drei knorpelige Gelenkflächen:

- Facies articularis am lateralen Malleolus
- Facies articularis am medialen Malleolus
- Facies articularis inferior der Tibia

Trochlea tali

Die Trochlea tali (> Abb. 4.47) befindet sich in der Malleolengabel. Sie besitzt ebenfalls drei Gelenkflächen:

- Facies superior
- Facies malleolaris lateralis
- Facies malleolaris medialis

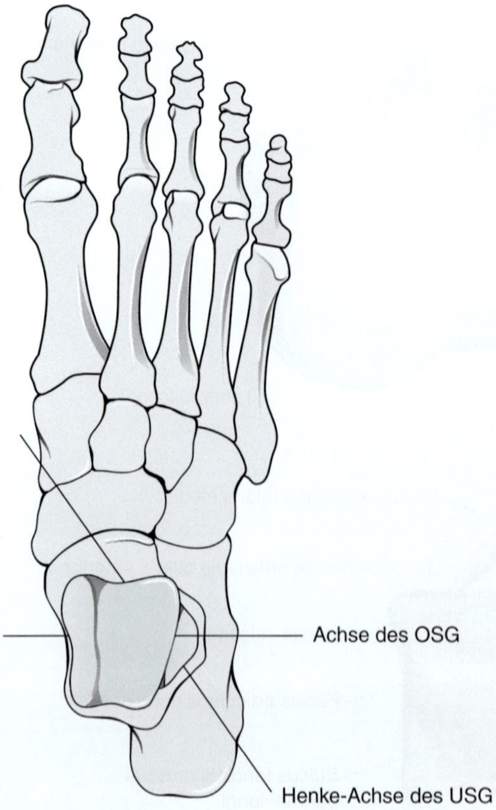

Abb. 4.50 Bewegungsachsen des OSG und USG [S007-1-24/L126]

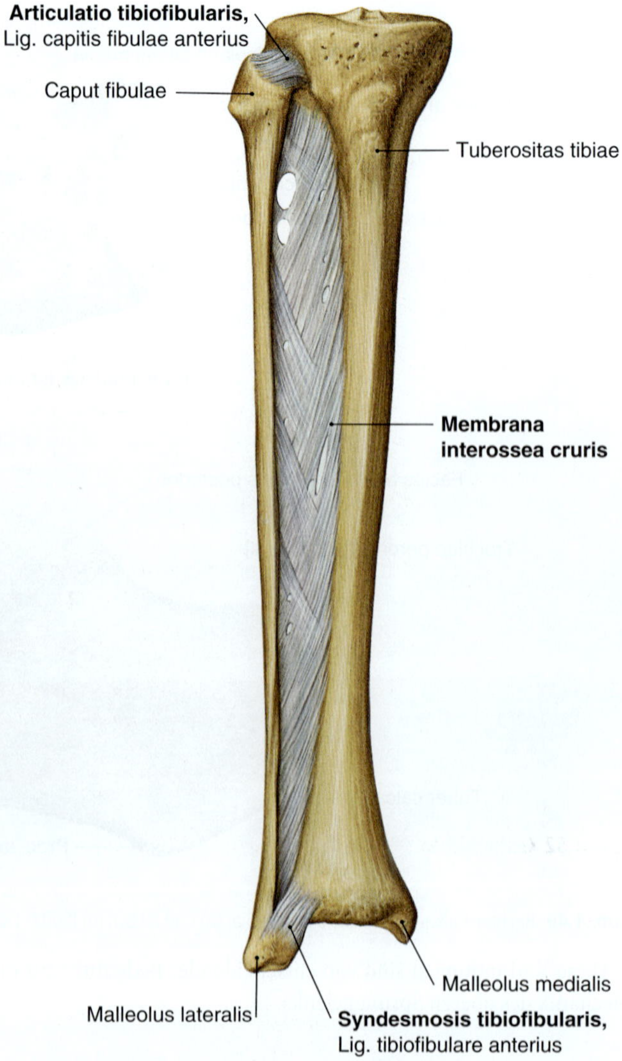

Abb. 4.51 Verbindungen von Tibia und Fibula [S007-1-24]

Gelenkpartner des unteren Sprunggelenks (> Abb. 4.52)

Die beiden Kammern des USG werden durch den **Sinus tarsi** voneinander getrennt, in dem das **Lig. talocalcaneum interosseum** Talus und Kalkaneus miteinander verbindet. Proximal befindet sich die **hintere Kammer (Art. subtalaris)** und distal die **vordere Kammer (Art. talocalcaneonavicularis)** des unteren Sprunggelenks.

Art. subtalaris (hintere Kammer)

Nach der Form der Gelenkpartner handelt es sich um ein Walzengelenk (Art. trochoidea). Die (konvexe) Facies articularis posterior an der Oberseite des Kalkaneus artikuliert hier mit der (konkaven) Facies articularis posterior an der Unterseite des Talus.

Art. talocalcaneonavicularis (vordere Kammer)

Nach der Form der Gelenkpartner handelt es sich um ein Kugelgelenk (Art. spheroidea). Das Caput tali und Collum tali bilden den Kopf dieses Gelenks, die Gelenkpfanne wird aus vier Anteilen gebildet:

- Facies articularis talaris anterior des Kalkaneus
- Facies articularis talaris medialis auf dem Sustentaculum tali des Kalkaneus
- Facies articularis talaris des Os naviculare
- **Pfannenband (Lig. calcaneonaviculare plantare)** mit seinen eingelagerten Knorpelzellen

Gelenkkapseln und Bänder der Sprunggelenke

Die Gelenkkapseln der Sprunggelenke setzen jeweils am Rand der überknorpelten Gelenkflächen an und werden durch die Innen- und Außenbändern verstärkt.

Außenbänder der Sprunggelenke (> Abb. 4.53)

Lig. talofibulare anterius

- Proximale Insertion: Malleolus lateralis
- Distale Insertion: Collum tali
- Verlauf: annähernd horizontal von dorsal nach ventral

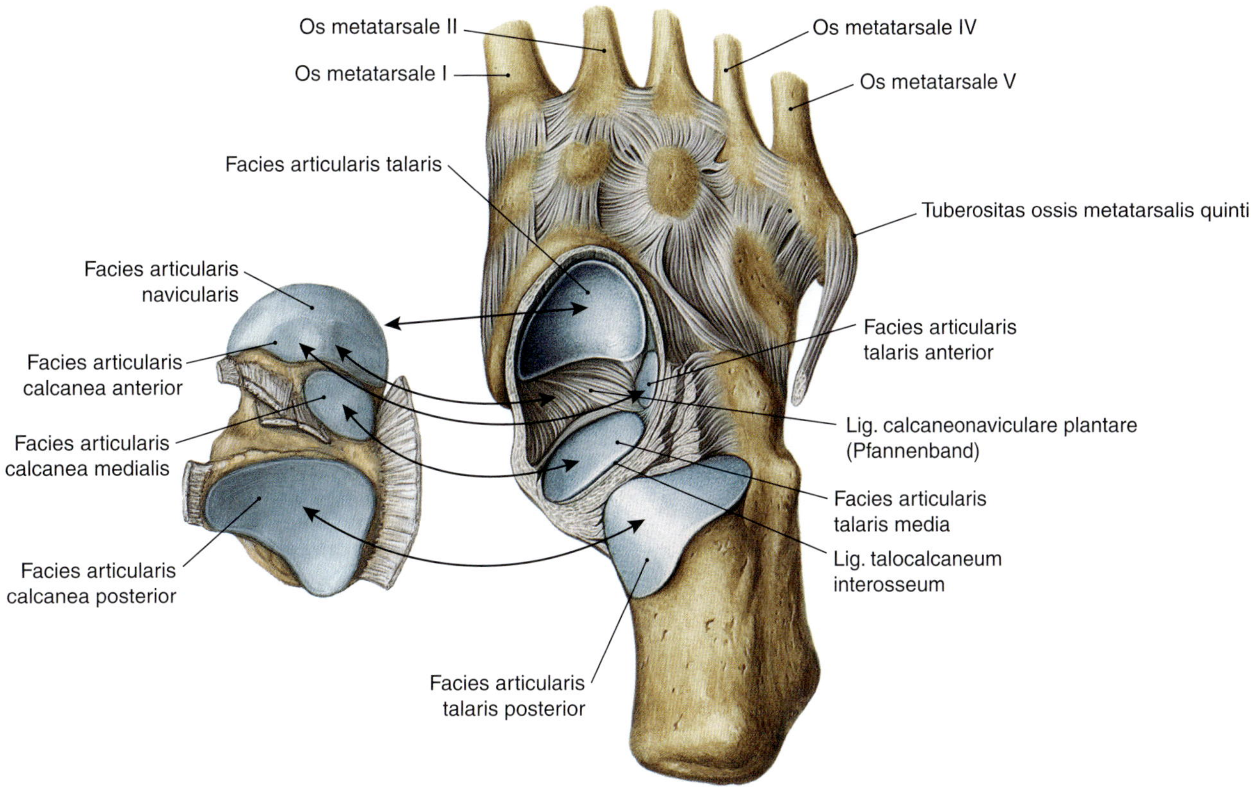

Abb. 4.52 Gelenkflächen des unteren Sprunggelenks [S007-1-24]

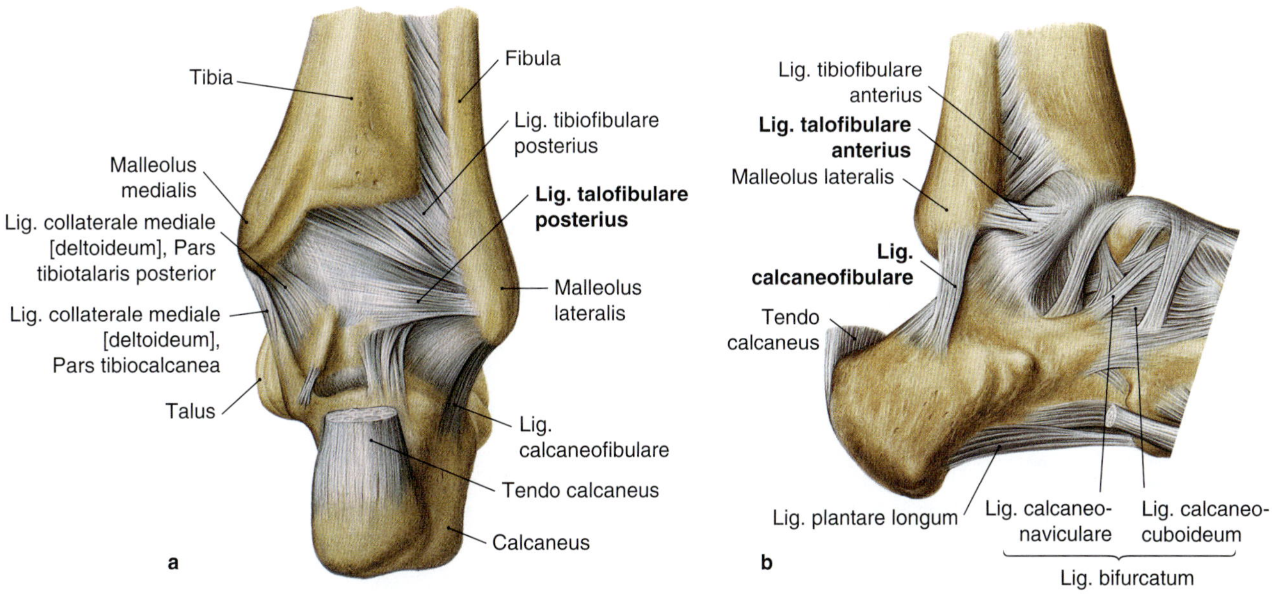

Abb. 4.53 Außenbänder der Sprunggelenke, Ansicht von dorsal (a) und lateral (b) [S007-1-24/L238]

4

Lig. talofibulare posterius

- Proximale Insertion: Malleolus lateralis
- Distale Insertion: Corpus tali
- Verlauf: annähernd horizontal von ventral-lateral nach dorsal-medial

Lig. calcaneofibulare

- Proximale Insertion: Malleolus lateralis
- Distale Insertion: Kalkaneus
- Verlauf: vertikal von proximal nach distal über OSG und USG

Funktion der Außenbänder

Stabilisieren das Gelenk in der Frontal- und Transversalebene:

- In der frontalen Ebene verhindert insbesondere das Lig. calcaneofibulare das laterale Aufklappen der Sprunggelenke (Valgusstellung des Kalkaneus).
- In der sagittalen Ebene begrenzt das Lig. talofibulare anterius die endgradige Plantarflexion und verhindert die Verschiebung des Talus nach ventral.
- Das Lig. talofibulare posterius begrenzt in der sagittalen Ebene die endgradige Dorsalextension und verhindert die Verschiebung des Talus nach dorsal.

KLINISCHER BEZUG

Beim Inversionstrauma kommt es, häufig durch eine plötzliche Inversion und Plantarflexion (typisches „Umknicken"), zu einer Verletzung des äußeren Kapsel-Band-Apparates. Dabei ist meist das Lig. talofibulare anterius betroffen, seltener das Lig. calcaneofibulare. Das Lig. talofibulare posterius ist meist nicht verletzt.

Innenbänder der Sprunggelenke: Lig. deltoideum (➤ Abb. 4.54)

Pars tibionavicularis

- Proximale Insertion: Malleolus medialis
- Distale Insertion: Os naviculare
- Verlauf: von proximal-dorsal nach distal-ventral

Pars tibiotalaris anterior

- Proximale Insertion: Malleolus medialis
- Distale Insertion: Collum tali
- Verlauf: von proximal-dorsal nach distal-ventral

Pars tibiocalcanea

- Proximale Insertion: Malleolus medialis
- Distale Insertion: Kalkaneus (Sustentaculum tali)
- Verlauf: vertikal von proximal nach distal

Pars tibiotalaris posterior

- Proximale Insertion: Malleolus medialis
- Distale Insertion: Corpus tali
- Verlauf: von proximal-ventral nach distal-dorsal

Funktion der Innenbänder

Stabilisieren das Gelenk in der Frontal- und Transversalebene:

- In der frontalen Ebene verhindern die Bänder das mediale Aufklappen der Sprunggelenke (Varusstellung des Kalkaneus).

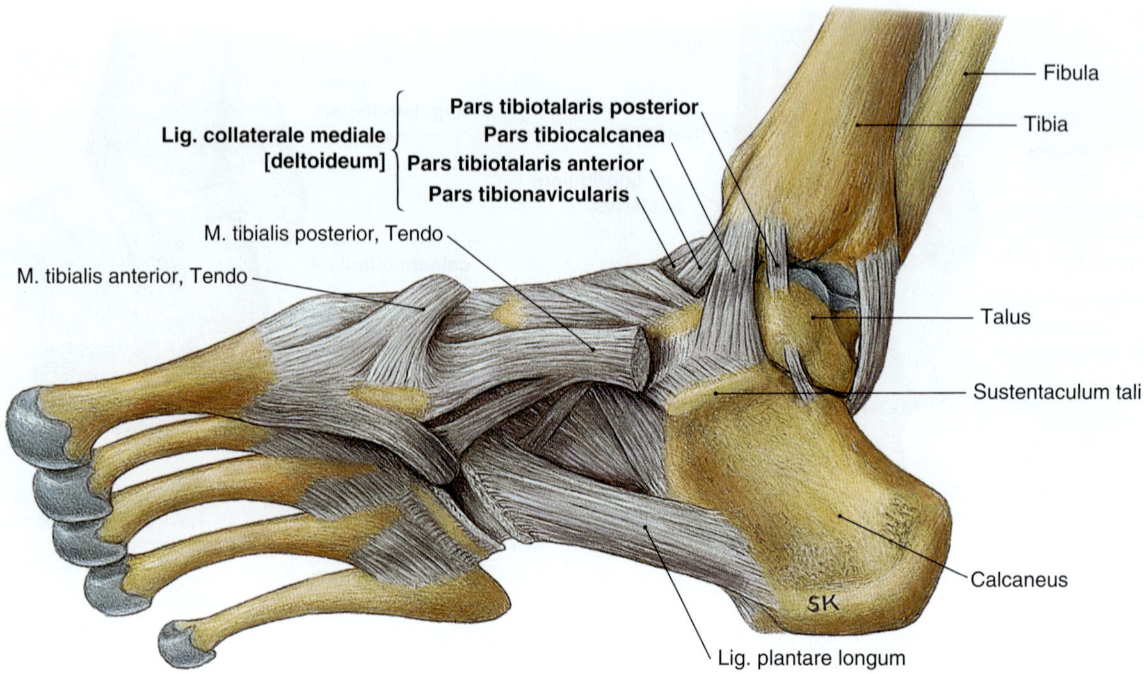

Abb. 4.54 Innenbänder der Sprunggelenke (Lig. deltoideum), Ansicht von medial [S007-1-24/L238]

- Die Pars tibiotalaris anterior und die Pars tibionavicularis begrenzen in der sagittalen Ebene die endgradige Plantarflexion und verhindern die Verschiebung des Talus nach ventral.
- Die Pars tibiotalaris posterior begrenzt in der sagittalen Ebene die endgradige Dorsalextension und verhindert die Verschiebung des Talus nach dorsal.

FUNKTIONELLE ASPEKTE DES OBEREN SPRUNGGELENKS UND DER TIBIOFIBULAREN VERBINDUNGEN

Im oberen Sprunggelenk sitzt die Trochlea tali fest in der Malleolengabel. Da die Trochlea vorne breiter ist als hinten, muss die Malleolengabel in ihrer Weite verstellbar sein, um in jeder Gelenkposition einen optimalen Gelenkflächenkontakt zu gewährleisten. In der Dorsalextension befindet sich der breite Anteil der Trochlea tali zwischen den Malleolen. Dadurch ist die Malleolengabel in dieser Position ca. 5 mm weiter als bei der Plantarflexion.

Gewährleistet wird das Auseinanderweichen der Malleolen bei der Dorsalextension im oberen Sprunggelenk durch die Anordnung der kollagenen Fasern in der Syndesmosis tibiofibularis und der Membrana interossea cruris. In der Plantarflexion sind die Fasern schräg von proximal-medial nach distal-lateral ausgerichtet. Wenn sich während der Dorsalextension der breite Teil der Trochlea tali in die Malleolengabel schiebt, weichen die beiden Unterschenkelknochen leicht auseinander. Der laterale Malleolus wird dabei etwas nach lateral und proximal verschoben, wodurch sich der Faserverlauf der Membrana interossea in Richtung Horizontale verändert. Dabei kommt es zwangsläufig auch zu einer Bewegung in der Art. tibiofibularis.

Die Bewegung im oberen Sprunggelenk ist also funktionell an die Bewegung der tibiofibularen Verbindungen gekoppelt.

Tab. 4.6 Zusammenfassung proximale Unterschenkelverbindung (Art. tibiofibularis)

Gelenktyp	Planes Gelenk – Art. plana (Amphiarthrose)
Gelenkflächen	Facies articularis fibularis an der posterolateralen Seite der Tibia (plan bzw. leicht konvex), Facies articularis capitis fibulae am proximalen Ende der Fibula (plan bzw. leicht konkav)
Gelenkebene	Am Caput fibulae, ca. 45° nach ventral und medial sowie etwas nach proximal ausgerichtet
Gelenkkapsel	Feste Kapsel mit Verstärkung durch die Ligg. capitis fibulae anterius und posterius
Ruhestellung	Ca. 10° Plantarflexion im oberen Sprunggelenk
Verriegelte Stellung	Max. Dorsalextension im oberen Sprunggelenk
Kapselmuster	Nicht beschrieben
Bewegungsausmaß	Lediglich minimale translatorische Gleitbewegungen nach distal und proximal sowie minimale Bewegungen im Sinne einer Innenrotation / Außenrotation
Segmentale Innervation	Sensibel: L5 / S2 Vegetativ: Th10 / L2
Besonderheiten	Durch die Membrana interossea cruris steht die Fibula über die gesamte Länge mit der Tibia in Verbindung. In der Art. tibiofibularis finden nur passive Bewegungen statt, die durch Bewegungen im oberen Sprunggelenk ausgelöst werden.

Tab. 4.7 Zusammenfassung distale Unterschenkelverbindung (Syndesmosis tibiofibularis)

Gelenktyp	Bandhafte Verbindung – Syndesmose
Gelenkflächen	Distales Ende der Fibula (leicht konvex), Incisura fibularis an der distalen lateralen Tibia (konkav)
Gelenkebene	Auf der Incisura fibularis tibiae, nach lateral und ca. 20° nach dorsal ausgerichtet
Gelenkkapsel	Keine Kapsel, Fixation über die Ligg. tibiofibularia anterius und posterius (Syndesmosebänder) und die Membrana interossea cruris
Ruhestellung	Ca. 10° Plantarflexion im oberen Sprunggelenk
Verriegelte Stellung	Max. Dorsalextension im oberen Sprunggelenk
Bewegungsausmaß	Lediglich minimale translatorische Gleitbewegungen nach distal und proximal bzw. anterior und posterior sowie minimale Bewegungen im Sinne einer Innenrotation / Außenrotation
Segmentale Innervation	Sensibel: L3 / L4 ventrale Gelenkkapsel, L5 / S2 dorsale Gelenkkapsel Vegetativ: Th10 / TH11 ventrale Gelenkkapsel, TH12 / L2 dorsale Gelenkkapsel
Besonderheiten	Meist schiebt sich eine Ausstülpung der Synovialmembran des oberen Sprunggelenks (Plica synovialis) zwischen die Gelenkpartner. In der Syndesmosis tibiofibularis finden nur passive Bewegungen statt, die durch Bewegungen im oberen Sprunggelenk ausgelöst werden.

Tab. 4.8 Zusammenfassung oberes Sprunggelenk (Art. talocruralis)

Gelenktyp	Scharniergelenk – Art. ginglymus (anatomisch: Sattelgelenk)
Gelenkflächen	Trochlea tali (konvex), Malleobengabel mit der Facies articularis inferior und Facies malleolaris medialis der Tibia sowie Facies malleolaris lateralis der Fibula (konkav)
Gelenkebene	Auf der Facies articularis inferior der Tibia
Gelenkkapsel	Dünne, lockere Kapsel mit ventralem und dorsalem Rezessus, verstärkt durch die medialen (Lig. deltoideum) und lateralen Kollateralbänder (Ligg. talofibularia anterius et posterius, Lig. calcaneofibulare)
Ruhestellung	Ca. 10° Plantarflexion
Verriegelte Stellung	Max. Dorsalextension
Kapselmuster	Plantarflexion / Dorsalextension (Verhältnis ca. 2:1)
Bewegungsausmaß	Dorsalextenion / Plantarflexion 20–30° / 0 / 30–50°
Segmentale Innervation	Sensibel: L3 / L4 ventrale Gelenkkapsel, L5 / S2 dorsale Gelenkkapsel Vegetativ: Th10 / TH11 ventrale Gelenkkapsel, TH12 / L2 dorsale Gelenkkapsel
Besonderheiten	Da am Talus kein Muskel inseriert, erfolgen die Bewegungen im OSG nur indirekt.

Tab. 4.9 Zusammenfassung unteres Sprunggelenk – hintere Kammer (Art. subtalaris)	
Gelenktyp	Walzengelenk – Art. trochoidea
Gelenkflächen	Facies articularis calcanea posterior an der Unterseite des Talus (konkav), Facies articularis talaris posterior des Kalkaneus (konvex)
Gelenkebene	Auf der Facies articularis calcanea posterior; da die Bewegung jedoch in beiden Kammern nur gekoppelt erfolgen kann, geht man von einer Kompromissebene aus, die schräg über den Gelenkflächen zwischen Talus und Kalkaneus liegt
Gelenkkapsel	Relativ dünne, lockere Kapsel mit Verstärkung durch die Ligg. talocalcanea mediale, laterale und posterius sowie das Lig. talocalcaneum interosseum (im Sinus tarsi)
Ruhestellung	Mittelstellung der Inversionsbewegung
Verriegelte Stellung	Maximale Inversion
Kapselmuster	Inversion deutlicher eingeschränkt als die Eversion
Bewegungsausmaß	Eversion / Inversion 30° / 0 / 60° (in Kombination mit vorderer Kammer und Intertarsalgelenken)
Segmentale Innervation	Sensibel: L5 / S2 Vegetativ Th12 / L2
Besonderheiten	Im unteren Sprunggelenk erfolgt die Bewegung in der hinteren und vorderen Kammer gemeinsam um eine schräge Achse, die von der Außenseite des Kalkaneus nach medial-dorsal-distal durch das Caput tali geht (Henke'sche Achse).

Tab. 4.10 Zusammenfassung unteres Sprunggelenk – vordere Kammer (Art. talocalcaneonavicularis)	
Gelenktyp	Kugelgelenk – Art. spheroidea
Gelenkflächen	Facies articularis calcanea anterior und media sowie Facies articularis navicularis des Talus (konvex); Facies articularis talaris anterior und media des Kalkaneus, Facies articularis talaris des Navikulare und Pfannenband (konkav)
Gelenkebene	Da die Bewegung nur in beiden Kammern gemeinsam erfolgen kann, geht man von einer Kompromissebene aus, die schräg über den Gelenkflächen zwischen Talus und Kalkaneus liegt
Gelenkkapsel	Dünne, lockere Gelenkkapsel mit Verstärkung durch das Lig. talonaviculare, den medialen Teil des Lig. bifurcatum und das Lig. talocalcaneum interosseum
Ruhestellung	Mittelstellung der Inversionsbewegung
Verriegelte Stellung	Max. Inversion
Kapselmuster	Inversion deutlicher eingeschränkt als die Eversion
Bewegungsausmaß	Eversion / Inversion 30° / 0 / 60° (in Kombination mit hinterer Kammer und Intertarsalgelenken)
Segmentale Innervation	Sensibel: L5 / S2 Vegetativ: Th12 / L2
Besonderheiten	Die Gelenkpfanne des Gelenks wird plantar durch das Pfannenband (Lig. calcaneonaviculare plantare) vervollständigt. Die Verbindung zwischen Caput tali und Os naviculare bildet auch den medialen Teil des Chopart-Gelenks (➤ Kap. 4.5.1).

4.4.2 Muskulatur des Unterschenkels

Die Muskulatur des Unterschenkels kann in vier Gruppen eingeteilt werden, die jeweils in eigenen **Muskellogen** oder **Kompartimenten** liegen (➤ Abb. 4.55). Die vier Kompartimente werden durch bindegewebige Strukturen und Knochen begrenzt. Im Einzelnen unterscheidet man die **Fascia cruris**, die **Fascia cruris profunda**, das **Septum intermusculare anterius und posterius** sowie die **Membrana interossea cruris**.

KLINISCHER BEZUG

Nach Verletzungen im Bereich des Unterschenkels, z. B. Frakturen oder ausgedehnten Weichteilverletzungen, kann es durch Einblutungen zu einem massiven Druckanstieg innerhalb einer Muskelloge kommen. Man spricht vom Kompartmentsyndrom. Die damit einhergehende Kompression der versorgenden Gefäße und Nerven kann zu irreversiblen Schäden führen, weshalb eine sofortige operative Entlastung der betroffenen Loge indiziert ist.

Oberflächliche Flexoren des Unterschenkels

▶ M. gastrocnemius (➤ Abb. 4.56, ➤ Abb. 4.57)

Ursprung

Caput mediale

- Proximal vom Condylus medialis des Femurs

Caput laterale

- Proximal vom Condylus lateralis des Femurs

Ansatz

Über die Achillessehne am Tuber calcanei

Verlauf

Nahezu vertikal von proximal nach distal

Funktion

- Plantarflexion des Fußes (transversale Achse im OSG)
- Inversion des Fußes (Henke'sche Achse im USG)
- Flexion im Kniegelenk (transversale Achse)

FUNKTIONELLE HINWEISE

Er spannt die dorsale Kapsel des Kniegelenks und stabilisiert es gegen eine Hyperextension (Genu recurvatum).

Topografische Zusammenhänge

Der M. gastrocnemius ist der oberflächlichste Wadenmuskel. Beide Köpfe vereinigen sich zusammen mit dem M. soleus als **M. triceps surae** zur **Achillessehne**.

Innervation

N. tibialis (S1 – S2)

KLINISCHER BEZUG

Der M. triceps surae ist der Kennmuskel für die Nervenwurzel S1. Bei Störungen im Rückenmarksegment S1 ist der Achillessehnenreflex (ASR) abgeschwächt und der Zehengang erschwert.

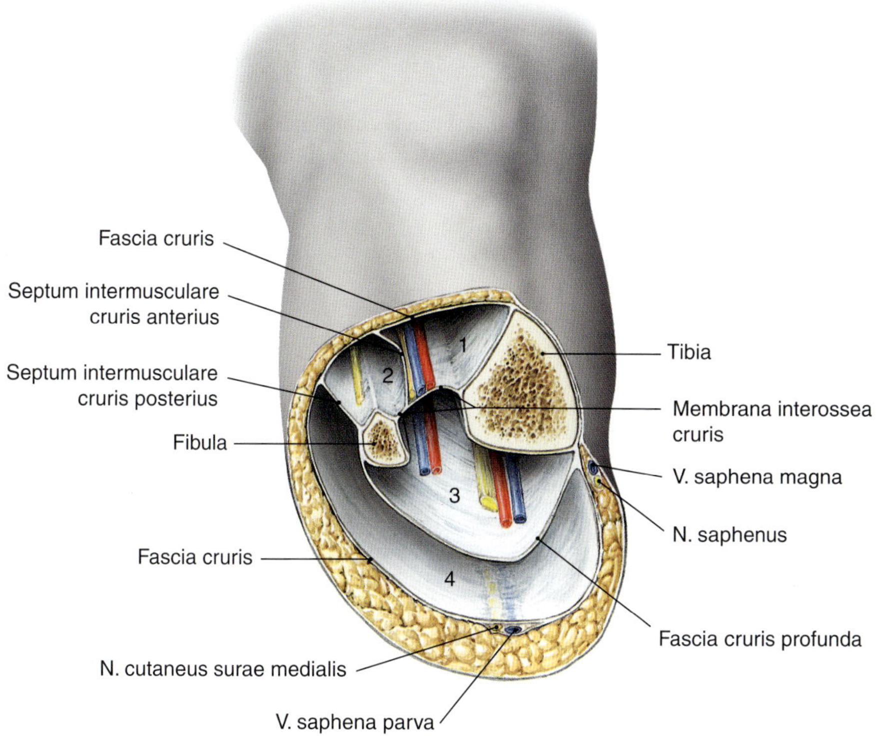

1 Vorderes Kompartiment (Streckerloge):
A.; V. tibialis anterior
N. peroneus [fibularis] profundus
M. tibialis anterior
M. extensor digitorum longus
M. extensor hallucis longus
M. peroneus [fibularis] tertius

2 Laterales Kompartiment (Fibularisloge):
N. peroneus [fibularis] superficialis
M. peroneus [fibularis] longus
M. peroneus [fibularis] brevis

3 Hinteres (tiefes) Kompartiment (Beugerloge):
A.; V. tibialis posterior
A.; V. fibularis
N. tibialis
M. flexor digitorum longus
M. tibialis posterior
M. flexor hallucis longus

4 Hinteres (oberflächliches) Kompartiment:
M. triceps surae
M. plantaris

Abb. 4.55 Muskellogen des rechten Unterschenkels im Transversalschnitt, Ansicht von distal [S007-1-24/L127]

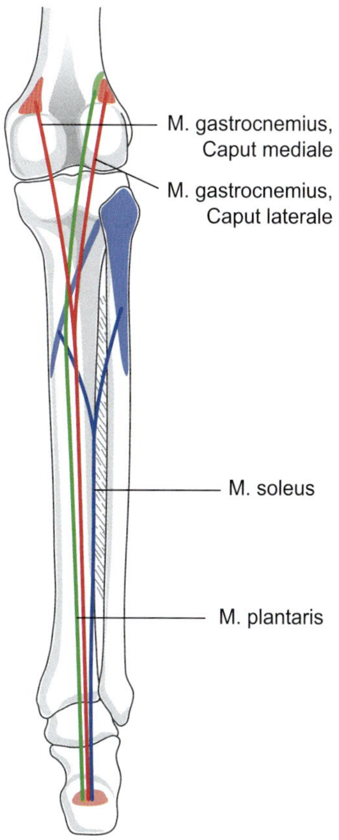

Abb. 4.56 Schematische Darstellung von Ursprung, Ansatz und Verlauf der oberflächlichen Flexoren [L157]

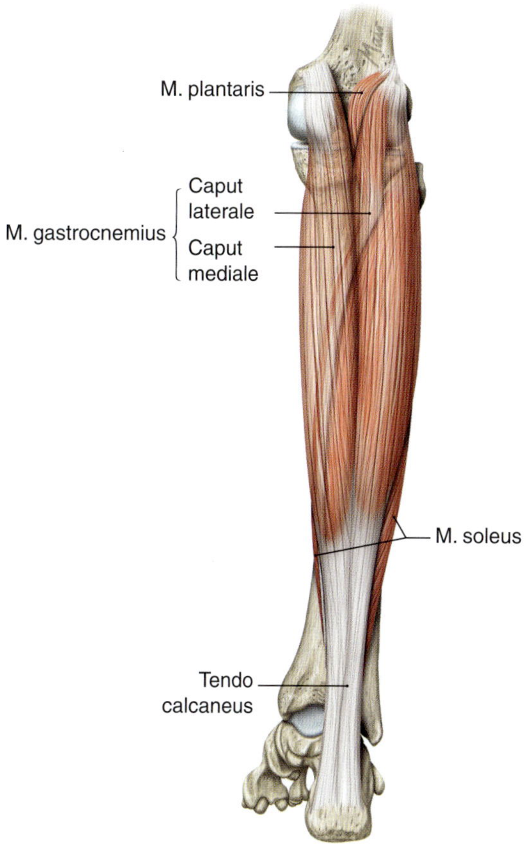

Abb. 4.57 Oberflächliche Flexoren: M. gastrocnemius, M. soleus und M. plantaris [S007-1-24]

▶ M. soleus (> Abb. 4.56, > Abb. 4.58)

Ursprung
- Caput fibulae
- Oberes Drittel der dorsalen Fläche der Fibula
- Linea m. solei

Ansatz

Über die Achillessehne am Tuber calcanei

Verlauf
- Nahezu vertikal von leicht lateral-proximal nach distal
- Liegt unter dem M. gastrocnemius

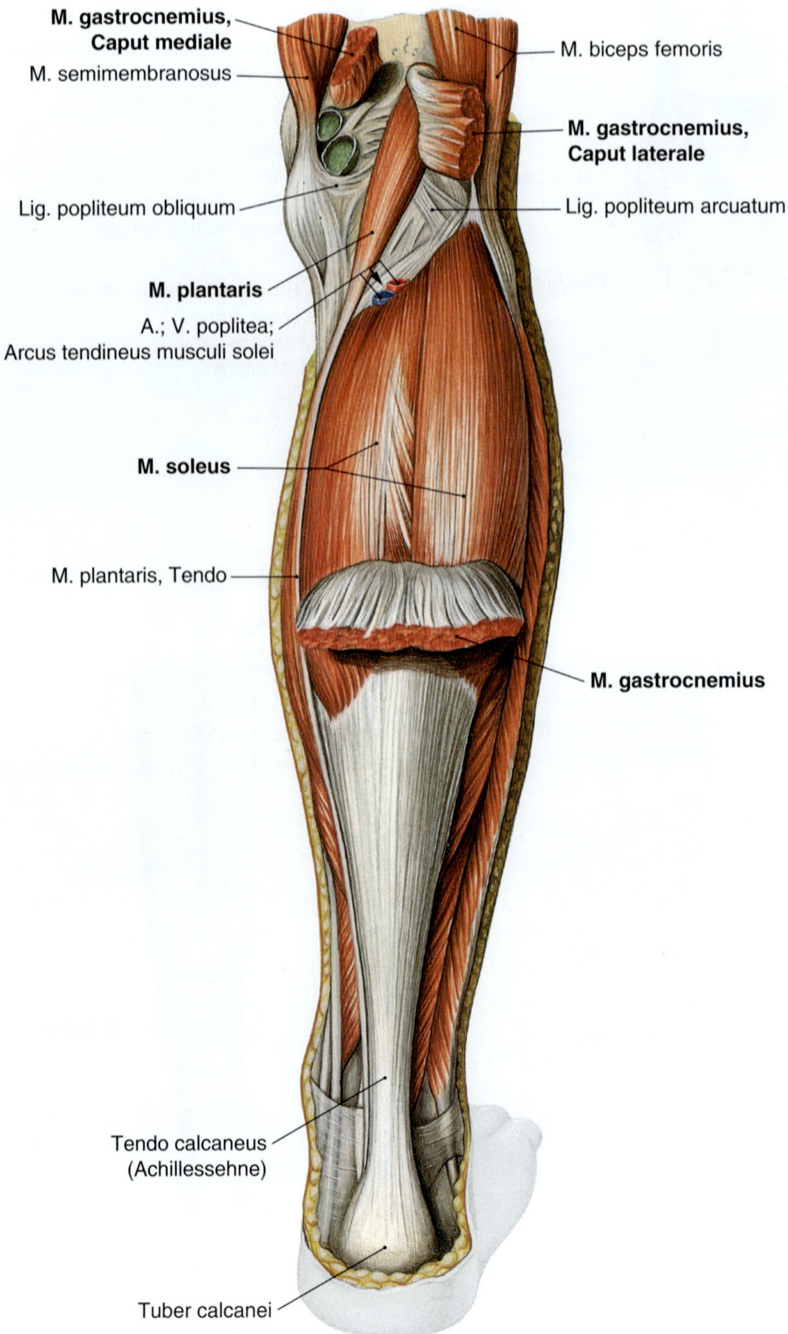

Abb. 4.58 Oberflächliche Flexoren: Ansicht auf den M. soleus, M. gastrocnemius durchtrennt [S007-1-24]

Funktion

- Plantarflexion des Fußes (transversale Achse im OSG)
- Inversion des Fußes (Henke'sche Achse im USG)

FUNKTIONELLE HINWEISE

Im *Stand* (Punctum fixum Fuß) zieht der M. soleus zusammen mit dem M. gastrocnemius den Unterschenkel nach dorsal. Beide Muskeln wirken dabei als Extensoren im Kniegelenk. Im *Gang* begrenzt er zusammen mit dem M. gastrocnemius die Dorsalextension gegen Ende der Standbeinphase, wenn das Körpergewicht vom ganzen Fuß auf den Ballen übertragen wird.

Topografische Zusammenhänge

- An seinem Ursprung an der Linia m. solei findet sich eine Öffnung (**Arcus tendineus m. solei**), durch die A. und V. poplitea sowie der N. tibialis von der Kniekehle in die tiefe Beugerloge ziehen (> Abb. 4.58).
- Der M. soleus vereinigt sich mit den beiden Köpfen des M. gastrocnemius als **M. triceps surae** zur Achillessehne.

Innervation

N. tibialis (S1 – S2)

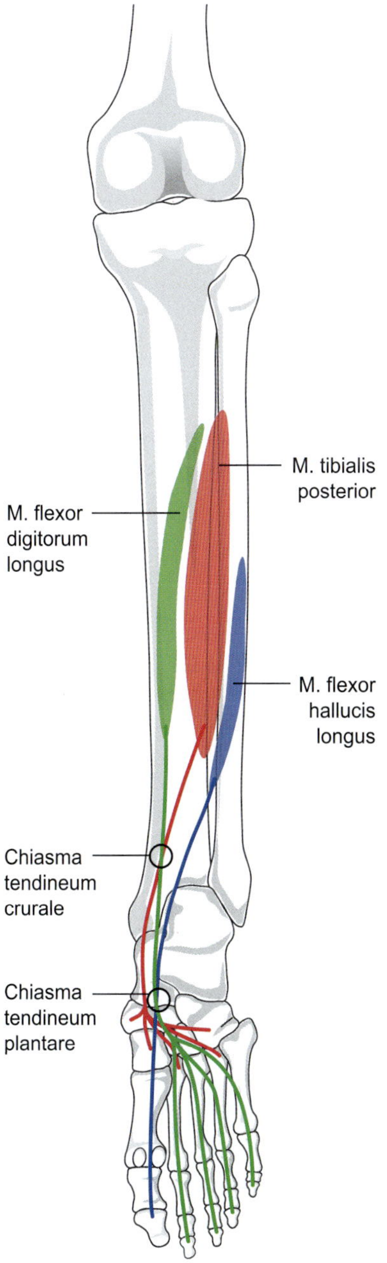

Abb. 4.59 Schematische Darstellung von Ursprung, Ansatz und Verlauf der tiefen Flexoren [L157]

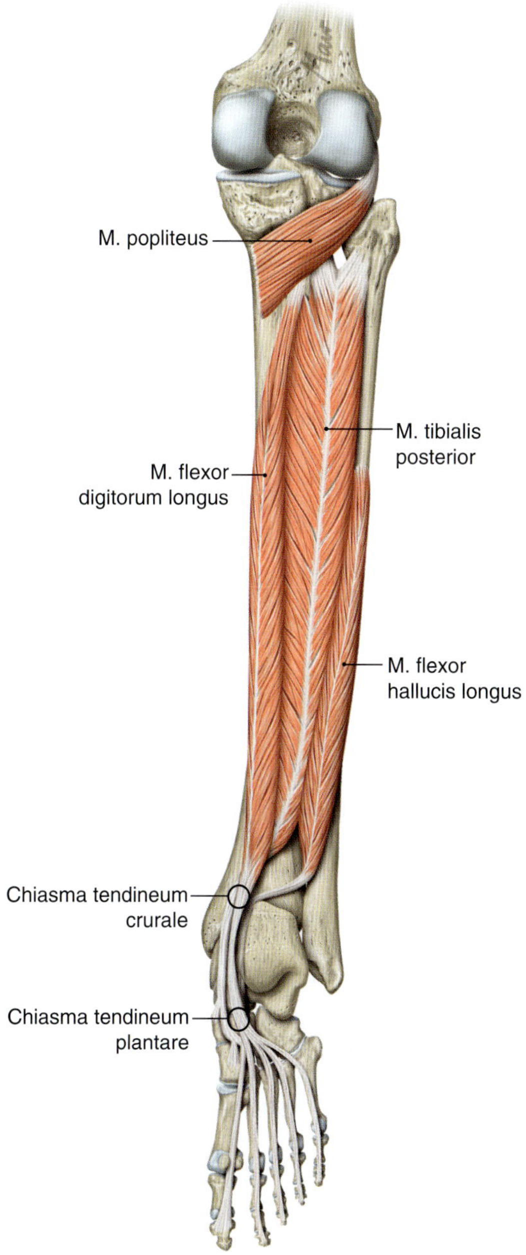

Abb. 4.60 Tiefe Flexoren: M. tibialis posterior, M. flexor hallucis longus und M. flexor digitorum longus (mit M. popliteus) [S007-1-24]

KLINISCHER BEZUG

- Engpässe am Arcus tendineus des M. soleus, z. B. durch einen Hypertonus des Muskels oder Fehlstellungen der Fibula, können eine Kompression der neurovaskulären Strukturen mit entsprechenden Symptomen verursachen.
- Die Soleusmuskelpumpe wird auch als das 2. Herz des Körpers beschrieben, da der M. soleus mit einer maximalen Kontraktion ca. 60 % des venösen Blutes (60–95 ml) aus dem Unterschenkel mit einem Druck von ca. 250 mmHg auswirft. Damit übernimmt er eine wichtige Aufgabe bei der Thromboseprophylaxe.

▶ M. plantaris (➤ Abb. 4.56, ➤ Abb. 4.58)

Ursprung

Proximal vom Condylus lateralis des Femurs, medial vom Ursprung des M. gastrocnemius (Caput laterale)

Ansatz

Mit der Achillessehne am Tuber calcanei

Verlauf

- Nahezu vertikal von proximal nach distal
- Er liegt mit seiner langen, dünnen Endsehne zwischen dem M. gastrocnemius und dem M. soleus und zieht dann an der medialen Seite der Achillessehne zum Kalkaneus.

Funktion

- Plantarflexion des Fußes (transversale Achse im OSG)
- Inversion des Fußes (Henke'sche Achse im USG)

FUNKTIONELLE HINWEISE

Der Muskel spannt die dorsale Kapsel des Kniegelenks.

Innervation

N. tibialis (S1 – S2)

KLINISCHER BEZUG

Die lange Endsehne des M. plantaris kann zum Vernähen einer Achillessehnenruptur verwendet werden.

Tiefe Flexoren des Unterschenkels

Die langen Sehnen der tiefen Schicht der Unterschenkelflexoren, der Peroneusgruppe sowie der Extensoren werden im Bereich der Sprunggelenke durch bindegewebige Verstärkungen der Unterschenkelfaszie (Retinacula) fixiert (➤ Abb. 4.61, ➤ Abb. 4.62).

FUNKTIONELLE HINWEISE

Gemeinsam mit den oberflächlichen Flexoren sichern die tiefen Unterschenkelflexoren das Gleichgewicht im Stand, indem sie bei der Verlagerung des Körperschwerpunkts auf den Vorfuß die Dorsalextension über eine exzentrische Kontraktion abbremsen.

▶ M. tibialis posterior (➤ Abb. 4.59, ➤ Abb. 4.60)

Ursprung

- Dorsale Fläche der Tibia und Fibula
- Membrana interossea

Ansatz

- Os naviculare
- Ossa cuneiformia
- Os cuboideum
- Basen der drei mittleren Metatarsalknochen

Verlauf

- Er unterkreuzt an der Rückseite des distalen Unterschenkels im **Chiasma tendineum crurale** den M. flexor digitorum longus.
- Seine Sehne verläuft hinter dem Innenknöchel und medial der Henke'schen Achse zur plantaren Seite des Fußes.
- Die Sehne wird vom Retinaculum mm. flexorum fixiert.

Funktion

- Plantarflexion des Fußes (transversale Achse im OSG)
- Inversion des Fußes (Henke'sche Achse im USG)

FUNKTIONELLE HINWEISE

- Durch seinen fächerförmigen Ansatz an der Fußsohle ist der M. tibialis posterior ein wichtiger Stabilisator für das Längs- und Quergewölbe (➤ Kap. 4.5.1).
- Durch seinen Ursprung an Tibia und Fibula zieht er die Malleolengabel zusammen und stabilisiert sie so in der Plantarflexion.

Topografische Besonderheit

Gemeinsam mit dem M. peroneus longus bildet der Muskel den sog. **funktionellen Steigbügel**, da sich ihre Ansätze unter der Fußsohle verflechten (➤ Abb. 4.72).

Innervation

N. tibialis (L5 – S1)

KLINISCHER BEZUG

- Er wird auch als Klumpfußmuskel bezeichnet, da seine Kontraktur zu dieser komplexen Fußdeformität führen kann (Spitzfuß, Sichelfuß, Hohlfuß und Supination des Rückfußes).
- Bei Störungen der Nervenwurzel L5 ist der Tibialis-posterior-Reflex (TPR) abgeschwächt.

▶ M. flexor hallucis longus (➤ Abb. 4.59, ➤ Abb. 4.60)

Ursprung

- Dorsale Fläche der Fibula
- Membrana interossea

Ansatz

Plantare Basis der Endphalanx der Großzehe

Verlauf

- Er unterkreuzt an der Fußsohle im **Chiasma tendineum plantare** den M. flexor digitorum longus.
- Seine Sehne verläuft unter dem Retinaculum mm. flexorum und weiter unter dem Sustentaculum tali des Kalkaneus.

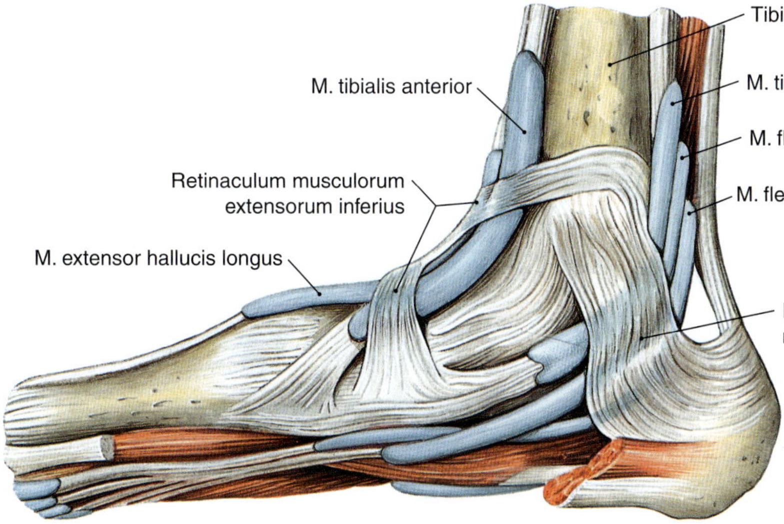

Abb. 4.61 Retinacula des Fußes, Ansicht von medial [S007-1-24]

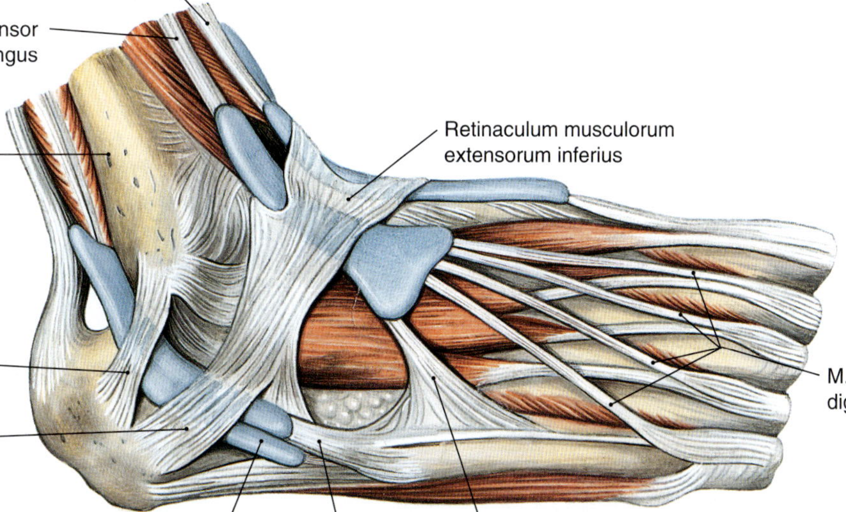

Abb. 4.62 Retinacula des Fußes, Ansicht von lateral [S007-1-24]

- Im Bereich der Sprunggelenke liegt die Sehne hinter dem Innenknöchel und medial der Henke'schen Achse.

Funktion

- Plantarflexion des Fußes (transversale Achse im OSG)
- Inversion des Fußes (Henke'sche Achse im USG)
- Flexion im Grund- und Endgelenk der Großzehe (transversale Achse)
- Adduktion im Großzehengrundgelenk dorsoplantare Achse)

Innervation

N. tibialis (S1 – S2)

FUNKTIONELLE HINWEISE

Der M. flexor hallucis longus stabilisiert den Fuß im Zehenstand. Durch die Umlenkung des Muskels um das Sustentaculum tali kann er ein Abkippen des Sustentaculums nach plantar (Pes valgus) verhindern. Er stabilisiert den medialen Bogen der Fußlängswölbung wie eine Bogensehne.

KLINISCHER BEZUG

- Bei einem Absinken des vorderen Quergewölbes (Spreizfuß) und vermehrter Adduktion der Großzehe verlagert sich die Sehne des M. flexor hallucis longus nach lateral und begünstigt dadurch die Entstehung eines Hallux valgus.
- Ein Abkippen des Sustentaculum tali nach plantar führt zu einer Valgusstellung des Kalkaneus (Pes valgus oder Knickfuß). Gleichzeitig kommt es zu einem Abflachen des medialen Bogens der Fußlängswölbung (Senkfuß).

▶ M. flexor digitorum longus (➤ Abb. 4.59, ➤ Abb. 4.60)

Ursprung

Dorsale Fläche der Tibia

Ansatz

Plantare Basis der Endphalangen der Zehen 2–5

Verlauf

- Seine Sehne verläuft unter dem Retinaculum mm. flexorum zur plantaren Seite des Fußes.
- Er überkreuzt am distalen Unterschenkel im **Chiasma tendineum crurale** den M. tibialis posterior und an der Fußsohle im **Chiasma tendineum plantare** den M. flexor hallucis longus.
- Im Bereich der Sprunggelenke liegt die Sehne hinter dem Innenknöchel und medial der Henke'schen Achse.
- Seine Endsehnen durchbohren die Sehnen des M. flexor digitorum brevis. Er wird deshalb auch als **M. perforans** bezeichnet.

Funktion

- Plantarflexion des Fußes (transversale Achse im OSG)
- Inversion des Fußes (Henke'sche Achse im USG)
- Flexion im Grund-, Mittel- und Endgelenk der 2. – 5. Zehe (transversale Achse)
- Adduktion im 2. – 5. Zehengrundgelenk (dorsoplantare Achse)

FUNKTIONELLE HINWEISE

Der Muskel stabilisiert den Fuß im Zehenstand. In Verbindung mit dem M. quadratus plantae verspannt er den zentralen Bogen des Längsgewölbes (➤ Kap. 4.5.1).

Topografische Zusammenhänge

- An der Fußsohle strahlt der M. quadratus plantae in seine Sehne ein.
- Von seinen Sehnenzipfeln entspringen die Mm. lumbricales.

Innervation

N. tibialis (S1 – S2)

Extensoren des Unterschenkels

▶ M. tibialis anterior (➤ Abb. 4.63, ➤ Abb. 4.64)

Ursprung

- Laterale Fläche der Tibia
- Membrana interossea

Ansatz

- Plantare Seite des Os cuneiforme mediale
- Plantare Basis des Os metatarsale I

Verlauf

- Der Übergang in die Sehne liegt im mittleren Drittel des Unterschenkels.
- Die Sehne liegt im Bereich der Sprunggelenke vor dem Innenknöchel und medial der Henke'schen Achse und zieht dann zur plantaren Seite des Fußes. Im Bereich der Sprunggelenke wird sie durch das Retinaculum mm. extensorum superius und inferius fixiert (➤ Abb. 4.62).

Funktion

- Dorsalextension des Fußes (transversale Achse im OSG)
- Inversion des Fußes (Henke'sche Achse im USG)

FUNKTIONELLE HINWEISE

Im Initialkontakt bremst die exzentrische Kontraktion des M. tibialis anterior die Kraft beim Fersenaufprall ab. Bei Beginn der Schwungphase im Gang hilft der Muskel durch die Dorsalextension des Fußes bei der Zehenablösung vom Boden.

Innervation

N. peroneus (fibularis) profundus (L4 – L5)

KLINISCHER BEZUG

- Der M. tibialis anterior ist der Kennmuskel für die Nervenwurzel L4. Bei einem Ausfall des Muskels kann der Fuß im oberen Sprunggelenk nicht mehr gehoben werden und es kommt zum sog. Steppergang.
- Eine Überlastung der Muskeln in der vorderen Muskelloge kann zu einem funktionellen anterioren Kompartementsyndrom führen. Dieses ist nicht zu verwechseln mit einem posttraumatischen Kompartmentsyndrom, bei dem die sofortige Entlastung der betroffenen Muskelloge angezeigt ist.

▶ M. extensor hallucis longus (➤ Abb. 4.63, ➤ Abb. 4.64)

Ursprung

- Mediale Fläche der Fibula
- Membrana interossea

Ansatz

Dorsalaponeurose der Großzehe

Verlauf

Seine Sehne liegt im Bereich der Sprunggelenke vor dem Innenknöchel und direkt lateral der Henke'schen Achse. Im Bereich der Sprunggelenke wird sie durch das Retinaculum mm. extensorum superius und inferius fixiert (➤ Abb. 4.62).

Funktion

- Dorsalextension des Fußes (transversale Achse im OSG)
- Eversion des Fußes (Henke'sche Achse im USG)
- Extension im Grund- und Endgelenk der Großzehe (transversale Achse)

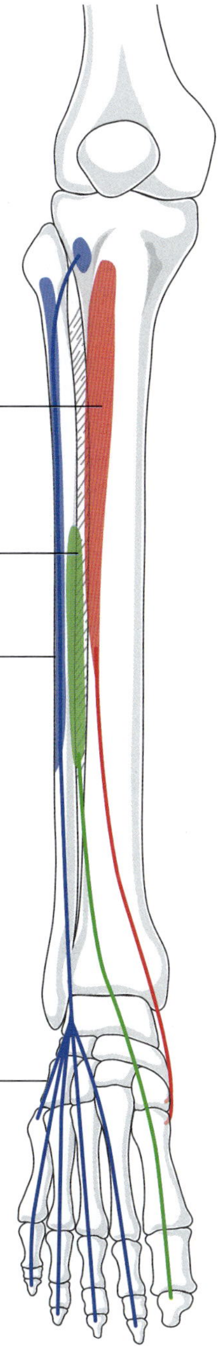

Abb. 4.63 Schematische Darstellung von Ursprung, Ansatz und Verlauf der Extensoren [L157]

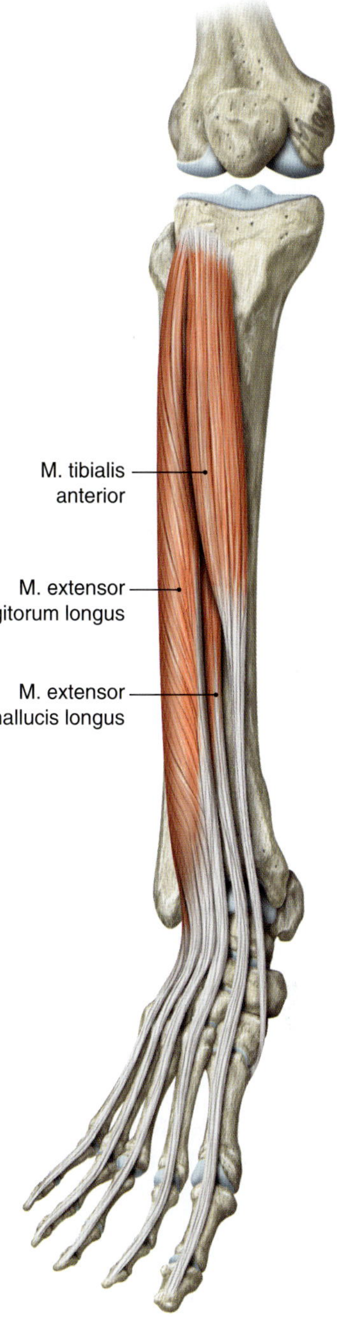

Abb. 4.64 Extensoren: M. tibialis anterior, M. extensor hallucis longus und M. extensor digitorum longus [S007-1-24]

Innervation

N. peroneus (fibularis) profundus (L4 – S1)

KLINISCHER BEZUG

- Bei einem Absinken des vorderen Quergewölbes (Spreizfuß) und vermehrter Adduktion der Großzehe verlagert sich seine Sehne nach lateral und begünstigt dadurch die Entwicklung eines Hallux valgus.
- Der M. extensor hallucis longus ist Kennmuskel für die Nervenwurzel L5. Bei Störungen im Rückenmarksegment L5/S1 ist der Hackengang erschwert.
- Beim Babinski-Reflex zeigt sich eine erhöhte Aktivität des Muskels.

▶ M. extensor digitorum longus (➤ Abb. 4.63, ➤ Abb. 4.64)

Ursprung

- Condylus lateralis der Tibia
- Caput und Margo anterior der Fibula
- Membrana interossea

Ansatz
Dorsalaponeurose der 2. – 5. Zehe

Verlauf
Seine vier Endsehnen liegen im Bereich der Sprunggelenke vor der Malleolengabel und lateral der Henke'schen Achse. Im Bereich der Sprunggelenke werden sie durch das Retinaculum mm. extensorum superius und inferius fixiert (➤ Abb. 4.62).

Funktion
- Dorsalextension des Fußes (transversale Achse im OSG)
- Eversion des Fußes (Henke'sche Achse im USG)
- Extension im Grund-, Mittel- und Endgelenk der 2. – 5. Zehe (transversale Achse)
- Abduktion im Grundgelenk der 2. – 5. Zehe (dorsoplantare Achse)

Innervation
N. peroneus (fibularis) profundus (L5 – S1)

4

▶ M. peroneus (fibularis) tertius (➤ Abb. 4.63)

Ursprung
Zusätzliche 5. Sehne des M. extensor digitorum longus

Ansatz
Basis des Os metatarsale V

Verlauf
- Lateral der Henke'schen Achse von proximal-medial nach distal-lateral
- Gemeinsam mit den vier Sehnen des M. extensor digitorum longus unter dem Retinaculum mm. extensorum superius und inferius

Funktion
- Dorsalextension des Fußes (transversale Achse im OSG)
- Eversion des Fußes (Henke'sche Achse im USG)

FUNKTIONELLE HINWEISE

Der Muskel wirkt nur an den Sprunggelenken und ist der direkte Gegenspieler des M. tibialis posterior.

Topografische Zusammenhänge
Der Muskel kann auch als eigenständiger Muskel am distalen Drittel der vorderen Fibulakante entspringen. Selten kann er fehlen.

Innervation
N. peroneus (fibularis) profundus (L5 – S1)

Peroneusgruppe des Unterschenkels

▶ M. peroneus (fibularis) longus (➤ Abb. 4.65, ➤ Abb. 4.66)

Ursprung
- Caput fibulae
- Proximales Drittel der lateralen Fläche der Fibula

Ansatz
- Plantare Seite des Os cuneiforme mediale
- Plantere Basis des Os metatarsale I

Verlauf
- Der Übergang in die Endsehne liegt im mittleren Drittel des Unterschenkels direkt auf dem M. peroneus brevis, der eine Rinne für den M. peroneus longus bildet.
- Die lange Sehne dieses Muskels liegt hinter dem Malleolus lateralis und verläuft dort mit der Sehne des M. peroneus brevis in einer gemeinsamen Sehnenscheide.
- Die Sehnen der Mm. peronei werden im Bereich der Sprunggelenke durch das Retinaculum mm. peroneorum superius und inferius fixiert (➤ Abb. 4.62).
- Im Bereich des Kalkaneus wird seine Sehne über die Trochlea peronealis umgelenkt und zieht dann um die laterale Kante des Os cuboideum bis zum medialen Fußrand.

Funktion
- Plantarflexion des Fußes (transversale Achse im OSG)
- Eversion des Fußes (Henke'sche Achse im USG)

Topografische Zusammenhänge
- Gemeinsam mit dem M. tibialis posterior bildet er den sog. **funktionellen Steigbügel** (➤ Abb. 4.72).
- Der N. peroneus communis zieht zwischen den beiden Ursprüngen an die Vorderseite des Unterschenkels.

Innervation
N. peroneus (fibularis) superficialis (L5 – S1)

▶ M. peroneus (fibularis) brevis (➤ Abb. 4.65, ➤ Abb. 4.66)

Ursprung
Distale 2/3 der lateralen Fläche der Fibula

Ansatz
Tuberositas des Os metatarsale V

Verlauf
Hinter dem Malleolus lateralis in einer gemeinsamen Sehnenscheide mit dem M. peroneus longus

Funktion
- Plantarflexion des Fußes (transversale Achse im OSG)
- Eversion des Fußes (Henke'sche Achse im USG)

FUNKTIONELLE HINWEISE

- Gemeinsam mit den Flexoren des Unterschenkels sichern die Mm. perinei das Gleichgewicht im Stand.
- Stabilisation der Fußgewölbe (➤ Kap. 4.5.1)

Innervation
N. peroneus (fibularis) superficialis (L5 – S1)

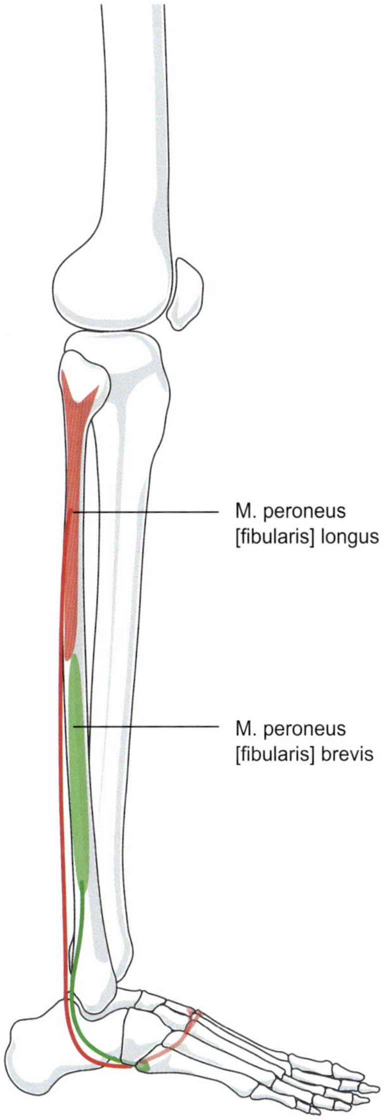

Abb. 4.65 Schematische Darstellung von Ursprung, Ansatz und Verlauf der Peroneusgruppe [L157]

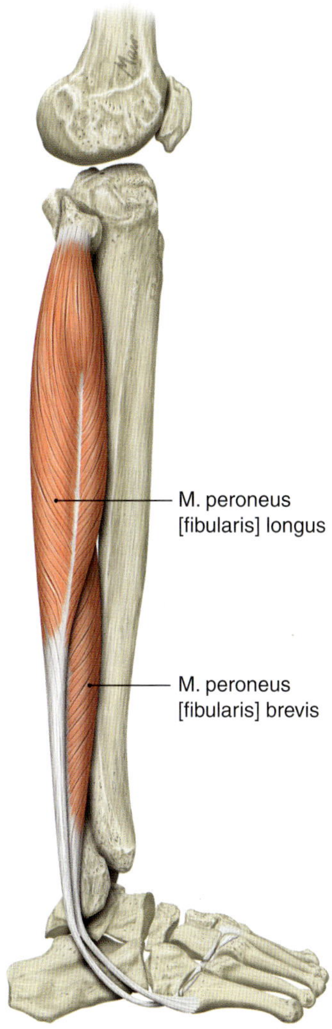

Abb. 4.66 M. peroneus longus und brevis [S007-1-24]

MERKHILFE

- Alle Unterschenkelmuskeln sind an der Aufrechterhaltung des Gleichgewichts im aufrechten Stand und beim Gehen beteiligt. Sie werden vor allem aktiv, wenn sich der Körperschwerpunkt nicht mehr in der Mitte der Unterstützungsfläche befindet.
- Alle Unterschenkelmuskeln haben eine Wirkung auf beide Sprunggelenke, abhängig davon, wie ihre Sehnen im Bereich der Sprunggelenke zur jeweiligen Bewegungsachse liegen (➤ Abb. 4.67).

4.5 Fuß

4.5.1 Steckbrief Fuß

Da das Fußskelett aus zahlreichen einzelnen Knochen aufgebaut ist, findet sich hier eine Vielzahl von Gelenken (➤ Abb. 4.68). Man unterscheidet die **Intertarsalgelenke**, die **Metatarsophalangealgelenke** sowie die proximalen und distalen **Interphalangealgelenke**.

Intertarsalgelenke (Artt. intertarsales)

Neben den bereits beschriebenen Verbindungen des unteren Sprunggelenks (➤ Kap. 4.4.1) artikulieren im Bereich der Fußwurzel folgende Tarsalknochen miteinander:

- Os cuboideum mit dem Kalkaneus
- Os cuboideum mit dem Os naviculare
- Os naviculare mit den Ossa cuneiformia
- Os cuboideum mit dem Os cuneiforme laterale

Die funktionell wichtigen Verbindungen werden im Folgenden beschrieben.

Chopart-Gelenk (Art. tarsi transversa; ➤ Tab. 4.11)

In diesem Gelenk werden funktionell zwei Gelenke miteinander verbunden, obwohl die beiden Gelenkhöhlen voneinander getrennt sind. Es wird einerseits aus dem Kalkaneus und dem Os cuboideum (**Art. calcaneocuboidea**) und andererseits aus dem Talus und dem Os naviculare (**Art. talonavicularis**) gebildet. Funktionell ist dieses Gelenk mit dem unteren Sprunggelenk gekoppelt. Die bereits beim unteren

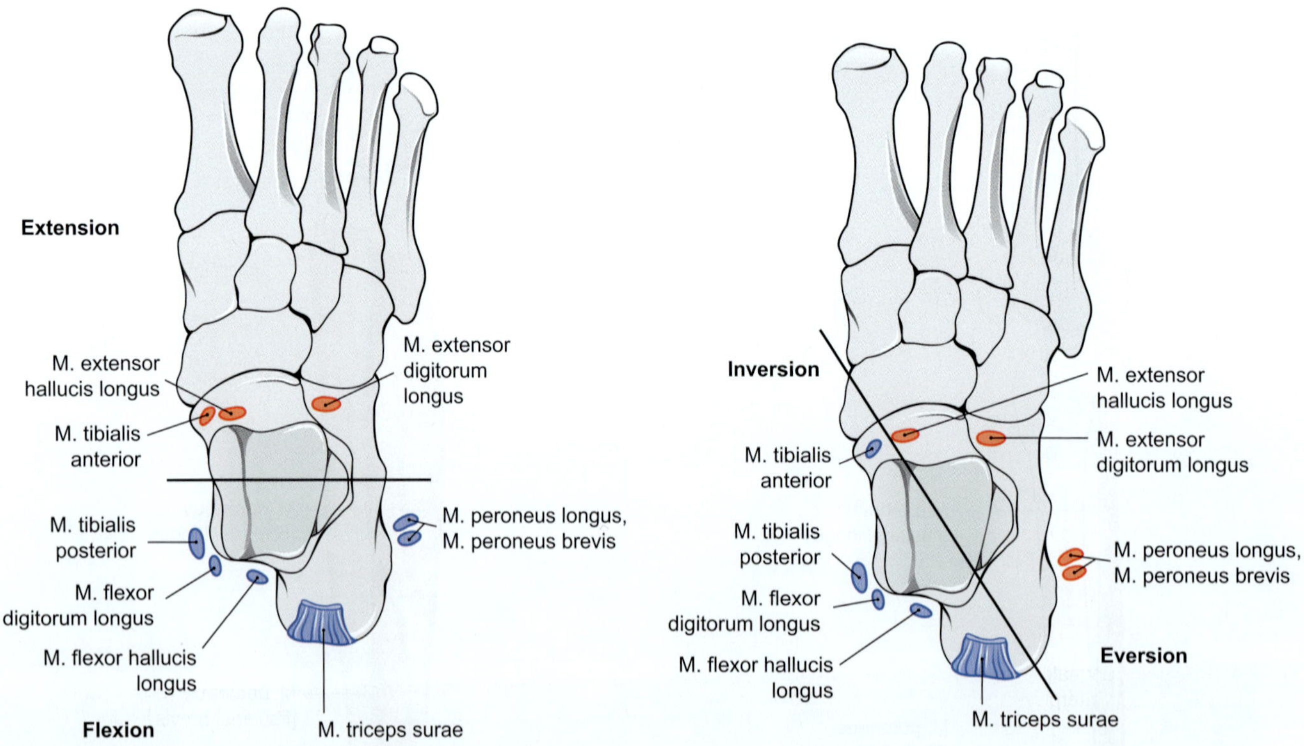

Abb. 4.67 Wirkung der Unterschenkelmuskulatur auf die Sprunggelenke [S007-1-24/L126]

Sprunggelenk beschriebenen Bewegungen um die Henke'sche Achse finden im USG und im Chopart-Gelenk statt (➤ Tab. 4.11).

Das Chopart-Gelenk wird dorsal und plantar von kräftigen Bändern überbrückt. Das mechanisch wichtigste Band ist das **Lig. bifurcatum**. Dieses Band verläuft auf der dorsalen Seite des Fußes V-förmig vom Kalkaneus zum Os cuboideum und zum Os naviculare (➤ Abb. 4.53b).

Lisfranc-Gelenk (Artt. tarsometatarseae; ➤ Tab. 4.12)

In diesem Gelenk artikulieren die Basen der Metatarsalknochen I–III mit den Ossa cuneiformia und die Basen der Metatarsalknochen IV–V mit dem Os cuboideum. In der Gesamtheit wird von diesen Verbindungen die Lisfranc-Gelenklinie gebildet.

Die Ligg. tarsometatarsalia verstärken diese Gelenke auf der dorsalen und plantaren Seite, sodass man von Amphiarthrosen mit nur minimaler Beweglichkeit sprechen kann. Besonders am 1. und 5. Metatarsalknochen ist eine leichte Extension und Flexion sowie Abduktion und Adduktion möglich.

Passiv kann man den Vorfuß um seine Längsachse nach außen und innen verdrehen. Diese Bewegung findet in den Tarsalgelenken (Chopart- und Lisfranc-Gelenk) um eine annähernd sagittale Achse statt, die durch den 2. Strahl der Metatarsalknochen und das Os naviculare zum Kalkaneus verläuft (➤ Abb. 4.69). Die Bewegung um diese Achse ist eine Verdrehung des Vorfuß gegen den fixierten Rückfuß und wird als **Pronation** (Heben des äußeren Fußrands) und **Supination** (Heben des inneren Fußrands) bezeichnet.

Tab. 4.11 Zusammenfassung Chopart-Gelenk (Art. tarsi transversa)

Gelenktyp	Zusammengesetztes Gelenk aus Art. talonavicularis (Kugelgelenk – Art. spheroidea) und Art. calcaneocuboidea (Sattelgelenk – Art. sellaris)
Gelenkflächen	• *Art. talonavicularis:* Facies articularis navicularis am Caput tali (konvex), Facies articularis talaris am Os naviculare (konkav) • *Art. calcaneocuboidea:* Facies articularis cuboidea am Kalkaneus (in der Frontalebene konkav) und Facies articularis calcanea am Os cuboideum (in der Frontalebene konvex)
Gelenkebene	Annähernd rechtwinklig zum Fußrücken, die Gelenklinie ist S-förmig gekrümmt
Gelenkkapsel	Zwei separate, straffe Gelenkkapseln mit Verstärkung durch das Lig. calcaneonaviculare plantare, Lig. calcaneocuboideum plantare und dorsale, Lig. talonaviculare, Lig. bifurcatum und Lig. plantare longum
Ruhestellung	Leichte Supination
Verriegelte Stellung	Maximale Pronation
Kapselmuster	Supination / Pronation (Verhältnis ca. 2:1)
Bewegungsausmaß	• Pronation / Supination insgesamt ca. 35° • Kleine Bewegungen in Dorsalextension / Plantarflexion
Segmentale Innervation	Sensibel: L5 / S2 Vegetativ: Th12 / L2
Besonderheiten	Das Os cuboideum dient dem M. peroneus longus als Umlenkrolle.

Tab. 4.12 Zusammenfassung Mittelfußgelenke – Lisfranc-Gelenk (Artt. tarsometatarseae)

Gelenktyp	Plane Gelenke – Artt. planae
Gelenkflächen	Distale Gelenkflächen der Ossa cuneiformia und des Os cuboideum (leicht konvex), proximale Gelenkflächen an den Basen der Ossa metatarsalia I–V (leicht konkav)
Gelenkebene	Annähernd rechtwinklig zum Fußrücken, die Gelenklinie ist unregelmäßig und leicht gebogen
Gelenkkapsel	Separate straffe Kapseln mit Verstärkung durch die Ligg. tarsometatarsalia dorsale, plantare und interossea (Amphiarthrosen)
Ruhestellung	Nullstellung
Verriegelte Stellung	Max. Dorsalextenion und Pronation
Kapselmuster	Gleichmäßige endgradige Einschränkungen in alle Richtungen
Bewegungsausmaß	Wenig Beweglichkeit im Sinne der Pronation / Supination sowie minimale Beweglichkeit in Dorsalextension / Plantarflexion, zum 5. Strahl hin nimmt die Beweglichkeit zu (bis ca. 10°)
Segmentale Innervation	Sensibel: L5 / S2 Vegetativ: Th12 / L2
Besonderheiten	Das 2. Tarsometatarsalgelenk ist zwischen den Ossa cuneiformia I und III „eingezapft" und hat die geringste Beweglichkeit.

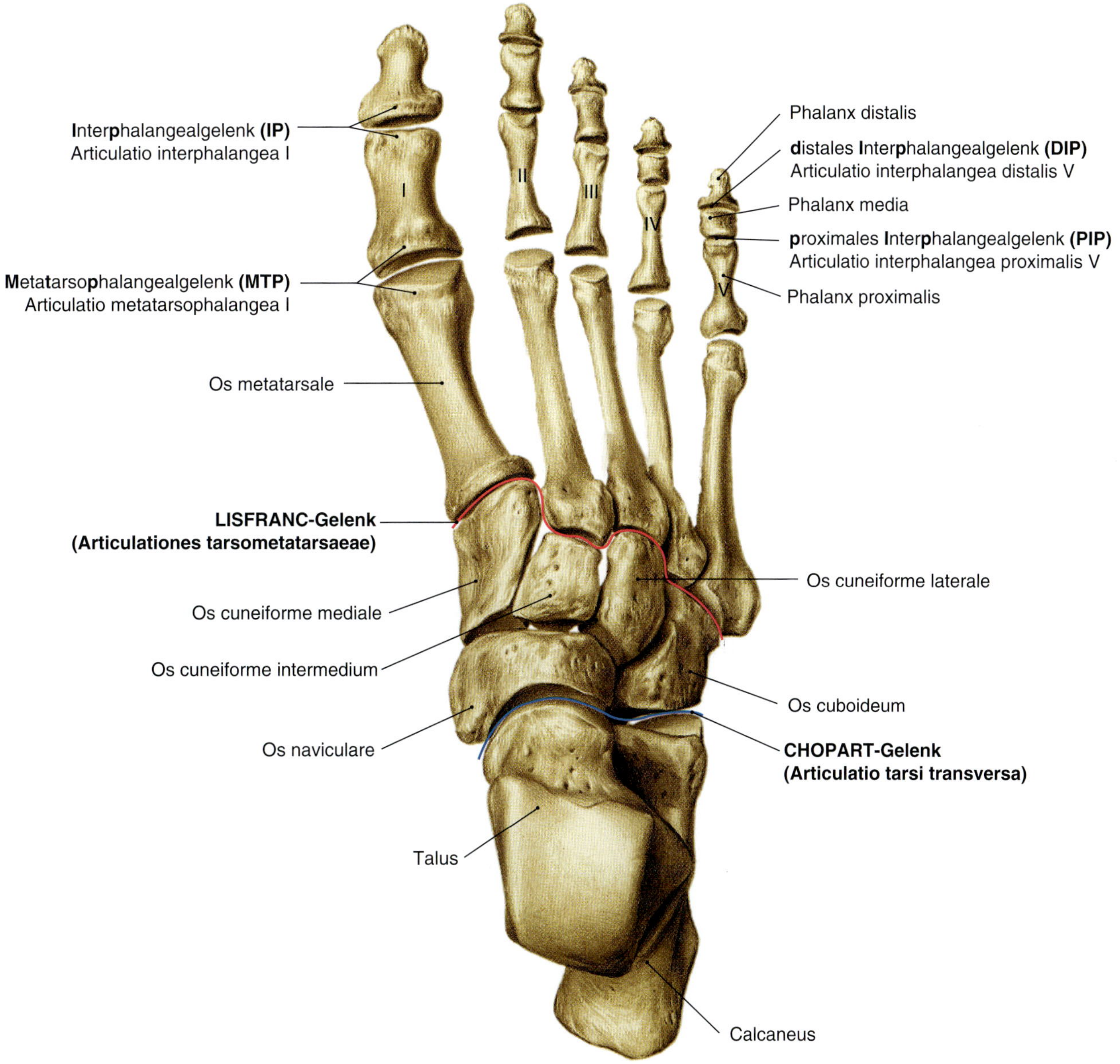

Abb. 4.68 Fuß- und Zehengelenke [S007-1-24]

FUNKTIONELLE ASPEKTE DES CHOPART- UND LISFRANC-GELENKS

In den Intertarsal- und Tarsometatarsalgelenken sind minimale Bewegungen im Sinne einer Flexion / Extension und einer Abduktion / Adduktion möglich. Wichtig sind diese Bewegungen für die Dämpfung bei Belastungen und die Anpassung des Fußes an unebenes Gelände. Sämtliche gelenküberspannenden Muskeln haben auch eine minimale bewegende Wirkung auf diese Gelenke. Da die stabilisierende Wirkung in diesen Gelenken aber im Vordergrund steht, wird ihre Bewegungskomponente bei den Muskelfunktionen nicht näher beschrieben.

Zehengelenke

Grundgelenke der Zehen (Artt. metatarsophalangeae = MTP)

In den Artt. **m**eta**t**arso**p**halangeae (**MTP**) artikulieren die Köpfe der Metatarsalknochen I – V mit den Basen der Grundphalangen I – V. Funktionell handelt es sich um Scharniergelenke mit einer Extensions- und Flexionskomponente, die an der Großzehe (Hallux) am stärksten und an der Kleinzehe am geringsten ausgeprägt ist (➤ Tab. 4.13, ➤ Tab. 4.17). Das Ausmaß der passiven Extension ist deutlich größer das der aktiven Bewegung, was für die Abrollbewegung des Fußes von Bedeutung ist. Anatomisch sind es Kugelgelenke (Art. spheroidea), d. h. die Form der Gelenkpartner lässt auch eine Seitwärtsbewegung im Sinne einer Abduktion und Adduktion zu. Diese Bewegung ist jedoch beim Erwachsen kaum noch möglich. Passiv kann man die Zehe im Grundgelenk um ihre Längsachse rotieren.

In der Gesamtheit wird das Spreizen der Zehen als **Abduktion** beschrieben. Dabei findet eine Seitwärtsbewegung in den Grundgelenken der 1., 3., 4. und 5. Zehe statt, die vom 2. Strahl weggerichtet ist. Die Gegenbewegung, das Zusammenführen der Zehen, wird als **Adduktion** beschrieben. Dabei nähern sich die Zehen 1, 3, 4 und 5 der 2. Zehe an.

Tab. 4.13 Bewegungsausmaß der Grundgelenke der Zehen (nach Kapandji 2016)

Transversale Achse	Flexion: 30–40°	Extension: 50–60°
Vertikale Achse (von dorsal nach plantar)	Abduktion: möglich	Adduktion: möglich

Mittel- und Endgelenke der Zehen (Artt. interphalangeae = PIP und DIP)

Tab. 4.14 Bewegungsausmaß des Interphalangealgelenks der Großzehe (nach Kapandji 2016)

Transversale Achse	Flexion: 75–80°	Extension: 0°

Tab. 4.15 Bewegungsausmaß der Mittelgelenke der 2.–5. Zehe (nach Kapandji 2016)

Transversale Achse	Flexion: 75–80°	Extension: 0°

Tab. 4.16 Bewegungsausmaß der Endgelenke der 2.–5. Zehe (nach Kapandji 2016)

Transversale Achse	Flexion: > 80°	Extension: 5° (passiv: 20–30°)

Die Großzehe besitzt nur ein **I**nter**p**halangealgelenk (**IP**). Hier artikuliert die Basis der Endphalanx mit dem Köpfchen der Grundphalanx (➤ Tab. 4.14).

An der 2. bis 5. Zehe findet man je ein proximales und ein distales Interphalangealgelenk. Die jeweilige Basis der Mittelphalanx artikuliert im **Zehenmittelgelenk** (**p**roximales **I**nter**p**halangealgelenk = **PIP**) mit dem Köpfchen der Grundphalanx. Im **Zehenendgelenk** (**d**istales **I**nter**p**halangealgelenk = **DIP**) artikuliert die jeweilige Basis der Endphalanx mit dem Köpfchen der Mittelphalanx (➤ Tab. 4.15, ➤ Tab. 4.16).

Tab. 4.17 Zusammenfassung Zehengrundgelenke (Artt. metatarsophalangeales)

Gelenktyp	Kugelgelenke – Art. spheroidea (funktionell: Scharniergelenke)
Gelenkflächen	Facies articularis am Caput ossis metartarsalis (konvex), Facies articularis an der Basis der Grundphalanx (konkav)
Gelenkebene	Rechtwinklig zu den Längsachsen der proximalen Phalangen
Gelenkkapsel	Die Gelenkkapseln werden durch die Dorsalaponeurose, die Ligg. collateralia und Ligg. plantaria verstärkt.
Ruhestellung	Ca. 10° Extension
Verriegelte Stellung	Max. Extension
Kapselmuster	Extension / Flexion (Verhältnis ca. 2:1)
Bewegungsausmaß	• Extension / Flexion 50–60° / 0 / 30–40° (von der Großzehe zur Kleinzehe hin abnehmend) • Abduktion / Adduktion eingeschränkt möglich
Besonderheiten	Die passive Extension der Großzehe erreicht nahezu 90° und ist damit erheblich größer als die aktive Bewegung, wodurch das Abrollen des Fußes über den 1. Zehenstrahl möglich ist. Die Gelenkpfanne an den Basen der Grundphalangen wird durch eine nach plantar verlaufende faserknorpelige Platte vergrößert.

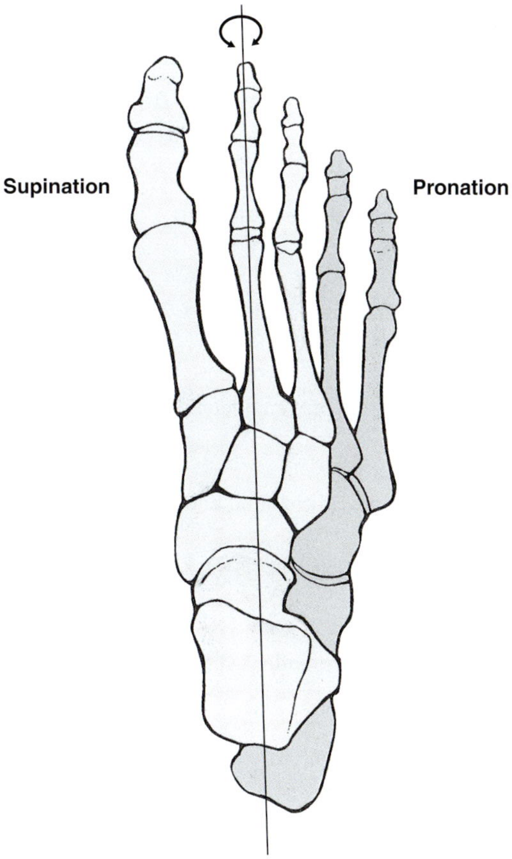

Abb. 4.69 Bewegungsachse für Vorfußpronation und -supination [S007-1-24]

Die Fußgewölbe (> Abb. 4.70)

Physiologisch hat der Fuß drei Hauptbelastungspunkte: den Kalkaneus sowie die Köpfchen des 1. und des 5. Metatarsalknochens. Über diese drei Punkte spannt sich das Längs- und Quergewölbe des Fußes.

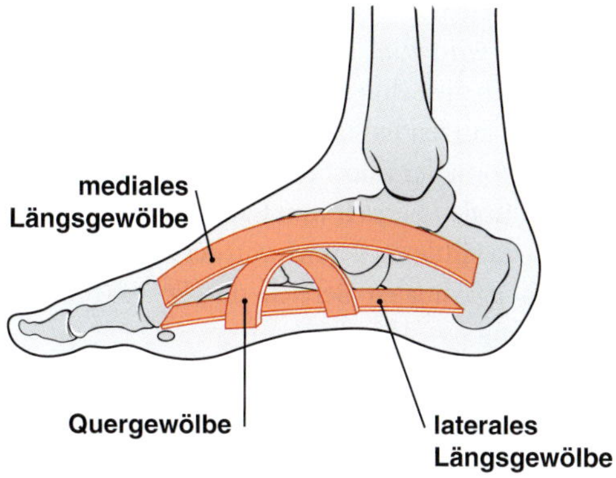

Abb. 4.70 Schematische Darstellung der Fußwölbungen [L126/S007-5]

Längsgewölbe

Das Längsgewölbe des Fußes wird durch Bänder und Muskeln stabilisiert (> Abb. 4.71). Die ligamentäre Sicherung der Gewölbestruktur erfolgt in drei Etagen über das **Pfannenband** (Lig. calcaneonaviculare plantare), das **Lig. plantare longum** und die **Plantaraponeurose** (Aponeurosis plantaris). Die muskuläre Sicherung erfolgt über die langen Sehnen der Unterschenkelmuskeln und die kurzen Fußmuskeln.

Man unterscheidet einen medialen, zentralen und lateralen Bogen des Fußlängsgewölbes.

- **Medialer Bogen des Längsgewölbes:** Die Stabilisierung erfolgt über die Sehnen des M. tibialis posterior und M. flexor hallucis longus sowie den M. abductor hallucis.
- **Lateraler Bogen des Längsgewölbes:** Die Stabilisierung erfolgt über die Sehnen des M. peroneus longus und brevis und den M. abductor digiti minimi.
- **Zentraler Bogen des Längsgewölbes:** Die Stabilisierung erfolgt über die Sehnen des M. flexor digitorum longus in Kombination mit dem M. quadratus plantae und dem M. flexor digitorum brevis.

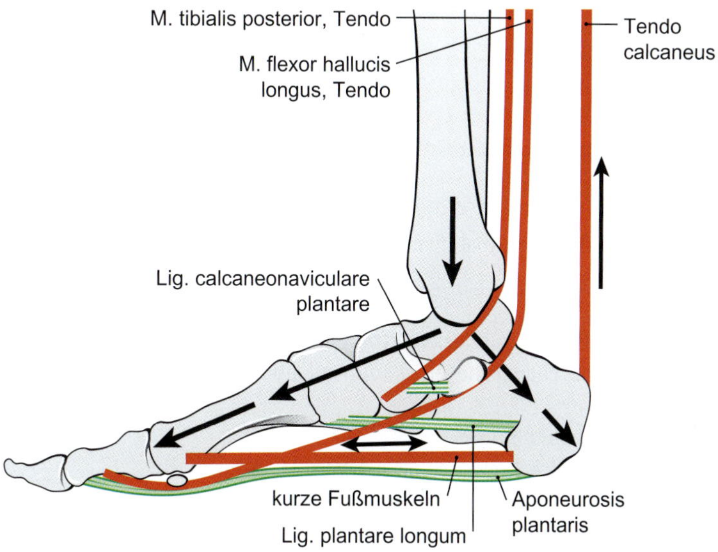

Abb. 4.71 Ligamentäre und muskuläre Sicherung des Längsgewölbes [S007-1-24/L126]

Quergewölbe

Das Quergewölbe wird zum einen durch die Form der Knochen, zum anderen durch die Sehnen der Unterschenkelmuskeln und die querverlaufenden kurzen Fußmuskeln stabilisiert.

Durch die Keilform der Knochen wird ein Bogen gebildet. Dieser Bogen wird im distalen Bereich vom Caput transversum des M. adductor hallucis, im mittleren Bereich von der Sehne des M. peroneus longus und im proximalen Bereich des Fußes vom M. tibialis posterior verspannt (> Abb. 4.72).

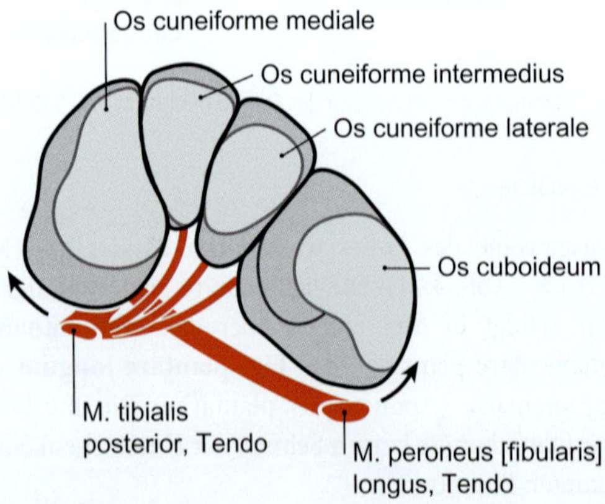

Abb. 4.72 Sicherung des Quergewölbes im Bereich der Fußwurzel (funktioneller Steigbügel) [S007-1-24/L126]

4.5.2 Muskulatur des Fußes

Zum Fußrücken hin liegen die Extensoren von Vorfuß und Zehen, zur Fußsohle hin die Flexoren. Die Fußsohlenmuskulatur lässt sich topografisch in eine oberflächliche, eine mittlere und eine tiefe Schicht unterteilen.

▶ M. extensor hallucis brevis (> Abb. 4.73, > Abb. 4.74)

Ursprung
Dorsale Fläche des Kalkaneus

Ansatz
Über die Dorsalaponeurose an der Grundphalanx der Großzehe

Verlauf
Von lateral-proximal nach medial-distal

Funktion
- Extension im Großzehengrundgelenk (transversale Achse)
- Adduktion im Großzehengrundgelenk (dorsoplantare Achse)

Topografische Zusammenhänge
- Der M. extensor hallucis brevis spaltet sich vom M. extensor digitorum brevis ab.
- Seine Endsehne strahlt von lateral in Höhe des Os metatarsale I in die Sehne des M. extensor hallucis longus ein.

Innervation
N. peroneus (fibularis) profundus (S1 – S2)

▶ M. extensor digitorum brevis (> Abb. 4.73, > Abb. 4.74)

Ursprung
Laterale und dorsale Fläche des Kalkaneus

Ansatz
Über die Dorsalaponeurosen an der 2. – 4. Zehe

Verlauf
In Fußlängsrichtung von proximal-lateral nach distal

Funktion
- Extension im Grund-, Mittel- und Endgelenk der 2. – 4. Zehe (transversale Achse)
- Abduktion im Grundgelenk der 2. – 4. Zehe (dorsoplantare Achse)

Innervation
N. peroneus (fibularis) profundus (S1 – S2)

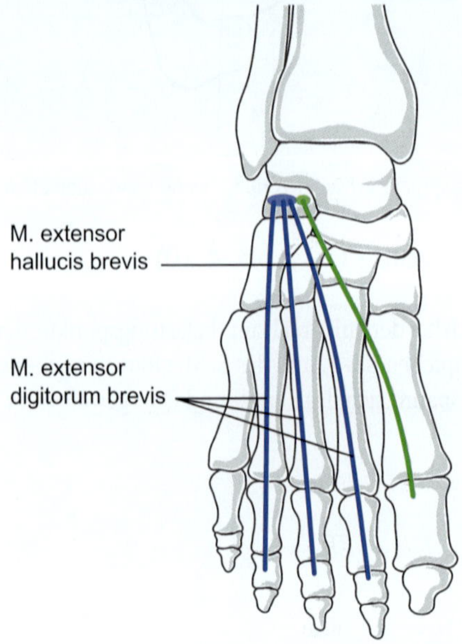

Abb. 4.73 Schematische Darstellung von Ursprung, Ansatz und Verlauf der kurzen Muskeln des Fußrückens [L157]

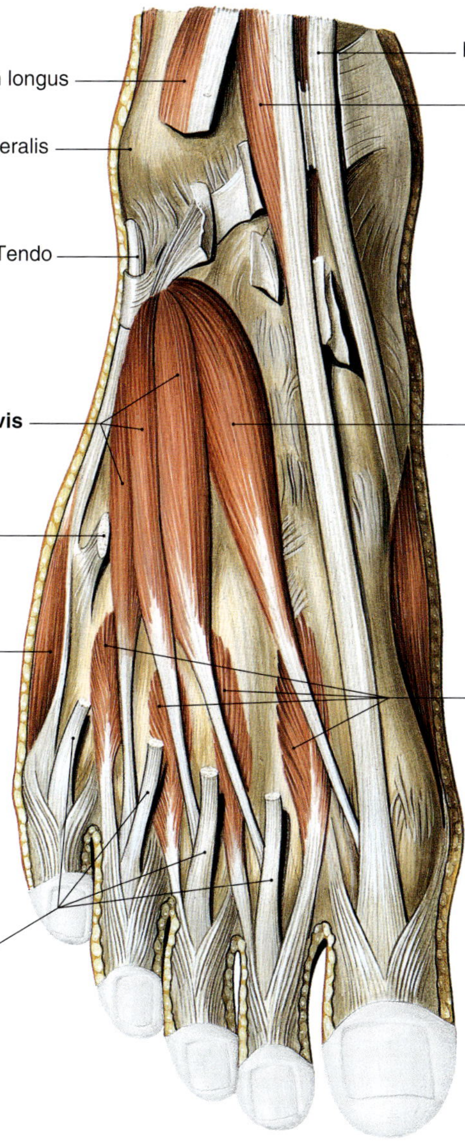

Abb. 4.74 Muskeln des Fußrückens: M. extensor hallucis brevis und M. extensor digitorum brevis [S007-1-24]

▶ M. flexor digitorum brevis (➤ Abb. 4.75, ➤ Abb. 4.76)

Ursprung
Innenseite des Tuber calcanei

Ansatz
Mittelphalanx der Zehen 2–5

Verlauf
In Fußlängsrichtung von proximal nach distal

Funktion
- Flexion im Grund- und Mittelgelenk der 2. – 5. Zehe (transversale Achse)
- Adduktion im Grundgelenk der 2. – 5. Zehe (dorsoplantare)

FUNKTIONELLE HINWEISE
Der Muskel trägt zur Verspannung des Längsgewölbes (zentraler Bogen) bei.

Topografische Zusammenhänge
- Der Muskel hat vier Muskelbäuche, die bis distal der Metatarsalbasen reichen.
- Auf der Höhe der Grundphalangen bilden die Endsehnen zwei Schenkel, durch die die Sehnen des M. flexor digitorum longus nach distal ziehen. Er wird deshalb auch als **M. perforatus** bezeichnet.

Innervation
N. plantaris medialis (L5 – S1)

KLINISCHER BEZUG
Im Ursprungsbereich kann es durch starken Zug des Muskels oder eine hohe Spannung der Plantaraponeurose zur vermehrten Knochenbildung am Kalkaneus kommen. Man spricht vom sog. Fersensporn. Ein Fersensporn kann auf eine funktionelle Überlastung der gesamten dorsalen myofaszialen Kette der unteren Extremität hinweisen.

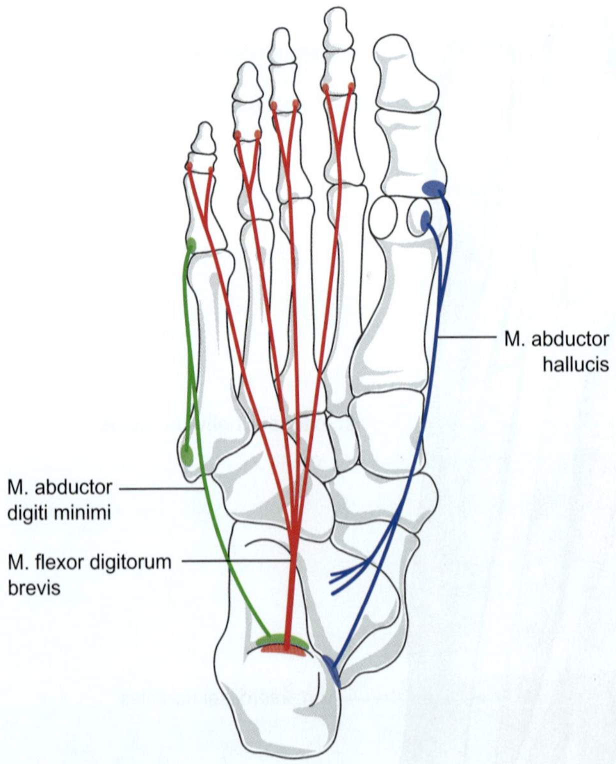

Abb. 4.75 Schematische Darstellung von Ursprung, Ansatz und Verlauf der kurzen Muskeln der Fußsohle (oberflächliche Schicht) [L157]

▶ M. abductor hallucis (➤ Abb. 4.75, ➤ Abb. 4.76)

Ursprung

- Plantare Seite des Kalkaneus (medial am Tuber calcanei)
- Plantaraponeurose

Ansatz

- Mediales Sesambein
- Plantare Basis der Grundphalanx 1

Verlauf

In Fußlängsrichtung von proximal-medial nach distal

Funktion

- Flexion im Großzehengrundgelenk (transversale Achse)
- Abduktion im Großzehengrundgelenk (dorsoplantare Achse)

FUNKTIONELLE HINWEISE

- Verspannung des Längsgewölbes (medialer Bogen)
- Im Zehenstand stabilisiert er zusammen mit dem M. abductor digiti minimi und dem M. flexor hallucis longus den Kalkaneus.

Topografische Zusammenhänge

Der M. abductor hallucis bildet den medialen Randmuskel der Plantaraponeurose.

Innervation

N. plantaris medialis (L5 – S1)

▶ M. abductor digiti minimi (➤ Abb. 4.75, ➤ Abb. 4.76)

Ursprung

- Plantare Seite des Kalkaneus (lateral am Tuber calcanei)
- Tuberositas des Os metatarsale V

Ansatz

Lateraler Rand der Basis der Grundphalanx 5

Verlauf

Entlang der Fußlängsachse von proximal nach distal

Funktion

- Flexion im Kleinzehengrundgelenk (transversale Achse)
- Abduktion im Kleinzehengrundgelenk (dorsoplantare Achse)

FUNKTIONELLE HINWEISE

- Verspannung des Längsgewölbes (lateraler Bogen)
- Im Zehenstand stabilisiert er zusammen mit dem M. abductor hallucis den Kalkaneus.

Topografische Zusammenhänge

Der M. abductor digiti minimi ist der größte und längste Muskel der Kleinzehe. Er begrenzt den lateralen Rand der Plantaraponeurose.

Innervation

N. plantaris lateralis (S1 – S2)

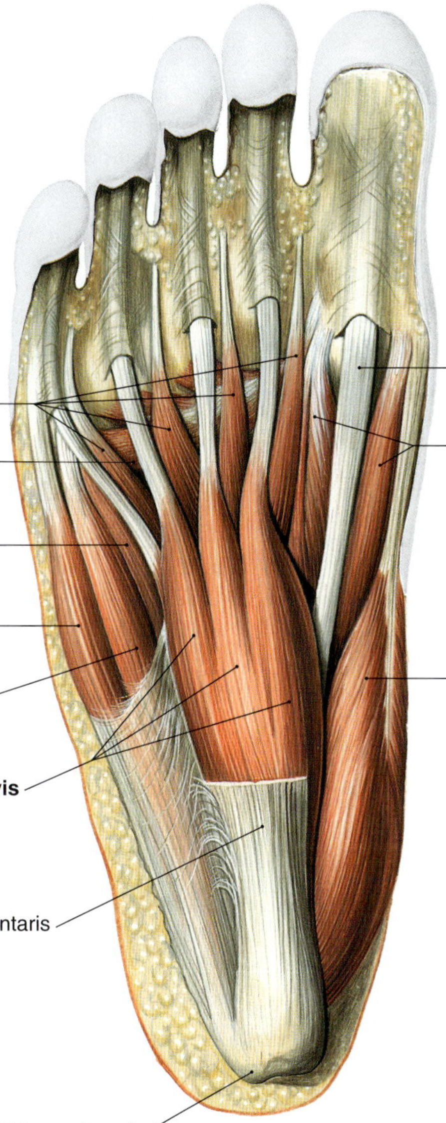

Abb. 4.76 Muskeln der Fußsohle (oberflächliche Schicht): M. flexor digitorum brevis, M. abductor hallucis und M. abductor digiti minimi [S007-1-24]

▶ M. quadratus plantae (> Abb. 4.77, > Abb. 4.78)

Ursprung

Caput mediale

- Plantare Seite des Tuber calcanei (medialer Rand)

Caput laterale

- Plantare Seite des Tuber calcanei (lateraler und medialer Rand)
- Lig. plantare longum

Gemeinsamer Ansatz Caput mediale und laterale

Lateraler Rand der Sehne des M. flexor digitorum longus

Verlauf

In Fußlängsrichtung von proximal nach distal

Funktion

- Flexion im Grund-, Mittel- und Endgelenk der 2.–5. Zehe (transversale Achse)
- Adduktion im Grundgelenk der 2.–5. Zehe (dorsoplantare Achse)

FUNKTIONELLE HINWEISE

- Verspannung des Längsgewölbes (zentraler Bogen)
- Er lenkt den Muskelzug des M. flexor digitorum longus in Fußlängsrichtung um und verstärkt damit die Wirkung des langen Zehenbeugers auf die Zehengelenke.

Topografische Zusammenhänge

Die Gefäße und Nerven der Fußsohle liegen zwischen diesem Muskel und der oberflächlichen Schicht der plantaren Fußmuskeln.

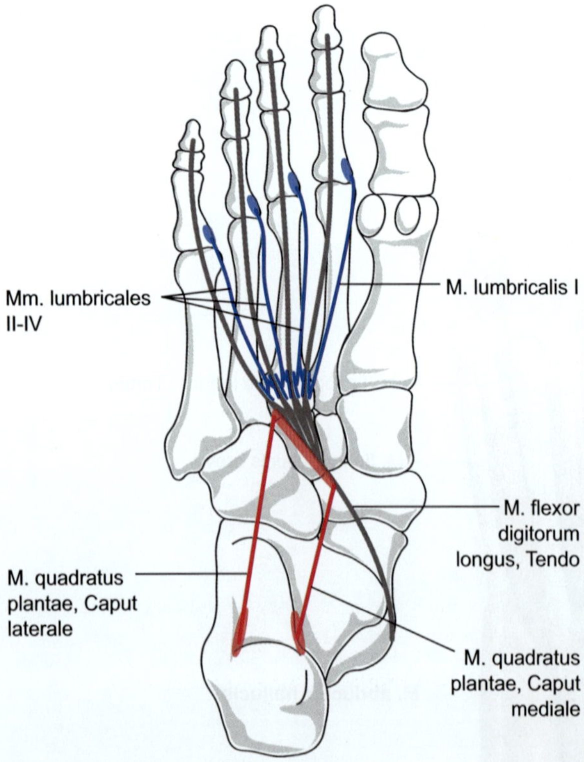

Abb. 4.77 Schematische Darstellung von Ursprung, Ansatz und Verlauf der kurzen Muskeln der Fußsohle (mittlere Schicht) [L157]

Innervation

N. plantaris lateralis (S1 – S2)

▶ Mm. lumbricales (➤ Abb. 4.77, ➤ Abb. 4.78)

Ursprung

M. lumbricalis I

- Einköpfig, am medialen Rand der Sehne des M. flexor digitorum longus

Mm. lumbricales II – IV

- Zweiköpfig, mit je einem Kopf an den einander zugekehrten Seiten der 3. – 5. Ansatzsehne des M. flexor digitorum longus

Ansatz

- Gelenkkapsel der Grundgelenke der 2. – 5. Zehe
- Mediale Seite der Basis der Grundphalanx der 2. – 5. Zehe
- Einstrahlung in die Dorsalaponeurose der 2. – 5. Zehe
- Endsehne des M. extensor digitorum longus

Verlauf

In Fußlängsrichtung

Funktion

- Flexion im Grundgelenk der 2. – 5. Zehe und Extension im Mittel- und Endgelenk der 2. – 5. Zehe (transversale Achse)
- Adduktion im Grundgelenk der 2. – 5. Zehe (dorsoplantare Achse)

Topografische Zusammenhänge

Es finden sich insgesamt vier Muskelbäuche zwischen den Ossa metatarsalia I – V. Die Muskeln können fehlen.

Innervation

- Mm. lumbricales 1 und 2: N. plantaris medialis (L5 – S1)
- Mm. lumbricales 3 und 4: N. plantaris lateralis (S1 – S2)

▶ M. flexor hallucis brevis (➤ Abb. 4.75, ➤ Abb. 4.76)

Ursprung

- Os cuneiforme mediale
- Lig. plantare longum
- Sehnenscheide des M. tibialis posterior

Ansatz

Caput mediale

- Über das mediale Sesambein an der medialen Seite der Basis der Grundphalanx 1

Caput laterale

- Über das laterale Sesambein an der Gelenkkapsel des Großzehengrundgelenks und der Basis der Grundphalanx 1

Verlauf

In Fußlängsrichtung von proximal nach distal

Funktion

Flexion im Großzehengrundgelenk (transversale Achse)

FUNKTIONELLE HINWEISE

- Verspannung des Längsgewölbes (medialer Bogen)
- Plantare Zuggurtung für das Os metatarsale I

Topografische Zusammenhänge

Das Caput mediale ist mit dem M. abductor hallucis, das Caput laterale mit dem M. adductor hallucis verwachsen. Zwischen den beiden Sehnen verläuft die Ansatzsehne des M. flexor hallucis longus nach distal.

Innervation

N. plantaris medialis (L5 – S1)

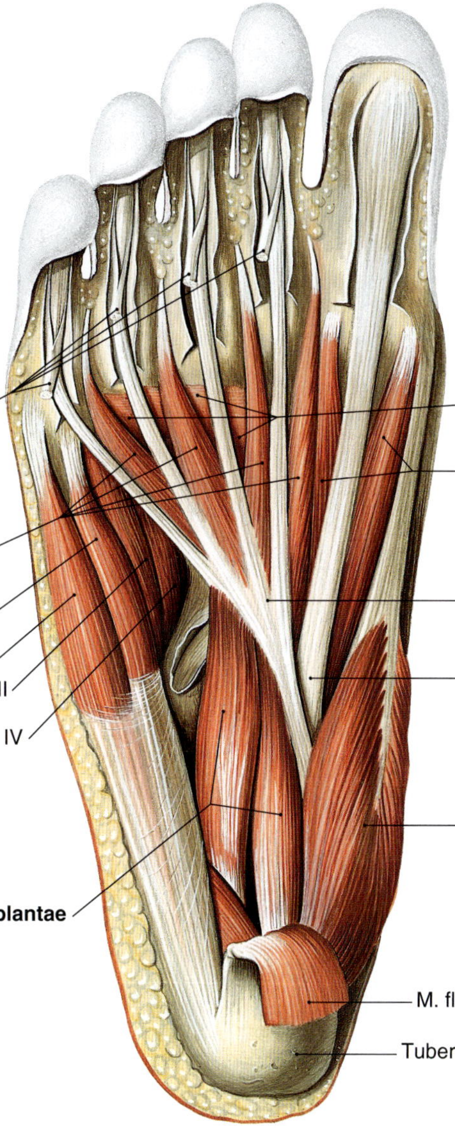

Abb. 4.78 Muskeln der Fußsohle (mittlere Schicht): M. quadratus plantae und Mm. lumbricales [S007-1-24]

▶ M. adductor hallucis (➢ Abb. 4.79, ➢ Abb. 4.80)

Ursprung

Caput obliquum

- Os cuneiforme laterale
- Os cuboideum
- Basen der Ossa metatarsalia II – III

Caput transversum

- Köpfchen der Ossa metatarsalia und Kapsel-Band-Apparat der Grundgelenke III – V

Ansatz

Beide Köpfe inserieren mit einer gemeinsamen Sehne über das laterale Sesambein am Kapsel-Band-Apparat des Großzehengrundgelenks und an der lateralen Basis der Grundphalanx I.

Verlauf

Caput obliquum

- Diagonal über die Fußsohle von lateral-proximal nach medial-distal

Caput transversum

- Quer über die Metatarsalköpfe

Funktion

- Flexion im Großzehengrundgelenk (transversale Achse)
- Adduktion im Großzehengrundgelenk (dorsoplantare Achse)

FUNKTIONELLE HINWEISE

Das Caput obliquum verspannt das Längs- und Quergewölbe, das Caput transversum das vordere Quergewölbe direkt über den Metatarsalköpfchen.

Innervation

N. plantaris lateralis (S1 – S2)

4

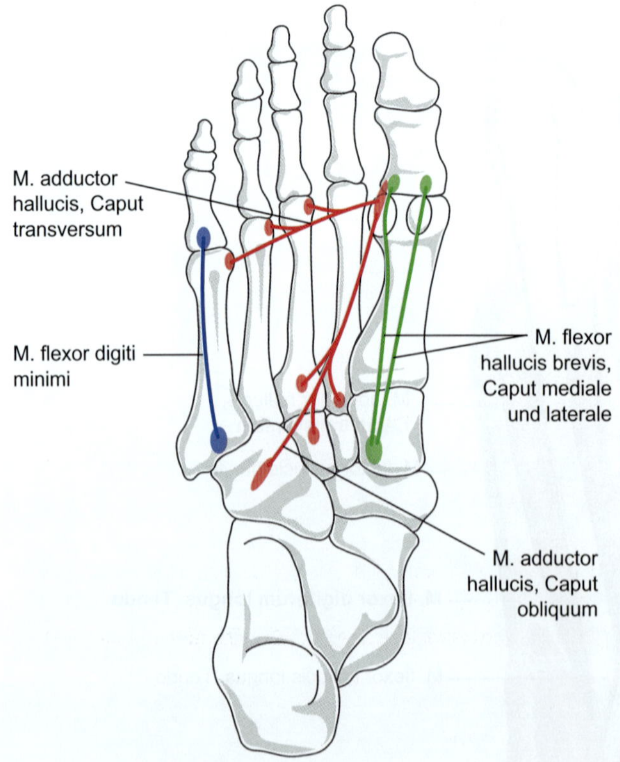

Abb. 4.79 Schematische Darstellung von Ursprung, Ansatz und Verlauf der kurzen Muskeln des Fußsohle (tiefe Schicht) [L157]

▶ M. flexor digiti minimi (> Abb. 4.79, > Abb. 4.80)

Ursprung
- Basis des Os metatarsale V
- Lig. plantare longum

Ansatz
Basis der Grundphalanx der Kleinzehe

Verlauf
In Fußlängsrichtung

Funktion
Flexion im Kleinzehengrundgelenk (transversale Achse)

FUNKTIONELLE HINWEISE
- Plantare Zuggurtung des Os metatarsale V
- Verspannung des Längsgewölbes (lateraler Bogen)

Topografische Zusammenhänge
Teilweise inserieren tiefe Fasern des Muskels über das Lig. metatarsocuboideum plantare am Os cuboideum und werden dann als M. opponens digiti minimi bezeichnet. Diese Anordnung ist für Affen charakteristisch.

Innervation
N. plantaris lateralis (S1 – S2)

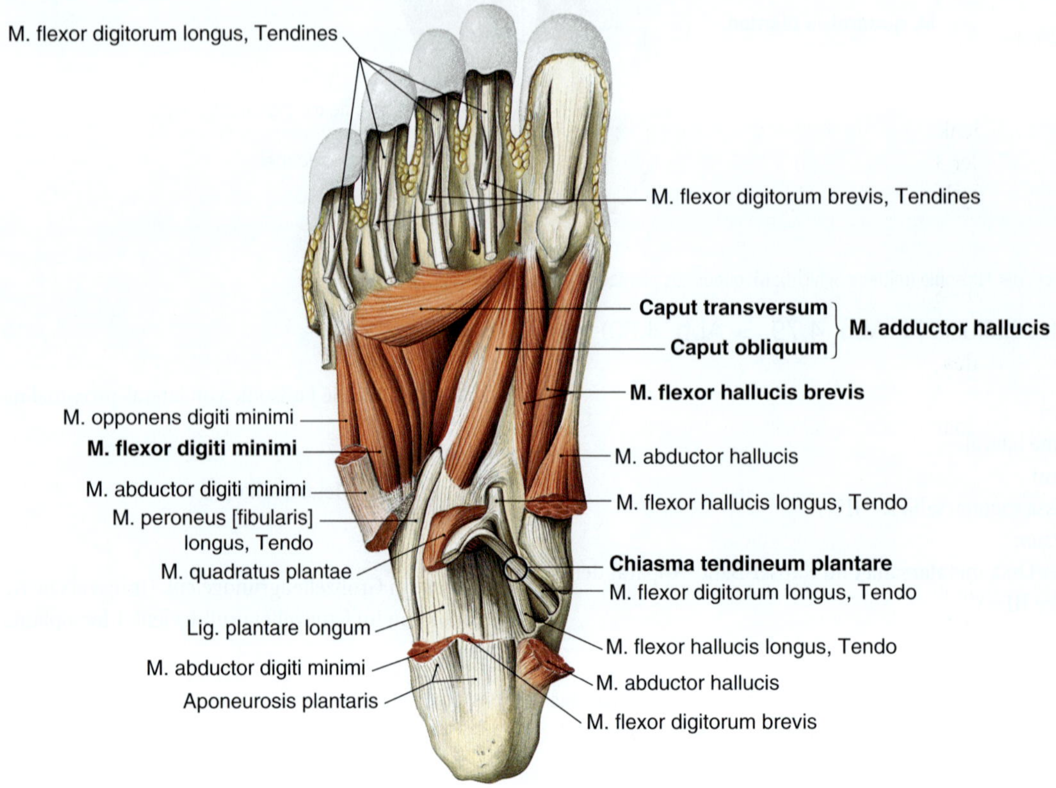

Abb. 4.80 Muskeln der Fußsohle (tiefe Schicht): M. flexor hallucis brevis, M. adductor hallucis und M. flexor digiti minimi [S007-1-24]

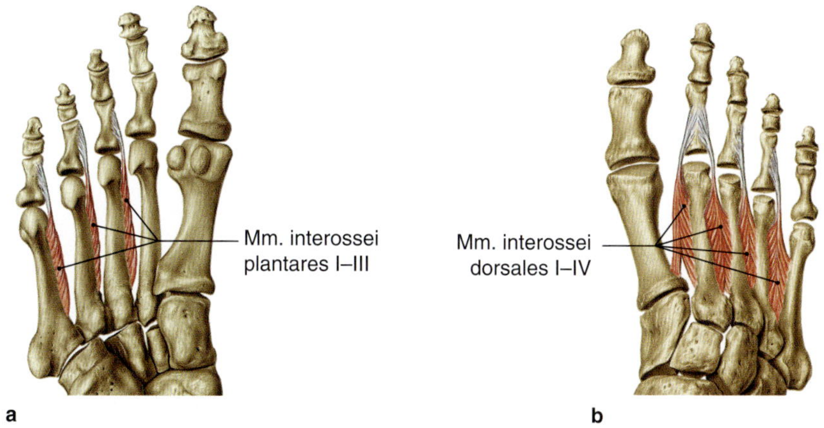

Abb. 4.81 Mm. interossei plantares von plantar und Mm. interossei dorsales von dorsal [S007-1-24]

4

▶ Mm. interossei (> Abb. 4.81)

Mm. interossei plantares

Ursprung
- Einköpfig, am medialen Rand der Ossa metatarsalia III – V
- Lig. plantare longum

Ansatz
- Mediale Seite der Basen der Grundphalangen der 3. – 5. Zehe
- Dorsalaponeurose der 3. – 5. Zehe

Verlauf
In Fußlängsrichtung

Funktion
- Flexion im Grundgelenk der 3. – 5. Zehe und Extension im Mittel- und Endgelenk der 3. – 5. Zehe (transversale Achse)
- Adduktion im Grundgelenk der 3. – 5. Zehe (dorsoplantare Achse)

Innervation
N. plantaris lateralis (S1 – S2)

Mm. interossei dorsales

Ursprung
- Zweiköpfig, an den einander zugekehrten Seitenflächen der Ossa metatarsalia I – V
- Lig. plantare longum

Ansatz
- Basen der Grundphalangen der 2. – 4. Zehe
- Kapsel-Band-Apparat der Zehengrundgelenke
- Teilweise Einstrahlungen in die Dorsalaponeurose

Verlauf
In Fußlängsrichtung

Funktion
- Flexion im Grundgelenk der 2. – 4. Zehe und Extension im Mittel- und Endgelenk der 2. – 4. Zehe (transversale Achse)
- Abduktion im Grundgelenk der 2. – 4. Zehe (dorsoplantare Achse)

Innervation
N. plantaris lateralis (S1 – S2)

4.6 Innervation der unteren Extremität

Die untere Extremität wird vom **Plexus lumbosacralis** innerviert, der aus den vorderen Ästen (Rr. anteriores) der Spinalnerven von Th12 bis L4 (**Plexus lumbalis**) bzw. L4 bis S5 und Co1 (**Plexus sacralis**) gebildet wird (> Abb. 4.82). Beide Plexus sind über den **Truncus lumbosacralis** miteinander verbunden.

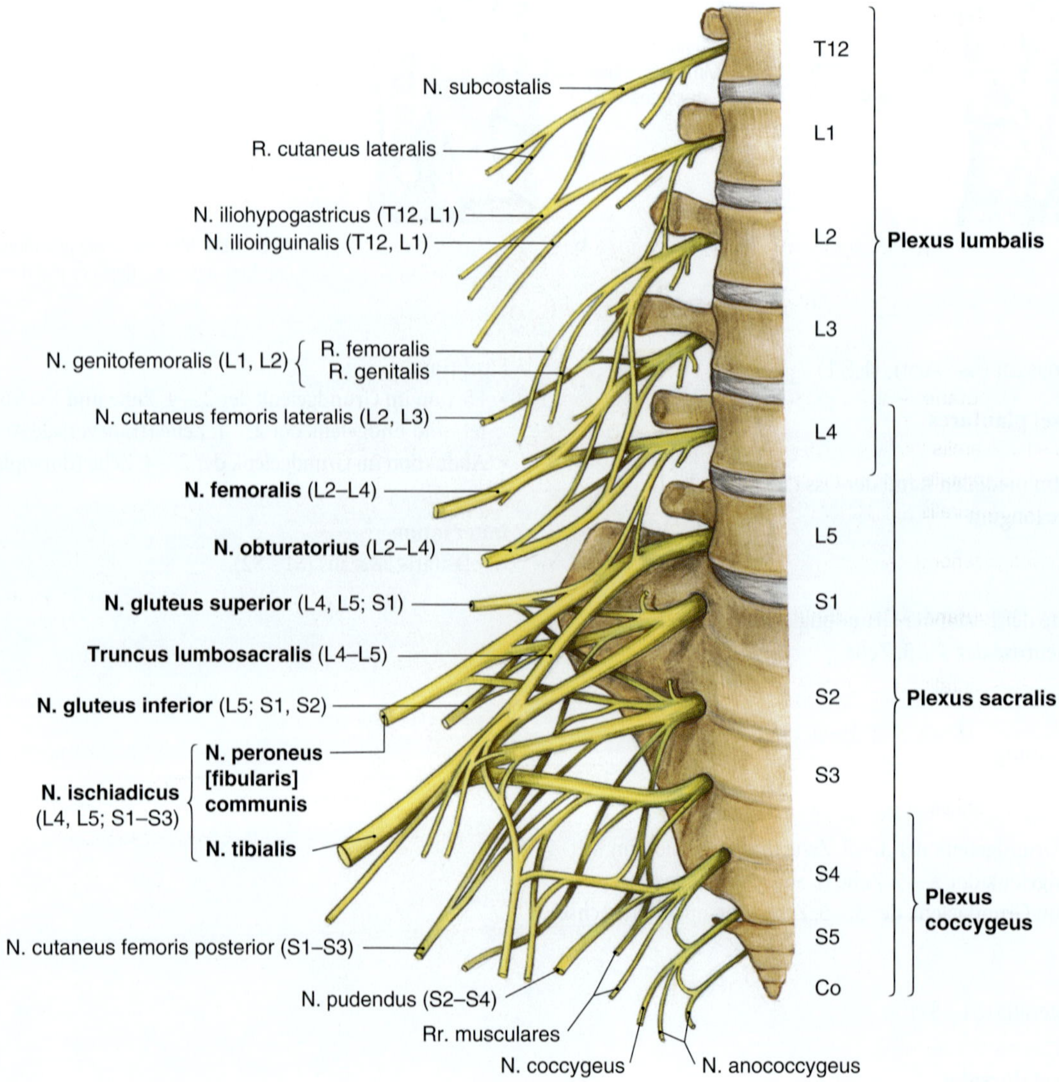

Abb. 4.82 Übersicht des Plexus lumbosacralis, Ansicht von ventral [S007-1-24]

Plexus lumbalis (➤ Abb. 4.83)

Für die motorische Innervation der unteren Extremität sind zwei Nerven des Plexus lumbalis von Bedeutung: der N. femoralis und der N. obturatorius. Der **N. femoralis** verläuft ventral des Hüftgelenks unter dem Lig. inguinale durch die Lacuna musculorum, wo er sich fächerförmig aufzweigt. In der Lacuna musculorum wird er vom M. iliopsoas begleitet. Er innerviert motorisch die ventralen Hüftmuskeln (mit Ausnahme des M. tensor fasciae latae), die ventrale Muskulatur des Oberschenkels sowie anteilig den M. pectineus.

Der **N. obturatorius** tritt durch eine kleine Öffnung in der Membrana obturatoria (Canalis obturatorius) aus dem Becken auf die mediale Seite des Oberschenkels. Er innerviert motorisch den M. obturatorius externus und die medialen Muskeln des Oberschenkels.

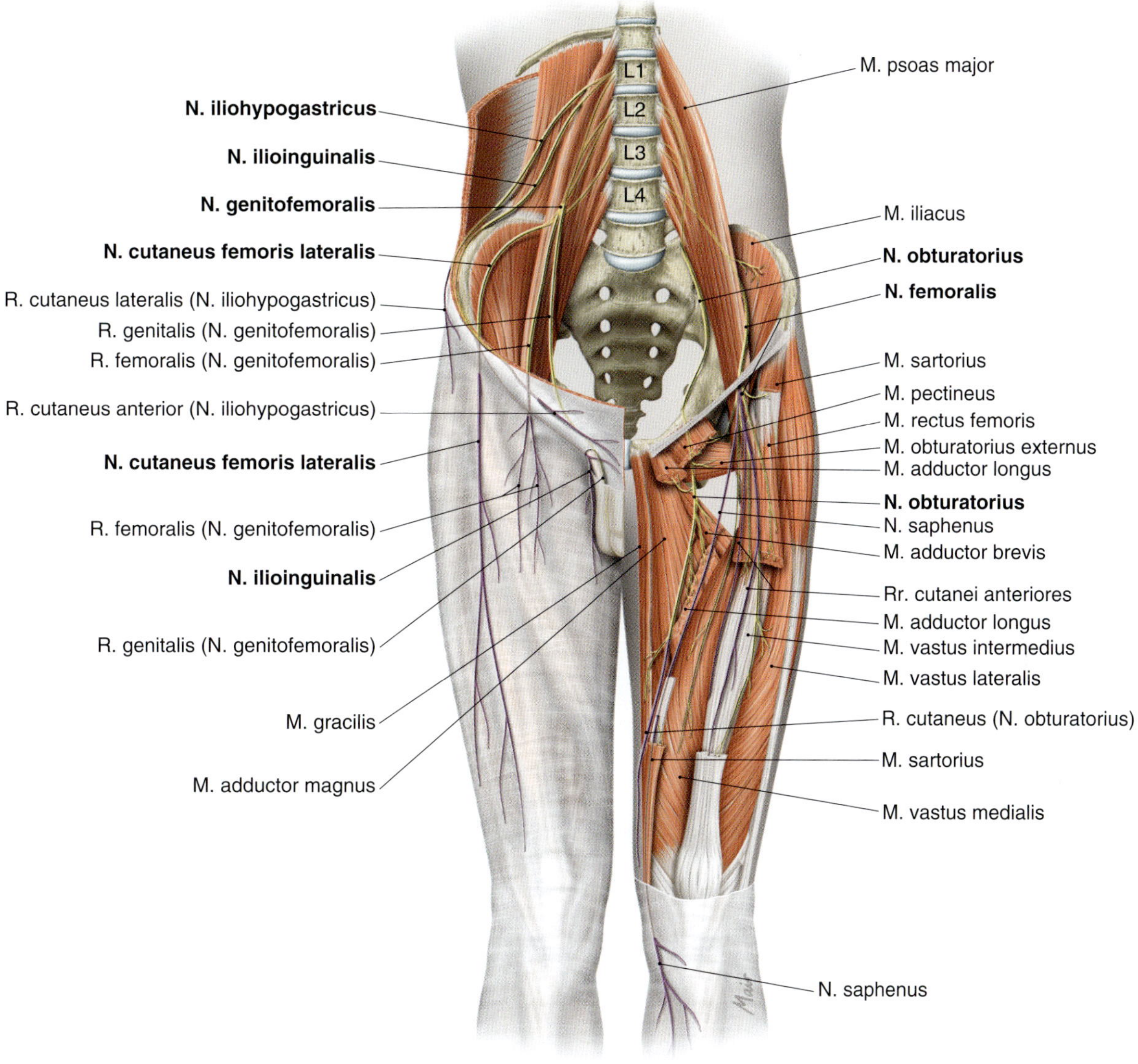

Abb. 4.83 Verlauf und Versorgungsgebiete der Nerven des Plexus lumbalis (sensible Äste sind violett dargestellt) [S007-1-24/L127]

Plexus sacralis (> Abb. 4.84)

Die Nerven des Plexus sacralis liegen dorsal des Hüftgelenks. Der **N. gluteus superior** verlässt den knöchernen Beckenring durch das Foramen suprapiriforme und innerviert motorisch den M. gluteus medius und minimus sowie den M. tensor fasciae latae. Der **N. gluteus inferior** tritt aus dem Foramen infrapiriforme und zieht in den M. gluteus maximus. Ebenfalls durch das Foramen infrapiriforme treten die Muskeläste (Rr. musculares) für die pelvitrochantären Muskeln.

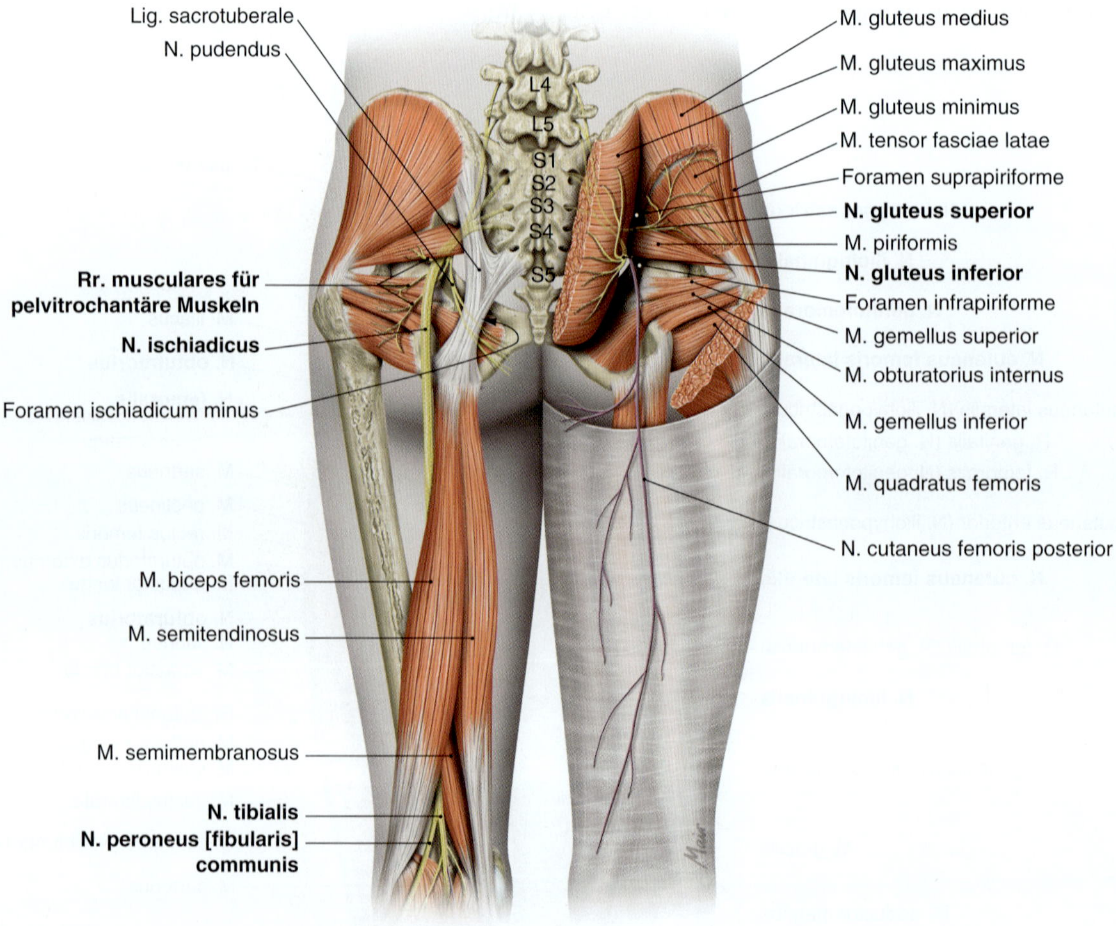

Abb. 4.84 Verlauf und Versorgungsgebiet der Nerven des Plexus sacralis (sensible Äste sind violett dargestellt) [S007-1-24/L127]

Der dickste Nerv des menschlichen Körpers ist der **N. ischiadicus**. Seine beiden Stämme (N. tibialis und N. peroneus [fibularis] communis) verlassen das Becken gemeinsam mit dem N. gluteus inferior durch das Foramen infrapiriforme und verlaufen in einer gemeinsamen Bindegewebshülle unter dem M. biceps femoris zur Kniekehle. Der **N. tibialis** (➤ Abb. 4.85) zieht weiter über die Kniekehle und tritt durch den Arcus tendineus des M. soleus zwischen die oberflächliche und tiefe Schicht der Unterschenkelflexoren, die er auch innerviert. Darüber hinaus innerviert er die dorsalen Anteile des M. adductor magnus und die dorsale Oberschenkelmuskulatur (mit Ausnahme des Caput breve des M. biceps femoris). Seine beiden Endäste (**Nn. plantares medialis und lateralis**) ziehen um den medialen Malleolus bis zur Fußsohle und innervieren dort die Fußsohlenmuskeln.

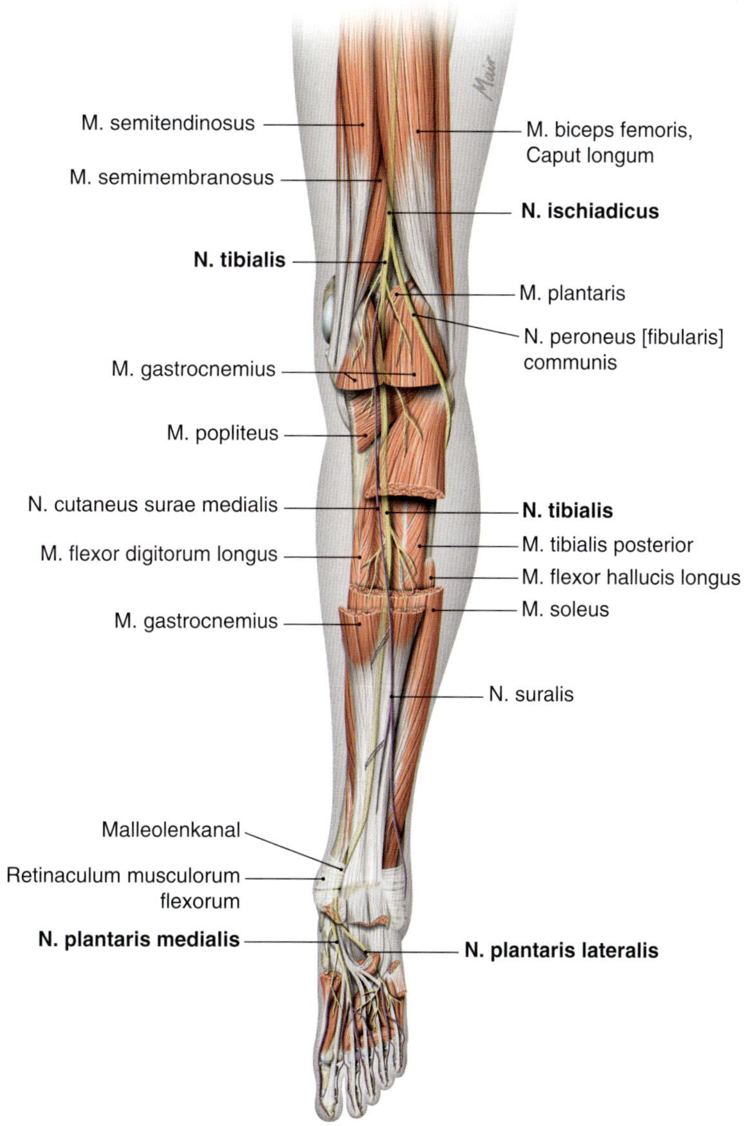

Abb. 4.85 Verlauf und Versorgungsgebiet des N. tibialis (sensible Äste sind violett dargestellt) [S007-1-24/L127]

Der **N. peroneus (fibularis) communis** spaltet sich oberhalb der Kniekehle ab und zieht nach lateral um das Caput fibulae (➤ Abb. 4.85). Hier teilt er sich in seine Endäste: Der **N. peroneus (fibularis) superficialis** innerviert die Peroneusgruppe, der **N. peroneus (fibularis) profundus** die Extensoren des Unterschenkels und des Fußrückens (➤ Abb. 4.86). Am dorsalen Oberschenkel innerviert er zudem das Caput breve des M. biceps femoris.

KLINISCHER BEZUG

Im Verlauf um das Caput fibulae liegt der N. peroneus (fibularis) communis sehr oberflächlich. Entsprechend häufig kann es hier zu Läsionen kommen, z. B. durch Kompression oder Trauma. Durch den Ausfall der Fußheber kann dann der Fuß im oberen Sprunggelenk nicht mehr gehoben werden. Klinisch imponieren der sog. Steppergang und das Herabhängen des Fußes (Spitzfußstellung).

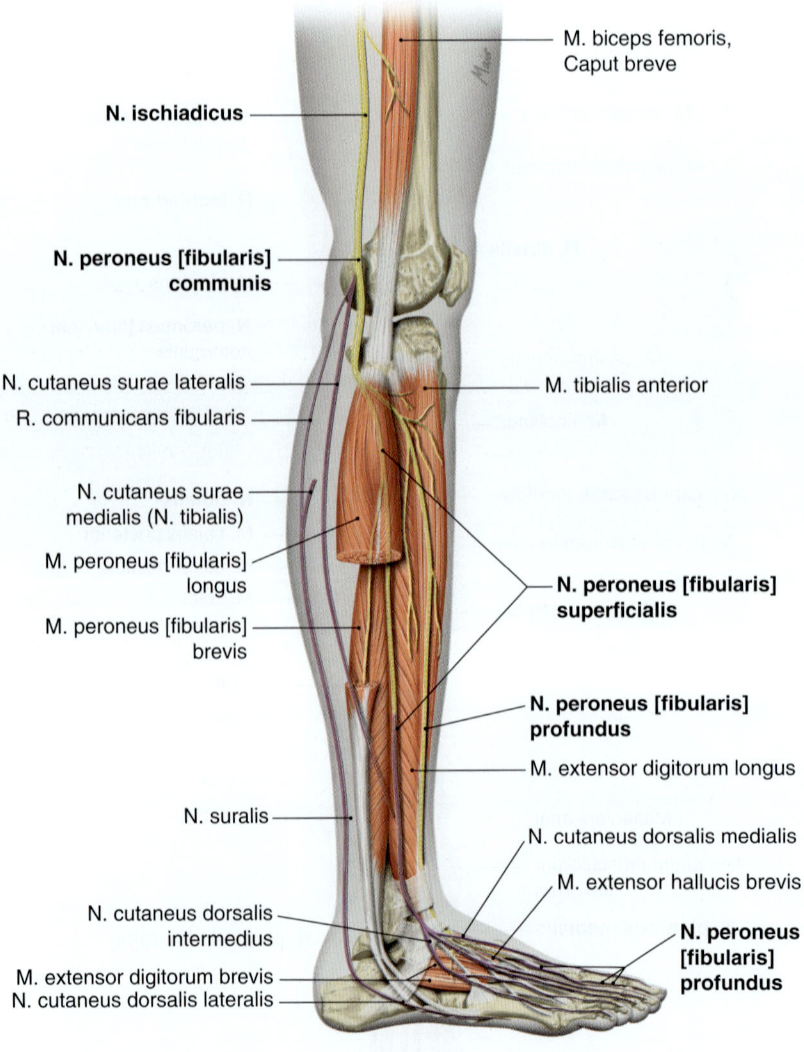

Abb. 4.86 Verlauf und Versorgungsgebiet des N. peroneus (fibularis) communis (sensible Äste sind violett dargestellt) [S007-1-24/L127]

KAPITEL

5 Obere Extremität

Betrachtet man den generellen Aufbau der oberen Extremität (➤ Abb. 5.1), lassen sich Ähnlichkeiten zu den unteren Gliedmaßen (➤ Kap. 4) erkennen. Auch die obere Extremität kann man in einen knöchernen Ring und freie Gliedmaßen unterteilen. Der **Schultergürtel** wird aus dem **Schulterblatt (Skapula)** und **dem Schlüsselbein (Klavikula)** gebildet. Zu den **freien Gliedmaßen** zählen der **Oberarm (Brachium)**, der **Unterarm (Antebrachium)** und die **Hand (Manus)**. Während die untere Extremität jedoch in erster Linie für die Fortbewegung zuständig ist, hat sich die obere Extremität beim Menschen zum Greif- und Tastorgan weiterentwickelt. Diese Funktion findet Ausdruck im Bau der Knochen wie auch in den Bewegungsmöglichkeiten der Gelenke der oberen Extremität.

5.1 Knöcherner Aufbau der oberen Extremität

5.1.1 Knochen des Schultergürtels: Schulterblatt und Schlüsselbein (Skapula und Klavikula)

Im Gegensatz zum Beckenring stellt der Schultergürtel eine sehr bewegliche Funktionseinheit mit entsprechend großem Bewegungsumfang dar. Beide Knochen sind über das laterale Schlüsselbeingelenk (**Akromioklavikulargelenk**) miteinander verbunden. Das mediale Ende der Klavikula artikuliert zudem über das mediale Schlüsselbeingelenk (**Sternoklavikulargelenk**) mit dem Brustbein (➤ Kap. 5.2.1). Die Klavikula fungiert dabei wie eine Art Abstandshalter und ist mitverantwortlich für den Bewegungsspielraum des Armes.

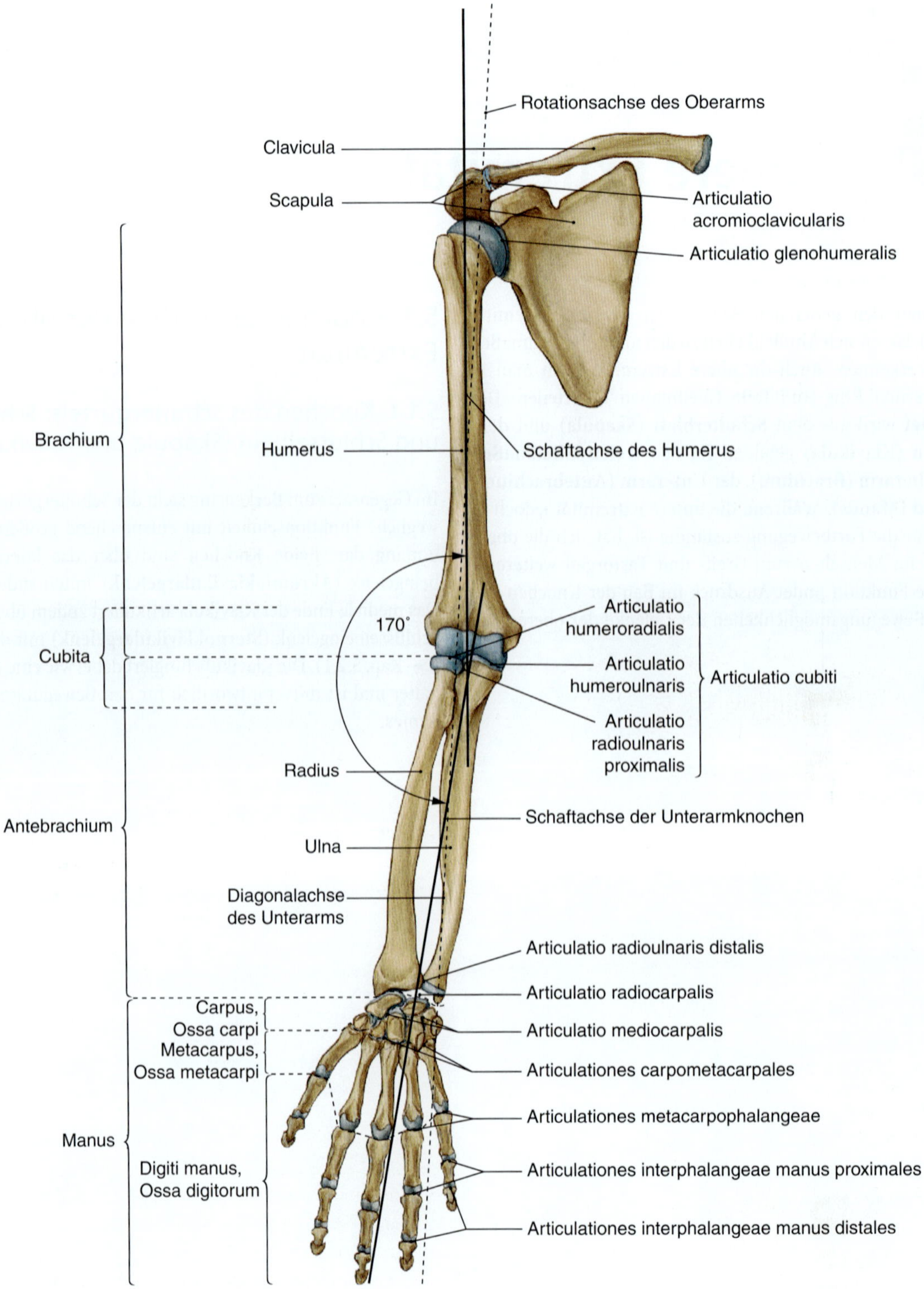

Abb. 5.1 Knochen und Gelenke der oberen Extremität [S007-1-24]

Skapula (➤ Abb. 5.2, ➤ Abb. 5.3, ➤ Abb. 5.4)

Die Skapula ist ein flacher, nahezu dreieckiger Knochen, der von drei Seiten (**Margo medialis**, **lateralis** und **superior**) und drei Winkeln (**Angulus superior**, **inferior** und **lateralis**) umrahmt wird. Der Angulus lateralis der Skapula ist breit und flach und trägt die Gelenkfläche für den Humeruskopf (**Cavitas glenoidalis**). Darüber und darunter befinden sich das **Tuberculum supraglenoidale** und **infraglenoidale**. Am oberen Rand der Skapula, nahe des Angulus lateralis ragt ein rabenschnabelähnlicher Fortsatz (**Processus coracoideus**) auf, der nahezu rechtwinklig nach ventral-lateral abbiegt.

Die dorsale Fläche der Skapula (Facies posterior, ➤ Abb. 5.4) wird durch die Schulterblattgräte (**Spina scapulae**) in die **Fossa supraspinata** und **Fossa infraspinata** unterteilt. Die Spina scapulae beginnt an der Margo medialis im Trigonum scapulae und endet lateral in einem kräftigen, platten Fortsatz, dem **Akromion**. An dessen vorderem Rand findet sich, nach medial gerichtet, die **Facies articularis clavicularis** zur gelenkigen Verbindung mit der Klavikula.

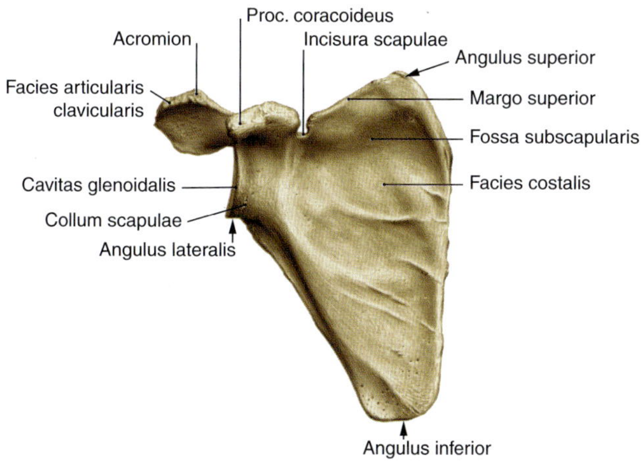

Abb. 5.2 Rechte Skapula, Ansicht von ventral [S007-1-24]

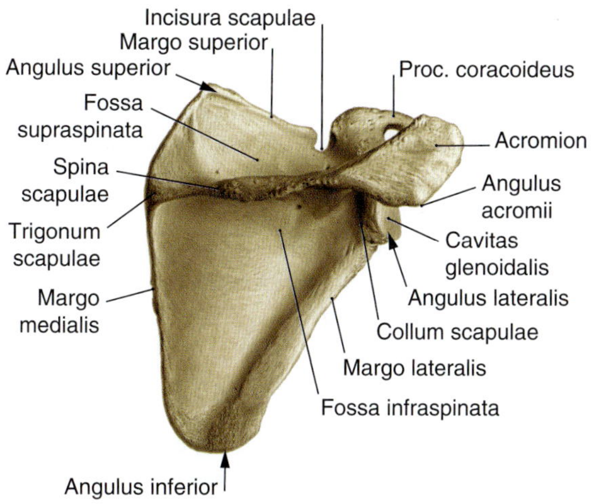

Abb. 5.3 Rechte Skapula, Ansicht von lateral [S007-1-24]

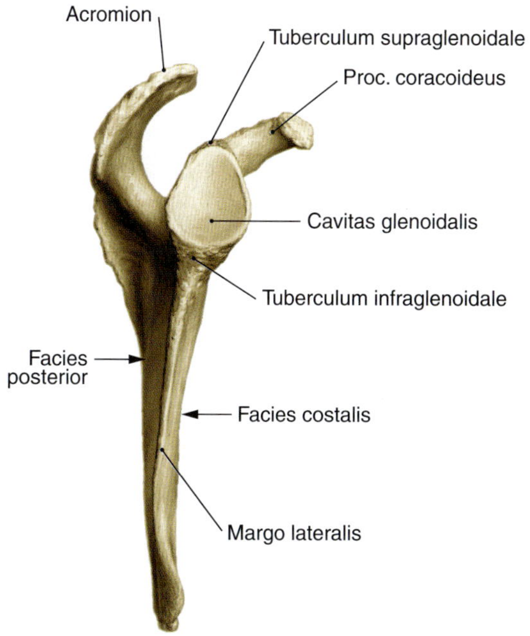

Abb. 5.4 Rechte Skapula, Ansicht von dorsal [S007-1-24]

Klavikula (➤ Abb. 5.5)

Die Klavikula ist ein S-förmig gebogener Knochen, an dem man eine **Extremitas sternalis** und eine **Extremitas acromialis** unterscheidet. An beiden Enden trägt sie jeweils eine Gelenkfläche (**Facies articularis sternalis** und **acromialis**) zur Artikulation mit dem Sternum bzw. dem Akromion. Nahe des akromialen Endes befindet sich an der Unterseite das **Tuberculum conoideum**, von dem aus die **Liniea trapezoidea** nach lateral zieht.

5.1.2 Knochen der freien Extremität: Oberarm-, Unterarm- und Handknochen

Oberarmknochen (Humerus, ➤ Abb. 5.6, ➤ Abb. 5.7)

Das proximale Ende des Humerus trägt das **Caput humeri**, welches mit der Cavitas glenoidalis der Skapula das **Schultergelenk** (**Art. glenohumeralis**, ➤ Kap. 5.2.1) bildet. Dem Caput humeri schließt sich das **Collum anatomicum** an. Am Übergang zum Schaft finden sich lateral das größere **Tuberculum majus**, ventral gelegen das kleinere **Tuberculum minus**. Beide dienen den Muskeln der Rotatorenmanschette als Ansatz. Die Tuberculi laufen nach distal in der **Crista tuberculi majoris** bzw. **minoris** aus. Dazwischen liegt der **Sulcus intertubercularis**, in dem die lange Bizepssehne verläuft. Den Sulcus erkennt man am besten in der Ansicht von kranial (➤ Abb. 5.8). Der sich nach unten verjüngende Teil des Schaftes direkt unterhalb der Tuberculi wird als **Collum chirurgicum** bezeichnet.

Etwa in der Mitte des Schaftes findet sich lateral die **Tuberositas deltoidea** und auf der dorsalen Seite der **Sulcus nervi radialis**.

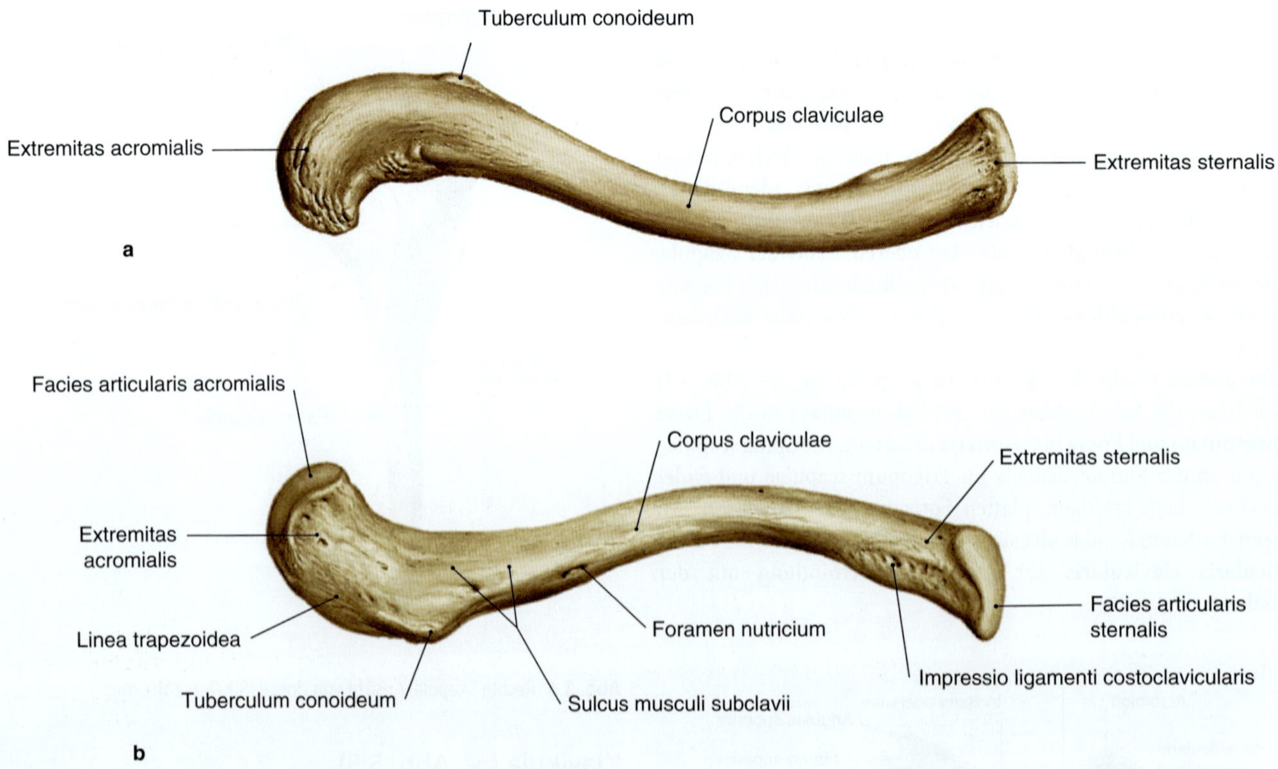

Abb. 5.5 Rechte Klavikula, Ansicht von kranial (a) und kaudal (b) [S007-1-24]

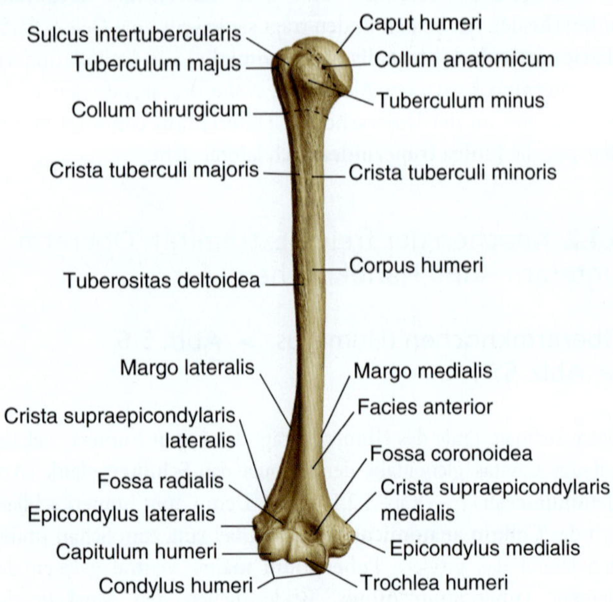

Abb. 5.6 Rechter Humerus, Ansicht von ventral [S007-1-24]

Nach distal läuft der Humerusschaft in zwei scharfen Kanten (**Crista supraepicondylaris medialis** und **lateralis**) zu den Epikondylen (**Epicondylus lateralis** und **medialis**) aus. Hinter dem deutlich stärker vorspringenden Epicondylus medialis liegt eine Rinne für den N. ulnaris (**Sulcus nervi ulnaris**, ➤ Abb. 5.7).

Am distalen Ende des Humerus bilden das **Capitulum humeri** und die **Trochlea humeri** den **Condylus humeri**. Er dient der Verbindung mit Radius und Ulna im Ellenbogengelenk (Art. cubiti, ➤ Kap. 5.3.1). Ventral liegt oberhalb des Capitulum die **Fossa radialis**, oberhalb der Trochlea die **Fossa coronoidea** (➤ Abb. 5.6). Auf der dorsalen Seite befindet sich oberhalb der Trochlea die **Fossa olecrani** (➤ Abb. 5.7). Diese Vertiefungen nehmen bei endgradiger Beugung bzw. Streckung im Ellenbogen die proximalen Enden der Unterarmknochen auf.

Unterarmknochen: Speiche und Elle (Radius und Ulna)

Radius und Ulna bilden gemeinsam den knöchernen Unterarm. Beide Knochen sind über zwei Gelenke (**Art. radioulnaris proximalis** und **distalis**, ➤ Kap. 5.3.1) sowie die **Membrana interossea antebrachii** miteinander verbunden. Diese Verbindungen ermöglichen die Umwendebewegungen des Armes, wodurch sich der Bewegungsspielraum der Hand deutlich erweitert. In der Supinationsstellung des Unterarms stehen beide Knochen parallel, während sie sich bei der Pronation überkreuzen (➤ Abb. 5.9).

Radius (➤ Abb. 5.10)

Das proximale Ende des Radius trägt das **Caput radii** mit der **Fovea articularis** und der **Circumferentia articularis** (➤ Kap. 5.3.1). Unterhalb des Caput radii verjüngt sich der Knochen zum **Collum radii**, unter dem am Übergang zum Schaft die **Tuberositas radii** zu finden ist.

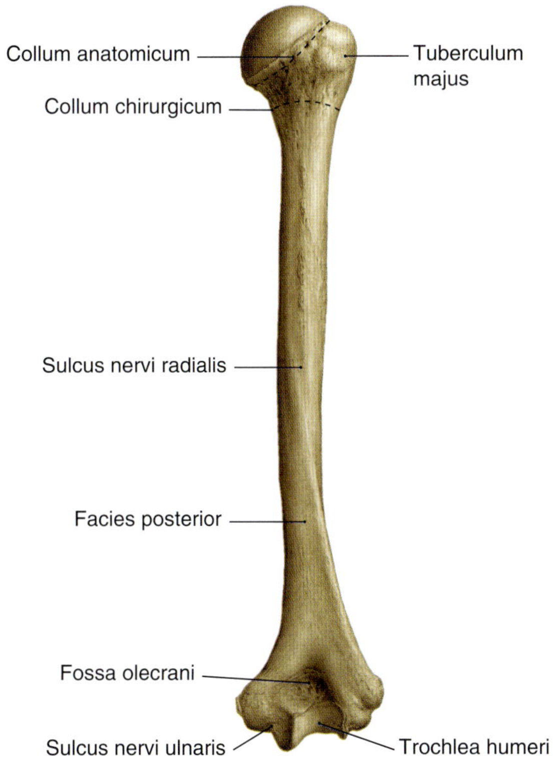

Abb. 5.7 Rechter Humerus, Ansicht von dorsal [S007-1-24]

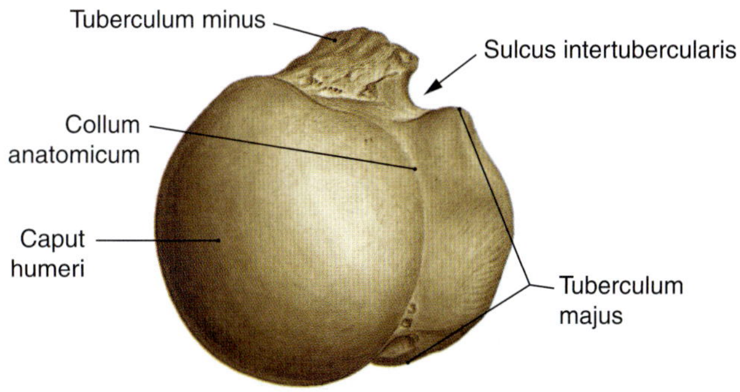

Abb. 5.8 Rechter Humerus, Ansicht von kranial [S007-1-24]

Am Radiusschaft finden sich verschiedene Kanten und Flächen. Hervorzuheben ist der **Margo interosseus**, von dem aus sich die **Membrana interossea antebrachii** zum gegenüberstehenden Margo interosseus der Ulna ausspannt (➤ Abb. 5.11).

Am breiteren distalen Ende des Radius finden sich auf der dorsalen Seite mehrere Rinnen, in denen die Sehnen der Extensorenmuskeln in ihren jeweiligen Sehnenfächern verlaufen (➤ Kap. 5.4.2). Das erhabene **Tuberculum dorsale** (Lister'sches Höckerchen) dient dem M. extensor pollicis longus als Umlenkrolle. Am lateralen Rand des Radius ragt der **Processus styloideus radii** nach distal, medial findet sich ein Einschnitt (**Insisura ulnaris**) für die Ulna (Art. radioulnaris distalis, ➤ Kap. 5.3.1). Ebenfalls nach distal gerichtet ist die Gelenkfläche für das proximale Handwurzelgelenk (**Facies articularis carpalis**; Art. radiocarpalis, ➤ Kap. 5.4.1).

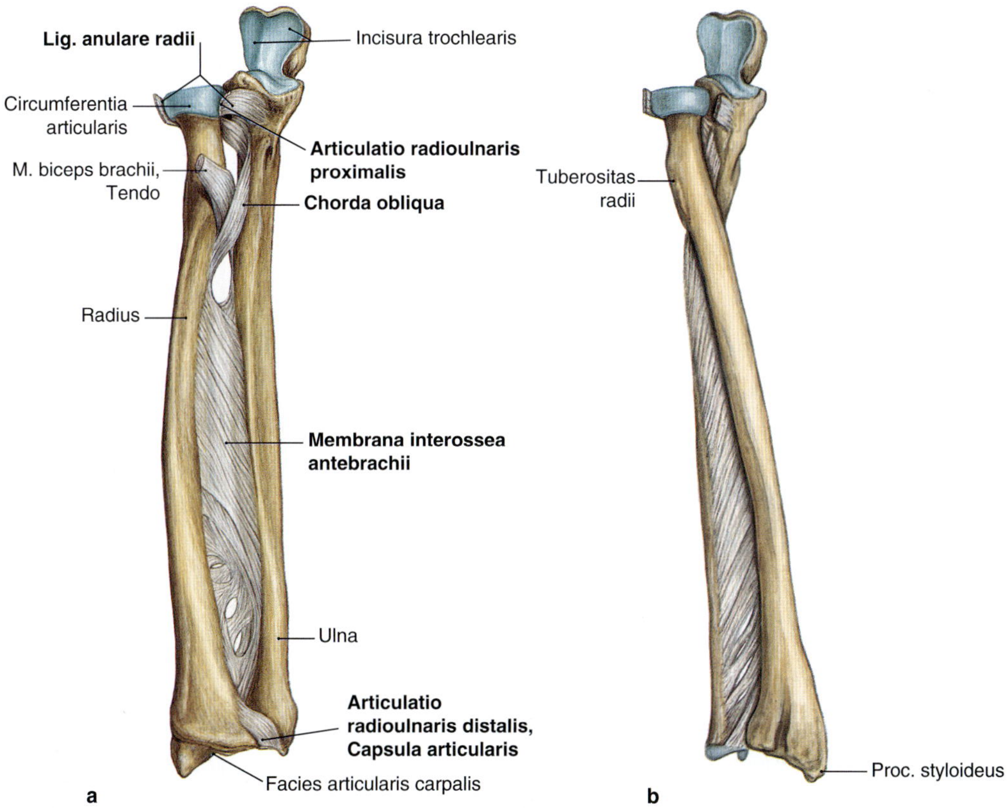

Abb. 5.9 Verbindungen von Radius und Ulna in Supinations- (a) und Pronationsstellung (b), Ansicht von ventral [S007-1-24]

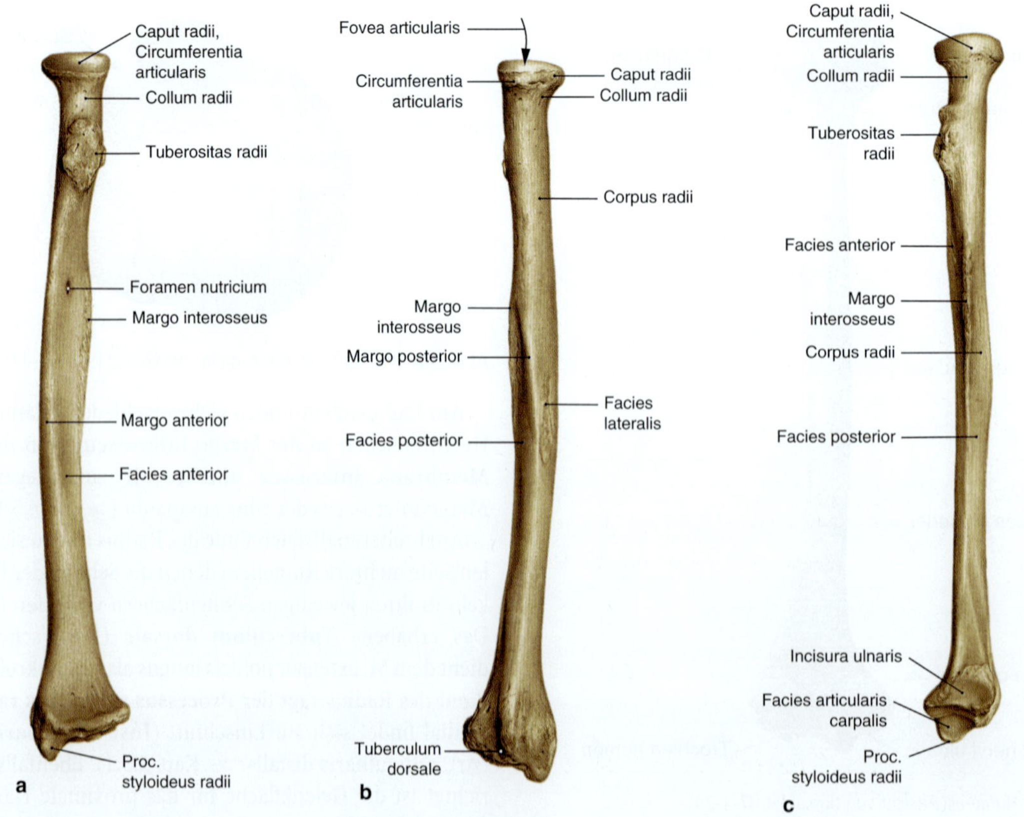

Abb. 5.10 Rechter Radius, Ansicht von ventral (a), dorsal (b) und ulnar (c) [S007-1-24]

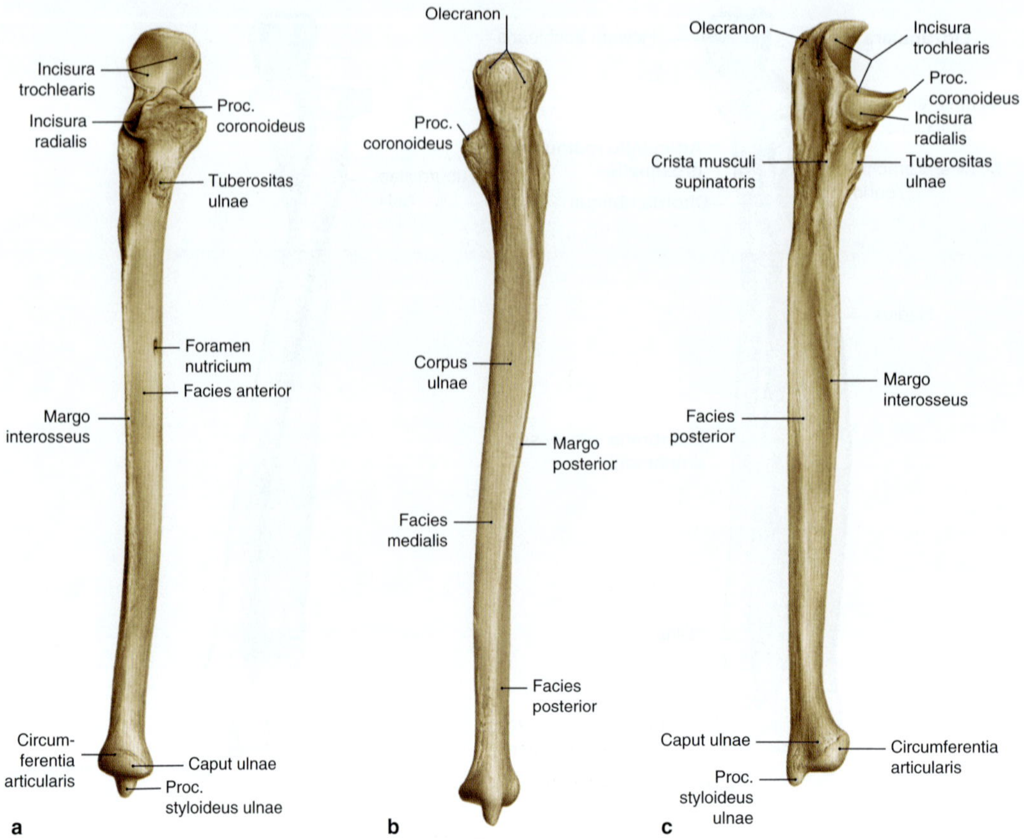

Abb. 5.11 Rechte Ulna, Ansicht von ventral (a), dorsal (b) und radial (c) [S007-1-24]

Ulna (➤ Abb. 5.11)

Am proximalen Ende der Ulna sieht man eine tiefe Einkerbung (**Incisura trochlearis**), die zangenförmig die Gelenkrolle des Humerus umgreift (Art. humeroulnaris, ➤ Kap. 5.3.1). Zum Radius hin findet sich unmittelbar neben der Incisura trochlearis die deutlich kleinere **Incisura radialis**, in der die Zirkumferenz des Radius zu liegen kommt (Art. radioulnaris proximalis, ➤ Kap. 5.3.1). Ventral endet die Incisura trochlearis im **Processus coronoideus**. Dem proximalen Ende der Ulna ist dorsal das **Olekranon** aufgelagert.

Unterhalb des Proc. coronoideus, am Übergang zum Schaft, liegt die **Tuberositas ulnae**. Radial findet sich, unterhalb der Incisura radialis, die **Crista musculi supinatoris**, an der der gleichnamige Muskel entspringt.

Das distale Ende der Ulna trägt das zierliche **Caput ulnae**, das über seine **Circumferentia articularis** mit dem distalen Radius verbunden ist (Art. radioulnaris distalis, ➤ Kap. 5.3.1). Wie am Radius ragt auch an der Ulna ein kleiner **Processus styloideus ulnae** nach distal.

Knochen der Hand (Ossa manus)

Das Handskelett (➤ Abb. 5.12, ➤ Abb. 5.13) lässt sich, wie auch das Fußskelett, in drei Abschnitte unterteilen.

Die **Handwurzel (Karpus)** besteht aus insgesamt acht Handwurzelknochen, die in zwei Reihen angeordnet sind. Die proximale Reihe wird aus dem **Kahnbein (Os scaphoideum)**, dem **Mondbein (Os lunatum)**, dem **Dreieckbein (Os triquetrum)** und dem **Erbsenbein (Os pisiforme)** gebildet. In der distalen Reihe sind das **große Vieleckbein (Os trapezium)**, das **kleine Vieleckbein (Os trapezoideum)**, das **Kopfbein (Os capitatum)** und das **Hakenbein (Os hamatum)** miteinander verbunden. Letzteres trägt an seiner palmaren Seite einen deutlich erhabenen, hakenartigen Fortsatz (**Hamulus ossis hamati**), der ihm auch seinen Namen verleiht.

Die **Mittelhand (Metakarpus)** besteht aus fünf kleinen Röhrenknochen, den **Ossa metacarpi**.

Die **Finger (Digiti manus)** besitzen mit Ausnahme des Daumens je drei Fingerglieder (**Phalanx proximalis, media** und **distalis**); der Daumen hat lediglich eine Phalanx proximalis und distalis. Sowohl die Mittelhand- als auch die Fingerknochen lassen sich in eine **Basis**, ein **Corpus** und ein **Caput** unterteilen. Am Caput des ersten Metakarpalknochens finden sich palmar regelmäßig zwei kleine Sesambeine (**Ossa sesamoidea**).

Die zahlreichen Gelenke im Bereich der Hand werden in ➤ Kap. 5.4.1 behandelt.

MERKHILFE

Ein *Kahn*, der fuhr im *Mond*enschein im *Dreieck* um das *Erbsenbein*– *Vieleck groß*, *Vieleck klein*, ein *Kopf*, der muss am *Haken* sein (= proximale und distale Reihe der Handwurzelknochen von radial nach ulnar).

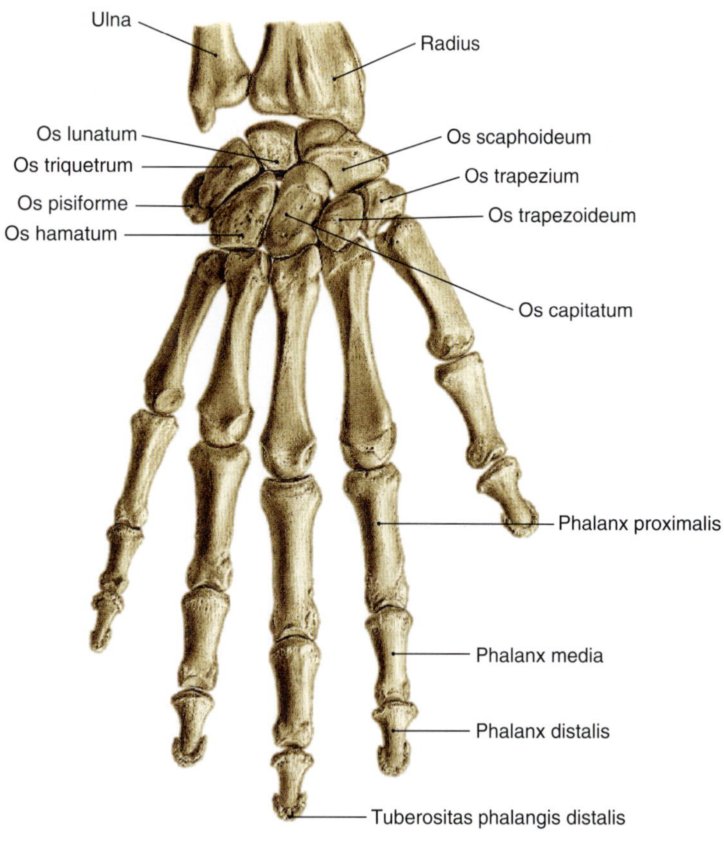

Abb. 5.12 Handskelett der rechten Hand, Ansicht von dorsal [S007-1-24]

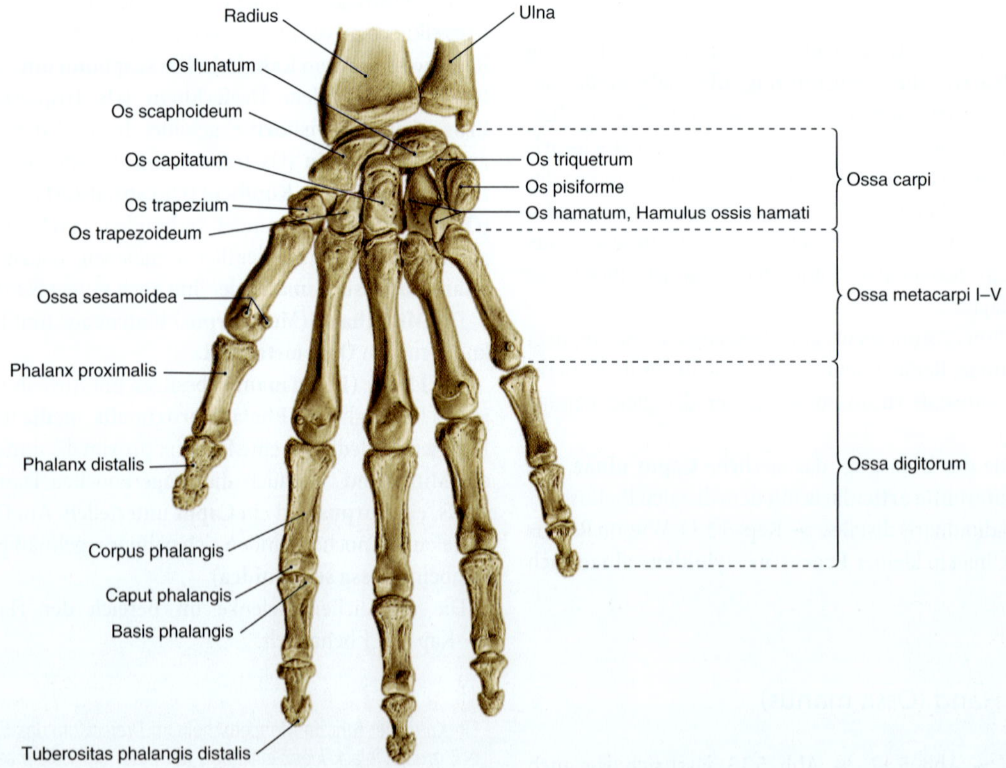

Abb. 5.13 Handskelett der rechten Hand, Ansicht von palmar [S007-1-24]

5.2 Schulter- und Schultergürtelgelenke

In der Schulter- und Schultergürtelregion sind insgesamt fünf Gelenke an der Bewegung des Arms beteiligt (➤ Abb. 5.14).

- Drei **Schultergürtelgelenke** sind für die Beweglichkeit der Skapula auf dem Thorax verantwortlich. Beim Sternoklavikular- und Akromioklavikulargelenk handelt es sich um echte Gelenke. Die Verbindung zwischen Skapula und Thorax stellt dagegen kein echtes Gelenk dar, sondern nur ein myofasziales Gleitlager zwischen den Muskelfaszien.
- Daneben existieren zwei **Schultergelenke**, die die Beweglichkeit des Humerus gegenüber der Skapula gewährleisten. Man unterscheidet das eigentliche Schultergelenk (**Art. glenohumeralis**) und das sog. **subakromiale Nebengelenk**.

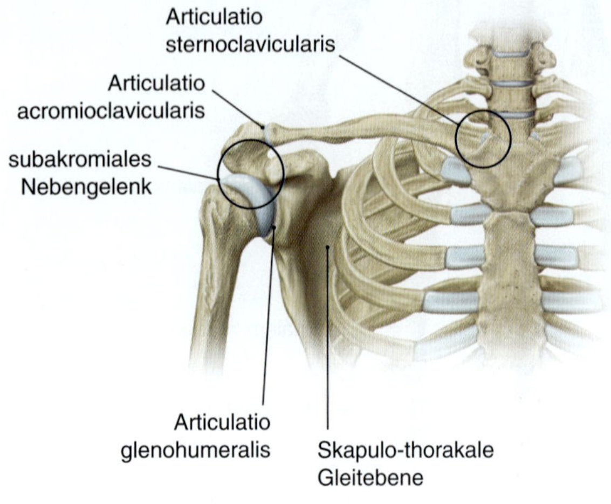

Abb. 5.14 Übersicht der Schulter- und Schultergürtelgelenke [S007-5]

5.2.1 Steckbrief Schulter- und Schultergürtelgelenke

Skapula und Klavikula bilden gemeinsam den Schultergürtel, sie sind im Akromioklavikulargelenk miteinander und über das Sternoklavikulargelenk mit dem Brustkorb verbunden (➤ Abb. 5.15).

Gelenktyp und Bewegungsausmaß der Schultergürtelgelenke

Sternoklavikulargelenk (Art. sternoclavicularis, SC-Gelenk)

Das SC-Gelenk ist ein Sattelgelenk (Art. sellaris) mit zwei Hauptfreiheitsgraden, das jedoch funktionell eine Rotation der Klavikula um ihre Längsachse erlaubt. Es stellt die einzige direkte Verbindung zwischen dem Schultergürtel (und damit der oberen Extremität) und dem Rumpf dar.

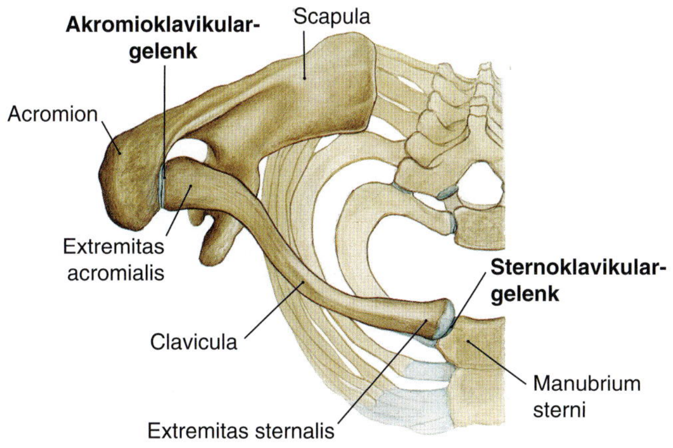

Abb. 5.15 Knochen des Schultergürtels, Ansicht von kranial [S007-1-24]

Akromioklavikulargelenk (Art. acromioclavicularis, AC-Gelenk)

Das AC-Gelenk ist ein planes Gelenk (Art. plana). Es wird auch als **Schultereckgelenk** bezeichnet.

Skapulothorakale Gleitebene

Tab. 5.1 Bewegungsausmaß der Skapula auf dem Thorax (nach Kapandji 2016)

Transversale Richtung (nach medial und lateral)	Skapulaabduktion (Protraktion)/Skapulaadduktion (Retraktion)	10–12 cm
Vertikale Richtung (nach kranial und kaudal)	Elevation/Depression:	10–12 cm
Skapularotation um eine gedachte (sagittale) Achse in der Fossa infraspinata	Mediorotation/Laterorotation:	60°

Zwischen Skapula und Thorax befindet sich kein echtes Gelenk, sondern die Skapula wird über **myofasziale Gleitflächen** zwischen den Muskeln auf dem Thorax bewegt. Die Bewegungen finden zum einen über die Gleitfläche zwischen M. subscapularis und M. serratus anterior und zum anderen über die Gleitfläche zwischen M. serratus anterior und der äußeren Thoraxwand statt. (➤ Tab. 5.1, ➤ Tab. 5.4)

Die Beweglichkeit im Schultergürtel lässt sich am besten über die Bewegungen der Skapula auf dem Thorax beschreiben. Bei allen Bewegungen der Skapula kommt es zwangsläufig auch zu Bewegungen im Acromioklavikular- und Sternoklavikulargelenk. Folgende Bewegungen sind möglich (➤ Abb. 5.16, ➤ Tab. 5.1):

- Die Skapula kann durch Muskelschlingen horizontal (transversal) nach medial und lateral verschoben werden. Diese Bewegung bezeichnet man als **Skapulaadduktion** (nach medial) und **Skapulaabduktion** (nach lateral). Eine Abduktion der Skapula ist mit einer **Protraktion** des Schultergürtels, eine Adduktion mit einer **Retraktion** des Schultergürtels verbunden.
- Die vertikale Bewegung (Heben und Senken) der Skapula nach kranial entspricht einer **Elevation** und die Bewegung nach kaudal einer **Depression** des Schultergürtels.

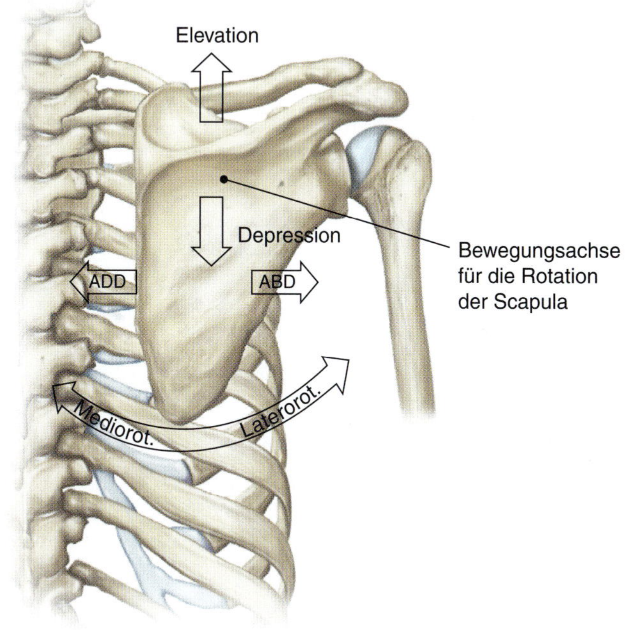

Abb. 5.16 Bewegungen der Skapula auf dem Thorax (ABD = Abduktion, ADD = Adduktion) [L127/S007-5]

- Die dritte Bewegungsmöglichkeit ist die Drehung der Skapula auf dem Thorax um eine gedachte (sagittale) Achse in der Fossa infraspinata. Die Bewegung des Angulus inferior nach medial wird als **Mediorotation**, die Bewegung nach lateral als **Laterorotation** beschrieben. Durch die Drehung des Angulus inferior nach lateral wird beim Heben des Armes die Gelenkpfanne des Schultergelenks nach oben gerichtet. Diese Drehung ist Voraussetzung für die Armhebung über die Horizontale.

Gelenkpartner des SC-Gelenks (➤ Tab. 5.2)

Das mediale Ende der Klavikula (**Facies articularis sternalis**) ist mit einer kleinen Einkerbung am Sternum, der **Incisura clavicularis** verbunden. Die Gelenkflächen sind unterschiedlich konvex-konkav geformt: die Klavikula ist in der Frontalebene konvex und in der Transversalebene konkav, die Incisura clavicularis verhält sich entgegengesetzt (➤ Abb. 5.17).

Gelenkkapsel und Bänder des SC-Gelenks

Die Gelenkkapsel ist schlaff und am Rand der überknorpelten Gelenkflächen befestigt.

Besonderheiten

Im Gelenkspalt befindet sich ein **Discus articularis**, der das Gelenk in zwei Kammern unterteilt und die Rotation der Klavikula um ihre Längsachse ermöglicht. (➤ Abb. 5.17)

5

Tab. 5.2 Zusammenfassung Sternoklavikulargelenk (Art. sternoclavicularis)

Gelenktyp	Sattelgelenk – Art. sellaris
Gelenkflächen	Facies articularis sternalis am medialen Ende der Klavikula (konvex für Elevation/Depression, konkav für Protraktion/Retraktion), Incisura clavicularis des Sternums (entsprechend umgekehrt)
Gelenkebene	Auf der Incisura clavicularis, ca. 50° nach kranial und ca. 20° nach dorsal ausgerichtet
Gelenkkapsel	Lockere Kapsel mit Verstärkung durch Lig. sternoclaviculare anterius und posterius, Lig. interclaviculare und Lig. costoclaviculare
Ruhestellung	Physiologische Stellung des Schultergürtels
Verriegelte Stellung	Maximale Elevation des Arms
Kapselmuster	Nicht beschrieben
Bewegungsausmaß	• Elevation/Depression 40°/0/10° • Protraktion/Retraktion 30°/0/25° • Rotation um die Längsachse der Klavikula insgesamt 30°
Segmentale Innervation	Sensibel: C5/C6 Vegetativ: Th5/Th6
Besonderheiten	Ein Discus articularis unterteilt das Gelenk in zwei Kammern und ermöglicht die Rotation der Klavikula. Dadurch kann man funktionell von einem Kugelgelenk mit drei Freiheitsgraden sprechen.

Lig. interclaviculare

- Verbindet beide Klavikulae im kranialen Bereich
- Verlauf: nahezu horizontal
- Funktion: stabilisiert das Gelenk kranial und begrenzt die Depression

Lig. sternoclaviculare anterius

- Mediale Insertion: ventral am Manubrium sterni
- Laterale Insertion: ventral an der Extremitas sternalis der Klavikula
- Verlauf: von medial-kaudal nach lateral-kranial
- Funktion: stabilisiert das Gelenk ventral und begrenzt die Retraktion

Lig. sternoclaviculare posterius

- Mediale Insertion: dorsal am Manubrium sterni
- Laterale Insertion: dorsal an der Extremitas sternalis der Klavikula
- Verlauf: von medial-kaudal nach lateral-kranial
- Funktion: stabilisiert das Gelenk dorsal und begrenzt die Protraktion

Lig. costoclaviculare

- Kaudale Insertion: Oberkante der 1. Rippe
- Kraniale Insertion: Unterseite der Extremitas sternalis der Klavikula
- Verlauf: nahezu vertikal
- Funktion: stabilisiert das Gelenk kaudal und begrenzt die Elevation

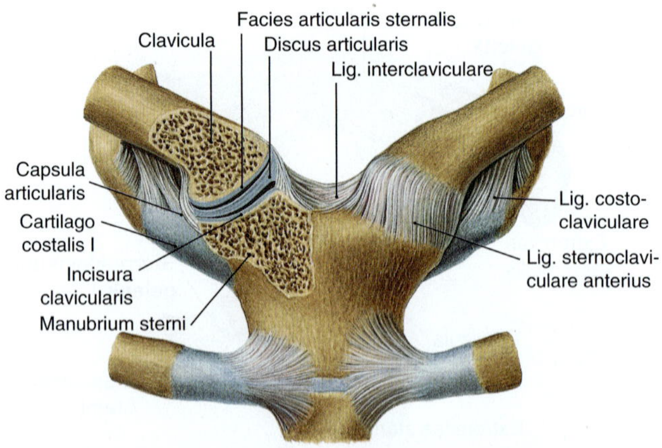

Abb. 5.17 Gelenkpartner und Bänder des Sternoklavikulargelenks, rechts im Frontalschnitt, Ansicht von ventral [S007-1-24]

Gelenkpartner des AC-Gelenks (> Abb. 5.3)

Das laterale Ende der Klavikula (**Facies articularis acromialis**) ist mit einer kleinen Gelenkfläche am Akromion (**Facies articularis clavicularis**) verbunden. Die ovalen Gelenkflächen sind annähernd plan. Der Gelenkspalt ist etwas von dorsal-medial nach ventral-lateral ausgerichtet.

Tab. 5.3 Zusammenfassung Akromioklavikulargelenk (Art. acromioclavicularis, Schultereckgelenk)

Gelenktyp	Planes Gelenk – Art. plana
Gelenkflächen	Facies articularis acromialis am lateralen Ende der Klavikula (leicht konvex), Facies articularis clavicularis am medialen Rand des Akromions (leicht konkav)
Gelenkebene	Auf der Facies articularis des Akromions, von dorsal-medial um ca. 20° nach ventral-lateral ausgerichtet
Gelenkkapsel	Lockere Kapsel mit Verstärkung durch das Lig. acromioclaviculare
Ruhestellung	Physiologische Stellung des Schultergürtels
Verriegelte Stellung	Maximale Abduktion im Schultergelenk
Kapselmuster	Nicht beschrieben
Bewegungsausmaß	• Translatorische Gleitbewegungen nach ventral und dorsal sowie kranial und kaudal bei allen Bewegungen der Skapula auf dem Thorax • Außerdem erlaubt das Gelenk eine Rotation der Skapula um ca. 30°
Segmentale Innervation	Sensibel: C3/C6 Vegetativ: Th3/Th6
Besonderheiten	Bei ca. 30% der Menschen findet sich ein ein inkompletter Diskus im Gelenkspalt. Das Gelenk wird zusätzlich über die beiden Anteile des Lig. coracoclaviculare (Lig. trapeziodeum und conoideum) stabilisiert.

Tab. 5.4 Zusammenfassung skapulothorakale Gleitebene

Gelenktyp	Kein echtes Gelenk, sondern ein myofasziales Gleitlager
Gleitflächen	Außenfläche der Rippen, Fossa subscapularis der Skapula und Faszien des M. subscapularis und M. serratus anterior
Gleitebene	Auf der Fossa subscapularis
Kapselmuster	Nicht beschrieben, myofasziale Adhäsionen können jedoch die Beweglichkeit beeinträchtigen
Bewegungsausmaß	• Elevation/Depression 10–12 cm • Laterorotation/Mediorotation des Angulus inferior insgesamt 60° • Abduktion (Protraktion)/Adduktion (Retraktion) der Skapula 10–12 cm
Segmentale Innervation	Sensibel: Th2/Th7 Vegetativ: Th5/Th7
Besonderheiten	Zwischen dem M. serratus anterior, dem M. subscapularis und der äußeren Thoraxwand werden zwei Gleitflächen gebildet.

Gelenkkapsel und Bänder des AC-Gelenks (> Abb. 5.18)

Die Gelenkkapsel ist schlaff und am Rand der überknorpelten Gelenkflächen befestigt.

Besonderheiten

Nur bei ca. 30 % der Menschen findet sich ein Discus articularis.

Lig. coracoclaviculare

Lig. trapezoideum

- Mediale Insertion: Proc. coracoideus
- Laterale Insertion: Unterseite der Klavikula an der Linea trapezoidea
- Verlauf: von kaudal-medial-ventral nach kranial-lateral-dorsal
- Funktion: begrenzt Bewegungen der Skapula gegenüber der Klavikula

Lig. conoideum

- Mediale Insertion: Proc. coracoideus
- Laterale Insertion: Unterseite der Klavikula am Tuberculum conoideum
- Verlauf: von kaudal-ventral nach kranial-dorsal zum Hinterrand der Klavikula
- Funktion: begrenzt Bewegungen der Skapula gegenüber der Klavikula

Lig. acromioclaviculare

- Mediale Insertion: Akromion
- Laterale Insertion: Extremitas acromialis der Klavikula (dorsal)
- Verlauf: von medial nach lateral
- Funktion: stabilisiert das Gelenk in alle Richtungen

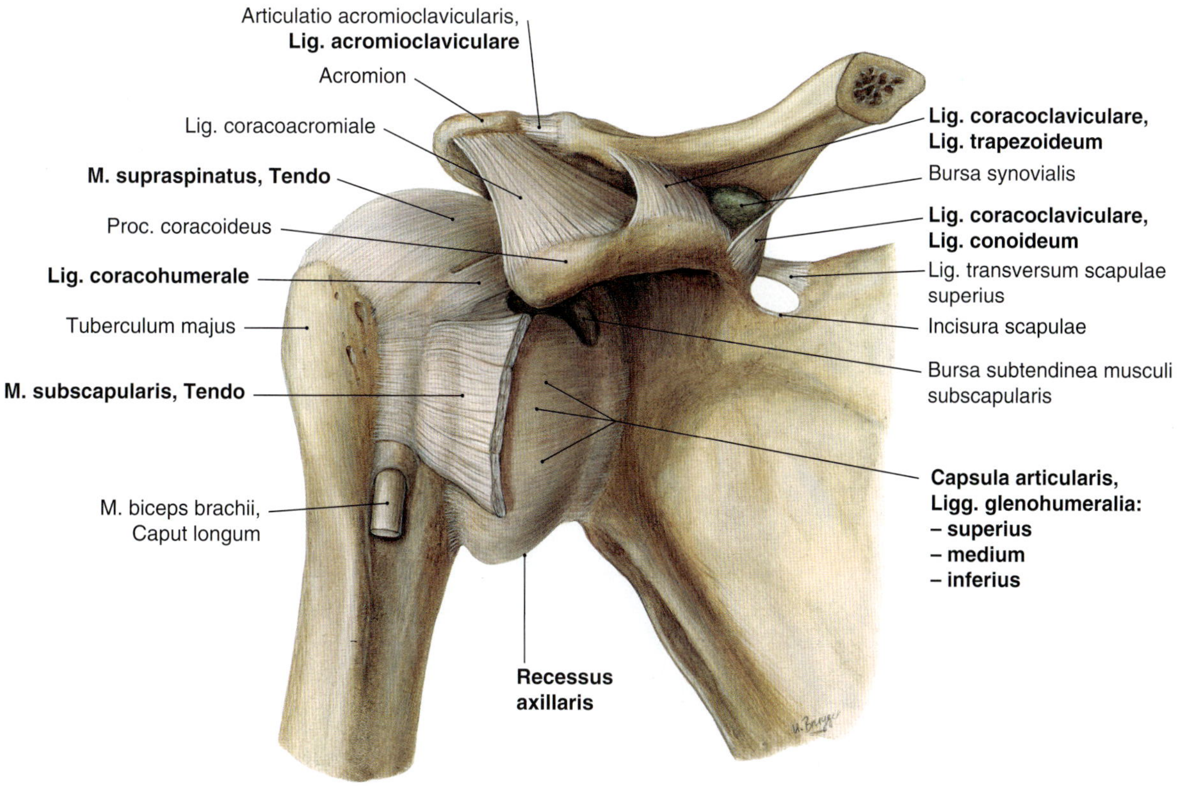

Abb. 5.18 Gelenkkapseln und Bänder der Schulter- und Schultergürtelgelenke, Ansicht von ventral [S007-1-24]

KLINISCHER BEZUG

Verletzungen des AC-Gelenks, z. B. durch einen Sturz auf die Schulter, sind relativ häufig. Bei einer kompletten Ruptur der Bänder, einer sog. Schultereckgelenk- oder AC-Gelenksprengung, kommt es durch den Zug der Pars descendens des M. trapezius zu einem Hochstand des lateralen Klavikulaendes (sog. Klaviertastenphänomen).

Gelenktyp und Bewegungsausmaß der Schultergelenke

Tab. 5.5 Bewegungsausmaß des Glenohumeralgelenks (nach Kapandji 2016)

Transversale Achse	Flexion (Anteversion): 60°	Extension (Retroversion): 10–20°
Longitudinale Achse	Außenrotation: 60°	Innenrotation: 100–110°
Sagittale Achse	Abduktion: 90°	Adduktion: 30° (vor dem Körper)

Glenohumeralgelenk (Art. glenohumeralis, ➤ Abb. 5.19)

5

Das Glenohumeralgelenk ist ein Kugelgelenk (Art. spheroidea) mit drei Freiheitsgraden (➤ Tab. 5.5).

Subakromiales Nebengelenk (➤ Abb. 5.19, ➤ Abb. 5.20)

Das subakromiale Nebengelenk ist kein echtes Gelenk.

Zwischen Akromion und Proc. coracoideus spannt sich das **Lig. coracoacromiale** aus. Es hat keinen Bezug zur Gelenkkapsel, sondern bildet mit dem Akromion das **Schulterdach**. Unter dem Schulterdach bewegt sich der Humerus im sog. subakromialen Nebengelenk. Im Raum zwischen Humerus und Schulterdach befindet sich ein Schleimbeutel (**Bursa subacromialis**), der die Beweglichkeit in diesem unechten Gelenk ermöglicht.

Gelenkpartner des Glenohumeralgelenks

In der Art. glenohumeralis artikuliert der Oberarmkopf mit der Gelenkpfanne (Cavitas glenoidalis) an der Skapula.

Cavitas glenoidalis (➤ Abb. 5.21)

Die Gelenkpfanne befindet sich am Angulus lateralis der Skapula und wird als Cavitas glenoidalis bezeichnet. Die im Verhältnis zum Gelenkkopf relativ kleine Pfanne (nur 6 cm^2) wird durch das **Labrum glenoidale** (faserknorpelige Gelenklippe) vergrößert.

Physiologische Ausrichtung im Raum: nach lateral, ca. 30° nach ventral und ca. 10° nach kranial.

Caput humeri (➤ Abb. 5.8, ➤ Abb. 5.22)

Der Gelenkkopf hat die Form einer Kugel und ist wesentlich größer als die Gelenkpfanne.

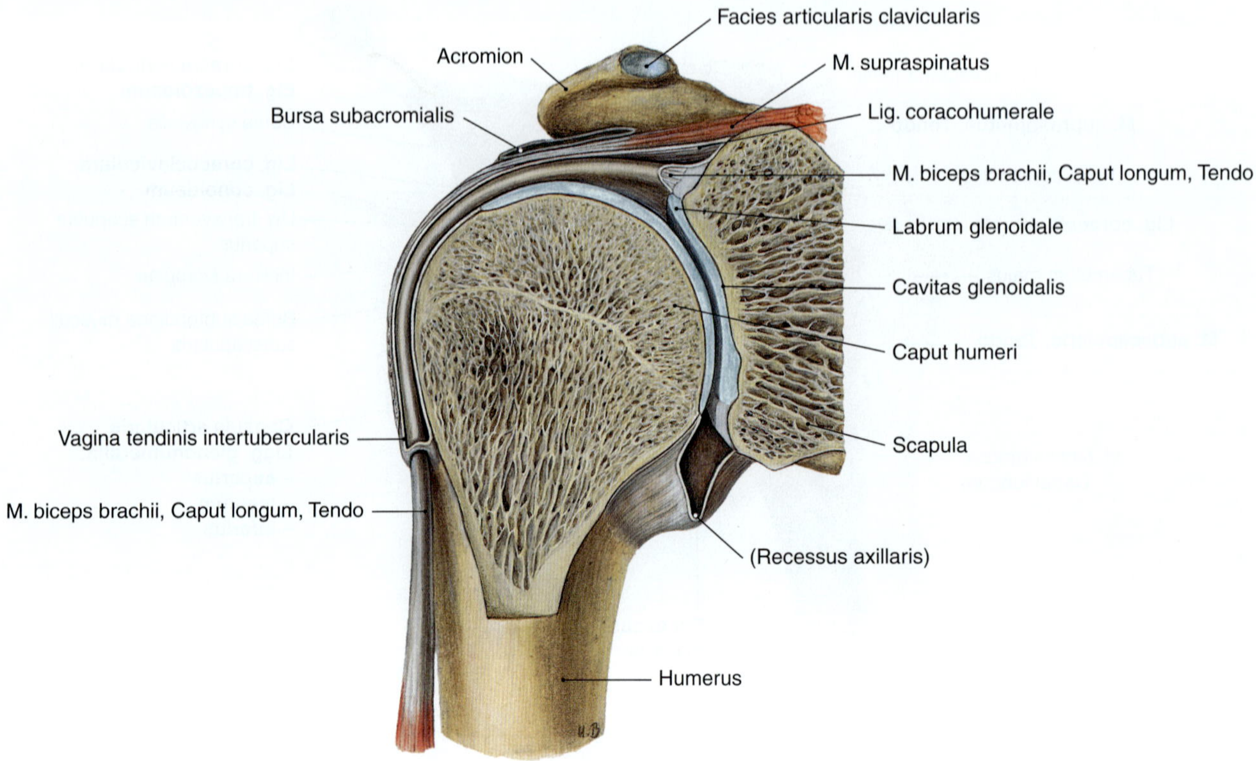

Abb. 5.19 Rechtes Glenohumeralgelenk und subakromiales Nebengelenk im Frontalschnitt, Ansicht von ventral [S007-1-24]

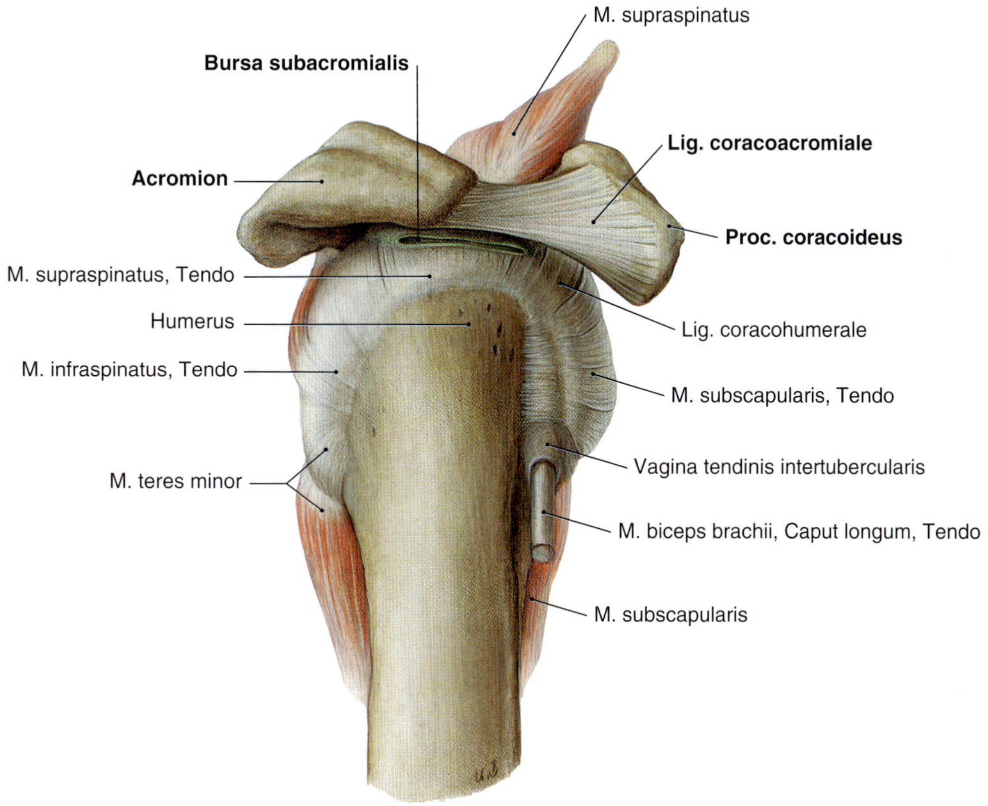

Abb. 5.20 Rechtes subakromiales Nebengelenk, Ansicht von lateral [S007-1-24]

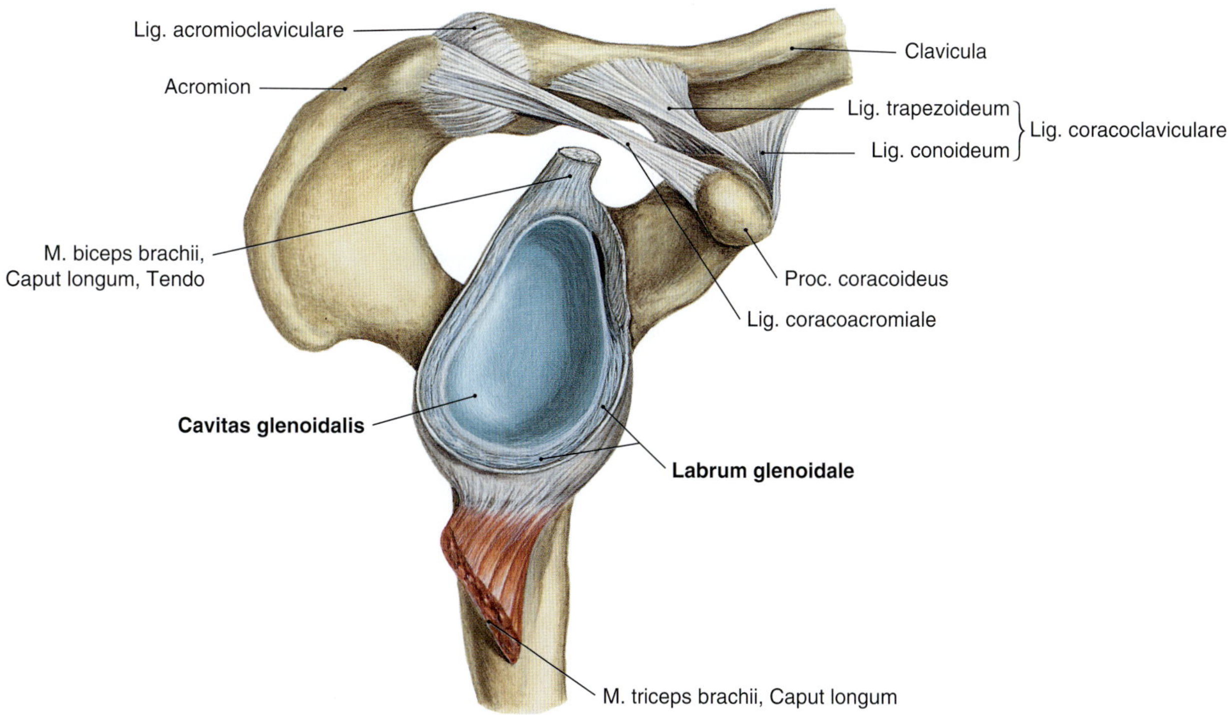

Abb. 5.21 Cavitas glenoidalis, Ansicht von lateral [S007-1-24] [S007-1-24]

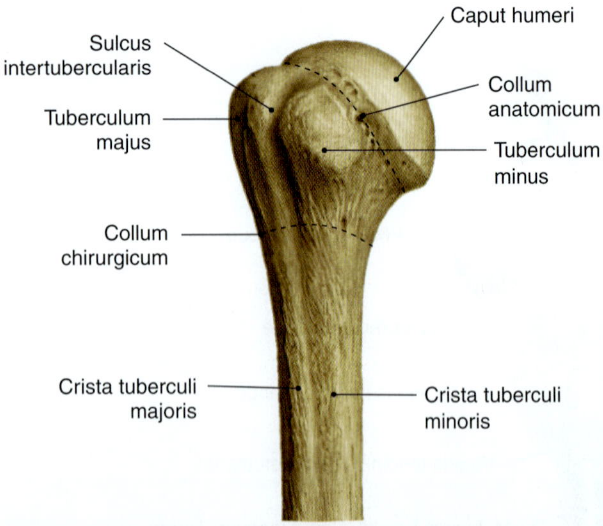

Abb. 5.22 Rechtes Caput humeri, Ansicht von ventral [S007-1-24]

Physiologische Ausrichtung im Raum: nach medial, ca. 15–30° nach dorsal (Retrotorsionswinkel) und ca. 45° nach kranial. Der Winkel zwischen Collum anatomicum und Schaft beträgt entsprechend 135°.

Gelenkkapsel und Bänder des Glenohumeralgelenks (➤ Abb. 5.18)

Die Membrana synovialis der Gelenkkapsel ist am Labrum glenoidale befestigt und stülpt sich entlang der intraartikulär verlaufenden Bizepssehne sackartig aus. Im weiteren Verlauf bildet die Membrana synovialis eine Sehnenscheide für die lange Bizepssehne (➤ Abb. 5.19).

Die Membrana fibrosa ist am knöchernen Rand der Cavitas glenoidalis befestigt und bildet im Bereich des Sulcus intertubercularis einen Bindegewebszug, der die lange Bizepssehne in ihrem Verlauf stabilisiert. Dieser Faserzug wird auch als Lig. transversum humeri beschrieben, in das auch Fasern des M. subscapularis einstrahlen.

Im Bereich der Achselhöhle bildet die Gelenkkapsel eine kleine Aussackung, den **Recessus axillaris**. Im ventralen und kranialen Bereich wird die Kapsel durch Bänder verstärkt.

KLINISCHER BEZUG

Nach langer Ruhigstellung des Schultergelenks kann es zu Verklebungen des Recessus axillaris kommen, sodass dieser sich bei der Armhebung nicht mehr entfalten kann. Das hat massive Bewegungseinschränkungen des Schultergelenks, v. a. der Abduktion zur Folge.

Lig. coracohumerale

- Proximale Insertion: Basis des Proc. coracoideus
- Distale Insertion: Tuberculum majus und Tuberculum minus des Humerus
- Verlauf: V-förmig nach lateral-dorsal und lateral-ventral
- Funktion: Stabilisation der ventrokranialen Kapsel und Begrenzung der Extension

Ligg. glenohumeralia (superius, medius und inferius)

- Proximale Insertion: ventraler Rand der Cavitas glenoidalis
- Distale Insertion: strahlt in die ventrale Kapsel ein
- Verlauf: drei Bänder, die Z-förmig angeordnet sind und die ventrale Kapsel verstärken
- Funktion:
  - Stabilisation der ventralen Kapsel
  - Ligg. glenohumeralia superius und medius hemmen die Adduktion
  - Lig. glenohumerale inferius hemmt die Abduktion
  - Alle Anteile hemmen die Außenrotation

Tab. 5.6 Zusammenfassung Schultergelenk (Art. glenohumeralis)

Gelenktyp	Kugelgelenk – Art. spheroidea (muskelgeführt)
Gelenkflächen	Caput humeri (konvex), Cavitas glenoidalis mit Labrum glenoidale (konkav)
Gelenkebene	Auf der Cavitas glenoidalis; physiologische Ausrichtung nach lateral, ca. 30° nach ventral und ca. 10° nach kranial
Gelenkkapsel	Lockere Kapsel, die mit dem Labrum glenoidale an der Cavitas glenoidalis ansetzt. Die Kapsel wird durch den Recessus axillaris erweitert.
Ruhestellung	55° Abduktion, ca. 30° Flexion (Humerus in Verlängerung der Spina scapulae)
Verriegelte Stellung	Maximale Abduktion und Außenrotation
Kapselmuster	Außenrotation/Abduktion/Innenrotation (Verhältnis ca. 3 : 2 : 1)
Bewegungsausmaß	• Flexion (Anteversion)/Extension (Retroversion) 60°/0/10–20° • Abduktion/Adduktion 90°/0/30° (vor dem Körper) • Außenrotation/Innenrotation 60°/0/100–110°
Segmentale Innervation	Sensibel: C5/C6 Vegetativ: Th5/Th6
Besonderheiten	Bei intaktem Labrum glenoidale herrscht im Gelenk ein Unterdruck, der einen wichtigen Beitrag für die Stabilität des Gelenks leistet. Darüber hinaus stehen die Muskeln der Rotatorenmanschette mit der Gelenkkapsel in Verbindung und haben die Funktion eines Kapselspanners.

FUNKTIONELLE ASPEKTE DER SCHULTER- UND SCHULTERGÜRTEL-GELENKE

Bei der Bewegung des Armes arbeiten alle Gelenke des Schultergürtels und der Schulter zusammen. Die Schultergürtelmuskulatur positioniert die Skapula so auf dem Thorax, dass der Arm über die Schultermuskeln in nahezu jede Richtung bewegt werden kann.

Muskelschlingen

Die Bewegung der Skapula findet über vier Muskelschlingen statt, die sie vertikal, horizontal und diagonal auf dem Thorax bewegen:

- Zwei Muskelschlingen verschieben die Skapula in vertikaler Richtung im Sinne einer Elevation und Depression:
  - Die erste Muskelschlinge wird aus dem M. levator scapulae und der Pars ascendens des M. trapezius gebildet. Über diese beiden Muskeln kann die Skapula in vertikaler Richtung nach kranial bzw. kaudal verschoben werden.
  - Die zweite Muskelschlinge wird aus dem M. pectoralis minor und der Pars descendens des M. trapezius gebildet. Diese Muskeln verschieben die Skapula in vertikaler Richtung nach kaudal-ventral und kranial-dorsal.
- Eine dritte Muskelschlinge verschiebt die Skapula horizontal auf dem Thorax im Sinne einer Skapulaabduktion und -adduktion. Sie wird aus der Pars superior und intermedia des M. serratus anterior und der Pars transversa des M. trapezius gebildet.
- Die vierte Muskelschlinge sorgt für die Medio- und Laterorotation der Skapula. Sie wird aus den Mm. rhomboidei und der Pars inferior des M. serratus anterior gebildet.

Problematik des subakromialen Raumes

Voraussetzung für eine physiologische Abduktionsbewegung im Glenohumeralgelenk ohne Kompression der subakromialen Strukturen ist ein Synergismus zwischen dem M. deltoideus und den Muskeln der Rotatorenmanschette (M. supraspinatus, M. infraspinatus, M. teres minor und M. subscapularis). Bedingt durch den Zug des M. deltoideus wird der Humeruskopf, v. a. zu Beginn der Abduktion, im Glenohumeralgelenk nach kranial unter das Schulterdach gezogen. Dies würde zu einer Kompression der Strukturen im subakromialen Raum (Sehne des langen Bizepskopfes, Lig. coracohumerale, M. supraspinatus und Bursa subacromialis) führen. Während der physiologischen Abduktionsbewegung sorgen die Muskeln der Rotatorenmanschette dafür, dass der Humeruskopf im Gelenk zentriert bleibt. Sie schaffen so einen funktionellen Drehpunkt für das Schultergelenk und verhindern eine Kompression der subakromialen Strukturen. Ein Ausfall oder eine Abschwächung der Rotatorenmanschette führt zu einem verminderten Kaudalgleiten im Gelenk.

In der letzten Phase der glenohumeralen Abduktionsbewegung stößt das Tuberculum majus an das Schulterdach und begrenzt die Bewegung. Durch eine physiologische Außenrotation des Armes dreht sich das Tuberculum majus nach dorsal aus dem subakromialen Raum heraus und die Abduktionsbewegung kann weitergeführt werden. Bleibt diese Außenrotation aus, kommt es auch hierbei zu einer Kompression der subakromialen Strukturen.

Stabilisierende Faktoren für das Schultergelenk

Die Cavitas glenoidalis ist nach lateral, ventral und ca. 10° nach kranial gerichtet, sodass sich der Humeruskopf bei herabhängendem Arm auf dem Unterrand der Pfanne abstützen kann.

Bei intaktem Labrum glenoidale herrscht ein Unterdruck in der Gelenkhöhle. Die Adhäsionskräfte stabilisieren den Humeruskopf in der Pfanne.

Die ligamentäre Sicherung im Glenohumeralgelenk ist nur gering ausgebildet. Die Kapsel wird lediglich im ventralen und kranialen Bereich durch Bänder verstärkt. Die wichtigste Sicherung des Glenohumeralgelenks wird von den Muskeln der Rotatorenmanschette übernommen, die durch ihre Verbindung zur Gelenkkapsel die Funktion eines aktiven Kapselspanners übernehmen.

Gesamtbeweglichkeit (skapulohumeraler Rhythmus)

Die Gesamtbeweglichkeit des Arms ergibt sich aus der Summe der Einzelbewegungen aller gelenkigen Verbindungen der Schulter und der Wirbelsäule (➤ Tab. 5.7). Eine endgradige Flexionselevation oder Abduktionselevation beider Arme ist nur bei gleichzeitiger Extension der Brust- und Lendenwirbelsäule möglich. Bei einseitiger Armhebung kommt es in der Wirbelsäule zu einer Lateralflexion und Rotation.

Bei der Elevation des Armes wird die Cavitas glenoidalis durch die Laterorotation der Skapula nach kranial gedreht, was etwa 1/3 der physiologischen Elevationsbewegung ausmacht. Die restlichen 2/3 der Bewegung finden im Glenohumeralgelenk bzw. der Wirbelsäule statt. Für eine endgradige Elevation des Armes ist also, neben der ungestörten Beweglichkeit von Schultergürtel-, Schultergelenke und Wirbelsäule, auch das funktionelle Zusammenspiel der Muskelschlingen von Bedeutung. Dieses Zusammenspiel wird als **skapulohumeraler Rhythmus** beschrieben.

Tab. 5.7 Gesamtes Bewegungsausmaß des Arms (nach Kapandji 2016)

Sagittalebene	Flexionselevation: 180°	Extension mit Protraktion: 50°
Transversalebene	Außenrotation mit Retraktion: 80°	Innenrotation mit Protraktion: 100–110°
Frontalebene	Abduktionselevation: 180°	Adduktion in leichter Flexion oder Extension: 30°

5.2.2 Muskulatur des Schultergürtels und des Schultergelenks

Die Muskulatur im Bereich der Schulter lässt sich funktionell in die Schultergürtel- und Schultermuskulatur unterteilen. Die **Schultergürtelmuskulatur** hat ihren Ursprung am Kopf bzw. am Rumpf und inseriert am knöchernen Schultergürtel. Sie hat daher keine direkte bewegende Wirkung auf das Glenohumeralgelenk. In ihrer Gesamtheit bilden diese Muskeln die Muskelschlingen der Skapula (s. o. *Funktionelle Aspekte der Schulter- und Schultergürtelgelenke*).

Die **Schultermuskultur** dagegen hat ihren Ursprung am knöcheren Schultergürtel und inseriert am Humerus, wodurch sie eine unmittelbare bewegende Wirkung auf das Schultergelenk hat. Während der physiologischen Bewegung des Armes wirken beide Muskelgruppen gemeinsam.

Dorsale Schultergürtelmuskulatur

▶ M. trapezius (➤ Abb. 5.23, ➤ Abb. 5.24)

Der M. trapezius ist phylogenetisch ein Kopfmuskel und in das Gebiet der oberen Extremität eingewandert, wodurch sich auch seine Innervation über den 11. Hirnnerv (N. accessorius) erklärt. Funktionell gehört er zur Muskulatur des Schultergürtels.

Pars descendens

Ursprung

- Linea nuchae superior

5

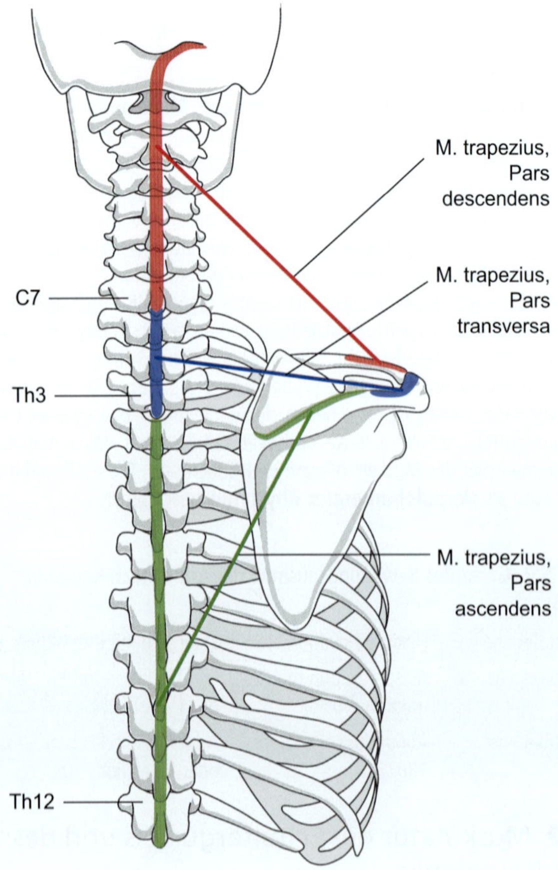

Abb. 5.23 Schematische Darstellung von Ursprung, Ansatz und Verlauf des M. trapezius [L157]

- Protuberantia occipitalis externa
- Über das Lig. nuchae an den Procc. spinosi der HWS

Ansatz
Laterales Drittel der Klavikula

Verlauf
Von kranial-dorsal-medial nach kaudal-ventral-lateral

Funktion der Pars descendens
- Elevation der Skapula (vertikale Richtung)
- Adduktion (Retraktion) der Skapula (transversale Richtung)
- Laterorotation der Skapula (sagittale Achse)

FUNKTIONELLE HINWEISE

Bei stabilem Schultergürtel (Punctum fixum an der Klavikula) kann der Muskel an der HWS folgende Bewegungen ausführen:
- Reklination in den Kopfgelenken bzw. Extension der HWS bei beidseitiger Innervation
- Lateralflexion zur gleichen Seite und Rotation zur Gegenseite bei einseitiger Innervation

Pars transversa

Ursprung
Proc. spinosus des 7. Halswirbels und 1.–3. Brustwirbels

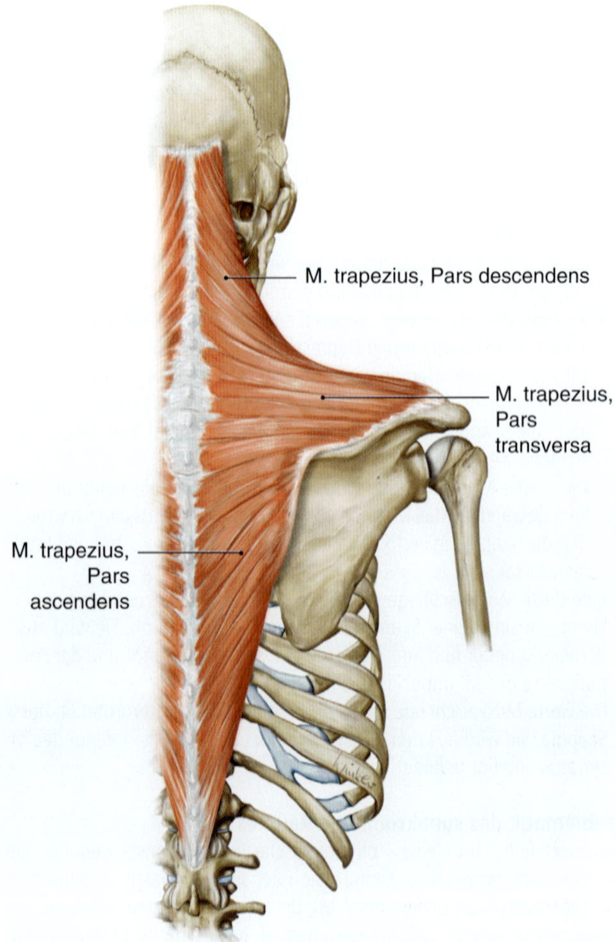

Abb. 5.24 M. trapezius [S007-1-24/266]

Ansatz
- Akromion
- Spina scapulae

Verlauf
Nahezu horizontal

Funktion der Pars transversa
- Adduktion (Retraktion) der Skapula (transversale Richtung)
- Laterorotation der Skapula (sagittale Achse)
- In der Nullstellung hat der Muskel keine Funktion in der vertikalen Richtung; aus der Elevation und Depression unterstützt er die Bewegung der Skapula zurück zur Nullstellung (Funktionsumkehr zum Umkehrpunkt hin).

FUNKTIONELLE HINWEISE

Bei stabilem Schultergürtel (Punctum fixum an der Skapula) kann der Muskel an der Wirbelsäule folgende Bewegungen ausführen:
- Lateralflexion zur gleichen Seite und Rotation zur Gegenseite bei einseitiger Innervation
- Bei beidseitiger Kontraktion mit Punctum fixum an der Skapula bewirkt der Muskel eine Abflachung (Extension) der oberen BWS.

Pars ascendens

Ursprung

Proc. spinosus des 3.–12. Brustwirbels

Ansatz

Trigonum scapulae und angrenzende Spina scapulae

Verlauf

Von kaudal-medial nach kranial-lateral

Funktion der Pars ascendens

- Depression der Skapula (vertikale Richtung)
- Adduktion (Retraktion) der Skapula (transversale Richtung)
- Laterorotation der Skapula (sagittale Achse)

FUNKTIONELLE HINWEISE

Bei stabilem Schultergürtel (Punctum fixum an der Skapula) kann der Muskel an der BWS folgende Bewegungen ausführen:

- Extension der BWS bei beidseitiger Kontraktion
- Lateralflexion zur gleichen Seite und Rotation zur Gegenseite bei einseitiger Innervation

Topografische Zusammenhänge

Zwischen unterer HWS und oberer BWS bildet sich ein rautenförmiger Sehnenspiegel aus.

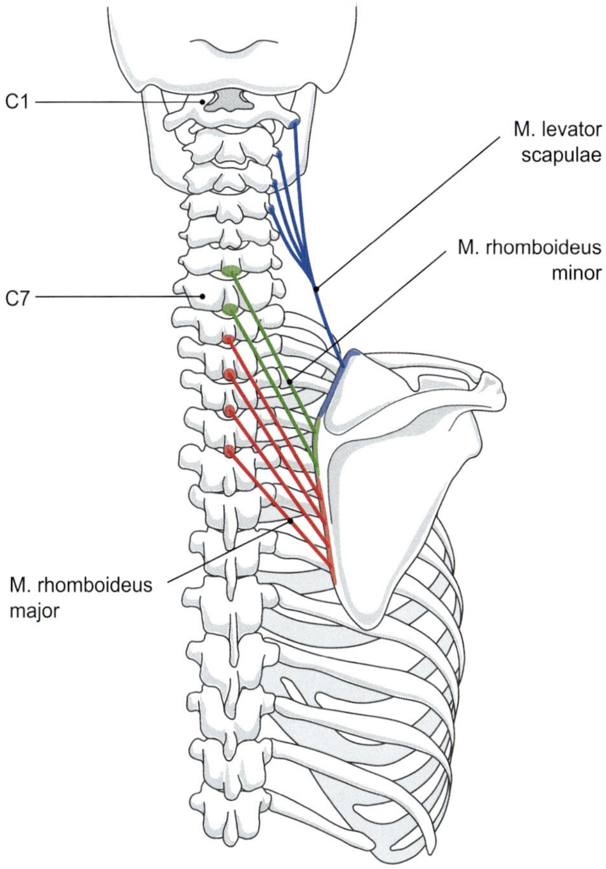

Abb. 5.25 Schematische Darstellung von Ursprung, Ansatz und Verlauf der Mm. rhomboidei minor und major und des M. levator scapulae [L157]

Innervation

- N. accessorius (Ramus trapezius C2 – C4)
- Plexus cervicalis (C2 – C4)

KLINISCHER BEZUG

Bei einer Fehlstellung der HWS oder Schulterbeschwerden kann sich insbesondere der Spannungszustand der Pars descendens des M. trapezius verändern. Die Folge können Nackensteifigkeit oder Kopfschmerz sein.

▶ M. rhomboideus minor (➤ Abb. 5.25, ➤ Abb. 5.26)

Ursprung

Proc. spinosus des 6. und 7. Halswirbels

Ansatz

Margo medialis der Skapula im Bereich des Trigonum scapulae

Verlauf

Von kranial-medial nach kaudal-lateral

Innervation

N. dorsalis scapulae (C4 – C5)

▶ M. rhomboideus major (➤ Abb. 5.25, ➤ Abb. 5.26)

Ursprung

Proc. spinosus des 1.-4. Brustwirbels

Ansatz

Margo medialis der Skapula zwischen Trigonum scapulae und dem Angulus inferior

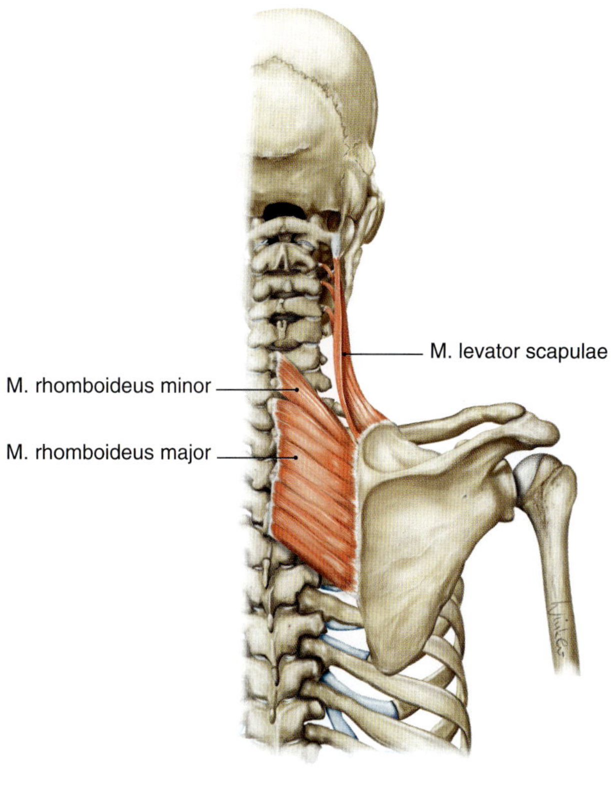

Abb. 5.26 M. rhomboideus minor und major, M. levator scapulae [S007-1-24/L266]

Verlauf
Von kranial-medial nach kaudal-lateral

Innervation
N. dorsalis scapulae (C4 – C5)

Funktion der Mm. rhomboidei
- Elevation der Skapula (vertikale Richtung)
- Adduktion (Retraktion) der Skapula (transversale Richtung)
- Mediorotation der Skapula (sagittale Achse)

FUNKTIONELLE HINWEISE
Die Mm. rhomboidei fixieren gemeinsam mit dem M. serratus anterior die Margo medialis der Skapula am Thorax. Wenn die Skapula durch den M. serratus anterior fixiert wird (Punctum fixum), können die Mm. rhomboidei folgende Bewegungen an der BWS ausführen:
- Rotation zur Gegenseite bei einseitiger Kontraktion
- Extension bei beidseitiger Kontraktion

Topografische Zusammenhänge
Beide Mm. rhomboidei bilden mit der Pars inferior des M. serratus anterior eine Muskelschlinge für die Medio- und Laterorotation der Skapula.

5

KLINISCHER BEZUG
Die Mm. rhomboidei verhindern zusammen mit dem M. serratus anterior die Entstehung einer Scapula alata.

▶ M. levator scapulae (➤ Abb. 5.25, ➤ Abb. 5.26)

Ursprung
Proc. transversus des 1.-4. Halswirbels (Tuberculum posterius)

Ansatz
Angulus superior der Skapula und angrenzende Margo medialis

Verlauf
Von kranial-medial-ventral nach kaudal-lateral-dorsal

Funktion
- Elevation der Skapula (vertikale Richtung)
- Adduktion (Retraktion) der Skapula (transversale Richtung)
- Mediorotation der Skapula (sagittale Achse)

FUNKTIONELLE HINWEISE
Bei stabilem Schultergürtel (Punctum fixum an der Skapula) kann der Muskel folgende Bewegungen an der HWS ausführen:
- Reklination in den Kopfgelenken bzw. Extension der HWS bei beidseitiger Kontraktion
- Lateralflexion und Rotation zur gleichen Seite bei einseitiger Kontraktion

Eine einseitige Kontraktion führt zu einer maximalen Konvergenzstellung (➤ Kap. 3.1.1, *Funktionelle Aspekte des Bewegungssegments*) in den Intervertebralgelenken C2 – C4 der gleichen Seite.

Topografische Zusammenhänge
Bildet mit der Pars ascendens des M. trapezius eine Muskelschlinge für die Vertikalbewegungen der Skapula.

Innervation
N. dorsalis scapulae (C4 – C5)

KLINISCHER BEZUG
Ein hypertoner M. levator scapulae führt zu einer pathologischen Ausrichtung der Cavitas glenoidalis nach kaudal. Diese Position kann die Entstehung eines Impingement-Syndroms im subakromialen Raum begünstigen.

Ventrale Schultergürtelmuskulatur

▶ M. serratus anterior (➤ Abb. 5.27, ➤ Abb. 5.28)

Pars superior

Ursprung
1. und 2. Rippe

Ansatz
Angulus superior der Skapula

Verlauf
Nahezu horizontal von ventral nach dorsal zwischen Thoraxwand und der kostalen Fläche der Skapula

Funktion der Pars superior
- Depression der Skapula (vertikale Richtung)
- Abduktion (Protraktion) der Skapula (transversale Richtung)
- Mediorotation der Skapula (sagittale Achse)

Pars intermedia (divergens)

Ursprung
2. Rippe

Ansatz
Margo medialis der Skapula

Verlauf
Divergierend von ventral-lateral nach dorsal-medial zwischen Thoraxwand und der kostalen Fläche der Skapula

Funktion der Pars intermedia
- Elevation der Skapula (vertikale Richtung)
- Abduktion (Protraktion) der Skapula (transversale Richtung)
- Laterorotation der Skapula (sagittale Achse)

Pars inferior (convergens)

Ursprung
3.–9. Rippe

Ansatz
- Angulus inferior der Skapula
- Kaudaler Bereich der Margo medialis der Skapula

Verlauf
Konvergierend von ventral-lateral nach dorsal-medial zwischen Thoraxwand und der kostalen Fläche der Skapula

Funktion der Pars inferior
- Depression (untere Fasern) bzw. Elevation (obere Fasern) der Skapula (vertikale Richtung)

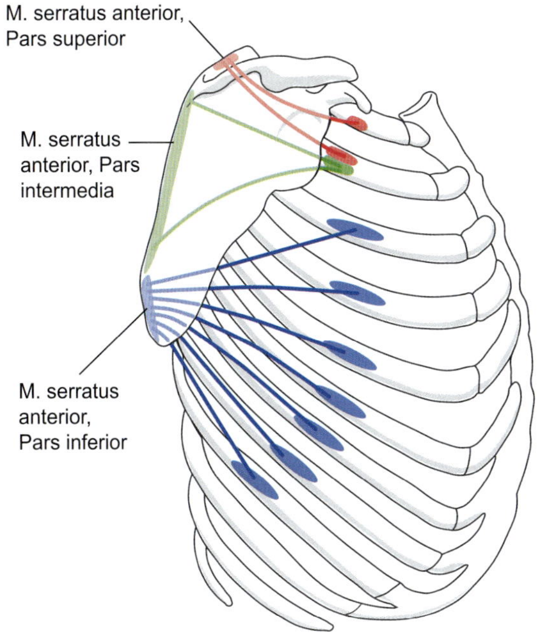

Abb. 5.27 Schematische Darstellung von Ursprung, Ansatz und Verlauf des M. serratus anterior [L157]

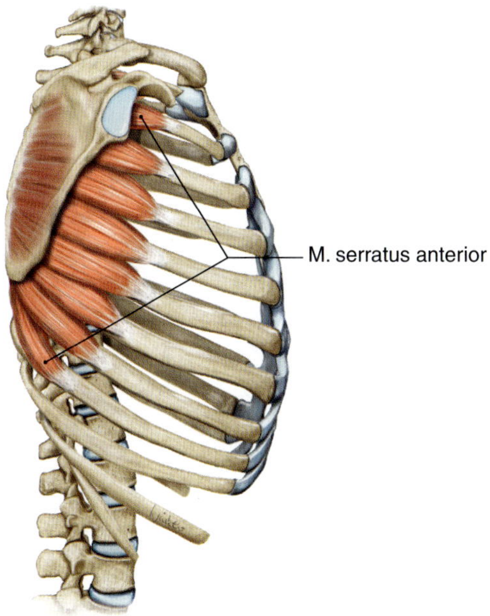

Abb. 5.28 M. serratus anterior [S007-1-24/L266]

- Abduktion (Protraktion) der Skapula (transversale Richtung)
- Laterorotation der Skapula (sagittale Achse)

FUNKTIONELLE HINWEISE

Bei Punctum fixum an der Skapula dienen die Pars intermedia und inferior als Atemhilfsmuskeln für die Inspiration, da sie die Rippen heben.
Beim Liegestütz fixiert der Muskel die Skapula am Thorax.

Innervation

N. thoracicus longus (C5 – C7)

KLINISCHER BEZUG

- Gemeinsam mit der Pars ascendens und descendens des M. trapezius dreht der M. serratus anterior die Skapula nach außen und ist damit maßgeblich an der Elevationsbewegung des Armes über die Horizontale beteiligt.
- Durch eine protrahierte Haltung des Schultergürtels kommt der Muskel in eine aktive Insuffizienz, was auf Dauer eine Atrophie zu Folge haben kann.
- Eine Insuffizienz des Muskels kann die Entstehung einer Scapula alata und die Entwicklung eines subakromialen Impingement-Syndroms begünstigen.

▶ M. pectoralis minor (➤ Abb. 5.29, ➤ Abb. 5.30)

Ursprung

3.–5. Rippe (ventral-lateral)

Ansatz

Mediale Fläche des Proc. coracoideus

Verlauf

Konvergierend von medial-kaudal nach lateral-kranial

Funktion

- Depression der Skapula (vertikale Richtung)
- Abduktion (Protraktion) der Skapula (transversale Richtung)
- Mediorotation der Skapula (sagittale Achse)

FUNKTIONELLE HINWEISE

Bei Punctum fixum am Schultergürtel dient der M. pectoralis minor als Atemhilfsmuskel für die Inspiration, da er die Rippen anheben kann.

Topografische Zusammenhänge

Bildet eine Muskelschlinge mit der Pars descendens des M. trapezius für die Vertikalbewegungen der Skapula.

Innervation

Nn. pectorales (C6 – C8)

KLINISCHER BEZUG

Zwischen der Thoraxwand und dem M. pectoralis minor verlaufen der Plexus brachialis sowie die A. und V. axillaris. Ein Hypertonus des Muskels kann zur Kompression von Nervenfasern oder seltener auch von Gefäßen führen und entsprechende Symptome hervorrufen (➤ Kap. 5.5). Eine Kontraktur des Muskels kann darüber hinaus die Entstehung einer Scapula alata begünstigen.

▶ M. subclavius (➤ Abb. 5.29, ➤ Abb. 5.30)

Ursprung

Knorpel-Knochen-Grenze der 1. Rippe

Ansatz

Unterfläche der Klavikula (lateral)

Verlauf

Nahezu horizontal von medial nach lateral

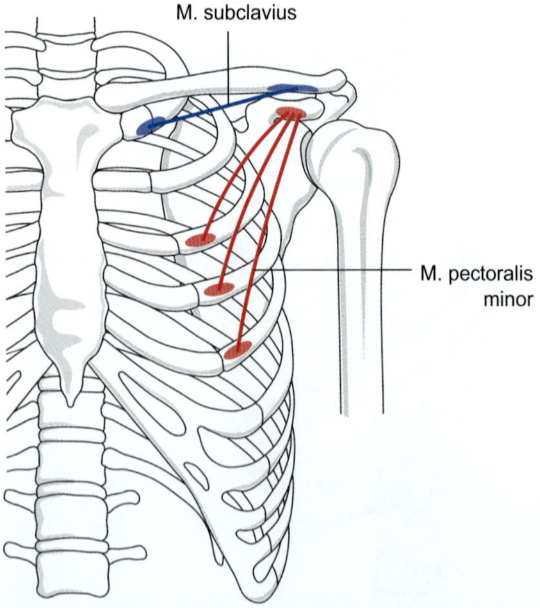

Abb. 5.29 Schematische Darstellung von Ursprung, Ansatz und Verlauf des M. pectoralis minor und M. subclavius [L157]

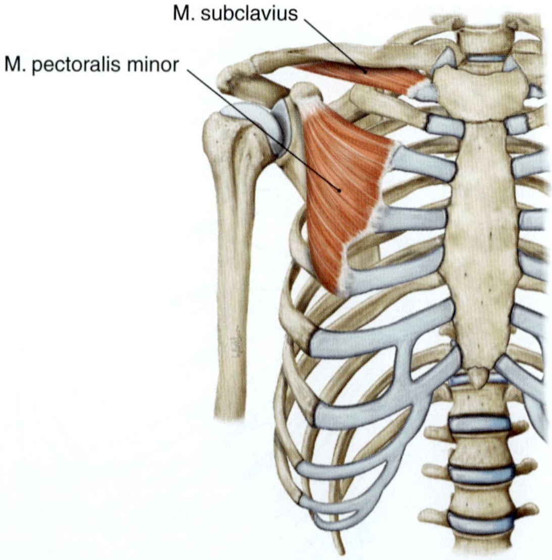

Abb. 5.30 M. pectoralis minor und M. subclavius [S007-1-24/L266]

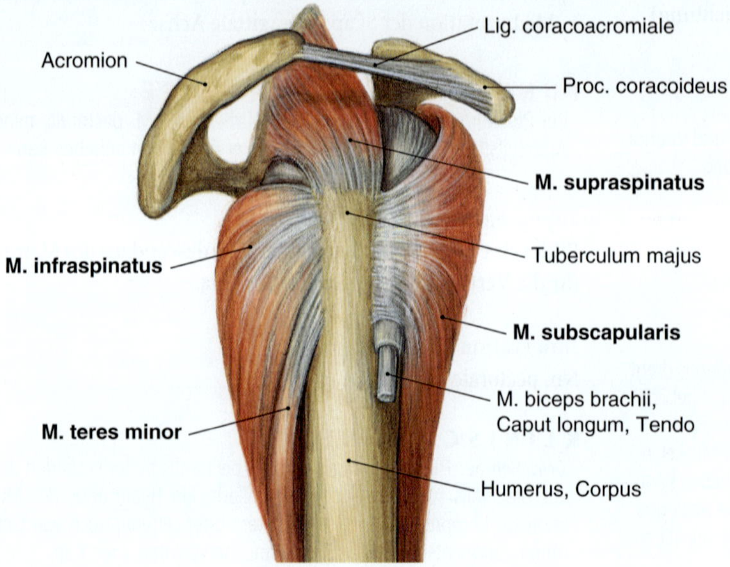

Abb. 5.31 Muskeln der Rotatorenmanschette, Ansicht von lateral [S007-1-24]

Funktion

Der Muskel stabilisiert über seine longitudinale Kraftkomponente das Sternoklavikulargelenk. Er hat nur eine geringe bewegende Funktion.

Innervation

N. subclavius (C5 – C6)

Schultermuskeln

Einen wesentlichen Anteil an der muskulären Sicherung des Schultergelenks haben die Muskeln der **Rotatorenmanschette**. Dazu gehören der M. subscapularis, M. supraspinatus, M. infraspinatus und M. teres minor (➤ Abb. 5.31). Diese Muskeln umschließen den Humeruskopf wie eine Manschette und strahlen an ihrem Ansatz in die Gelenkkapsel ein.

▶ M. subscapularis (➤ Abb. 5.32, ➤ Abb. 5.33)

Ursprung
Ventrale Fläche der Skapula (Fossa subscapularis)

Ansatz
- Tuberculum minus
- Proximaler Anteil der Crista tuberculi minoris

Verlauf
Konvergierend von medial-kaudal nach lateral-kranial

Funktion
- Adduktion im Glenohumeralgelenk (sagittale Achse)
- In der Nullstellung hat der Muskel keine Funktion um die transversale Achse; aus der Flexions- und Extensionsstellung unterstützt er die Bewegung zurück zur Nullstellung (Funktionsumkehr zum Umkehrpunkt hin).
- Innenrotation im Glenohumeralgelenk (longitudinale Achse)

Topografische Zusammenhänge
- Die Sehne des M. subscapularis ist mit der Gelenkkapsel verwachsen. Zwischen der Sehne und dem Proc. coracoideus befindet sich die Bursa (Recessus) subscapularis, die mit der Gelenkhöhle in Verbindung steht.
- Ein Teil der Muskelfasern strahlt in das Lig. transversum humeri ein, welches die lange Bizepssehne im Sulcus intertubercularis fixiert.

Innervation
N. subscapularis (C5 – C8)

KLINISCHER BEZUG
Eine Insuffizienz des Muskels kann eine ventrale Instabilität des Schultergelenks zur Folge haben und so eine Luxation des Humeruskopfes nach ventral begünstigen.

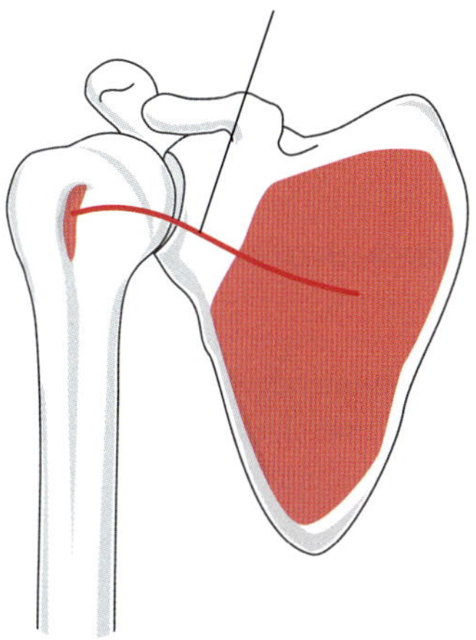

Abb. 5.32 Schematische Darstellung von Ursprung, Ansatz und Verlauf des M. subscapularis [L157]

▶ M. supraspinatus (➤ Abb. 5.34, ➤ Abb. 5.36)

Ursprung
Dorsale Fläche der Skapula (Fossa supraspinata)

Ansatz
Obere Facette des Tuberculum majus

Verlauf
Von medial nach lateral

Funktion
- Abduktion im Glenohumeralgelenk (sagittale Achse)
- In der Nullstellung hat der Muskel keine Funktion um die transversale Achse; aus der Flexions- und Extensionsstellung des Glenohumeralgelenks unterstützt er die Bewegung zurück zur Nullstellung (Funktionsumkehr zum Umkehrpunkt hin).
- In der Nullstellung hat der Muskel keine Funktion um die longitudinale Achse; aus der Innen- und Außenrotationsstellung unterstützt er die Bewegung zurück zur Nullstellung (Funktionsumkehr zum Umkehrpunkt hin).

FUNKTIONELLE HINWEISE
- Der Muskel hat in der Nullstellung ein günstiges Drehmoment für die Bewegung um die sagittale Achse und wird daher auch als „Starter" für die Abduktion bezeichnet.
- Durch die leichte Umlenkung der Sehne um den Humeruskopf entsteht, v. a. bei Beginn der Abduktion, ein kaudalisierender Schub im Glenohumeralgelenk.

Topografische Zusammenhänge
Die Sehne des M. supraspinatus verläuft unter dem Schulterdach, bevor sie in die Gelenkkapsel einstrahlt (➤ Abb. 5.34). Zwischen der Sehne und dem Akromion liegt die Bursa subacromialis ➤ Abb. 5.19.

Innervation
N. suprascapularis (C4 – C6)

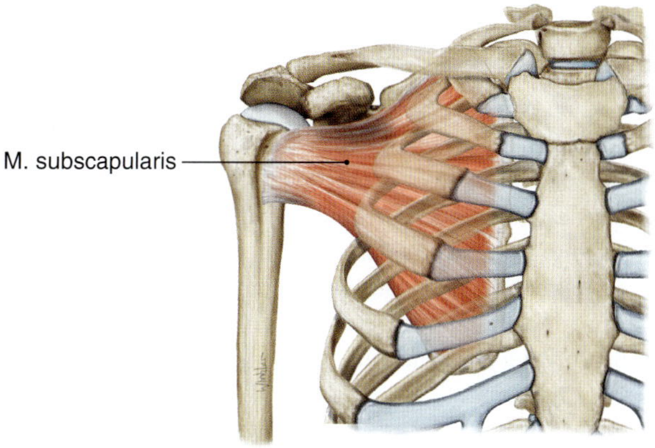

Abb. 5.33 M. subscapularis [S007-1-24/L266]

5

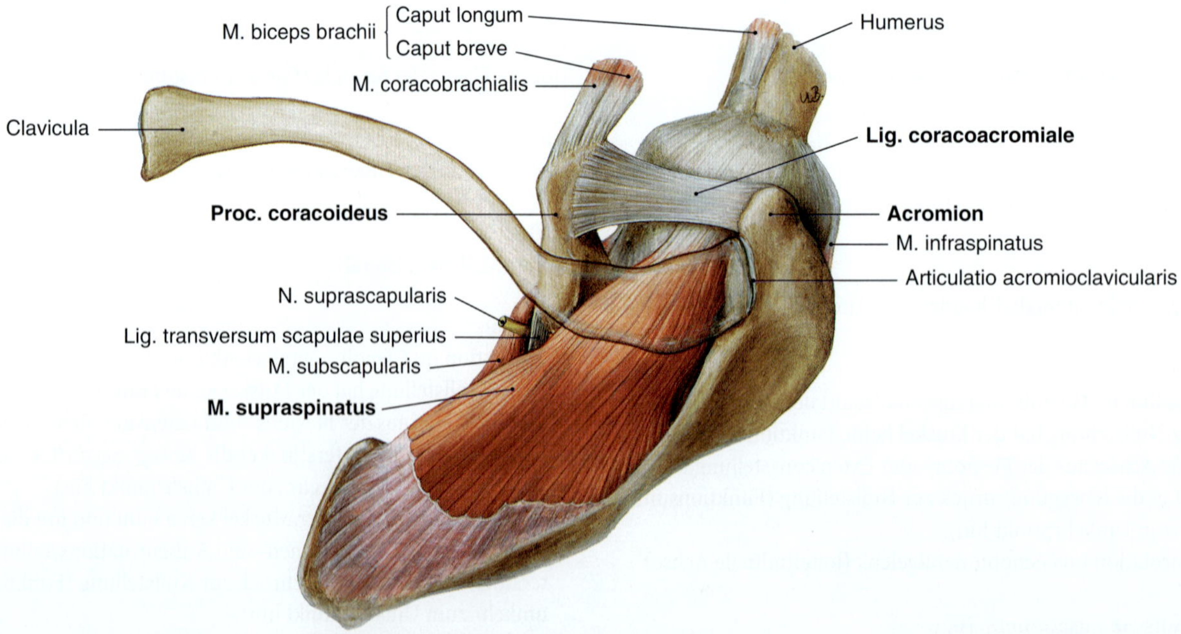

Abb. 5.34 M. supraspinatus im Verlauf unter dem Schulterdach, Ansicht von kranial [S007-1-24]

KLINISCHER BEZUG

Die Sehne des M. supraspinatus ist relativ schlecht durchblutet. Infolgedessen kommt es häufig zu Degenerationen in diesem Bereich. Bei einem Impingement-Syndrom oder bei einem Sturz auf den Arm wird die Sehne zusätzlich geschädigt und kann reißen. Man spricht dann von einer Rotatorenmanschettenruptur.

▶ M. infraspinatus (➤ Abb. 5.35, ➤ Abb. 5.36)

Ursprung
Dorsale Fläche der Skapula (Fossa infraspinata)

Ansatz
Mittlere Facette des Tuberculum majus

Verlauf
Konvergierend von medial-kaudal nach lateral-kranial

Funktion
- Abduktion (kraniale Fasern) bzw. Adduktion (kaudale Fasern) im Glenohumeralgelenk (sagittale Achse)
- Während der Abduktionsbewegung überqueren die kaudalen Fasern des Muskels den Drehpunkt und unterstützen die weitere Bewegung in die Abduktion. Ab ca. 70° unterstützen alle Fasern die Abduktion (Funktionsumkehr vom Umkehrpunkt weg).
- Flexion im Glenohumeralgelenk (transversale Achse)
- Außenrotation im Glenohumeralgelenk (longitudinale Achse)

FUNKTIONELLE HINWEISE

- Bei Bewegungen um die sagittale Achse unterstützen die kranialen Fasern die Abduktion, während die kaudalen Fasern bei Adduktion aktiv sind.
- Der Ansatz des M. infraspinatus befindet sich kranial der Drehachse für Extension und Flexion, sodass der Muskel die Flexion des Schultergelenks unterstützt. Dabei arbeitet er synergistisch mit den ventralen Flexoren des Schultergelenks und wirkt gleichzeitig ihrer subluxierenden Kraftkomponente nach ventral entgegen.

Innervation
N. suprascapularis (C4 – C6)

▶ M. teres minor (➤ Abb. 5.35, ➤ Abb. 5.36)

Ursprung
Margo lateralis der Skapula, oberhalb des M. teres major

Ansatz
Untere Facette des Tuberculum majus

Verlauf
Von medial-kaudal nach lateral-kranial

Funktion
- Adduktion im Glenohumeralgelenk (sagittale Achse)
- Extension im Glenohumeralgelenk (transversale Achse)
- Außenrotation im Glenohumeralgelenk (longitudinale Achse)

Innervation
N. axillaris (C5 – C6)

Den Muskeln der Rotatorenmanschette lassen sich funktionell die übrigen Schultermuskeln entgegenstellen, die eher Bewegungen im

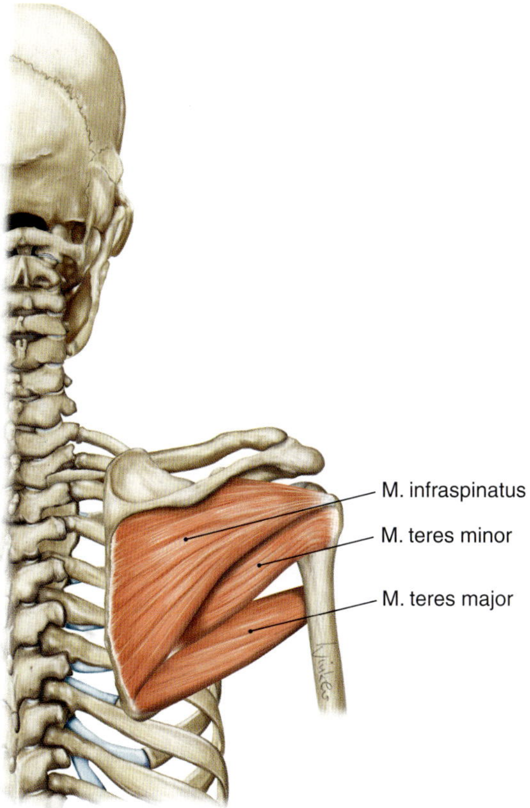

Abb. 5.35 M. infraspinatus und M. teres minor (mit M. teres major)
Der M. teres major entspringt zwar ebenfalls an der Skapula, gehört jedoch funktionell *nicht* zu den Muskeln der Rotatorenmanschette. Er inseriert, gemeinsam mit dem M. latissimus dorsi, ventral am Humerus [S007-1-24/L266].

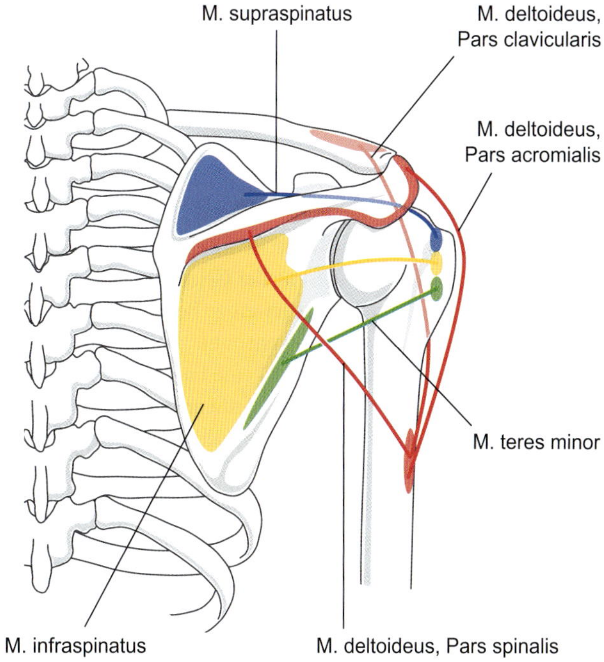

Abb. 5.36 Schematische Darstellung von Ursprung, Ansatz und Verlauf der dorsalen Muskeln der Rotatorenmanschette und des M. deltoideus [L157]

Glenohumeralgelenk initiieren. Unmittelbar synergistisch mit den Muskeln der Rotatorenmanschette arbeitet der M. deltoideus (s. o. *Funktionelle Aspekte der Schulter- und Schultergürtelgelenke*), der aus diesem Grund direkt im Anschluss besprochen wird.

Darauf folgen der M. latissimus dorsi und der M. teres major, die ihren Ursprung zwar dorsal am Rumpf bzw. am Schultergürtel haben, jedoch ventral am Humerus inserieren. Phylogenetisch entstehen sie gemeinsam und werden daher vom selben Nerv innerviert. Der M. pectoralis major und der M. coracobrachialis bilden die ventrale Gruppe der Schultermuskeln.

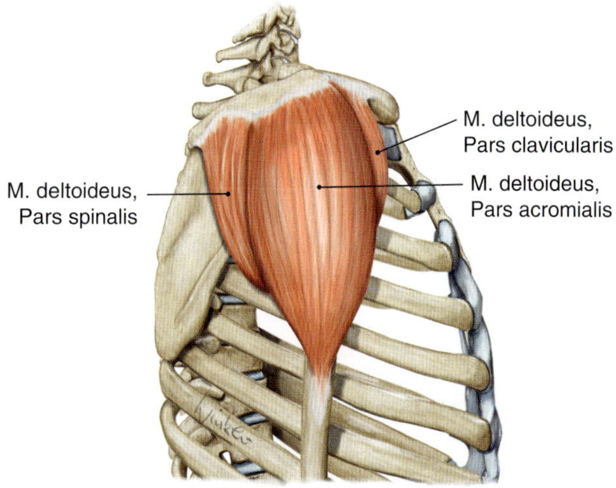

Abb. 5.37 M. deltoideus [S007-1-24/L266]

▶ M. deltoideus (➤ Abb. 5.36, ➤ Abb. 5.37)

Pars clavicularis

Ursprung
Laterales Drittel der Klavikula

Ansatz
Tuberositas deltoidea

Verlauf
Von proximal-medial-ventral nach distal-lateral-dorsal

Funktion
- Adduktion im Glenohumeralgelenk (sagittale Achse)
- Während der Abduktionsbewegung überqueren immer mehr Fasern des Muskels den Drehpunkt und unterstützen die weitere Bewegung in die Abduktion (Funktionsumkehr vom Umkehrpunkt weg).
- Flexion im Glenohumeralgelenk (transversale Achse)
- Innenrotation im Glenohumeralgelenk (longitudinale Achse)

Pars acromialis

Ursprung
Akromion

Ansatz
Tuberositas deltoidea

Verlauf
Von proximal nach distal

Funktion
- Abduktion im Glenohumeralgelenk (sagittale Achse)
- In der Nullstellung hat der Muskel keine Funktion um die transversale Achse; bei einer Änderung der Gelenkstellung in die Flexion oder Extension kann er die jeweilige Bewegung unterstützen (Funktionsumkehr vom Umkehrpunkt weg).
- In der Nullstellung hat der Muskel keine Funktion um die longitudinale Achse; aus der Innen- und Außenrotationsstellung unterstützt er die Bewegung zurück zur Nullstellung (Funktionsumkehr zum Umkehrpunkt hin).

Pars spinalis

Ursprung
Unterrand der Spina scapulae

Ansatz
Tuberositas deltoidea

Verlauf
Von proximal-medial-dorsal nach distal-lateral-ventral

Funktion
- Adduktion im Glenohumeralgelenk (sagittale Achse)
- Während der Abduktionsbewegung überqueren immer mehr Fasern des Muskels den Drehpunkt und unterstützen die weitere Bewegung in die Abduktion (Funktionsumkehr vom Umkehrpunkt weg).
- Extension im Glenohumeralgelenk (transversale Achse)
- Außenrotation im Glenohumeralgelenk (longitudinale Achse)

FUNKTIONELLE HINWEISE
- Im Laufe der Abduktionsbewegung im Glenohumeralgelenk verlagern sich immer mehr Fasern der Pars spinalis und clavicularis über den Drehpunkt und beteiligen sich an der Abduktion. So ist der Muskel bei 90° mit fast allen Faseranteilen ein kräftiger Abduktor. Nur wenige Fasern der Pars spinalis behalten ihre adduktorische Wirkung.
- In der Nullstellung zieht der M. deltoideus den Humerus unter das Akromion und kann dadurch eine Subluxation des Caput humerii nach kaudal verhindern.

Innervation
N. axillaris (C4 – C6)

▸ M. latissimus dorsi (➤ Abb. 5.38, ➤ Abb. 5.39)

Pars vertebralis

Ursprung
Über die Fascia thoracolumbalis am Os sacrum und an den Procc. spinosi vom 5. Lendenwirbel bis zum 7. Brustwirbel

Ansatz
Crista tuberculi minoris

Verlauf
Von kaudal-dorsal-medial nach kranial-ventral-lateral

Pars iliaca

Ursprung
Hinteres Drittel der Crista iliaca

Ansatz
Crista tuberculi minoris

Verlauf
Von kaudal-dorsal-medial nach kranial-ventral-lateral

Pars costalis

Ursprung
9.–12. Rippe

Ansatz
Crista tuberculi minoris

Verlauf
Von kaudal-dorsal-medial nach kranial-ventral-lateral

Pars scapularis

Ursprung
Angulus inferior der Skapula

Ansatz
Crista tuberculi minoris

Verlauf
Von kaudal-dorsal-medial nach kranial-ventral-lateral

Funktion aller Anteile
- Extension im Glenohumeralgelenk (transversale Achse)
- Innenrotation im Glenohumeralgelenk (longitudinale Achse)
- Adduktion im Glenohumeralgelenk bzw. Mediorotation der Skapula (sagittale Achse)
- Depression der Skapula (vertikale Richtung)
- Adduktion (Retraktion) der Skapula (transversale Richtung)

FUNKTIONELLE HINWEISE
Bei stabilem Schultergürtel (Punctum fixum an der Skapula) kann der Muskel folgende Bewegungen an der WS ausführen:
- Extension der BWS und LWS bei beidseitiger Kontraktion
- Ipsilaterale Lateralflexion der BWS und LWS und Rotation zur Gegenseite bei einseitiger Kontraktion

Die Pars costalis unterstützt die Inspiration, indem sie die Rippen hebt. Bei Punctum fixum am Humerus können beide Muskelanteile den Rumpf anheben (Klimmzug).

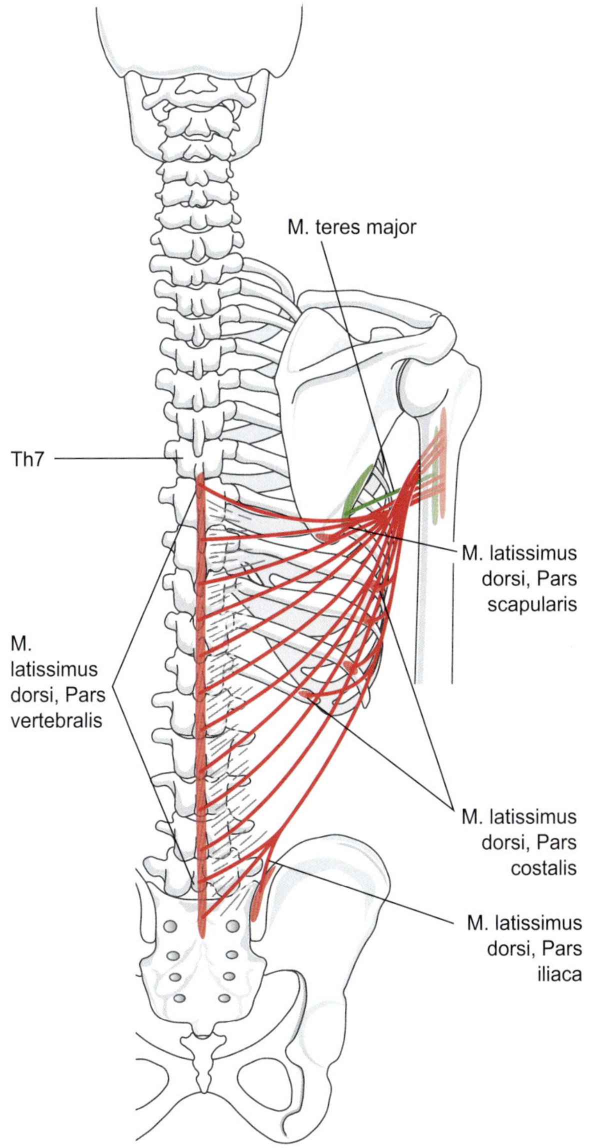

Abb. 5.38 Schematische Darstellung von Ursprung, Ansatz und Verlauf des M. latissimus dorsi und M. teres major [L157]

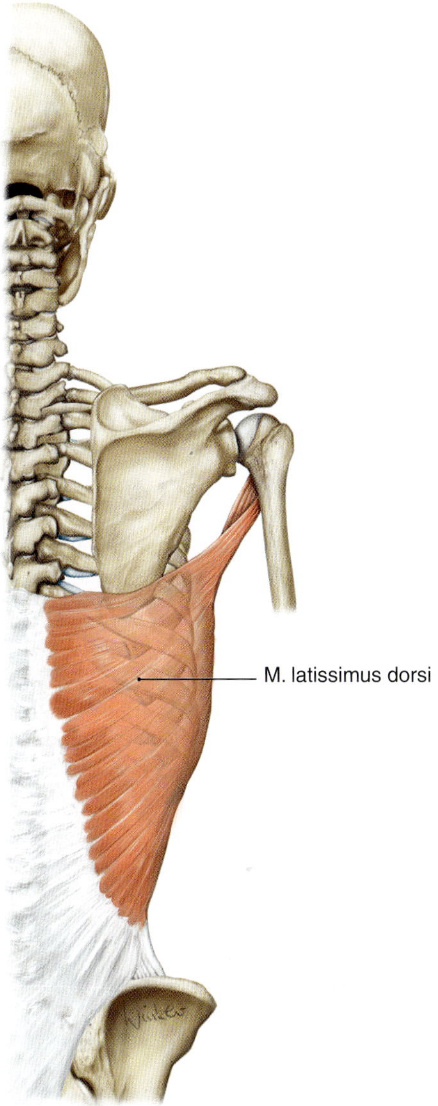

Abb. 5.39 M. latissimus dorsi [S007-1-24/L266]

Topografische Zusammenhänge

- Die Pars vertebralis des M. latissimus dorsi hat über das oberflächliche Blatt der Fascia thoracolumbalis eine Verbindung zum M. gluteus maximus der Gegenseite.
- Gemeinsam mit dem M. teres major bildet er die hintere Achselfalte.

Innervation

N. thoracodorsalis (C6 – C8)

KLINISCHER BEZUG

Aufgrund seiner Verbindung mit der Fascia thoracolumbalis kann der Muskel Störungen im Bereich der LWS und der unteren Extremität auf den Schultergürtel übertragen.

▶ M. teres major (> Abb. 5.35, > Abb. 5.38)

Ursprung

Angulus inferior und Margo lateralis der Skapula (dorsal)

Ansatz

Crista tuberculi minoris

Verlauf

Von kaudal-dorsal-medial nach kranial-ventral-lateral

Funktion

- Adduktion im Glenohumeralgelenk (sagittale Achse)
- Extension im Glenohumeralgelenk (transversale Achse)
- Innenrotation im Glenohumeralgelenk (longitudinale Achse)

Innervation
N. thoracodorsalis (C6 – C7)

▶ M. pectoralis major (> Abb. 5.40, > Abb. 5.41)

Pars clavicularis

Ursprung
Mediale Hälfte der Klavikula

Ansatz
Crista tuberculi majoris

Verlauf
Konvergierend von medial, leicht kranial nach lateral, leicht kaudal

Funktion Pars clavicularis
- Adduktion im Glenohumeralgelenk (sagittale Achse)
- Flexion im Glenohumeralgelenk (transversale Achse)
- Bei ca. 90° Flexion verliert der Muskel seine flektierende Wirkung. Wird das Gelenk durch andere Muskeln weiter in Flexion bewegt, unterstützt er die Extension zurück bis zum Umkehrpunkt (Funktionsumkehr zum Umkehrpunkt hin).
- Innenrotation im Glenohumeralgelenk (longitudinale Achse)

Pars sternocostalis

Ursprung
- Sternum (Membrana sterni)
- Knorpel der 2.–6. Rippe

Ansatz
Crista tuberculi majoris

Verlauf
Konvergierend von medial nach lateral

Funktion Pars sternocostalis
- Adduktion im Glenohumeralgelenk (sagittale Achse)
- Flexion im Glenohumeralgelenk (transversale Achse)
- Bei ca. 45° Flexion verliert der Muskel seine flektierende Wirkung. Wird das Gelenk durch andere Muskeln weiter in Flexion bewegt, unterstützt er die Extension zurück bis zum Umkehrpunkt (Funktionsumkehr zum Umkehrpunkt hin).
- Innenrotation im Glenohumeralgelenk (longitudinale Achse)

Pars abdominalis

Ursprung
Vorderes Blatt der Rektusscheide

Ansatz
Crista tuberculi majoris

Verlauf
Konvergierend von medial-kaudal nach lateral-kranial

Funktion Pars abdominalis
- Adduktion im Glenohumeralgelenk (sagittale Achse)
- Flexion im Glenohumeralgelenk (transversale Achse)
- Bei ca. 20° Flexion verliert der Muskel seine flektierende Wirkung. Wird das Gelenk durch andere Muskeln weiter in Flexion bewegt, unterstützt er die Extension zurück bis zum Umkehrpunkt (Funktionsumkehr zum Umkehrpunkt hin).
- Innenrotation im Glenohumeralgelenk (longitudinale Achse)

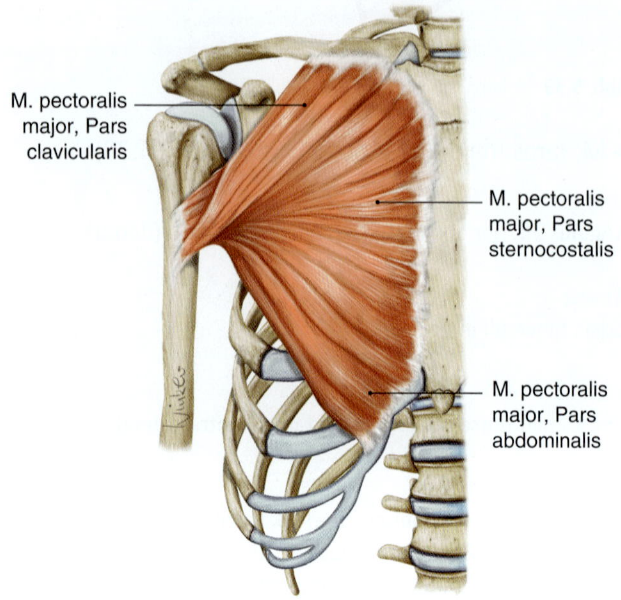

Abb. 5.40 M. pectoralis major [S007-1-24/L266]

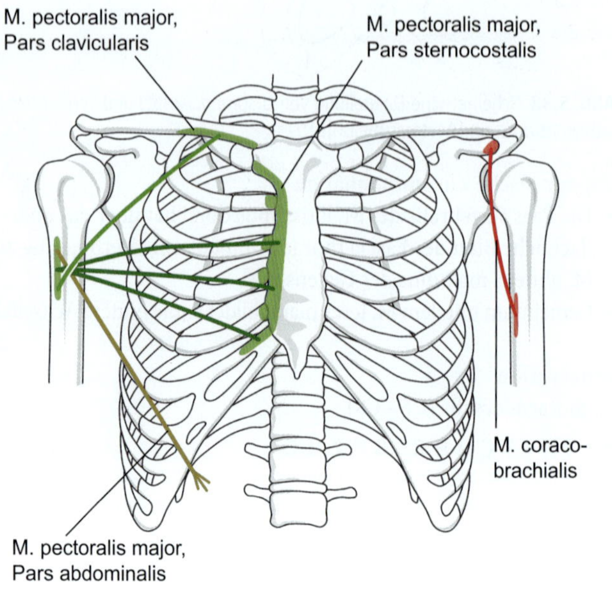

Abb. 5.41 Schematische Darstellung von Ursprung, Ansatz und Verlauf des M. pectoralis major und M. coracobrachialis [L157]

FUNKTIONELLE HINWEISE

Die Pars abdominalis unterstützt durch ihren Verlauf das Kaudalgleiten im Glenohumeralgelenk und zentriert so den Humeruskopf während der Abduktion und Flexion, zusammen mit den Muskeln der Rotatorenmanschette und dem M. latissimus dorsi. Bei Punctum fixum am Schultergürtel dient besonders die Pars abdominalis als Atemhilfsmuskel für die Inspiration, da sie den Thorax hebt.

Topografische Zusammenhänge

- Die Pars abdominalis entspringt aus dem vorderen Blatt (Lamina anterior) der Rektusscheide (➤ Kap. 3.5.4) und hat damit eine direkte Verbindung zur Bauchmuskulatur.
- Der Muskel bildet die Begrenzung der vorderen Achselfalte.

Innervation

Nn. pectorales (C5 – Th1)

▶ M. coracobrachialis (➤ Abb. 5.41)

Der M. coracobrachialis gehört funktionell zu den Schultermuskeln. Da er jedoch, wie die ventralen Oberarmmuskel, vom N. musculocutaneus innerviert wird ist er in ➤ Abb. 5.50 mit abgebildet.

Ursprung

Proc. coracoideus

Ansatz

Mediale Fläche des Humerus, distal der Crista tuberculi minoris

Verlauf

- Von proximal-medial-ventral nach distallateral-dorsal
- Unter dem Caput breve des M. biceps brachii mit gleicher Faserrichtung

Funktion

- Adduktion im Glenohumeralgelenk (sagittale Achse)
- Ab einer Abduktion von ca. 80° unterstützt der Muskel die weitere Bewegung in die Abduktion (Funktionsumkehr vom Umkehrpunkt weg).
- Flexion im Glenohumeralgelenk (transversale Achse)
- Bei ca. 80° Flexion verliert der Muskel seine flektierende Wirkung. Wird das Gelenk durch andere Muskeln weiter in Flexion bewegt, unterstützt er die Extension zurück bis zum Umkehrpunkt (Funktionsumkehr zum Umkehrpunkt hin).
- Innenrotation im Glenohumeralgelenk (longitudinale Achse)

FUNKTIONELLE HINWEISE

In der Nullstellung zieht der M. coracobrachialis den Humerus unter das Akromion und kann so eine Subluxation des Caput humerii nach kaudal verhindern.

Topografische Zusammenhänge

Der Muskel wird vom N. musculocutaneus durchbohrt.

Innervation

N. musculocutaneus (C6 – C7)

Hinweis

Im Bereich der Schulter inserieren noch weitere Muskeln, die zur Muskulatur des Oberarms zählen und beim Ellenbogen besprochen werden (➤ Kap. 5.3.2):

- M. biceps brachii
- M. triceps brachii (Caput longum)

5.3 Ellenbogengelenk (Art. cubiti)

Für die Funktion des Ellenbogengelenks spielen insgesamt vier Gelenke eine Rolle. Drei dieser Gelenke liegen innerhalb einer Kapsel: das **Humeroulnargelenk**, das **Humeroradialgelenk** und das **proximale Radioulnargelenk**. Für die Umwendebewegungen des Armes (Pronation und Supination) ist außerdem das **distale Radioulnargelenk** von wesentlicher Bedeutung. Bei den Bewegungen des Armes im Ellenbogengelenk arbeiten alle vier Gelenke zusammen.

5.3.1 Steckbrief Ellenbogengelenke

Gelenktyp und Bewegungsausmaß der Ellenbogengelenke

Tab. 5.8 Bewegungsausmaß der Ellenbogengelenke (nach Kapandji 2016)

Transversale Achse	Flexion: 140–145°	Extension: 5–10°
Unterarmlängsachse	Supination: 80–90°	Pronation: 80–90°

Das eigentliche Ellenbogengelenk (Art. cubiti) stellt einen Komplex aus drei verschiedenen Gelenktypen dar, die gemeinsam die Bewegungen des Ellenbogens ermöglichen (➤ Tab. 5.8):

- **Humeroulnargelenk (Art. humeroulnaris):** Sattelgelenk (Art. sellaris) mit zwei Freiheitsgraden
- **Humeroradialgelenk (Art. humeroradialis):** Kugelgelenk (Art. spheroidea) mit drei Freiheitsgraden
- **Proximales Radioulnargelenk (Art. radioulnaris proximalis):** Zapfengelenk (Art. trochoidea) mit einem Freiheitsgrad

Das **distale Radioulnargelenk (Art. radioulnaris distalis)** ist ein Radgelenk (Art. trochoidea) mit einem Freiheitsgrad. Es gehört zwar morphologisch nicht zur Art. cubiti, ist aber funktionell für die Umwendebewegung des Unterarms unverzichtbar.

Gelenkpartner in der Art. cubiti (➤ Abb. 5.42)

Am Ellenbogengelenk sind der Oberarmknochen (Humerus) sowie die Elle (Ulna) und Speiche (Radius) des Unterarms beteiligt.

Gelenkpartner des Humeroulnargelenks

Die **Trochlea humeri** des Humerus befindet sich in der **Incisura trochlearis** der Ulna. Die Incisura trochlearis umgreift die Trochlea

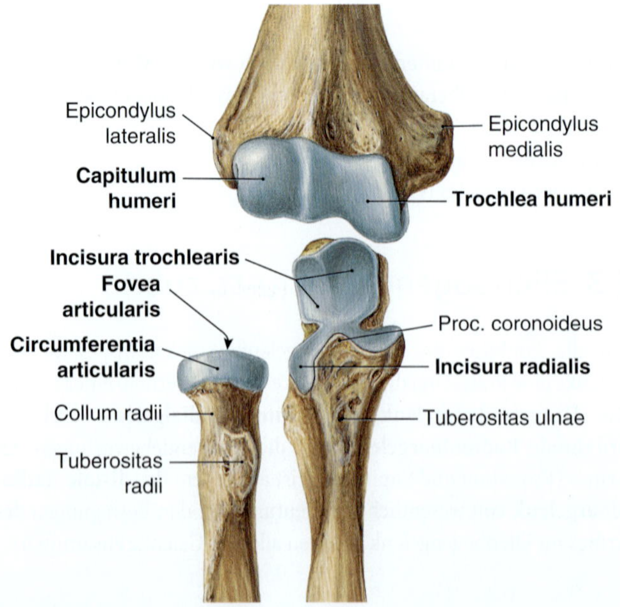

Abb. 5.42 Knöcherne Gelenkpartner der Art. cubiti, Ansicht von ventral [S007-1-24]

wie eine Zange und trägt in sagittaler Ausrichtung eine Art Führungsleiste, die in einer Rinne der Trochlea humeri zu liegen kommt (s. u. *Funktionelle Aspekte der Ellenbogengelenke*). Dadurch ist die Incisura trochlearis in der sagittalen Ebene konkav und in der frontalen Ebene konvex geformt (➤ Abb. 5.43, ➤ Abb. 5.44a). Bei der Trochlea humeri verhält es sich genau entgegengesetzt, sodass man von einem Sattelgelenk sprechen kann.

Das distale Ende des Humerus mit der Trochlea humeri ist um ca. 45° nach ventral abgewinkelt. Die Incisura trochlearis der Ulna ist dagegen nach ventral und um ca. 45° nach proximal ausgerichtet (➤ Abb. 5.44b). Diese Stellung der Gelenkpartner ist Voraussetzung dafür, dass Oberarm und Unterarmknochen bei der Flexion fast parallel stehen (theoretisch 180°).

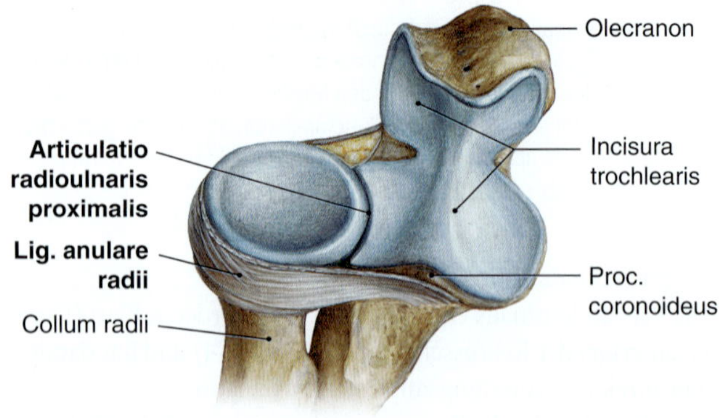

Abb. 5.43 Art. radioulnaris proximalis, Ansicht von proximal-ventral [S007-1-24]

Gelenkpartner des Humeroradialgelenks

Das kugelförmige **Capitulum humeri** bildet den Gelenkkopf, die konkave **Fovea articularis** am Radiusköpfchen bildet die Gelenkpfanne.

Gelenkpartner des proximalen Radioulnargelenks

Die nahezu zylinderförmige **Circumferentia articularis** am Radiusköpfchen befindet sich in einem osteoligamentären Ring, der aus der **Incisura radialis** der Ulna und dem **Ringband (Lig. anulare radii)** gebildet wird (➤ Abb. 5.43).

Gelenkpartner im distalen Radioulnargelenk

Die zylinderförmige **Circumferentia articularis** am Köpfchen der Ulna artikuliert mit der konkaven **Incisura ulnaris** am distalen Radius (➤ Abb. 5.45).

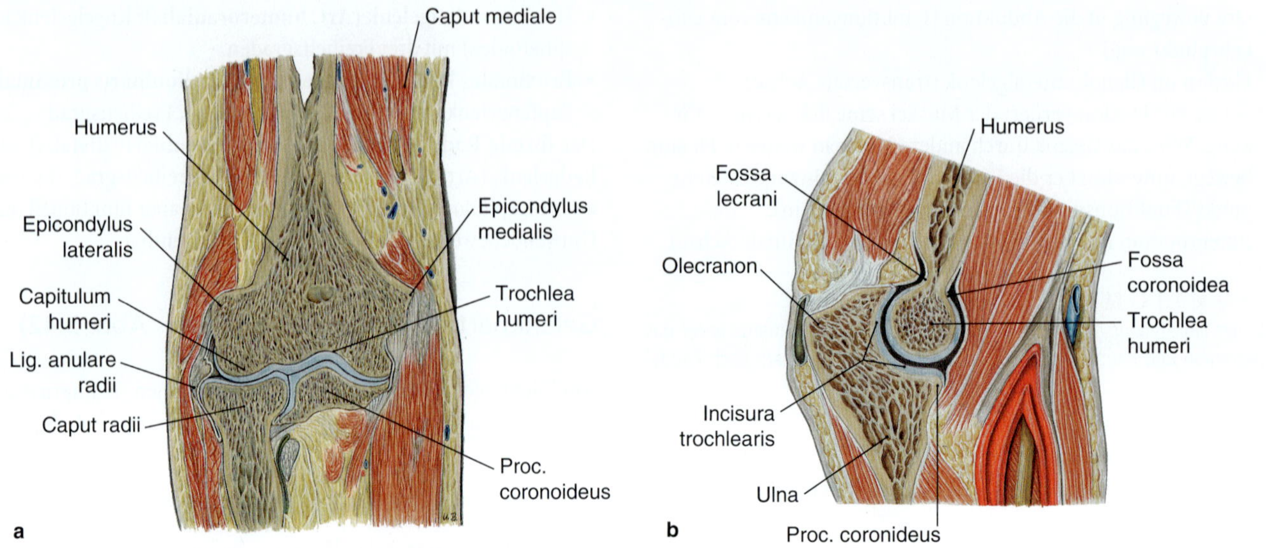

Abb. 5.44 Rechtes Humeroulnargelenk im Frontalschnitt (a) und Sagittalschnitt (b) [S007-22]

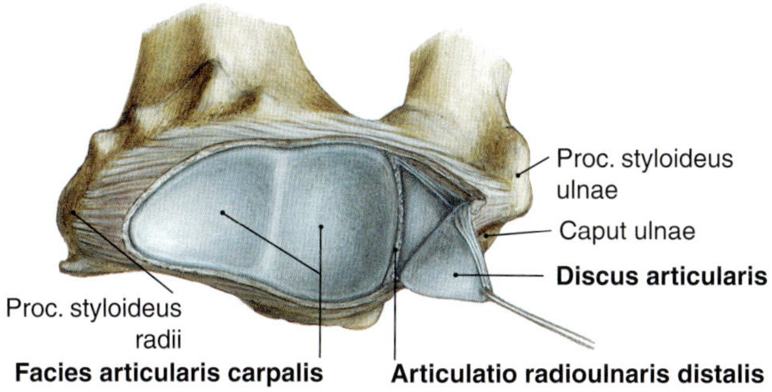

Abb. 5.45 Art. radioulnaris distalis in der Ansicht von distal (Discus articularis am Radius abgetrennt und nach ulnar gezogen) [S007-1-24]

Gelenkkapsel und Bänder der Ellenbogengelenke

Die Gelenkkapsel ist schlaff und zum Teil am Rand der überknorpelten Gelenkflächen befestigt (➤ Abb. 5.47, ➤ Abb. 5.48). Sie umschließt das Humeroulnargelenk, das Humeroradialgelenk und das proximale Radioulnargelenk. Die Epikondylen liegen außerhalb der Gelenkkapsel, da hier zahlreiche Muskeln ihren Ursprung nehmen. Im ventralen und dorsalen Bereich des Ellenbogens ist die Gelenkkapsel etwas nach proximal gezogen, sodass die Gruben am distalen Humerus (Fossa olecrani, Fossa radialis und Fossa coronoidea) innerhalb der Kapsel liegen.

Lig. collaterale ulnare (mediale) (➤ Abb. 5.46)

- Proximale Insertion: Epicondylus medialis des Humerus
- Distale Insertion: mit zwei starken Faserzügen am seitlichen Rand des Olekranons (Pars posterior) und am Proc. coronoideus (Pars anterior)
- Verlauf: von proximal mit einem Faserzug nach distal-dorsal (Pars posterior) und mit dem anderen Faserzug nach distal-ventral (Pars anterior)

Lig. collaterale radiale (laterale) (➤ Abb. 5.47)

- Proximale Insertion: Epicondylus lateralis des Humerus
- Distale Insertion: mit zwei starken Faserzügen am Lig. anulare radii und über dieses an der Ulna
- Verlauf: von proximal mit einem Faserzug nach distal-ventral und mit dem anderen Faserzug nach distal-dorsal

Lig. anulare radii (➤ Abb. 5.43)

- Ventrale Insertion: Vorderrand der Incisura radialis der Ulna
- Dorsale Insertion: Hinterrand der Incisura radialis der Ulna
- Verlauf: um die Circumferentia articularis des Radius

Lig. quadratum

- Mediale Insertion: distaler Rand der Incisura radialis der Ulna
- Laterale Insertion: Collum radii
- Verlauf: von medial nach lateral

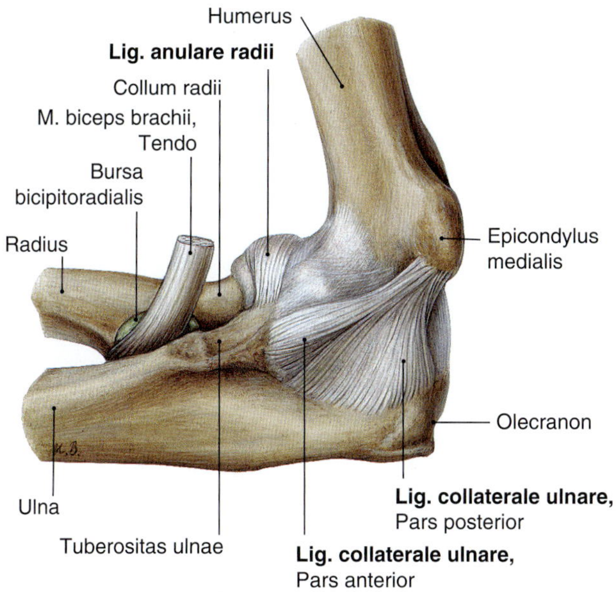

Abb. 5.46 Gelenkkapsel und Bänder des rechten Ellenbogengelenks, Ansicht von ulnar [S007-1-24]

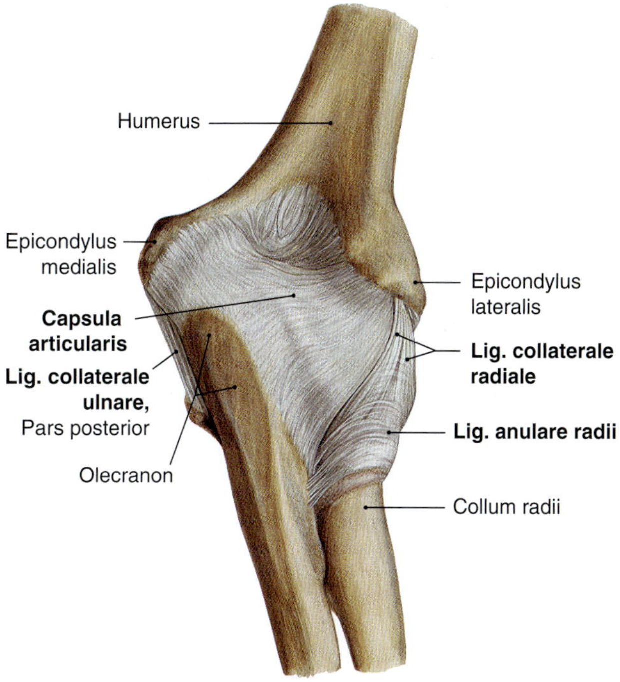

Abb. 5.47 Gelenkkapsel und Bänder des rechten Ellenbogengelenks, Ansicht von dorsal [S007-1-24]

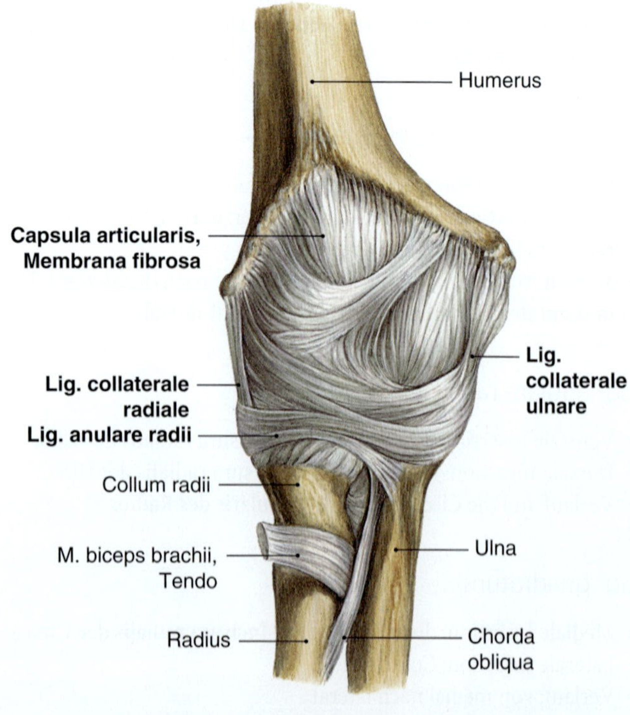

Abb. 5.48 Gelenkkapsel und Bänder des rechten Ellenbogengelenks, Ansicht von ventral [S007-1-24]

FUNKTION DER BÄNDER

- Die Kollateralbänder stabilisieren das Gelenk gegen eine mediale und laterale Seitwärtsbewegung des Unterarms (Varus- und Valgusstellung). Ihr Ursprung liegt im Bereich der Epikondylen etwa an der Beuge- und Streckachse, sodass sie diese Bewegungen nicht einschränken.
- Das Lig. anulare radii bildet einen Teil der Gelenkfläche des proximalen Radioulnargelenks. Seine Innenseite besitzt eine gelenkknorpelähnliche Struktur. Gemeinsam mit dem Lig. quadratum fixiert es den Radius an der Ulna.
- Das Lig. quadratum verstärkt den distalen Bereich der Gelenkkapsel und begrenzt die Umwendbewegungen.

Gelenkkapsel des distalen Radioulnargelenks und Discus articularis

Die Gelenkkapsel ist schlaff und am Rand der überknorpelten Gelenkflächen befestigt.

Zwischen dem Radius und dem Proc. styloideus der Ulna spannt sich der nahezu dreieckige **Discus articularis (ulnocarpalis)** aus, der das distale Radioulnargelenk vom Handgelenk trennt (➤ Abb. 5.45). Dieser Diskus ist in seinen Randbereichen sehr stabil, sodass er gemeinsam mit der Membrana interossea antebrachii die Funktion der fehlenden Gelenkbänder übernehmen kann (➤ Tab. 5.9, ➤ Tab. 5.10, ➤ Tab. 5.11, ➤ Tab. 5.12).

FUNKTIONELLE ASPEKTE DER ELLENBOGENGELENKE

Interessant sind die Umwendebewegungen (Pronation und Supination), die um die Längsachse des Unterarms stattfinden. Hierbei kann es unterschiedliche Bewegungsachsen geben. Die physiologische Umwendebewegung findet um eine Achse durch die Mitte des Radiusköpfchens und den Mittelfinger statt. Dabei dreht sich das Radiusköpfchen im proximalen Radioulnargelenk in dem osteoligamentären Ring des Lig. anulare radii um seine Längsachse. Im distalen Radioulnargelenk bewegt sich der Radius auf einer Kreisbahn um das Köpfchen der Ulna. Gleichzeitig findet dabei eine Bewegung im Humeroulnargelenk statt. Bei der Umwendebewegung durch die Mittelfingerachse, ausgehend von maximaler Supination zu maximaler Pronation, kommt es im Humeroulnargelenk zu einer Extension und einer Abduktion.

Die Abduktion und Adduktion im Humeroulnargelenk wird ermöglicht durch die Form der Gelenkflächen. Die Trochlea humeri ist wie ein Zylinder aufgebaut, der in der Mitte eine Rinne hat. Die Ausrichtung dieser Rinne in der Trochlea schwankt individuell. Bei den meisten Menschen ist sie auf der Ventralseite vertikal, zieht dann spiralförmig um die Trochlea herum und verläuft auf der dorsalen Seite von distal-lateral nach proximal-medial weiter. Die Stellung der Trochlea humeri (d.h. der Verlauf der Rinne) ist verantwortlich für die Valgusstellung des Arms im Ellenbogengelenk am Ende der Extension.

Tab. 5.9 Zusammenfassung Humeroulnargelenk (Art. humeroulnaris)

Gelenktyp	Sattelgelenk – Art. sellaris
Gelenkflächen	Incisura trochlearis am proximalen Ende der Ulna (in der Sagittalebene konkav; in der Frontalebene konvex), Trochlea humeri am distalen Ende des Humerus (entsprechend umgekehrt)
Gelenkebene	Auf der Incisura trochlearis ulnae, von der Unterarmlängsachse um ca. 45° nach proximal ausgerichtet
Gelenkkapsel	Schlaffe Kapsel, die das Humeroulnargelenk, das Humeroradialgelenk und das proximale Radioulnargelenk umschließt. In die Kapsel strahlen die kräftigen Ligg. collateralia radiale und ulnare ein.
Ruhestellung	Ca. 70° Flexion und 10° Supination
Verriegelte Stellung	Maximale Extension und Supination
Kapselmuster	Flexion/Extension (Verhältnis ca. 5:1)
Bewegungsausmaß	• Flexion/Extension 140–145°/0/5–10° • Abduktion/Adduktion 25°/0/5° (als gekoppelte Bewegung)
Segmentale Innervation	Sensibel: C7/C8 Vegetativ: Th7/Th8
Besonderheiten	Die Kollateralbänder inserieren an der Ulna bzw. am Lig. anulare radii, jedoch nicht am Radius, sodass sie die Supinations- und Pronationsbewegung nicht einschränken.

Tab. 5.10 Zusammenfassung Humeroradialgelenk (Art. humeroradialis)

Gelenktyp	Kugelgelenk – Art. spheroidea
Gelenkflächen	Capitulum humeri am distalen Ende des Humerus (konvex), Fovea capitis radii (konkav)
Gelenkebene	Auf der Fovea capitis radii, nahezu rechtwinklig zur Längsachse des Radius
Gelenkkapsel	Schlaffe Kapsel, die das Humeroulnargelenk, das Humeroradialgelenk und das proximale Radioulnargelenk umschließt.
Ruhestellung	Maximale Extension und Supination
Verriegelte Stellung	90° Flexion und leichte Supination
Kapselmuster	Flexion/Extension (Verhältnis ca. 5 : 1)
Bewegungsausmaß	• Flexion/Extension 140–145°/0/5–10° • Abduktion/Adduktion 25°/0/5° (als gekoppelte Bewegung) • Pronation/Supination 80–90°/0/80–90°
Segmentale Innervation	Sensibel: C5/C6 Vegetativ: Th5/Th6
Besonderheiten	Das Gelenk wird indirekt durch das Lig. collaterale radiale, welches in des Lig. anulare radii einstrahlt, stabilisiert.

Tab. 5.11 Zusammenfassung proximales Radioulnargelenk (Art. radioulnaris proximalis)

Gelenktyp	Zapfengelenk – Art. trochoidea
Gelenkflächen	Circumferentia articularis am proximalen Radius (konvex), Incisura radialis an der radialen Seite der Ulna (konkav)
Gelenkebene	Auf der Incisura radialis der Ulna, nach radial und ca. 10°–20° nach ventral ausgerichtet
Gelenkkapsel	Schlaffe Kapsel, die das Humeroulnargelenk, das Humeroradialgelenk und das proximale Radioulnargelenk umschließt.
Ruhestellung	Ca. 70° Flexion und 35° Supination
Verriegelte Stellung	Maximale Endstellung von Pro- und Supination
Kapselmuster	Pronation/Supination (Verhältnis ca. 1 : 1, bei gleichzeitig starker Einschränkung der anderen Bewegungen im Ellenbogengelenk)
Bewegungsausmaß	Pronation/Supination 80–90°/0/80–90°
Segmentale Innervation	Sensibel: C5/C6 Vegetativ: Th5/Th6
Besonderheiten	Das Gelenk wird durch das Lig. anulare radii zu einem osteoligamentären Ring vervollständigt und zusätzlich über das Lig. quadratum stabilisiert. Unterhalb des Lig. anulare radii bildet die Kapsel eine Ausstülpung (Recessus sacciformis), die bei den Umwendebewegungen als Reservefalte dient.

Tab. 5.12 Zusammenfassung distales Radioulnargelenk (Art. radioulnaris distalis)

Gelenktyp	Radgelenk – Art. trochoidea
Gelenkflächen	Circumferentia articularis am Caput ulnae (konvex), Incisura ulnaris auf der ulnaren Seite des distalen Radius (konkav)
Gelenkebene	Auf der Incisura ulnaris von dorsal nach palmar
Gelenkkapsel	Schlaffe Kapsel, die durch den Discus articularis und die Membrana interossea antebrachii stabilisiert wird.
Ruhestellung	Ca. 10° Supination
Verriegelte Stellung	Maximale Endstellung von Pro- und Supination
Kapselmuster	Nicht beschrieben
Bewegungsausmaß	Pronation/Supination 80–90°/0/80–90°
Segmentale Innervation	Sensibel: C5/C8 Vegetativ: Th5/Th8
Besonderheiten	Nach distal wird das Gelenk durch den Discus articularis (ulnocarpalis) vom proximalen Handwurzelgelenk abgegrenzt.

5.3.2 Muskulatur des Oberarms

Ventrale Oberarmmuskeln

▶ M. brachialis (➤ Abb. 5.49, ➤ Abb. 5.50)

Ursprung
Breitflächig am distalen, ventralen Humerus, direkt neben der Tuberositas deltoidea

Ansatz
Tuberositas ulnae, distal des Proc. coronoideus

Verlauf
Entlang der Humeruslängsachse von proximal nach distal

Funktion
Flexion im Ellenbogengelenk (transversale Achse)

Topografische Zusammenhänge
Zwischen dem M. brachialis und dem M. brachioradialis verläuft der N. radialis im sog. **Radialistunnel**.

Innervation
- N. musculocutaneus (C5 – C7)
- Laterale Anteile: N. radialis (C5 – C6)

KLINISCHER BEZUG
Eine Kompression des sensiblen Astes des N. radialis durch den M. brachialis führt zu Sensibilitätsstörungen auf der Daumenrückseite.

5

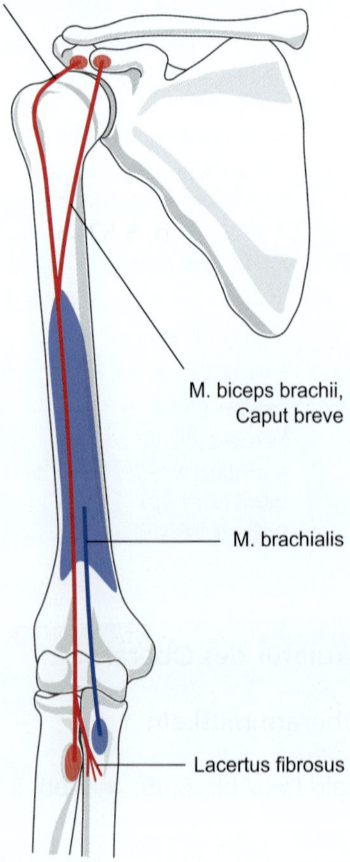

Abb. 5.49 Schematische Darstellung von Ursprung, Ansatz und Verlauf der ventralen Oberarmmuskeln [L157]

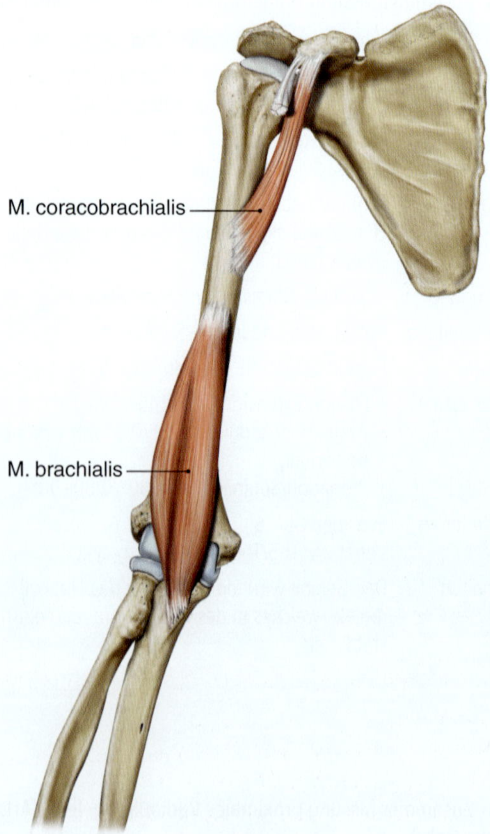

Abb. 5.50 M. brachialis (mit M. coracobrachialis) [S007-1-24/L266]

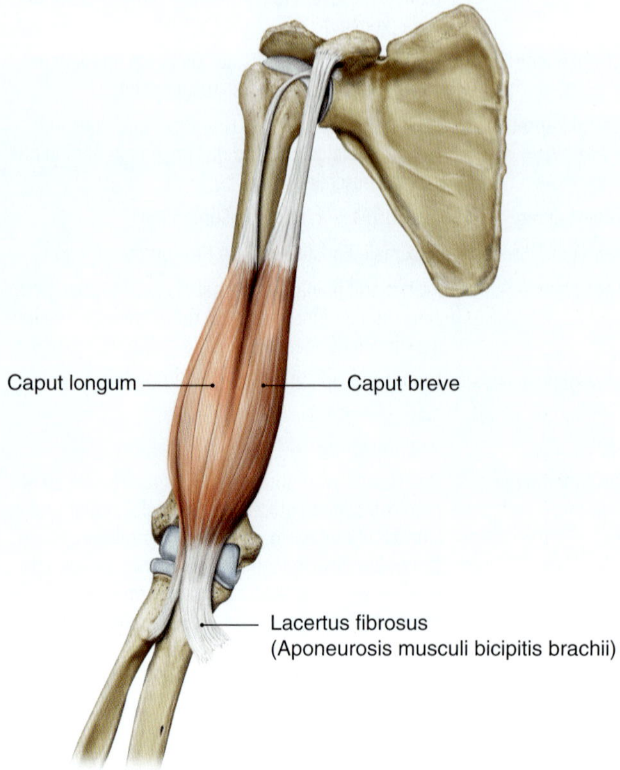

Abb. 5.51 M. biceps brachii (Caput longum und breve) [S007-1-24/L266]

▶ M. biceps brachii (➤ Abb. 5.49, ➤ Abb. 5.51)

Caput longum

Ursprung

- Tuberculum supraglenoidale
- Oberer Teil des Labrum glenoidale

Ansatz

- Tuberositas radii
- Unterarmfaszie (Lacertus fibrosus)

Verlauf

Entlang der Humeruslängsachse von proximal nach distal

Funktion

- Flexion im Ellenbogengelenk und im Glenohumeralgelenk (transversale Achse)
- Supination im Ellenbogengelenk (Unterarmlängsachse)
- Abduktion im Glenohumeralgelenk (sagittale Achse)
- Innenrotation im Glenohumeralgelenk (longitudinale Achse)

FUNKTIONELLE HINWEISE

Durch die Umlenkung der langen Bizepssehne um den Humeruskopf entsteht in der Nullstellung ein zentrierender Schub nach kaudal-medial, d. h., die Sehne kann zu Beginn der Abduktion im Glenohumeralgelenk das Kaudalgleiten unterstützen und ist maßgeblich für den Kraftschluss im Schultergelenk mit verantwortlich. Sie arbeitet damit synergistisch zur Rotatorenmanschette.

Caput breve

Ursprung

Proc. coracoideus

Ansatz

- Tuberositas radii
- Unterarmfaszie (Lacertus fibrosus)

Verlauf

- Von proximal-medial-ventral nach distal-lateral-dorsal
- Beide Köpfe vereinigen sich in Höhe der Tuberositas deltoidea und verlaufen dann entlang der Humeruslängsachse.

Funktion

- Flexion im Ellenbogengelenk und im Glenohumeralgelenk (transversale Achse)
- Supination im Ellenbogengelenk (Unterarmlängsachse)
- Adduktion im Glenohumeralgelenk (sagittale Achse)
- Innenrotation im Glenohumeralgelenk (longitudinale Achse)

FUNKTIONELLE HINWEISE

- Die supinatorische Komponente des M. biceps brachii ist bei gebeugtem Ellenbogen am größten.
- Das Caput breve des M. biceps brachii bewirkt aus Nullstellung einen kranialisierenden Schub des Humerus unter das Akromion und kann dadurch eine Subluxation des Caput humerii nach kaudal verhindern.

Topografische Zusammenhänge

- Über die Aponeurosis musculi bicipitis brachii strahlt der Muskel in die Unterarmfaszie ein. Dieser Ansatz wird auch als **Lacertus fibrosus** bezeichnet.
- Das Caput longum zieht durch das Schultergelenk, ist von der Membrana synovialis umgeben und biegt in einem Winkel von fast 90° in den Sulcus intertubercularis ein. Im Verlauf durch den Sulcus bildet die Membrana synovialis eine Art Sehnenscheide (➤ Kap. 5.2.1).

Innervation

N. musculocutaneus (C5 – C7)

KLINISCHER BEZUG

- Der M. biceps brachii ist Kennmuskel für die Nervenwurzel C6. Bei Störungen im Rückenmarksegment C6 ist der Bizepssehnenreflex (BSR) abgeschwächt oder ausgefallen.
- Die lange Bizepssehne ist im Sulcus intertubercularis häufig degenerativen Veränderungen unterworfen. Besonders bei Sportlern und im höheren Alter sind Spontanrupturen der Sehne möglich. Bei einer Ruptur der Sehne im proximalen Bereich verlagert sich der Muskelbauch nach distal und ist als deutliche Erhebung sichtbar (sog. „Popeye-Muskel“). Eine proximale Ruptur der langen Bizepssehne beeinflusst nur unwesentlich die Ellenbogenfunktion, kann jedoch erhebliche Auswirkungen auf die Stabilität des Glenohumeralgelenks haben.
- Das Bizepssehnensyndrom ist ein Sammelbegriff für schmerzhafte Veränderungen der langen Bizepssehne.

Dorsale Oberarmmuskeln

▶ M. triceps brachii (➤ Abb. 5.52, ➤ Abb. 5.53)

Caput longum

Ursprung

Tuberculum infraglenoidale

Ansatz

Olekranon

Verlauf

Entlang der Humeruslängsachse von proximal nach distal

Funktion

- Extension im Ellenbogengelenk und im Glenohumeralgelenk (transversale Achse)
- Adduktion im Glenohumeralgelenk (sagittale Achse)
- Außenrotation im Glenohumeralgelenk (longitudinale Achse)

Caput laterale

Ursprung

Dorsaler Humerus, vom Collum chirurgicum bis proximal und lateral des Sulcus nervi radialis

Ansatz

Olekranon

Verlauf

Entlang der Humeruslängsachse von proximal nach distal

Funktion

Extension im Ellenbogengelenk (transversale Achse)

Caput mediale

Ursprung

Dorsale Fläche des Humerus, distal und medial des Sulcus nervi radialis

Ansatz

Olekranon

Verlauf

Entlang der Humeruslängsachse von proximal nach distal

Funktion

Extension im Ellenbogengelenk (transversale Achse)

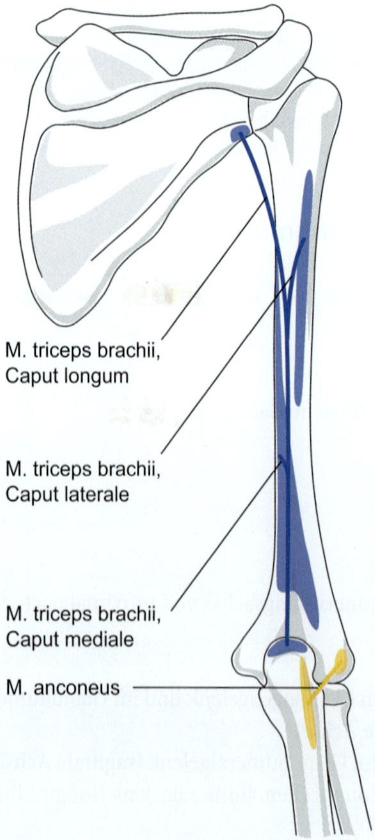

Abb. 5.52 Schematische Darstellung von Ursprung, Ansatz und Verlauf der dorsalen Oberarmmuskeln [L157]

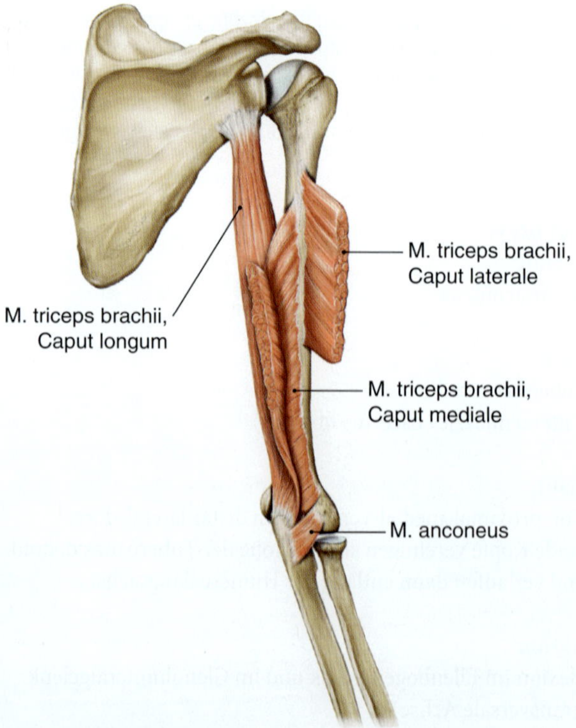

Abb. 5.53 M. triceps brachii (Caput longum, Caput laterale und Caput mediale) und M. anconeus [S007-1-24/L266]

Topografische Zusammenhänge

- Caput laterale und mediale bilden mit dem Sulcus nervi radialis einen osteofibrösen Kanal, in dem der N. radialis und die Vasa profunda brachii verlaufen.
- Zwischen Trizepssehne und Olekranon befindet sich eine Bursa.

Innervation

N. radialis (C6 – C8)

KLINISCHER BEZUG

- Der M. triceps brachii ist Kennmuskel für die Nervenwurzel C7. Bei Störungen im Rückenmarkssegment C7 ist der Trizepssehnenreflex (TSR) abgeschwächt oder ausgefallen.
- Die isometrische Kontraktion des M. triceps brachii gegen Widerstand bei anliegendem Arm und 90° gebeugten Ellenbogen ist ein Provokationstest für eine akute Bursitis subacromialis.
- Bei einer Läsion des N. radialis im Bereich des Sulcus nervi radialis (z. B. durch eine Humerusschaftfraktur) ist der M. triceps brachii meist nicht betroffen (➤ Kap. 5.5).

▶ M. anconeus (➤ Abb. 5.52, ➤ Abb. 5.53)

Ursprung

Dorsale Fläche des Epicondylus lateralis des Humerus

Ansatz

Proximales Viertel der dorsalen Fläche der Ulna

Verlauf

Von proximal-lateral nach distal-medial

Funktion

Extension im Ellenbogengelenk (transversale Achse)

FUNKTIONELLE HINWEISE

Der Muskel spannt die dorsale Kapsel des Ellenbogengelenks bei der Extension.

Innervation

N. radialis (C7 – C8)

5.3.3 Muskeln für die Umwendebewegung des Unterarms

Insbesondere für die Umwendebewegungen des Unterarms sind drei weitere Muskeln von Bedeutung: der **M. supinator**, der **M. pronator teres** und der **M. pronator quadratus** (➤ Abb. 5.54). Diese Muskeln entfalten ihre Hauptwirkung bei der Drehung des Unterarms, zählen topografisch jedoch zur Unterarmmuskulatur. Da die übrigen Muskeln des Unterarms primär auf die Hand- und Fingergelenke wirken, werden sie gemeinsam in ➤ Kap. 5.4.2 besprochen.

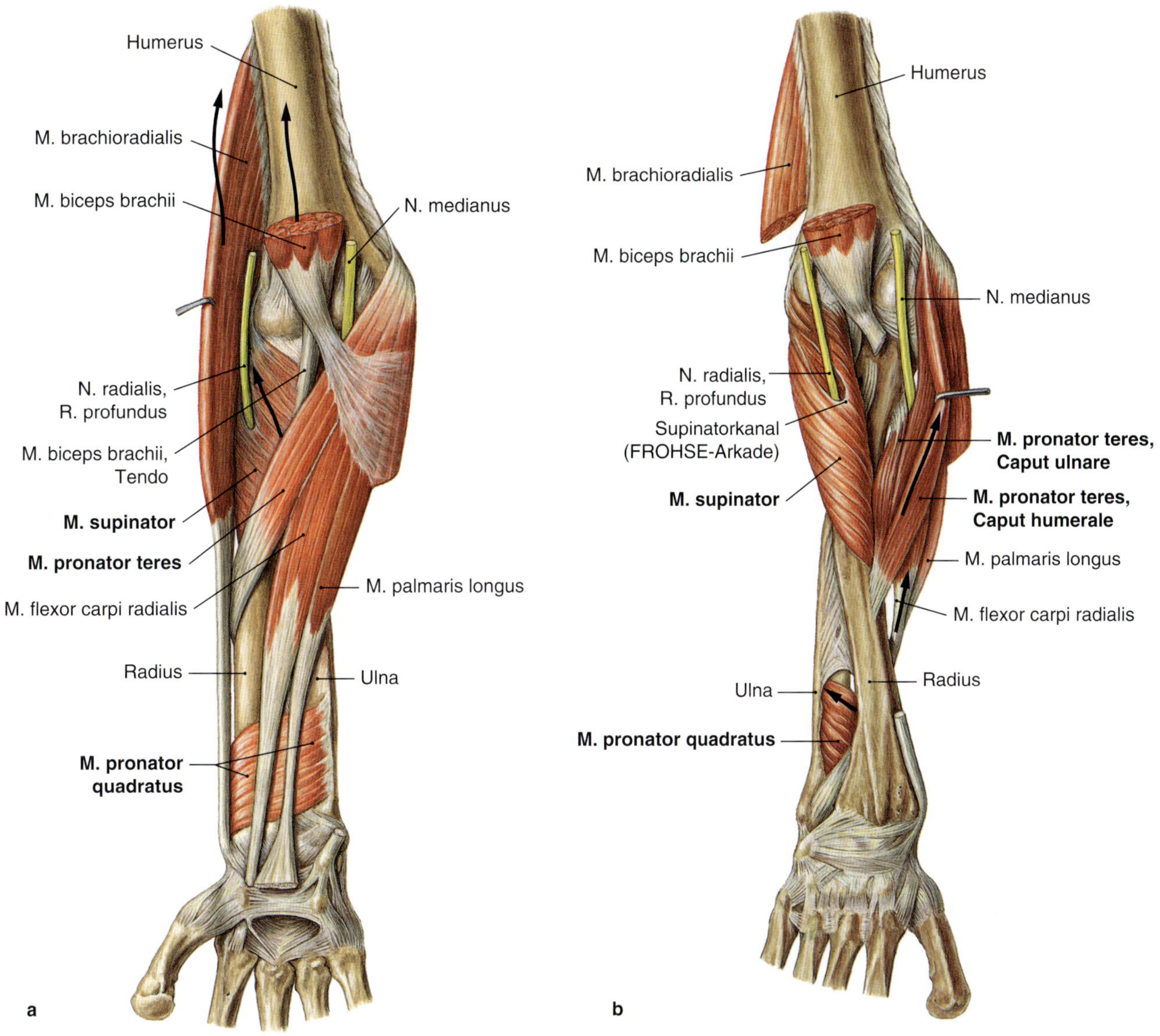

Abb. 5.54 Muskulatur für die Umwendebewegung des Unterarms in Supinations- (a) und Pronationsstellung (b), Ansicht von palmar [S007-1-24]

Hinweis

Im Bereich des Ellenbogens inserieren noch weitere Muskeln, die funktionell ebenfalls zu den Hand- und Fingermuskeln zählen und deshalb bei der Hand besprochen werden (➤ Kap. 5.4.2):

- M. flexor carpi radialis
- M. flexor carpi ulnaris
- M. palmaris longus
- M. flexor digitorum superficialis
- M. brachioradialis
- M. extensor carpi radialis longus
- M. extensor carpi radialis brevis
- M. extensor carpi ulnaris
- M. extensor digitorum
- M. extensor digiti minimi

5.4 Hand

5.4.1 Steckbrief Hand

Wie auch der Fuß ist das Handskelett aus zahlreichen einzelnen Knochen aufgebaut, die über eine Vielzahl von Gelenken miteinander verbunden sind (➤ Abb. 5.55). An der Hand unterscheidet man das **proximale** und **distale Handwurzelgelenk**, die **Karpometakarpalgelenke** (CMC), die **Metakarpophalangealgelenke** (MCP) sowie die **proximalen** und **distalen Interphalangealgelenke** (PIP, DIP).

Gelenktyp und Bewegungsausmaß der Handwurzelgelenke

Proximales Handwurzelgelenk (Art. radiocarpalis, ➤ Abb. 5.56)

Tab. 5.13 Bewegungsausmaß des proximalen Handwurzelgelenks (nach Kapandji 2016)

Radioulnare Achse durch das Os lunatum	Dorsalextension: 35°	Palmarflexion: 50°
Dorsopalmare Achse durch das Os capitatum	Radialduktion: 15°	Ulnarduktion: 30–45°

Tab. 5.14 Bewegungsausmaß des distalen Handwurzelgelenks (nach Kapandji 2016)

Radioulnare Achse durch das Os capitatum	Dorsalextension: 50°	Palmarflexion: 35°

Das proximale Handgelenk ist ein Eigelenk (Art. ellipsoidea) mit zwei Freiheitsgraden (➤ Tab. 5.13). Die proximale Reihe der Handwurzelknochen (Os scaphoideum, Os lunatum und Os triquetrum) artikuliert mit dem Radius und dem Discus articularis (ulnocarpalis). Das Os pisiforme ist zwar nicht an der Bildung des Gelenks beteiligt, jedoch gelenkig mit der palmaren Fläche des Os triquetrum verbunden. Es ist als Sesambein in die Sehne des M. flexor carpi ulnaris eingelagert. Das Os scaphoideum und das Os lunatum artikulieren mit dem Radius, das Os triquetrum mit dem Diskus.

Betrachtet man die proximale Reihe der Handwurzelknochen als Einheit, bildet sie den bikonvexen Kopf des Eigelenks. Die Gelenkfläche des Radius und der Diskus bilden die bikonkave Pfanne des Eigelenks (➤ Abb. 5.56). Die Gelenkpfanne (Radius und Discus articularis) ist um ca. 10° nach palmar und ca. 30° nach ulnar abgekippt.

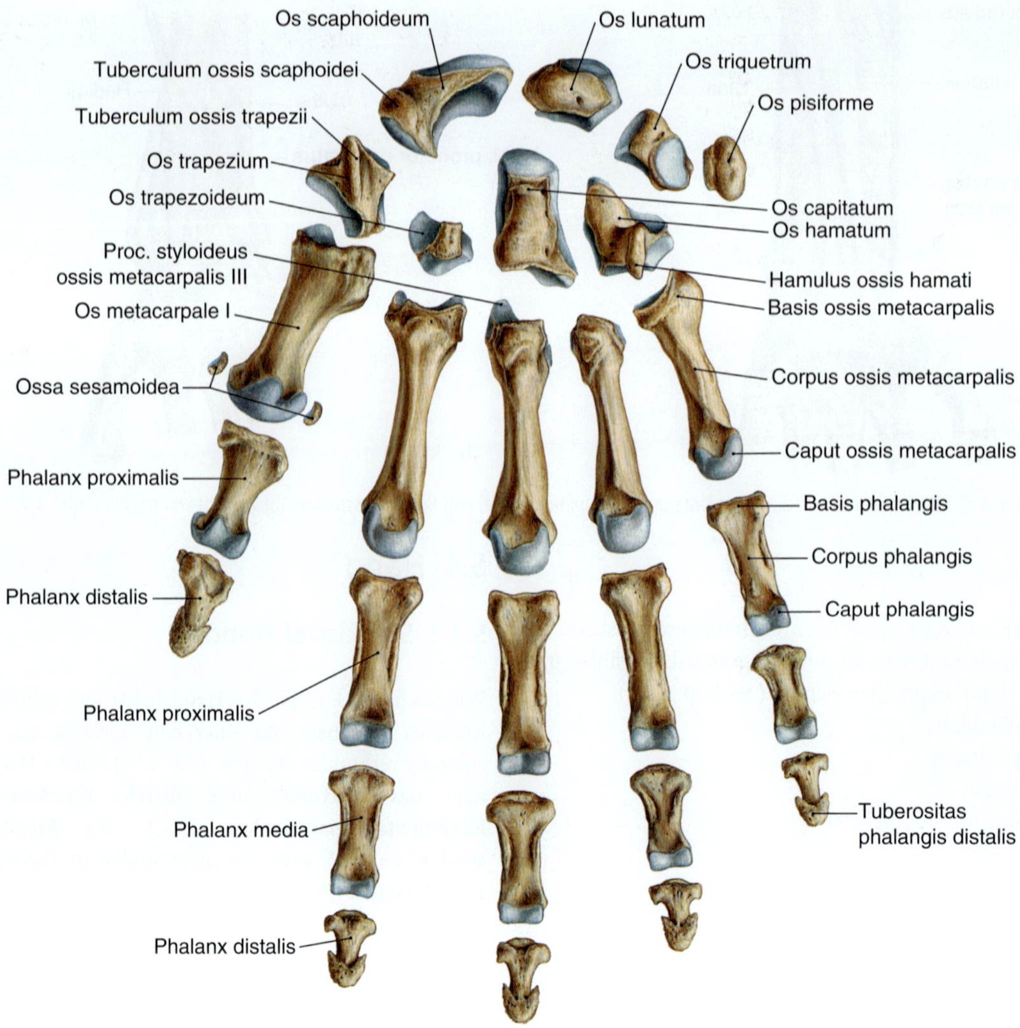

Abb. 5.55 Knochen der rechten Hand, Ansicht von palmar [S007-22]

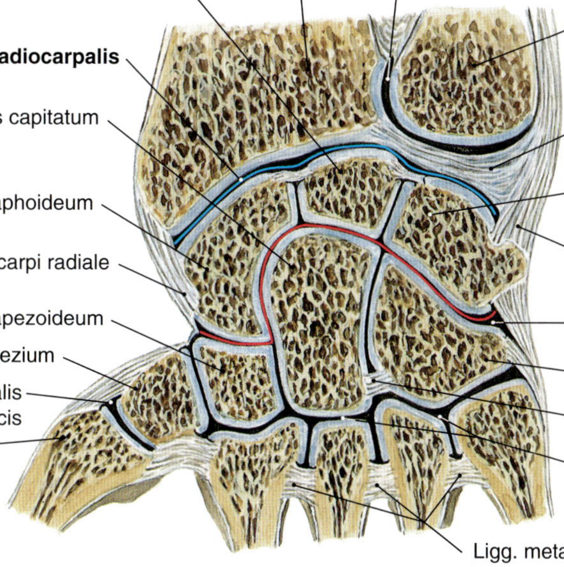

Abb. 5.56 Proximales und distales Handwurzelgelenk sowie Karpometakarpalgelenke der rechten Hand im Frontalschnitt, Ansicht von palmar [S007-1-24/L252]

5

Distales Handwurzelgelenk (Art. mediocarpalis, ➤ Abb. 5.56)

Das distale Handgelenk ist ein verzahntes Scharniergelenk (Art. ginglymus) (➤ Tab. 5.14). Die proximale Reihe der Handwurzelknochen (Os scaphoideum, Os lunatum und Os triquetrum) artikuliert mit der distalen Reihe (Os trapezium, Os trapezoideum, Os capitatum und Os hamatum). Die Gelenklinie ist S-förmig.

Os trapezium und Os trapezoideum sind konkav zum Os scaphoideum geformt. Das Os capitatum verhält sich konvex zum Os lunatum und das Os hamatum ist konvex zum Os triquetrum geformt.

Die Gelenkkapseln beider Handwurzelgelenke sind „dorsal schlaff, palmar straff". Sie werden von zahlreichen Bändern verstärkt. Die Gelenkinnenräume stehen häufig miteinander in Verbindung. Gelegentlich besteht auch eine Verbindung zwischen dem proximalen Handgelenk und dem distalen Radioulnargelenk.

Bänder des distalen und proximalen Handwurzelgelenks

Die beiden Handgelenke besitzen einen gemeinsamen Bandapparat (➤ Abb. 5.57, ➤ Abb. 5.58). Die Bänder verstärken die Gelenkkapsel und begrenzen Bewegungen. Dabei lassen sich die *extrinsischen Bänder* (Bänder, die den Unterarm mit der Handwurzel verbinden) von den *intrinsischen Bändern* (Bänder, die innerhalb des Karpus liegen) abgrenzen. Die **intrinsischen Bänder** gliedern sich in die Ligg. intercarpalia, Ligg. carpometacarpalia sowie die Ligg. metacarpalia. Sie werden im Folgenden nicht einzeln beschrieben. Vereinfacht kann man die **extrinsischen Bänder** in die Kollateralbänder sowie einen dorsalen und palmaren Bandapparat unterteilen.

Die Bänder des dorsalen und palmaren Bandapparates entspringen vom Radius oder von der Ulna und ziehen zur Mitte des Karpus. Dabei liegt ihr Ansatz im Drehpunkt für die Radial- und Ulnarduktion, sodass die Bänder bei diesen Bewegungen kaum beansprucht werden.

Die Kollateralbänder entspringen vom Radius oder von der Ulna und ziehen seitlich zum Karpus. Da ihr Ansatz im Bereich des Drehpunktes für Extension und Flexion liegt, begrenzen sie diese Bewegungen kaum.

Lig. collaterale carpi ulnare (➤ Abb. 5.56, ➤ Abb. 5.58)

- Proximale Insertion: Proc. styloideus der Ulna und Discus articularis
- Distale Insertion: Os triquetrum und Os pisiforme
- Verlauf: von der Ulna mit zwei Zügen nach distal-dorsal zum Os triquetrum und nach distal-palmar zum Os pisiforme
- Funktion: hemmt die Radialduktion

Lig. collaterale carpi radiale (➤ Abb. 5.56, ➤ Abb. 5.58)

- Proximale Insertion: Proc. styloideus des Radius
- Distale Insertion: Os scaphoideum
- Verlauf: vom Radius mit zwei Zügen nach distal-dorsal zur lateralen Fläche des Os scaphoideum und nach distal-palmar zum Tuberculum des Os scaphoideum
- Funktion: hemmt die Ulnarduktion

Lig. radiocarpale palmare (➤ Abb. 5.57)

- Proximale Insertion: Proc. styloideus und palmarer Rand des Radius
- Distale Insertion: Os lunatum und Os capitatum
- Verlauf: vom Radius schräg nach distal-ulnar
- Funktion: hemmt die Dorsalextension im Handgelenk

Lig. ulnocarpale palmare (➤ Abb. 5.57)

- Proximale Insertion: distale palmare Ulna (Basis des Proc. styloideus der Ulna)

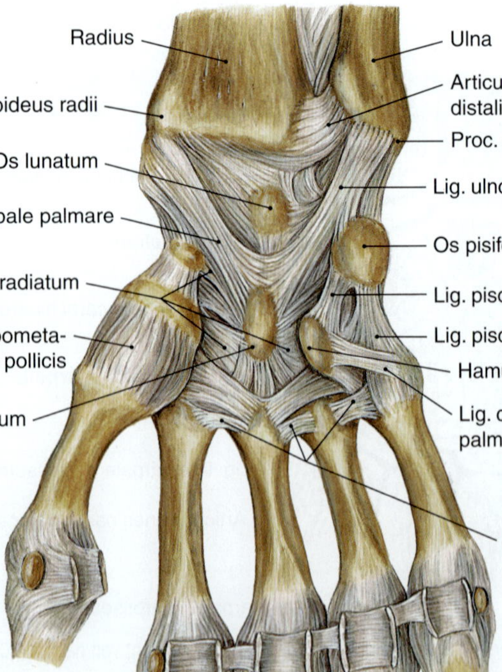

Abb. 5.57 Bänder der Handgelenke der rechten Hand, Ansicht von palmar [S007-1-24]

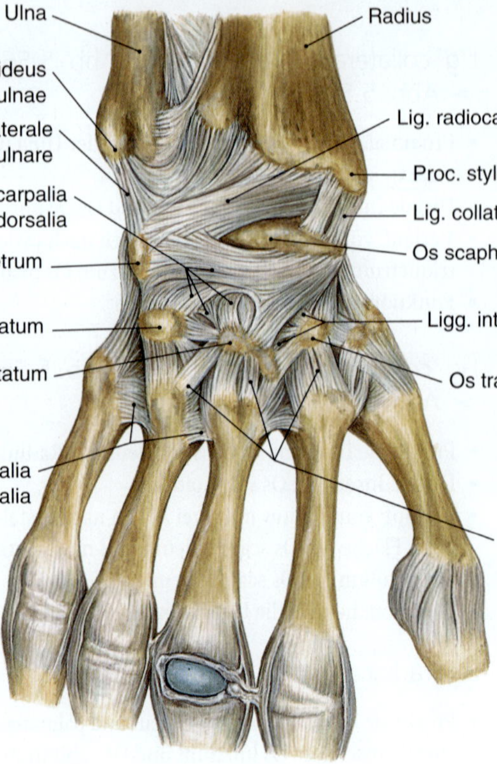

Abb. 5.58 Bänder der Handgelenke der rechten Hand, Ansicht von dorsal [S007-1-24]

- Distale Insertion: Os triquetrum und Os lunatum
- Verlauf: von der Ulna schräg nach distal-radial
- Funktion: hemmt die Dorsalextension im Handgelenk

Lig. radiotriquetrum palmare

- Proximale Insertion: distaler palmarer Radius
- Distale Insertion: Os triquetrum
- Verlauf: vom Radius schräg nach distal-ulnar
- Funktion: hemmt die Dorsalextension im Handgelenk

Tab. 5.15 Zusammenfassung proximales Handgelenk (Art. radiocarpalis)

Gelenktyp	Eigelenk – Art. ellipsoidea
Gelenkflächen	Facies articularis carpalis am distalen Ende des Radius und Discus articularis (konkax); die nach proximal ausgerichteten Facies articulares von Os scaphoideum, Os lunatum und Os triquetrum (konvex)
Gelenkebene	Auf der Facies articularis carpalis, rechtwinklig zur Unterarmlängsachse um ca. 10° nach palmar und ca. 30° nach ulnar ausgerichtet
Gelenkkapsel	Die Kapsel wird durch die palmaren und dorsalen Bänder des Handgelenks verstärkt, seitlich strahlen die Ligg. collateralia ein.
Ruhestellung	Nullstellung mit leichter Ulnarduktion
Verriegelte Stellung	Maximale Dorsalextension
Kapselmuster	Endgradige Bewegungen in alle Richtungen gleichmäßig eingeschränkt
Bewegungsausmaß	• Dorsalextension/Palmarflexion 35°/0/50° • Radialduktion/Ulnarduktion 15°/0/30–45°
Segmentale Innervation	Sensibel: C5/C8 Vegetativ: Th5/Th8
Besonderheiten	Häufig besteht eine Verbindung zwischen proximalem und distalem Handgelenk, gelegentlich auch zwischen dem proximalen Handgelenk und dem distalen Radioulnargelenk.

Lig. radiocarpale dorsale (➤ Abb. 5.58)

- Proximale Insertion: distaler dorsaler Radius
- Distale Insertion: Os lunatum und Os triquetrum
- Verlauf: vom Radius schräg nach distal-ulnar
- Funktion: hemmt die Palmarflexion im Handgelenk

Tab. 5.16 Zusammenfassung distales Handgelenk (Art. mediocarpalis)

Gelenktyp	Verzahntes Scharniergelenkgelenk – Art. ginglymus
Gelenkflächen	S-förmiger Verlauf der Gelenklinie: die nach proximal ausgerichteten Facies articulares von Os trapezium und Os trapezoideum (konkav) stehen dem Os scaphoideum (konvex) gegenüber, die nach proximal ausgerichteten Facies articulares von Os capitatum und Os hamatum (konvex) dem Os scaphoideum, Os lunatum und Os triquetrum (konkav).
Gelenkebene	Auf den jeweils konkaven Flächen annähernd rechtwinklig zum Handrücken von dorsal nach palmar
Gelenkkapsel	Die Kapsel wird durch die palmaren und dorsalen Bänder des Handgelenks verstärkt.
Ruhestellung	Nullstellung mit leichter Ulnarduktion
Verriegelte Stellung	Maximale Dorsalextension
Kapselmuster	Nicht beschrieben
Bewegungsausmaß	Dorsalextension/Palmarflexion 50°/0/35°
Segmentale Innervation	Sensibel: C5/C8 Vegetativ: Th5/Th8
Besonderheiten	Durch die Verzahnung des distalen Handgelenks kommt es bei Bewegungen zu einer Verschiebung der Handwurzelknochen und zu komplexen gekoppelten Bewegungen.

Lig. radiotriquetrum dorsale

- Proximale Insertion: distaler dorsaler Radius
- Distale Insertion: Os triquetrum
- Verlauf: vom Radius schräg nach distal-ulnar
- Funktion: hemmt die Palmarflexion im Handgelenk

FUNKTIONELLE ASPEKTE DER HANDWURZELGELENKE

Morphologisch sind die Art. mediocarpalis und die Art. radiocarpalis selbstständige Gelenke, funktionell bilden sie jedoch eine Einheit. Dies wird besonders bei den Bewegungen um die dorsopalmare Achse deutlich. Bei der Radialduktion der Hand finden komplexe Bewegungen zwischen den einzelnen Handwurzelknochen statt, die dazu führen, dass die proximale Reihe der Handwurzelknochen gegenüber dem Unterarm in Richtung einer Pronation rotiert. Die distale Reihe der Handwurzelknochen rotiert dabei gegenüber der proximalen Reihe im Sinne einer Supination. Die gesamte Dorsalextension der Hand von ca. 85° findet zu 2/3 im distalen Handwurzelgelenk und nur zu 1/3 im proximalen Handwurzelgelenk statt. Bei der Palmarflexion verhält es sich umgekehrt: 2/3 der Gesamtbewegung findet im proximalen und nur 1/3 im distalen Handwurzelgelenk statt. (➤ Tab. 5.15, ➤ Tab. 5.16)

Mittelhand- und Fingergelenke

Daumensattelgelenk (Art. carpometacarpalis pollicis = CMC I)

Tab. 5.17 Bewegungsausmaß des Daumensattelgelenks (nach Kapandji 2016)

Bewegungsachse in der Ebene des Daumennagels	Extension: 20–25°	Flexion: 30–45°
Bewegungsachse senkrecht zur Ebene des Daumennagels	Abduktion: 25–35°	Adduktion: 15–25°
Längsachse durch Os metacarpale I	Minimale Innenrotation in Richtung einer Pronation	Minimale Außenrotation in Richtung einer Supination

Bei diesem Gelenk handelt es sich um ein Sattelgelenk (Art. sellaris) mit zwei Freiheitsgraden (Extension/Flexion und Abduktion/Adduktion), das jedoch eine minimale (passive) axiale Rotation zulässt (➤ Tab. 5.17, ➤ Tab. 5.23). In der Art. carpo**m**etacarpalis (**CMC**) I ist das Os trapezium (proximaler Gelenkpartner) mit der Basis des Os metacarpale I (distaler Gelenkpartner) verbunden.

Für die Extension und Flexion verhält sich das Os trapezium *konvex*, für die Ab- und Adduktion dagegen *konkav* gegenüber dem Os metacarpale (➤ Abb. 5.59).

Die **Opposition** ist eine Kombinationsbewegungen aus Abduktion und Flexion, bei der der Daumen um seine Längsachse nach innen rotiert. Diese Rotation findet sowohl im Sattelgelenk als auch im Daumengrundgelenk statt. Es handelt sich um eine automatische Zwangsrotation, die sich aus der komplexen Gelenkflächengeometrie des Sattelgelenks ergibt. Bei der Opposition stehen sich die Fingerbeeren des Daumens und der anderen Finger gegenüber. Wichtig ist diese Bewegung für den Pinzettengriff. Bei der **Reposition** wird der Daumen zurück in seine Ausgangsstellung geführt.

Die Gelenkkapsel ist schlaff und an der Knorpel-Knochen-Grenze befestigt. Die Kapsel wird dorsal und palmar durch Bänder verstärkt, die sich zwischen Os trapezium und der Basis des Os metacarpale I ausspannen (Ligg. trapeziometacarpalia palmare und dorsale; ➤ Tab. 5.).

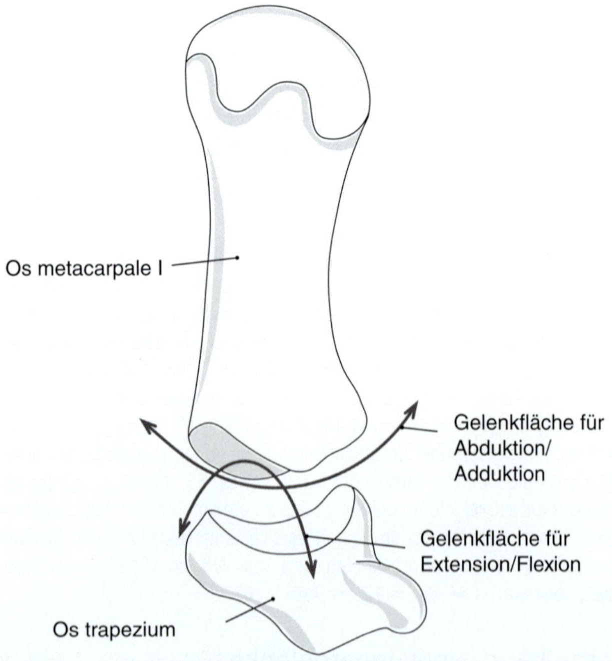

Abb. 5.59 Gelenkflächen des Daumensattelgelenks [L157]

Karpometakarpalgelenke (Artt. carpometacarpales = CMC II–V)

In den Artt. carpometacarpales II–V ist die distale Reihe der Handwurzelknochen mit den Basen der Mittelhandknochen verbunden. Das Os metacarpale II artikuliert mit dem Os trapezoideum, das Os metacarpale III mit dem Os capitatum und die Ossa metacarpalia IV und V mit dem Os hamatum (➤ Abb. 5.56).

In den CMC-Gelenken ist nur eine minimale Beweglichkeit im Sinne einer Flexion und Extension vorhanden. Die Gelenkkapsel des 2. und 3. Karpometakarpalgelenks ist relativ straff, die des 4. und 5. Karpometakarpalgelenks relativ locker. Die Ligg. metacarpalia dorsalia, palmaria und interossea verbinden die Knochen so fest miteinander, dass man von Amphiarthrosen spricht.

Die Beweglichkeit nimmt vom 2. zum 5. Finger hin zu. Die größte Beweglichkeit findet man im Karpometakarpalgelenk V. Um eine Bewegungsachse, die schräg von radial-dorsal nach ulnar-palmar ausgerichtet ist, finden Flexion und Extension statt. Durch die schräge Bewegungsachse kann man auch von einer Opposition des Kleinfingers sprechen. Sie dient dem Formen der Hohlhand auf der ulnaren Seite (➤ Tab. 5.24).

Daumengrundgelenk (Art. metacarpophalangea pollicis = MCP I)

Tab. 5.18 Bewegungsausmaß des Daumengrundgelenks (nach Kapandji 2016)

Bewegungsachse in der Ebene des Fingernagels	Extension: 0°	Flexion: 60–70°
Längsachse durch die Grundphalanx I	24° Innenrotation in Richtung einer Pronation	0° Außenrotation in Richtung einer Supination

Primär handelt es sich um ein Scharniergelenk für Extension und Flexion. Daneben findet jedoch eine axiale Rotation statt, sodass man auch von einem funktionell eingeschränkten Kugelgelenk mit zwei Freiheitsgraden sprechen kann. (➤ Tab. 5.18)

In der Art. **m**eta**c**arpo**p**halangea I (**MCP**) artikuliert das Köpfchen des Os metacarpale I mit der Basis der Grundphalanx des Daumens.

Die Kapsel ist schlaff und besitzt auf der dorsalen und palmaren Seite einen Rezessus. Auf der dorsalen Seite wird sie von den Sehnen des M. extensor pollicis longus und brevis verstärkt, auf der palmaren Seite von der Sehne des M. flexor pollicis longus. Seitlich befinden sich Kollateralbänder, die in der Beugestellung des Gelenks maximal gespannt sind.

Grundgelenke der Finger (Artt. metacarpophalangeae = MCP II–V)

Tab. 5.19 Bewegungsausmaß der Grundgelenke des 2.–5. Fingers (nach Kapandji 2016)

Bewegungsachse in der Ebene des Fingernagels (radioulnare Achse)	Extension: 30–40°	Flexion: 90–100°
Bewegungsachse senkrecht zur Ebene des Fingernagels (dorsopalmare Achse)	Abduktion/Adduktion: 20–30° in jede Richtung	

Es handelt sich um funktionell eingeschränkte Kugelgelenke (Art. spheroidea) mit drei Freiheitsgraden. In den Artt. metacarpophalangeae II–V artikulieren die bikonvex geformten Köpfchen der Ossa metacarpalia II–V mit den bikonkav geformten Basen der Grundphalangen (➤ Abb. 5.60).

In der Gesamtheit wird das Spreizen der Finger als **Abduktion** beschrieben. Dabei findet eine Seitwärtsbewegung in den Grundgelenken des 2., 4. und 5. Fingers statt, die vom 3. Strahl (Mittelfinger) weggerichtet ist. Die Gegenbewegung, das Zusammenführen der Finger, wird als **Adduktion** beschrieben. Dabei nähern sich die Finger 2, 4 und 5 dem Mittelfinger an.

Die Kapsel ist schlaff und wird auf der radialen und ulnaren Seite von Kollateralbändern verstärkt (➤ Abb. 5.61). Die Kollateralbänder sind in der Flexionsstellung am meisten gespannt, sodass eine Abduktion der Finger im Grundgelenk in dieser Position kaum möglich ist. Die Beugefähigkeit in den Grundgelenken nimmt vom Zeigefinger zum Kleinfinger hin zu. Die axiale Rotation ist in den Fingergrundgelenken nur passiv möglich (➤ Tab. 5.19, ➤ Tab. 5.25).

Interphalangealgelenk des Daumens (Art. interphalangea = IP I)

Tab. 5.20 Bewegungsausmaß des Interphalangealgelenks des Daumens (nach Kapandji 2016)

Bewegungsachse in der Ebene des Fingernagels	Extension: 5–10°	Flexion: 75–80°

Die **Inter**p**h**alangealgelenke (**IP**) sind Scharniergelenke (Art. ginglymus) mit einem Freiheitsgrad. Beim Daumen gibt es nur ein Interphalangealgelenk, bei dem das Köpfchen der Grundphalanx mit der Basis der Endphalanx artikuliert. Alle übrigen Finger besitzen ein distales und ein proximales Interphalangealgelenk.

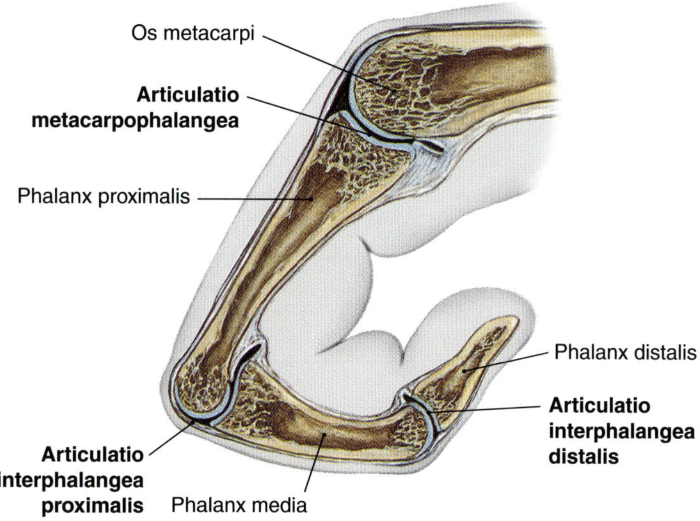

Abb. 5.60 Fingergelenke im Sagittalschnitt, Ansicht von lateral [S007-1-24]

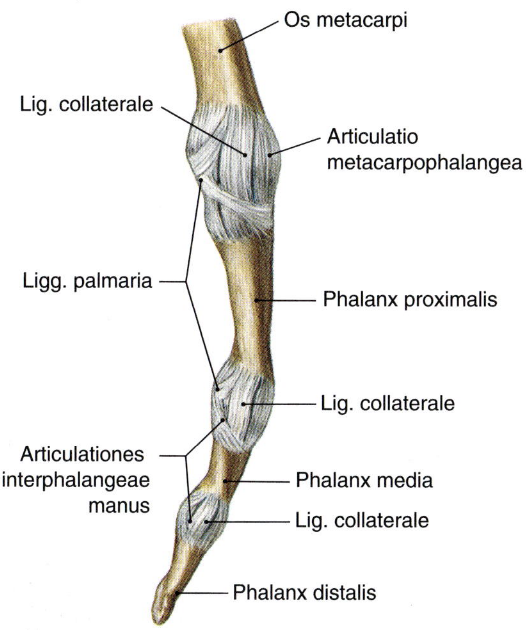

Abb. 5.61 Bänder der Fingergelenke, Ansicht von lateral [S007-1-24/127]

Im **p**roximalen **I**nter**p**halangealgelenk (**PIP**) artikuliert das Köpfchen der Grundphalanx mit der Basis der Mittelphalanx (> Abb. 5.60). Die Beugefähigkeit in den Mittelgelenken nimmt vom Zeigefinger zum Kleinfinger hin zu. Im **d**istalen **I**nter**p**halangealgelenk (**DIP**) artikuliert das Köpfchen der Mittelphalanx mit der Basis der Endphalanx.

Die Kapseln aller Interphalangealgelenke sind schlaff und werden auf der radialen und ulnaren Seite von Kollateralbändern (Ligg. collateralia) verstärkt (> Abb. 5.61). Im dorsalen Bereich werden die Kapseln durch die Dorsalaponeurose, im palmaren Bereich von den Ligg. palmaria verstärkt (> Tab. 5.26).

Tab. 5.23 Zusammenfassung Daumensattelgelenk (Art. carpometacarpalis pollicis)

Gelenktyp	Sattelgelenk – Art. sellaris
Gelenkflächen	Facies articularis an der Basis des Os metacarpale I (konkav für Extension/Flexion, konvex für Ab-/Adduktion), Gelenkfläche des Os trapezium (entsprechend umgekehrt)
Gelenkebene	Rechtwinklig zur Längsachse des Os metacarpale I
Gelenkkapsel	Schlaffe Kapsel mit Verstärkung durch die Ligg. trapeziometacarpalia palmare und dorsale
Ruhestellung	Mittelstellung um alle Bewegungsachsen
Verriegelte Stellung	Maximale Opposition
Kapselmuster	Abduktion/Extension (Verhältnis ca. 2 : 1)
Bewegungsausmaß	• Flexion/Extension 30–45°/0/20–25° • Abduktion/Adduktion 25–35°/0/10–15°
Segmentale Innervation	Sensibel: C7/C6 Vegetativ: Th7/Th8
Besonderheiten	Die Opposition ist eine Kombinationsbewegung aus Abduktion, Flexion und einer Rotation des Os metacarpale im Sinne einer Pronation.

Mittel- und Endgelenke der Finger (Artt. interphalangeae = PIP und DIP II–V)

Tab. 5.21 Bewegungsausmaß der Mittelgelenke des 2.–5. Fingers (nach Kapandji 2016)

Bewegungsachse in der Ebene des Fingernagels (radioulnare Achse)	Extension: 0°	Flexion: > 110°

Tab. 5.22 Bewegungsausmaß der Endgelenke des 2.–5. Fingers (nach Kapandji 2016)

Bewegungsachse in der Ebene des Fingernagels (radioulnare Achse)	Extension: 5° (passiv: 20–30°)	Flexion: < 90°

Tab. 5.24 Zusammenfassung Karpometakarpalgelenke (Artt. carpometacarpales II–V)

Gelenktyp	Plane Gelenke – Art. plana (Amphiarthrosen)
Gelenkflächen	Distale Gelenkflächen der distalen Handwurzelreihe (leicht konvex), proximale Gelenkflächen an den Basen der Ossa metacarpalia II–V (leicht konkav)
Gelenkebene	Die Gelenklinie ist unregelmäßig und entsprechend der Handwölbung leicht gebogen.
Gelenkkapsel	Die Gelenkkapseln umschließen die Gelenke vollständig und werden durch die Ligg. carpometacarpalia und Ligg. metacarpalia (jeweils dorsal und palmar) verstärkt.
Ruhestellung	Nullstellung
Verriegelte Stellung	Nicht beschrieben
Kapselmuster	Bewegungen in alle Richtungen gleichmäßig eingeschränkt
Bewegungsausmaß	Insgesamt sehr wenig, zunehmende Beweglichkeit vom 2. zum 5. Karpometakarpalgelenk
Segmentale Innervation	Sensibel: C7/C6 Vegetativ: Th7/Th8
Besonderheiten	Im Zusammenhang mit den Funktionen der Hand finden hier minimale Bewegungen in alle Richtungen statt.

5

Tab. 5.25 Zusammenfassung Fingergrundgelenke (Art. metacarpophalangeae)

Gelenktyp	MCP I: Scharniergelenk – Art. ginglymus (funktionell ist eine axiale Rotation möglich) MCP II–V: Kugelgelenke – Art. spheroidea (funktionell eingeschränkt)
Gelenkflächen	Facies articularis am Caput ossis metacarpalis (konvex), Facies articularis an der Basis phalanx proximalis (konkav)
Gelenkebene	Jeweils rechtwinklig zu den Längsachsen der proximalen Phalangen
Gelenkkapsel	Die Gelenkkapseln bilden einen Recessus palmaris und dorsalis und werden durch die Dorsalaponeurose, die Ligg. collateralia und die Ligg. palmaria verstärkt.
Ruhestellung	Leichte Flexion
Verriegelte Stellung	MCP I: maximale Extension MCP II–V: maximale Flexion
Kapselmuster	Flexion/Extension (Verhältnis ca. 2 : 1)
Bewegungsausmaß	• Flexion/Extension MCP I: 60–70°/0/0° MCP II–V: 90–100°/0/30–40° • Abduktion/Adduktion MCP II–V: 20–30°/0/20–30° • Rotation MCP I: 24° Innenrotation in Richtung einer Pronation MCP II–V: insgesamt ca. 10° (passiv)
Segmentale Innervation	Sensibel: C7/C6 Vegetativ: Th7/Th8
Besonderheiten	Die Gelenkpfanne an den Basen der Phalangen wird durch eine nach palmar verlaufende faserknorpelige Platte vergrößert.

Tab. 5.26 Zusammenfassung Fingermittel- und Endgelenke (Artt. interphalangeae proximalis und distalis)

Gelenktyp	Scharniergelenke – Art. ginglymus
Gelenkflächen	Facies articularis am Caput des proximalen Gelenkpartners (konvex), Facies articularis an der Basis des distalen Gelenkpartners (konkav)
Gelenkebene	Jeweils rechtwinklig zu den Längsachsen der distalen Phalangen
Gelenkkapsel	Die Gelenkkapseln werden durch die Dorsalaponeurose sowie die Ligg. collateralia und palmaria verstärkt.
Ruhestellung	Leichte Flexion
Verriegelte Stellung	Maximale Extension
Kapselmuster	Flexion/Extension (Verhältnis ca. 2 : 1)
Bewegungsausmaß	• Flexion/Extension PIP 110°/0/0° DIP 90°/0/5° IPI 75–80°/0/5–10°
Segmentale Innervation	Sensibel: C7/C6 Vegetativ: Th7/Th8
Besonderheiten	Die Gelenkpfanne an den Basen der Phalangen wird durch eine nach palmar verlaufende faserknorpelige Platte vergrößert.

5.4.2 Muskulatur des Unterarms

Die Muskeln des Unterarms lassen sich in zwei Gruppen unterteilen, die auf der ventralen bzw. dorsalen Seite liegen. Beide haben jeweils eine oberflächliche und eine tiefe Schicht. Eine weitere Gruppe stellen die radialen Muskeln dar. Die dorsal und radial gelegenen Muskeln sind in ihrer Gesamtheit Extensoren der Hand- und Fingergelenke. Ihre Sehnen werden im Bereich der Handgelenke vom **Retinaculum musculorum extensorum** fixiert. Die ventral gelegenen Muskeln dagegen sind Beuger, die auf ihrem Weg zur Hand teilweise den **Karpaltunnel** durchqueren.
Abhängig davon, wie weit die Ansätze der jeweiligen Muskeln nach distal reichen, entfalten sie ihre Wirkung primär am Unterarm, an den Hand- oder den Fingergelenken.

Dorsale Sehnenfächer der Hand

Die langen Sehnen der Unterarmmuskeln verlaufen dorsal unter dem Retinaculum musculorum extensorum in insgesamt sechs Sehnenfächern nach distal. Im Bereich des Retinaculum extensorum sind die Sehnen von ihren Sehnenscheiden (Vaginae tendineae) umgeben (➤ Abb. 5.62).

1. Sehnenfach	M. extensor pollicis brevis, M. abductor pollicis longus
2. Sehnenfach	M. extensor carpi radialis brevis, M. extensor carpi radialis longus
3. Sehnenfach	M. extensor pollicis longus
4. Sehnenfach	M. extensor digitorum, M. extensor indicis
5. Sehnenfach	M. extensor digiti minimi
6. Sehnenfach	M. extensor carpi ulnaris

KLINISCHER BEZUG

Die Muskelbäuche der Hand sind zugunsten der freien Beweglichkeit des Handgelenks auf den Unterarm verlagert. Im Bereich der Sehnenfächer kommt es durch die Umlenkung der Sehnen zu mechanischen Beanspruchungen mit der möglichen Folge einer Tendovaginitis.

Karpaltunnel

Die Knochen der Handwurzel bilden auf der palmaren Seite eine konkave Wölbung, die vom kräftigen Retinaculum musculorum flexorum (Lig. carpi transversum) überspannt wird (➤ Abb. 5.63). So entsteht ein osteofibröser Kanal, der sog. **Karpaltunnel (Canalis carpi)**. Hierdurch verlaufen die Sehnen der langen Hand- und Fingerbeuger, mit Ausnahme des M. flexor carpi ulnaris und des M. palmaris longus, sowie der N. medianus. Auch auf der Beugeseite sind die Sehnen im Verlauf durch den Karpaltunnel von Sehnenscheiden (Vaginae tendineae) umgeben.

KLINISCHER BEZUG

Irritationen des N. medianus im Karpaltunnel führen zum sog. Karpaltunnelsyndrom. Dabei klagen die Patienten über Schmerzen und Parästhesien im Bereich der ersten drei Finger auf der palmaren Seite. Motorisch können einige kleine Daumenballenmuskeln betroffen sein (➤ Kap. 5.5). Beachte: Die Unterarmmuskeln sind hierbei *nicht* betroffen.

Ventrale oberflächliche Unterarmmuskeln

▶ M. pronator teres (➤ Abb. 5.64, ➤ Abb. 5.65)

Ursprung

Caput humerale
- Epicondylus medialis des Humerus

Caput ulnare
- Proc. coronoideus der Ulna

Ansatz

Dorsale, laterale Fläche des Radius, distal vom Ansatz des M. supinator

Verlauf

Von proximal-medial nach distal-lateral

Funktion
- Flexion im Ellenbogengelenk (transversale Achse)
- Pronation im Ellenbogengelenk (Unterarmlängsachse)

Innervation

N. medianus (C6)

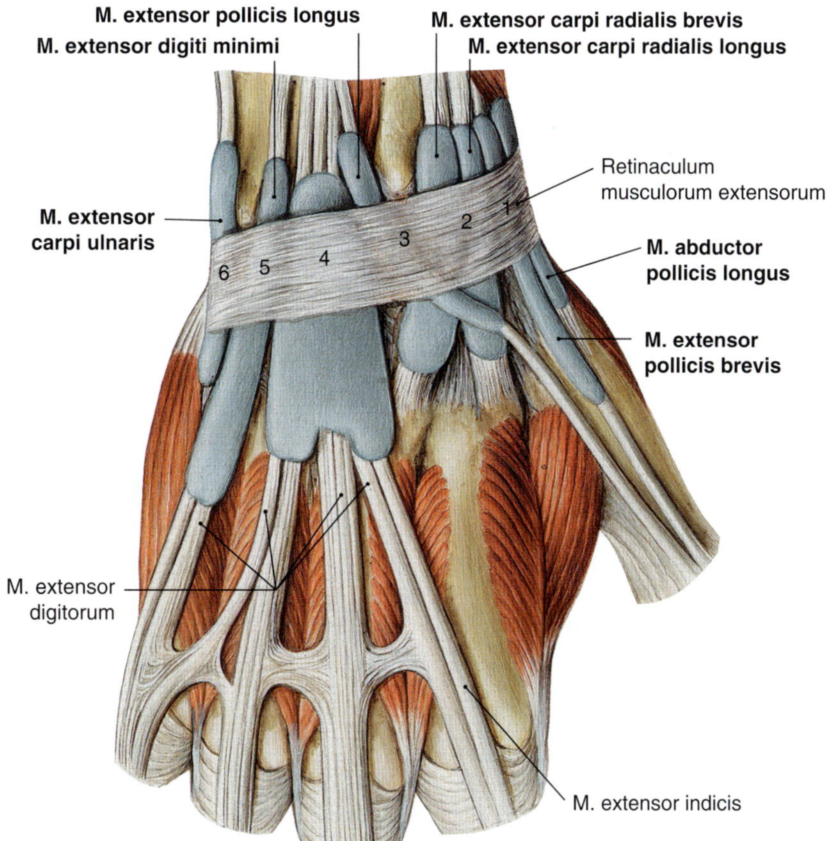

Abb. 5.62 Verlauf der Sehnen unter dem Retinaculum extensorum (Sehnenfächer) [S007-1-24]

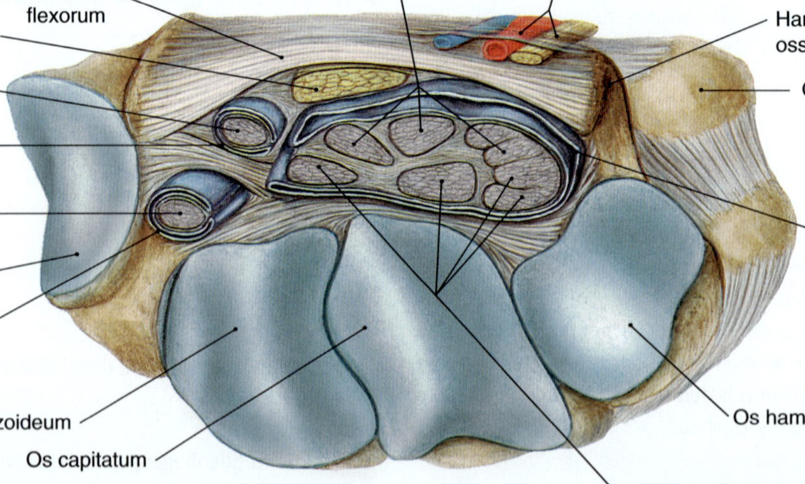

Abb. 5.63 Querschnitt durch den Karpaltunnel der rechten Hand, Ansicht von distal [S007-1-24]

KLINISCHER BEZUG

Zwischen den beiden Köpfen des M. pronator teres liegt der **Pronatorkanal**, in dem der N. medianus verläuft (➤ Abb. 5.54). Hier befindet sich ein möglicher Engpass, in dem der Nerv irritiert werden kann. Folge können Missempfindungen im Bereich der vom N. medianus innervierten Strukturen ohne motorische Ausfälle sein.
Eine massive Schädigung des N. medianus im proximalen Bereich, z. B. durch ein Trauma, führt zu einer motorischen Störung mit Ausfall der von ihm innervierten Unterarmmuskeln und dem klinischen Bild der sog. Schwurhand (➤ Kap. 5.5).

▶ M. flexor carpi radialis (➤ Abb. 5.64, ➤ Abb. 5.65)

Ursprung
Epicondylus medialis des Humerus

Ansatz
Palmare Basis des Os metacarpale II

Verlauf
- Zwischen dem M. pronator teres (radial) und dem M. palmaris longus (ulnar) von proximal-medial nach distal-radial
- Zieht durch den Karpaltunnel
- In der Mitte des Unterarms geht er in seine Endsehne über.

Funktion
- Palmarflexion im Handgelenk (radioulnare Achse)
- Radialduktion im Handgelenk (dorsopalmare Achse)
- Flexion im Ellenbogengelenk (transversale Achse)
- Pronation im Ellenbogengelenk (Unterarmlängsachse)

Bei ca. 30° Pronation verliert der Muskel seine pronierende Wirkung. Wird das Gelenk durch andere Muskeln weiter in Pronation bewegt, unterstützt er die Supination zurück bis zum Umkehrpunkt (Funktionsumkehr zum Umkehrpunkt hin).

FUNKTIONELLE HINWEISE
- Der Muskel stabilisiert das Ellenbogengelenk auf der medialen Seite und wirkt so einer Valgusstellung der Ulna im Ellenbogengelenk entgegen.
- Alle Muskeln, die vom Epicondylus medialis zur radialen Seite des Handgelenks ziehen, haben eine Wirkung bei den Umwendbewegungen des Unterarms. Der M. flexor carpi radialis und das Caput humerale des M. flexor digitorum superficialis unterstützen den M. pronator teres.

Innervation
N. medianus (C5 – C7)

▶ M. flexor carpi ulnaris (➤ Abb. 5.64, ➤ Abb. 5.65)

Ursprung
Caput humerale
- Dorsaler Bereich des Epicondylus medialis des Humerus

Caput ulnare
- Dorsales Olekranon und Margo posterior der Ulna

Ansatz
- Hamulus des Os hamatum
- Palmare Basis des Os metacarpale V

Verlauf
- Von proximal-medial nach distal-ulnar
- Der Muskel zieht nicht durch den Karpaltunnel. Er nutzt das Os pisiforme als Hypomochlion und setzt über das **Lig. pisohamatum**

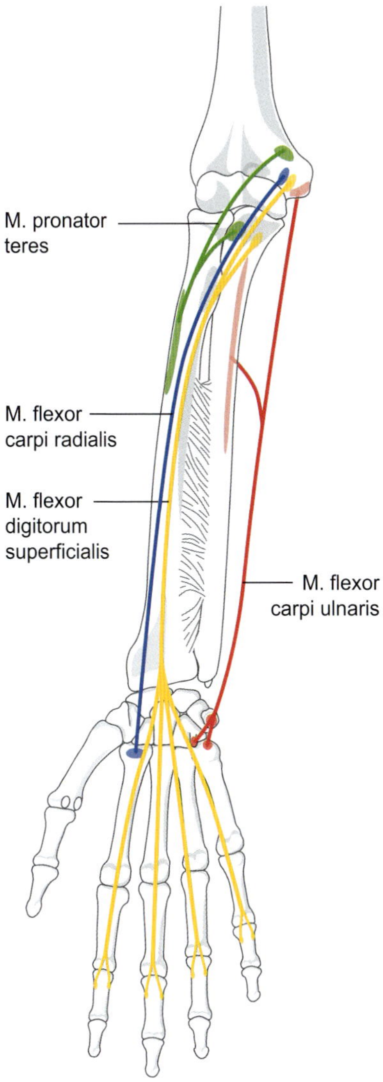

Abb. 5.64 Schematische Darstellung von Ursprung, Ansatz und Verlauf der ventralen oberflächlichen Unterarmmuskeln (ohne M. palmaris longus) [L157]

am Hamulus des Os hamatum und über das **Lig. pisometacarpale** an der palmaren Basis des Os metacarpale V an. Das Os pisiforme ist als Sesambein in seine Sehne eingelagert.

Funktion

- Palmarflexion im Handgelenk (radioulnare Achse)
- Ulnarduktion im Handgelenk (dorsopalmare Achse)
- Extension im Ellenbogengelenk (transversale Achse)
- Ab einer Beugung von ca. 45° unterstützt der Muskel die Bewegung in die Flexion (Funktionsumkehr vom Umkehrpunkt weg).
- Supination im Ellenbogengelenk (Unterarmlängsachse)
- Bei ca. 20° Supination verliert der Muskel seine supinierende Wirkung. Wird das Gelenk durch andere Muskeln weiter in Supination bewegt, unterstützt er die Pronation zurück bis zum Umkehrpunkt (Funktionsumkehr zum Umkehrpunkt hin).

Topografische Zusammenhänge

Zwischen Caput humerale und ulnare verläuft der N. ulnaris.

Innervation

N. ulnaris (C7 – Th1)

KLINISCHER BEZUG

Der N. ulnaris verläuft distal des Epicondylus medialis zwischen den beiden Köpfen des M. flexor carpi ulnaris im sog. **Kubitaltunnel**, wo er komprimiert werden kann. Folge ist das sog. Kubitaltunnelsyndrom mit Missempfindungen im Versorgungsgebiet des Nervs.

Im Bereich des Handgelenks durchquert der N. ulnaris eine weitere Engstelle zwischen Os pisiforme und Hamulus ossis hamati, die sog. **Loge de Guyon**. Eine Kompression in diesem Bereich wird als Radfahrer-Lähmung beschrieben (➤ Kap. 5.5).

▶ M. palmaris longus (➤ Abb. 5.65)

Ursprung

Lateraler Anteil des Epicondylus medialis

Ansatz

Palmaraponeurose

Verlauf

- Von proximal-medial nach distal über dem Retinaculum flexorum
- Am Ende des proximalen Unterarmdrittels geht er in seine Endsehne über.

Funktion

- Palmarflexion im Handgelenk (radioulnare Achse)
- Ulnarduktion im Handgelenk (dorsopalmare Achse)
- Flexion im Ellenbogengelenk (transversale Achse)
- Pronation im Ellenbogengelenk (Unterarmlängsachse)
- Bei ca. 20° Pronation verliert der Muskel seine pronierende Wirkung. Wird das Gelenk durch andere Muskeln weiter in Pronation bewegt, unterstützt er die Supination zurück bis zum Umkehrpunkt (Funktionsumkehr zum Umkehrpunkt hin).

FUNKTIONELLE HINWEISE

Der Muskel spannt die Palmaraponeurose.

Topografische Zusammenhänge

Der Muskel fehlt bei 10–20 % der Menschen.

Innervation

N. medianus (C7 – Th1)

KLINISCHER BEZUG

Die degenerative Schrumpfung der Palmaraponeurose führt zur Beugekontraktur der Finger (sog. Morbus Dupuytren).

▶ M. flexor digitorum superficialis (➤ Abb. 5.64, ➤ Abb. 5.65)

Ursprung

Caput humerale

- Epicondylus medialis des Humerus

Caput ulnare

- Proc. coronoideus der Ulna

5

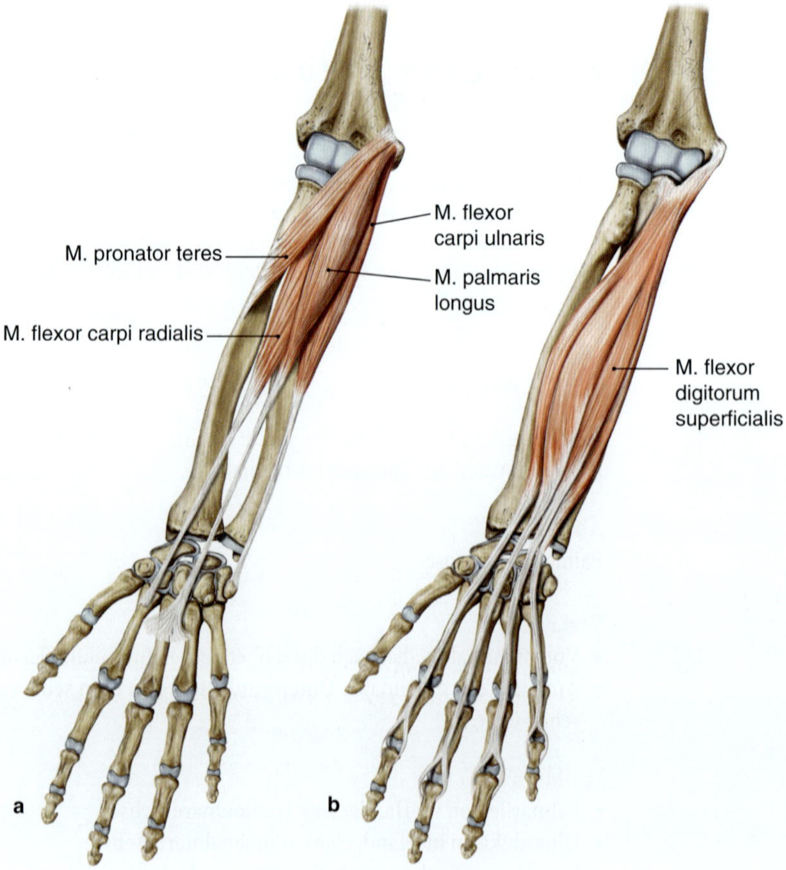

Abb. 5.65 Ventrale oberflächliche Unterarmmuskeln: M. pronator teres, M. flexor carpi radialis, M. flexor carpi ulnaris, M. palmaris longus (a) und M. flexor digitorum superficialis (b) [S007-1-24/L266]

Caput radiale

- Palmare Fläche des Radius, distal der Tuberositas radii

Ansatz

Seitlich an den Basen der Mittelphalangen der Finger II – V

Verlauf

- An der palmaren Seite des Unterarms von proximal-ulnar nach distal
- Er zieht mit seinen vier Endsehnen in einer gemeinsamen Sehnenscheide durch den Karpaltunnel.
- Zwischen Caput ulnare und radiale verläuft der N. medianus.

Funktion

- Flexion im Grund- und Mittelgelenk des 2.–5. Fingers sowie Palmarflexion im Handgelenk (radioulnare Achse)
- Adduktion im Grundgelenk des 2.–5. Fingers (dorsopalmare Achse)
- Um die dorsopalmare Achse des Handgelenks hat der Muskel keine Funktion in der Nullstellung; aus einer Radial- oder Ulnarduktionsstellung unterstützt er die Bewegung zurück zur Nullstellung (Funktionsumkehr zum Umkehrpunkt hin).
- Flexion im Ellenbogengelenk (transversale Achse)
- In der Nullstellung hat der Muskel keine Funktion um die Unterarmlängsachse; aus der Supinations- oder Pronationsstellung im Ellenbogengelenk unterstützt er die Bewegung zurück zur Nullstellung (Funktionsumkehr zum Umkehrpunkt hin).

FUNKTIONELLE HINWEISE

- Mediale Stabilisation des Ellenbogengelenks (s. o. *M. flexor carpi radialis*)
- Die Funktionen an Hand und Ellenbogen kann der Muskel nur unterstützen, wenn die Finger zur Vermeidung einer aktiven Insuffizienz extendiert sind.
- Durch eine Dorsalextension im Handgelenk bekommt der Muskel mehr Vorspannung und die Fingerflexion ist kräftiger.

Topografische Zusammenhänge

Der M. flexor digitorum superficialis spaltet sich kurz vor seinem Ansatz in zwei Schenkel, wodurch ein Schlitz entsteht, durch den die Sehne des M. flexor digitorum profundus zieht (➤ Abb. 5.80). Er wird deshalb auch als **M. perforatus** bezeichnet.

Innervation

N. medianus (C7 – Th1)

Ventrale tiefe Unterarmmuskeln

▶ M. flexor digitorum profundus (➤ Abb. 5.66, ➤ Abb. 5.67)

Ursprung
- Palmare Fläche der Ulna (proximale Hälfte)
- Membrana interossea

Ansatz
Palmare Basen der Endphalangen der Finger II–V

Verlauf
- An der palmaren Seite des Unterarms von proximal-ulnar nach distal
- Er zieht mit seinen vier Endsehnen in einer gemeinsamen Sehnenscheide durch den Karpaltunnel.

Funktion
- Flexion im Grund-, Mittel- und Endgelenk des 2.–5. Fingers sowie Palmarflexion im Handgelenk (radioulnare Achse)
- Adduktion im Grundgelenk des 2.–5. Fingers (dorsopalmare Achse)
- ⭮ Um die dorsopalmare Achse des Handgelenks hat der Muskel keine Funktion in der Nullstellung; aus einer Radial- oder Ulnarduktionsstellung unterstützt er die Bewegung zurück zur Nullstellung (Funktionsumkehr zum Umkehrpunkt hin).
- Pronation im Ellenbogengelenk (Unterarmlängsachse)
- ⭮ Bei ca. 45° Pronation verliert der Muskel seine pronierende Wirkung. Wird das Gelenk durch andere Muskeln weiter in Pronation bewegt, unterstützt er die Supination zurück bis zum Umkehrpunkt (Funktionsumkehr zum Umkehrpunkt hin).

FUNKTIONELLE HINWEISE

Bei max. Palmarflexion im Handgelenk kommt der Muskel in eine aktive Insuffizienz und die Fingerflexion ist erschwert.

Topografische Zusammenhänge
Da seine Sehnen in Höhe der Grundphalangen die des M. flexor digitorum superficialis durchstoßen (➤ Abb. 5.80), wird der M. flexor digitorum profundus auch als **M. perforans** bezeichnet.

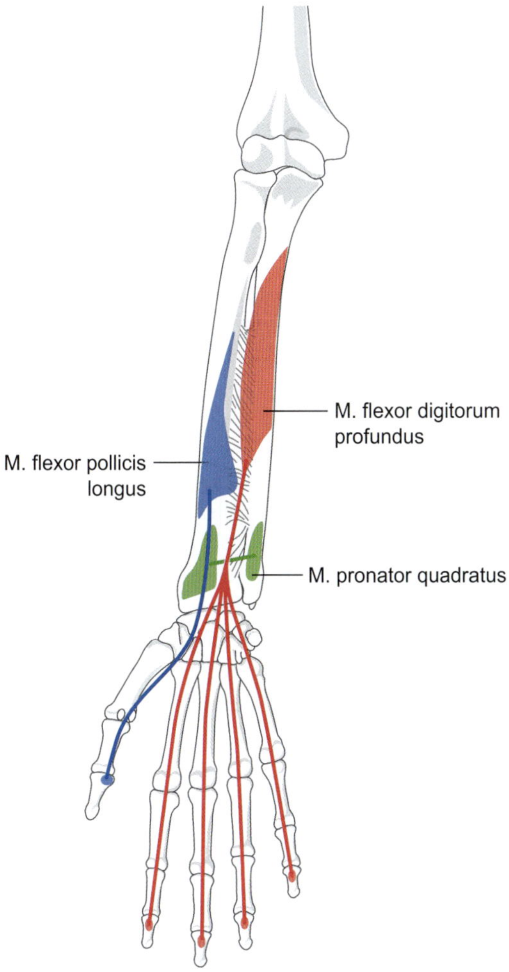

Abb. 5.66 Schematische Darstellung von Ursprung, Ansatz und Verlauf der ventralen tiefen Unterarmmuskeln [L157]

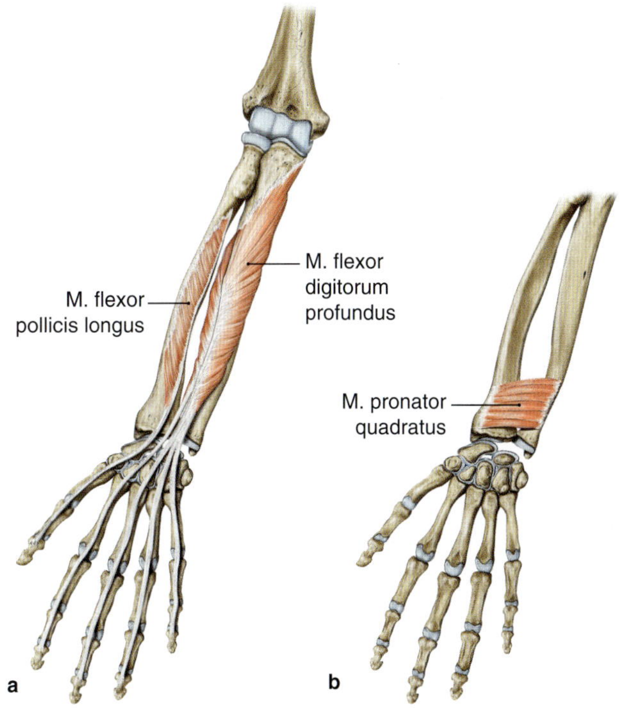

Abb. 5.67 Ventrale tiefe Unterarmmuskeln: M. flexor digitorum profundus, M. flexor pollicis longus und M. pronator quadratus [S007-1-24/L266]

5

Innervation
- N. medianus (C7 – C8): radialer Anteil des Muskels für die Finger II und III
- N. ulnaris (C8 – Th1): ulnarer Anteil des Muskels für die Finger IV und V

KLINISCHER BEZUG

Bei einer proximalen Läsion des N. medianus sind alle Fingerbeuger ausgefallen, mit Ausnahme des ulnaren Anteils des M. flexor digitorum profundus. Beim Versuch des Faustschluss können nur noch die Finger IV und V gebeugt werden, was klinisch als sog. Schwurhand imponiert.

▶ M. flexor pollicis longus (➤ Abb. 5.66, ➤ Abb. 5.67)

Ursprung
- Palmare Fläche des Radius, distal der Tuberositas radii
- Membrana interossea

Ansatz
Endphalanx des Daumens (palmar)

Verlauf
- Von proximal-ulnar nach distal-radial
- Er liegt unter dem M. flexor digitorum superficialis.
- Er verläuft radial in der Tiefe des Karpaltunnels in einer eigenen Sehnenscheide.

Funktion
- Flexion im Daumensattelgelenk sowie im Grund- und Interphalangealgelenk des Daumens (Bewegungsachse in der Ebene des Daumennagels)
- Adduktion im Daumensattelgelenk (Bewegungsachse senkrecht zur Ebene des Daumennagels)
- Palmarflexion im Handgelenk (radioulnare Achse)
- Radialduktion im Handgelenk (dorsopalmare Achse)

Innervation
N. medianus (C7 – C8)

▶ M. pronator quadratus (➤ Abb. 5.66, ➤ Abb. 5.67)

Ursprung
Distales Viertel der palmaren Fläche der Ulna

Ansatz
Distales Viertel der palmaren Fläche des Radius

Verlauf
Quer zur Unterarmlängsachse von ulnar, leicht proximal nach radial, leicht distal

Funktion
Pronation im Ellenbogengelenk (Unterarmlängsachse)

FUNKTIONELLE HINWEISE

Er spannt die Kapsel des distalen Radioulnargelenks und stabilisiert das Gelenk.

Innervation
N. medianus (C8 – Th1)

KLINISCHER BEZUG

Der N. medianus durchbohrt den Muskel und kann durch ihn komprimiert werden. Folge ist ein sensibler und motorischer Ausfall der vom N. medianus innervierten Strukturen. Betroffen sind die Daumenballenmuskulatur und die sensible Versorgung der Finger I–III auf der palmaren Seite (➤ Kap. 5.5). Beachte: Die Unterarmmuskeln sind hierbei *nicht* betroffen!

Dorsale oberflächliche Unterarmmuskeln

▶ M. extensor digitorum (➤ Abb. 5.68, ➤ Abb. 5.69)

Ursprung
- Epicondylus lateralis des Humerus
- Lig. collaterale radiale
- Lig. anulare radii

Ansatz
Dorsalaponeurose des 2.–5. Fingers

Verlauf
- Von proximal-lateral nach distal
- Unter dem Retinaculum extensorum gemeinsam mit dem M. extensor indicis durch das 4. Sehnenfach
- Proximal der Fingermittelgelenke spaltet sich die Dorsalaponeurose in einen ulnaren und radialen Zügel. Diese vereinigen sich distal zur Endsehne (➤ Abb. 5.78).

Funktion
- Extension im Grund-, Mittel- und Endgelenk des 2.–5. Fingers sowie Dorsalextension im Handgelenk (radioulnare Achse)
- Abduktion im Grundgelenk des 2.–5. Fingers und Ulnarduktion im Handgelenk (dorsopalmare Achse)
- Extension im Ellenbogengelenk (transversale Achse)
- In der Nullstellung des Ellenbogengelenks hat der Muskel keine Funktion um die Unterarmlängsachse; aus der Supinations- oder Pronationsstellung unterstützt er die Bewegung zurück zur Nullstellung (Funktionsumkehr zum Umkehrpunkt hin).

Innervation
N. radialis (C6 – C8)

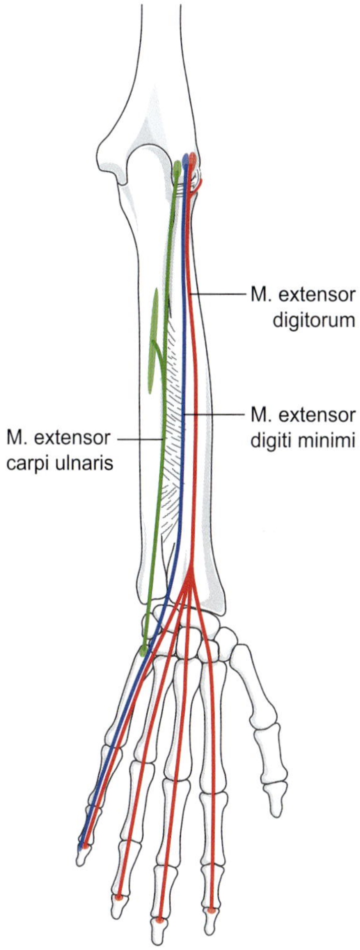

Abb. 5.68 Schematische Darstellung von Ursprung, Ansatz und Verlauf der dorsalen oberflächlichen Unterarmmuskulatur [L157]

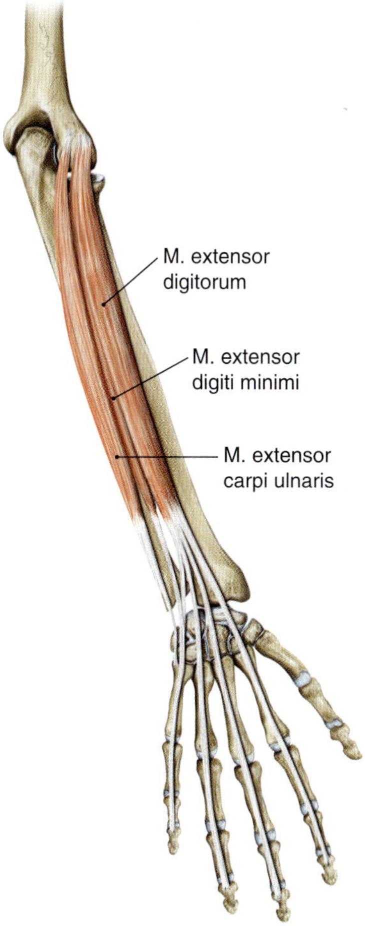

Abb. 5.69 Dorsale oberflächliche Unterarmmuskulatur: M. extensor digitorum, M. extensor digiti minimi und M. extensor carpi ulnaris [S007-1-24/L266]

▶ M. extensor digiti minimi (➤ Abb. 5.68, ➤ Abb. 5.69)

Ursprung
Am Epicondylus lateralis des Humerus, gemeinsam mit dem M. extensor digitorum (Caput commune)

Ansatz
Dorsalaponeurose des 5. Fingers

Verlauf
- Von proximal-lateral nach distal-ulnar
- Unter dem Retinaculum extensorum durch das 5. Sehnenfach

Funktion
- Extension im Grund-, Mittel- und Endgelenk des Kleinfingers, Dorsalextension im Handgelenk (radioulnare Achse)
- Abduktion im Kleinfingergrundgelenk, Ulnarduktion im Handgelenk (dorsopalmare Achse)
- Extension im Ellenbogengelenk (transversale Achse)
- Pronation im Ellenbogengelenk (Unterarmlängsachse)

Bei ca. 30° Pronation verliert der Muskel seine pronierende Wirkung. Wird das Gelenk durch andere Muskeln weiter in Pronation bewegt, unterstützt er die Supination zurück bis zum Umkehrpunkt (Funktionsumkehr zum Umkehrpunkt hin).

Topografische Zusammenhänge
Der Muskel verbindet sich auf Höhe des Os metacarpale V mit der Endsehne des M. extensor digitorum.

Innervation
N. radialis (C6 – C8)

▶ M. extensor carpi ulnaris (➤ Abb. 5.68, ➤ Abb. 5.69)

Ursprung
Caput humerale
- Dorsaler Bereich des Epicondylus lateralis des Humerus

Caput ulnare
- Dorsale Fläche der Ulna

Ansatz
Dorsale Basis des Os metacarpale V

Verlauf
- Von proximal-lateral nach distal-ulnar
- Unter dem Retinaculum extensorum durch das 6. Sehnenfach

Funktion
- Dorsalextension im Handgelenk (radioulnare Achse)
- Ulnarduktion im Handgelenk (dorsopalmare Achse)
- Extension im Ellenbogengelenk (transversale Achse)
- Pronation im Ellenbogengelenk (Unterarmlängsachse)
- Bei ca. 20° Pronation verliert der Muskel seine pronierende Wirkung. Wird das Gelenk durch andere Muskeln weiter in Pronation bewegt, unterstützt er die Supination zurück bis zum Umkehrpunkt (Funktionsumkehr zum Umkehrpunkt hin).

Innervation
N. radialis (C7 – C8)

5

Dorsale tiefe Unterarmmuskeln

▶ M. supinator (> Abb. 5.70, > Abb. 5.71)

Ursprung
Oberflächliche Schicht
- Lig. collaterale laterale
- Epicondylus lateralis des Humerus
- Lig. anulare radii

Tiefe Schicht
- Crista musculi supinatoris der Ulna

Ansatz
Ulnarer Rand des Radius, etwas distal der Tuberositas radii bis drei Querfinger weiter nach distal

Verlauf
Umschlingt das proximale Drittel des Radius

Funktion
Supination im Ellenbogengelenk (Unterarmlängsachse)

Topografische Zusammenhänge
Der N. radialis profundus tritt durch den von der oberflächlichen und tiefen Muskelschicht gebildeten **Supinatorkanal (Frohse-Arkade**, > Abb. 5.54).

Innervation
N. radialis (C5 – C6)

KLINISCHER BEZUG
Eine Kompression des N. radialis profundus beim Verlauf durch den Muskel ist eine häufige Ursache für Ellenbogenschmerzen.

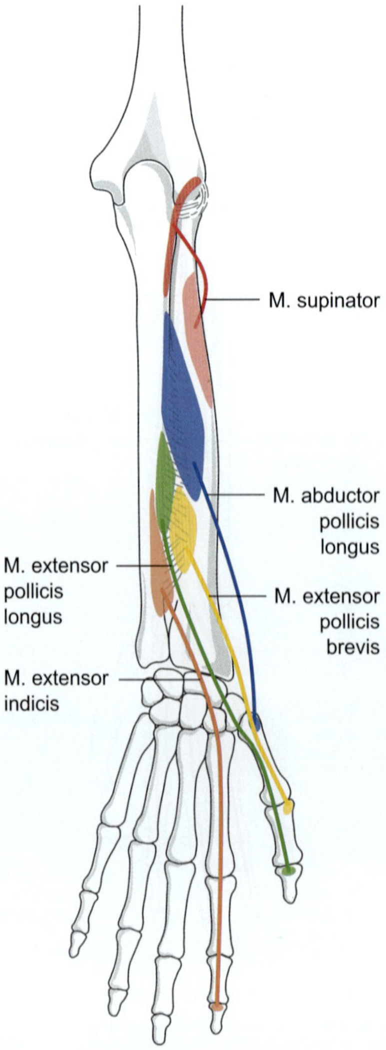

Abb. 5.70 Schematische Darstellung von Ursprung, Ansatz und Verlauf der dorsalen tiefen Unterarmmuskeln [L157]

▶ M. extensor pollicis longus (> Abb. 5.70, > Abb. 5.71)

Ursprung
- Dorsale Fläche der Ulna (mittlerer Bereich)
- Membrana interossea

Ansatz
Endphalanx des Daumens (dorsal)

Verlauf
- Von proximal-ulnar nach distal-radial
- Unter dem Retinaculum extensorum durch das 3. Sehnenfach
- Er benutzt das Tuberculum dorsale des Radius (sog. Lister'sches Höckerchen) als Hypomochlion, um im Bereich des Handrückens Richtung Daumen abzubiegen. Dabei überkreuzt seine Sehne die des M. extensor carpi radialis longus und brevis.

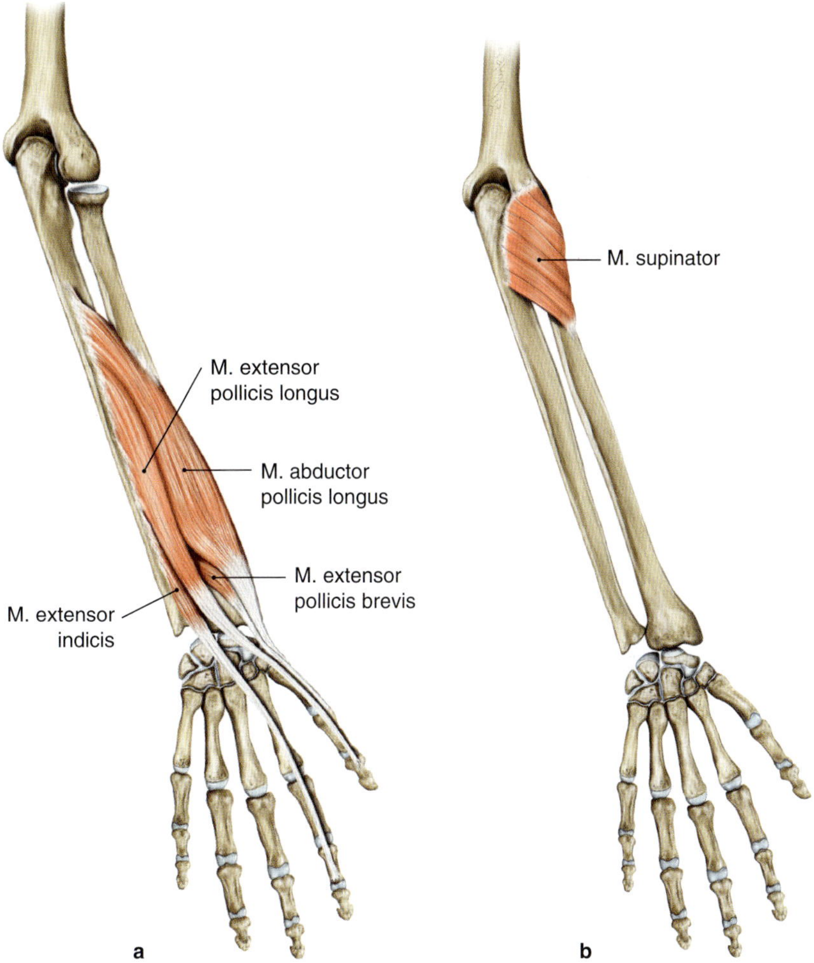

Abb. 5.71 Dorsale tiefe Unterarmmuskeln: M. supinator (a), M. extensor pollicis longus und brevis, M. abductor pollicis longus und M. extensor indicis (b) [S007-1-24/L266]

Funktion
- Extension im Daumensattelgelenk sowie im Grund- und Interphalangealgelenk des Daumens (Bewegungsachse in der Ebene des Daumennagels)
- Adduktion im Daumensattelgelenk (Bewegungsachse senkrecht zur Ebene des Daumennagels)
- Dorsalextension im Handgelenk (radioulnare Achse)
- Radialduktion im Handgelenk (dorsopalmare Achse)

Innervation
N. radialis (C7 – C8)

▶ M. extensor pollicis brevis (➤ Abb. 5.70, ➤ Abb. 5.71)

Ursprung
- Dorsale Fläche des Radius
- Membrana interossea

Ansatz
Dorsale Basis der Grundphalanx des Daumens

Verlauf
- Von proximal-ulnar nach distal-radial
- Unter dem Retinaculum extensorum gemeinsam mit dem M. abductor pollicis longus durch das 1. Sehnenfach

Funktion
- Extension im Daumensattelgelenk und Daumengrundgelenk (Bewegungsachse in der Ebene des Daumennagels)
- In der Nullstellung hat der Muskel keine Funktion hinsichtlich der Ab- oder Adduktion; bei einer Änderung der Gelenkstellung in die Ab- bzw. Adduktion unterstützt er die jeweilige Bewegung (Funktionsumkehr vom Umkehrpunkt weg).
- Dorsalextension im Handgelenk (radioulnare Achse)
- Radialduktion im Handgelenk (dorsopalmare Achse)

Innervation
N. radialis (C7 – Th1)

▶ M. abductor pollicis longus (➤ Abb. 5.70, ➤ Abb. 5.71)

Ursprung
- Dorsale Fläche der Ulna

- Dorsale Fläche des Radius
- Membrana interossea
- Distal der Crista musculi supinatoris

Ansatz
- Basis des Os metacarpale I (radiale Fläche)
- Gelegentlich Os trapezium

Verlauf
- Von proximal-ulnar nach distal-radial
- Unter dem Retinaculum extensorum gemeinsam mit dem M. extensor pollicis brevis durch das 1. Sehnenfach

Funktion
- Extension im Daumensattelgelenk (Bewegungsachse in der Ebene des Daumennagels)
- Abduktion im Daumensattelgelenk (Bewegungsachse senkrecht zur Ebene des Daumennagels)
- Palmarflexion im Handgelenk (radioulnare Achse)
- Radialduktion im Handgelenk (dorsopalmare Achse)

Innervation
N. radialis (C7 – C8)

▸ M. extensor indicis (➤ Abb. 5.70, ➤ Abb. 5.71)

Ursprung
- Dorsale Fläche der Ulna (distales Viertel)
- Membrana interossea

Ansatz
Dorsalaponeurose des 2. Fingers

Verlauf
- Von proximal-ulnar nach distal-radial
- Unter dem Retinaculum extensorum gemeinsam mit dem M. extensor digitorum durch das 4. Sehnenfach

Funktion
- Extension im Zeigefingergrundgelenk, -mittelgelenk und -endgelenk sowie Dorsalextension im Handgelenk (radioulnare Achse)
- Adduktion im Zeigefingergrundgelenk und Radialduktion im Handgelenk (dorsopalmare Achse)
- Supination im Ellenbogengelenk (Unterarmlängsachse)

Topografische Zusammenhänge
Verbindet sich auf Höhe des 2. Metakarpalköpfchens mit der Zeigefingersehne des M. extensor digitorum.

Innervation
N. radialis (C6 – C8)

Radiale Unterarmmuskeln

▸ M. brachioradialis (➤ Abb. 5.72, ➤ Abb. 5.73)

Ursprung
Radiale Kante des unteren Drittel des Humerus (Crista supraepicondylaris lateralis)

Ansatz
Lateraler Rand des distalen Radius, direkt proximal des Proc. styloideus radii

Verlauf
Entlang der Unterarmlängsachse

Funktion
- Flexion im Ellenbogengelenk (transversale Achse)
- ⭮ In der Nullstellung hat der Muskel keine Funktion um die Unterarmlängsachse; aus der Supinations- oder Pronationsstellung unterstützt er die Bewegung zurück zur Nullstellung (Funktionsumkehr zum Umkehrpunkt hin).

FUNKTIONELLE HINWEISE

Bei Belastung der Hand mit flektiertem Ellenbogen bewirkt der Muskel eine Zuggurtung des Unterarms und reduziert dadurch die Biegespannung auf den Knochen.

Topografische Zusammenhänge
Zwischen dem M. brachioradialis und dem M. brachialis verläuft der N. radialis im sog. **Radialistunnel** (➤ Kap. 5.5).

Innervation
N. radialis (C5 – C6)

▸ M. extensor carpi radialis longus (➤ Abb. 5.72, ➤ Abb. 5.73)

Ursprung
- Epicondylus lateralis des Humerus
- Crista supraepicondylaris lateralis des Humerus

Ansatz
Dorsale Basis des Os metacarpale II

Verlauf
- Von proximal-lateral nach distal-radial
- Verläuft mit der Sehne des M. extensor carpi radialis brevis unter dem Retinaculum extensorum durch das 2. Sehnenfach

Funktion
- Dorsalextension im Handgelenk (radioulnare Achse)
- Radialduktion im Handgelenk (dorsopalmare Achse)
- Flexion im Ellenbogengelenk (transversale Achse)
- Supination im Ellenbogengelenk (Unterarmlängsachse)
- ⭮ Bei ca. 30° Supination verliert der Muskel seine supinierende Wirkung. Wird das Gelenk durch andere Muskeln weiter in Supination bewegt, unterstützt er die Pronation zurück bis zum Umkehrpunkt (Funktionsumkehr zum Umkehrpunkt hin).

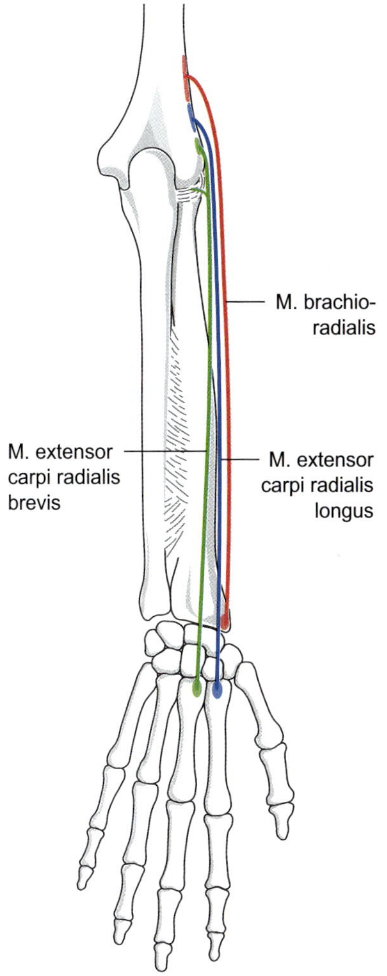

Abb. 5.72 Schematische Darstellung von Ursprung, Ansatz und Verlauf der radialen Unterarmmuskeln [L157]

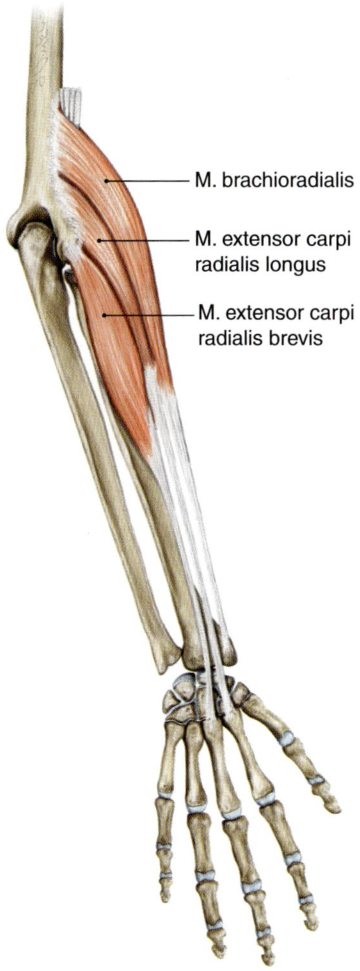

Abb. 5.73 Radiale Unterarmmuskeln: M. brachioradialis, M. extensor carpi radialis longus und brevis [S007-1-24/L266]

FUNKTIONELLE HINWEISE

Er stabilisiert, gemeinsam mit dem M. extensor carpi radialis brevis, das Ellenbogengelenk auf der lateralen Seite und wirkt so einer Varusstellung der Ulna entgegen.

Innervation

N. radialis (C6 – C7)

▶ M. extensor carpi radialis brevis (➤ Abb. 5.72, ➤ Abb. 5.73)

Ursprung

- Epicondylus lateralis des Humerus
- Lig. anulare radii

Ansatz

Dorsale Basis des Os metacarpale III

Verlauf

- Von proximal-lateral nach distal-radial
- Verläuft mit der Sehne des M. extensor carpi radialis longus unter dem Retinaculum extensorum durch das 2. Sehnenfach

Funktion

- Dorsalextension im Handgelenk (radioulnare Achse)
- Radialduktion im Handgelenk (dorsopalmare Achse)
- Supination im Ellenbogengelenk (Unterarmlängsachse)
- Bei ca. 40° Supination verliert der Muskel seine supinierende Wirkung. Wird das Gelenk durch andere Muskeln weiter in Supination bewegt, unterstützt er die Pronation zurück bis zum Umkehrpunkt (Funktionsumkehr zum Umkehrpunkt hin).

FUNKTIONELLE HINWEISE

Beim Faustschluss arbeiten der M. extensor carpi radialis longus und der M. extensor carpi radialis brevis synergistisch mit den langen Fingerbeugern. Indem sie die Hand in Dorsalextension stabilisieren, ermöglichen sie eine kräftige Flexion der Finger. Daher werden sie auch als **Faustschlussmuskeln** bezeichnet.

Innervation

N. radialis (C6 – C7)

KLINISCHER BEZUG

- Schmerzen im Ursprungsbereich des Muskels werden oft als sog. Tennisellenbogen (Epicondylopathia radialis humeri) bezeichnet. Ursächlich sind in der Regel mechanische Überlastungen, z.B. durch klassische Rückschlagsportarten wie Tennis, Squash oder Badminton.
- Eine Irritation des Ramus profundus des N. radialis zwischen dem Ursprung des M. extensor carpi radialis brevis und dem Epicondylus lateralis humeri kann zu Missempfindungen im Nervenverlauf führen (➤ Kap. 5.5).

5.4.3 Muskulatur der Hand

Die Bewegungen der Hand- und Fingergelenke erfolgt zum einen durch die langen Sehnen der Unterarmmuskeln, zum anderen durch die kleinen Handmuskeln. Die topografischen Verhältnisse der Sehnen und kleinen Handmuskeln sind am Beispiel des Zeigefingers in ➤ Abb. 5.74 dargestellt. An der Hand selbst lassen sich die Muskeln des Daumen- und des Kleinfingerballens sowie der Mittelhand unterscheiden (➤ Abb. 5.75).

Muskeln des Daumenballens (Thenarmuskeln)

▶ M. abductor pollicis brevis (➤ Abb. 5.75, ➤ Abb. 5.76)

Ursprung
- Tuberositas des Os scaphoideum
- Retinaculum flexorum

Ansatz
- Radiales Sesambein
- Radiale Grundphalanx des Daumens

Verlauf
Von proximal nach distal-radial

Funktion
- Flexion im Daumensattelgelenk und im Daumengrundgelenk (Bewegungsachse in der Ebene des Daumennagels)
- Abduktion im Daumensattelgelenk (Bewegungsachse senkrecht zur Ebene des Daumennagels)

FUNKTIONELLE HINWEISE

- Die Kompression auf das Daumensattelgelenk ist etwa 5-mal größer als die Bewegungskomponente des Muskels.
- Der Muskel stabilisiert das Daumengrundgelenk auf der radialen Seite und unterstützt die Innenrotation während der Opposition.
- Der Muskelzug wird durch das radiale Sesambein so umgelenkt, dass der Hebel für die Flexion im Daumengrundgelenk vergrößert wird.

Innervation
N. medianus (C8 – Th1)

▶ M. opponens pollicis (➤ Abb. 5.75, ➤ Abb. 5.76)

Ursprung
- Tuberculum des Os trapezium
- Retinaculum flexorum

Ansatz
Gesamter radialer Rand des Os metacarpale I

Verlauf
Von proximal-medial nach distal-radial unter dem M. abductor pollicis brevis

Funktion
- Flexion im Daumensattelgelenk (Bewegungsachse in der Ebene des Daumennagels)
- Abduktion im Daumensattelgelenk (Bewegungsachse senkrecht zur Ebene des Daumennagels)

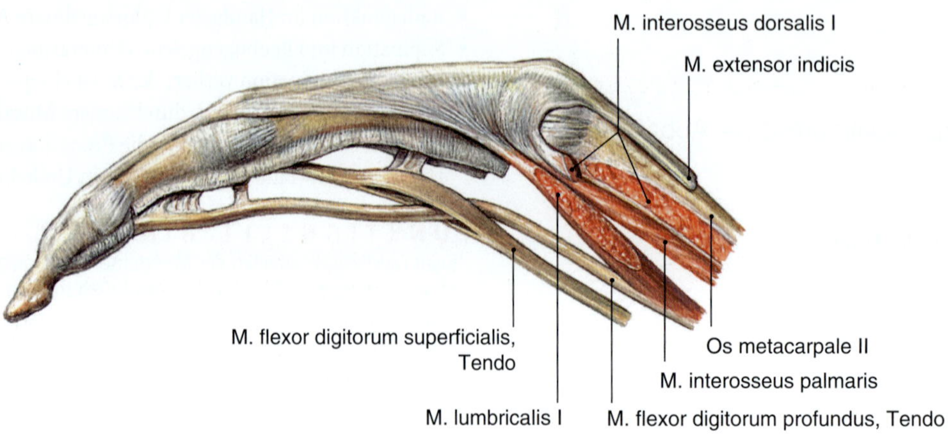

Abb. 5.74 Ansatz der Sehnen der langen Fingerbeuger und der Muskeln der Mittelhand am Zeigefinger, Ansicht von radial [S007-22]

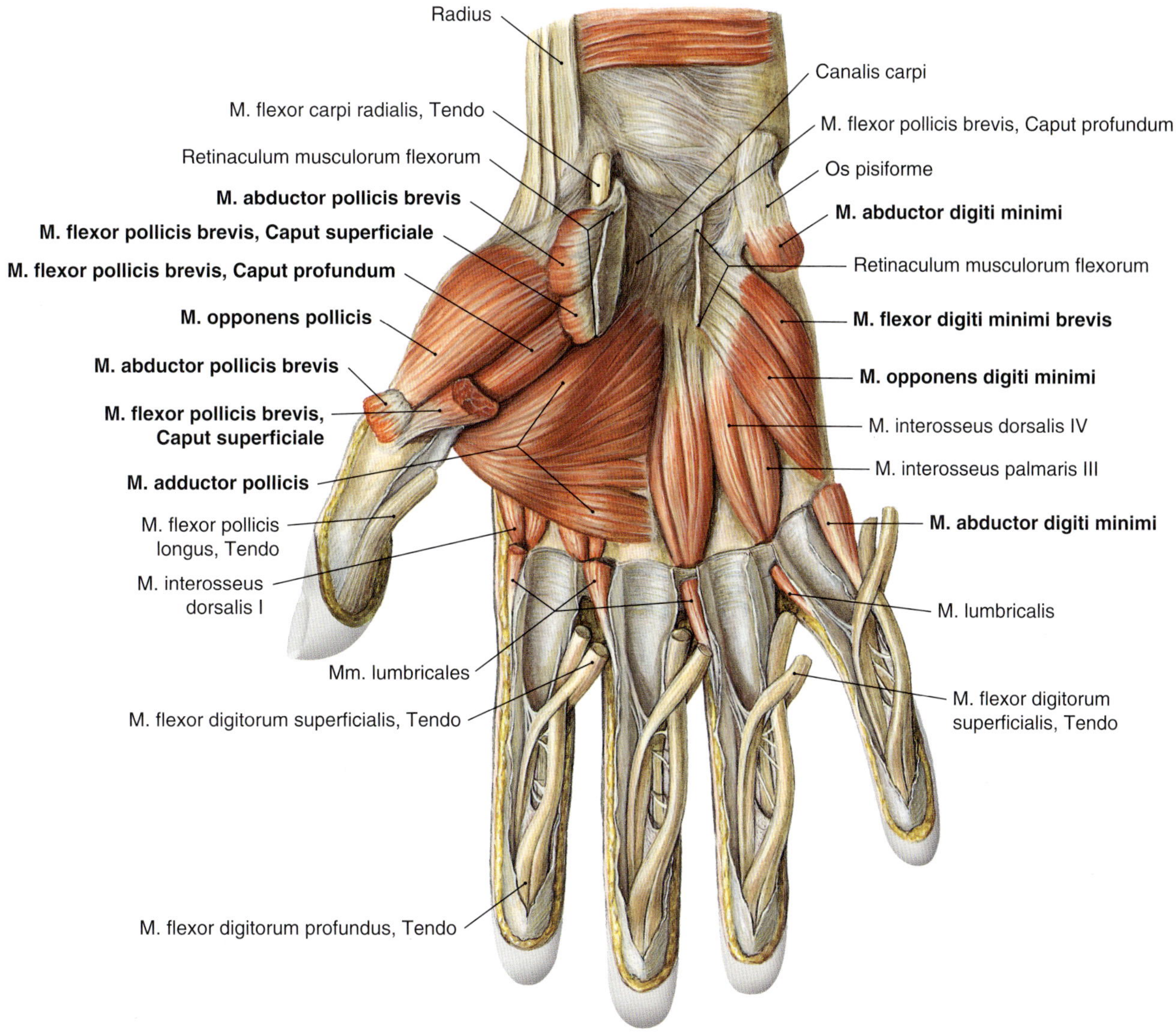

Abb. 5.75 Muskeln des Daumen- und Kleinfingerballens, tiefe Schicht (nach Entfernung der Palmaraponeurose und der Sehnen der langen Fingerbeuger), M. abductor pollicis brevis und Caput superficiale des M. flexor pollicis brevis sowie M. abductor digiti minimi durchtrennt, Ansicht von palmar [S007-1-24/L127]

FUNKTIONELLE HINWEISE

Während der Opposition findet eine Innenrotation des Os metacarpale I um seine Längsachse statt. Diese „Innenrotation" ist mehr das Ergebnis einer Zirkumduktion als eine echte Rotation um die Daumenlängsachse.

Innervation

N. medianus (C6 – C7)

▶ M. flexor pollicis brevis (➤ Abb. 5.75, ➤ Abb. 5.76)

Ursprung

Caput superficiale

- Retinaculum flexorum

Caput profundum

- Palmare Flächen des Os trapezium und Os capitatum

Ansatz

- Radiales Sesambein
- Grundphalanx des Daumens

Verlauf

Von proximal nach distal-radial

Funktion

- Flexion im Daumensattelgelenk und im Daumengrundgelenk (Bewegungsachse in der Ebene des Daumennagels)
- Abduktion (Caput profundum)/Adduktion (Caput superficiale) im Daumensattelgelenk (Bewegungsachse senkrecht zur Ebene des Daumennagels)

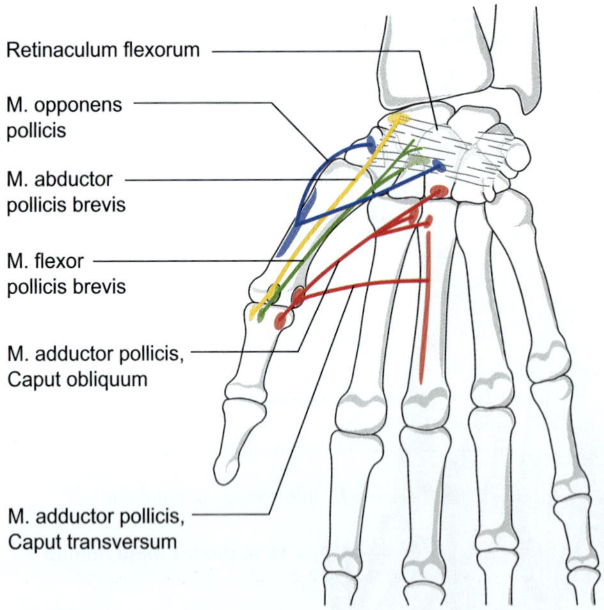

Abb. 5.76 Schematische Darstellung von Ursprung, Ansatz und Verlauf der Daumenballenmuskeln: M. abductor pollicis brevis, M. opponens pollicis, M. flexor pollicis brevis und M. adductor pollicis [L157]

FUNKTIONELLE HINWEISE

- Die Kompression auf das Daumensattelgelenk ist etwa 5-mal größer als die Bewegungskomponente des Muskels.
- Der Muskelzug wird durch das radiale Sesambein so umgelenkt, dass der Hebel für die Flexion im Daumengrundgelenk vergrößert wird.
- Das Caput profundum liegt radial der Drehachse des Karpometakarpalgelenks, sodass es die Abduktion unterstützt. Das Caput superficiale liegt medial der Drehachse des Karpometakarpalgelenks und unterstützt die Adduktion (Funktionsumkehr vom Umkehrpunkt weg).
- Das Caput superficiale unterstützt außerdem die Innenrotation während der Opposition.

Topografische Zusammenhänge

Zwischen seinen beiden Köpfen verläuft die Sehne des M. flexor pollicis longus.

Innervation

- Caput superficiale: N. medianus (C7 – C8)
- Caput profundum: N. ulnaris (C8 – Th1)

▶ M. adductor pollicis (➤ Abb. 5.75, ➤ Abb. 5.76)

Ursprung

Caput transversum

- Gesamter Schaft des Os metacarpale III

Caput obliquum

- Basis des Os metacarpale II und III
- Os capitatum
- Lig. carpi radiatum

Ansatz

- Ulnares Sesambein
- Basis der Grundphalanx des Daumens

Verlauf

Caput transversum

- Konvergierend von ulnar nach radial und leicht distal

Caput obliquum

- Von proximal-ulnar nach distal-radial

Funktion

- Flexion im Daumensattelgelenk und im Daumengrundgelenk (Bewegungsachse in der Ebene des Daumennagels)
- Adduktion im Daumensattelgelenk (Bewegungsachse senkrecht zur Ebene des Daumennagels)

FUNKTIONELLE HINWEISE

- Die Bewegungskomponente des Muskels ist je nach Faserzug 5–10-mal größer als die Gelenkkomponente.
- Er stabilisiert das Daumengrundgelenk auf der ulnaren Seite und unterstützt die Innenrotation während der Opposition.

Topografische Zusammenhänge

Der M. adductor pollicis ist der kräftigste Muskel des Thenar. Zwischen beiden Köpfen verlaufen der tiefe arterielle Hohlhandbogen (Arcus palmaris profundus) und der Ramus profundus des N. ulnaris.

Innervation

N. ulnaris (C8 – Th1)

Muskeln des Kleinfingerballens (Hypothenarmuskeln)

▶ M. abductor digiti minimi (➤ Abb. 5.75, ➤ Abb. 5.77)

Ursprung

- Os pisiforme
- Lig. pisohamatum
- Retinaculum flexorum

Ansatz

- Ulnarer Rand der Basis der Grundphalanx des Kleinfingers
- Strahlt in die Dorsalaponeurose ein

Verlauf

Leicht schräg von proximal nach ulnar-distal

Funktion

- Opposition im Karpometakarpalgelenk V (Bewegungsachse von radial-dorsal nach ulnar-palmar)
- Flexion im Kleinfingergrundgelenk, -mittelgelenk und -endgelenk (radioulnare Achse)
- Abduktion im Kleinfingergrundgelenk (dorsopalmare Achse)

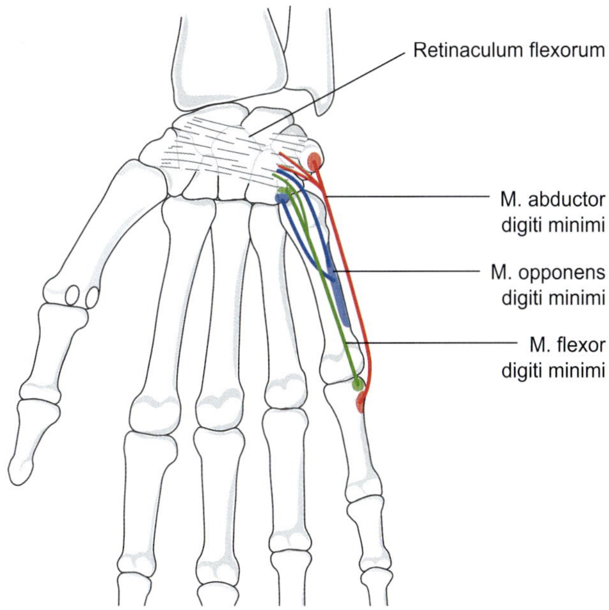

Abb. 5.77 Schematische Darstellung von Ursprung, Ansatz und Verlauf der Kleinfingerballenmuskeln: M. abductor digiti minimi, M. flexor digiti minimi und M. opponens digiti minimi [L157]

Innervation
N. ulnaris (C8 – Th1)

▶ M. flexor digiti minimi (brevis) (➤ Abb. 5.75, ➤ Abb. 5.77)

Ursprung
- Hamulus des Os hamatum
- Retinaculum flexorum

Ansatz
Ulnare Kante der Basis der Grundphalanx

Verlauf
- Leicht schräg von proximal nach ulnar-distal
- Radial vom M. abductor digiti minimi

Funktion
- Opposition im Karpometakarpalgelenk V (Bewegungsachse von radial-dorsal nach ulnar-palmar)
- Flexion im Kleinfingergrundgelenk (radioulnare Achse)
- Abduktion im Kleinfingergrundgelenk (dorsopalmare Achse)

Innervation
N. ulnaris (C8 – Th1)

▶ M. opponens digiti minimi (➤ Abb. 5.75, ➤ Abb. 5.77)

Ursprung
- Hamulus des Os hamatum
- Retinaculum flexorum

Ansatz
Ulnarer Rand des Os metacarpale V

Verlauf
Leicht schräg von proximal nach ulnar-distal

Funktion
Opposition im Karpometakarpalgelenk V (Bewegungsachse von radial-dorsal nach ulnar-palmar)

Innervation
N. ulnaris (C8 – Th1)

Muskeln der Mittelhand

▶ Mm. interossei dorsales (➤ Abb. 5.78)

Ursprung
Zweiköpfig von den einander zugekehrten Seitenflächen der Ossa metacarpalia I–V

Ansatz M. interosseus I und II
- Basen der Grundphalangen von Zeige- und Mittelfinger auf der radialen Seite
- Strahlen in die Dorsalaponeurose ein

Ansatz M. interosseus III und IV
- Basen der Grundphalangen von Ring- und Mittelfinger auf der ulnaren Seite
- Strahlen in die Dorsalaponeurose ein

Verlauf
Entlang der Längsachsen der Ossa metacarpalia

Funktion
- Flexion im Grundgelenk und Extension im Mittel- und Endgelenk des 2.–4. Fingers (radioulnare Achse)
- Abduktion im Grundgelenk des 2.–4. Fingers (dorsopalmare Achse)

Topografische Zusammenhänge
Es finden sich insgesamt vier Muskelbäuche zwischen den Ossa metacarpalia I–V.

Innervation
N. ulnaris (C8 – Th1)

▶ Mm. interossei palmares (➤ Abb. 5.79)

Ursprung M. interosseus palmaris I
Ulnarseite des Os metacarpale II

Ansatz M. interosseus palmaris I
- Basis der Grundphalanx II
- Strahlt in die Dorsalaponeurose des Zeigefingers ein

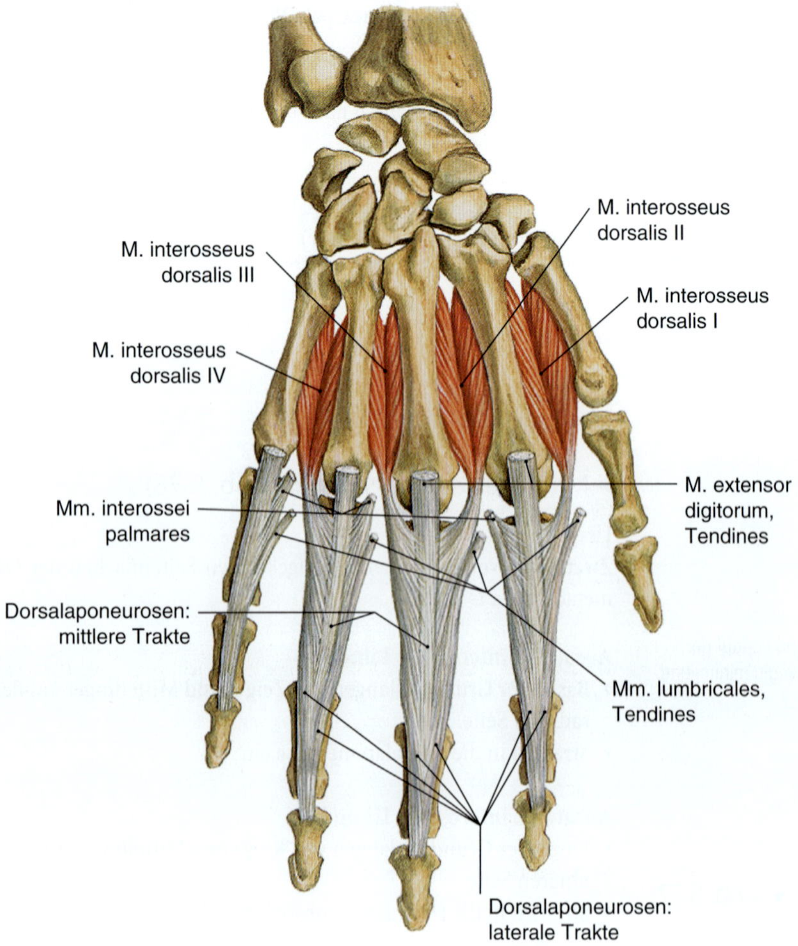

Abb. 5.78 Mm. interossei dorsales mit Dorsalaponeurose der Finger, Ansicht von dorsal [S007-1-24/L127]

Ursprung M. interosseus palmaris II und III
Radialseite des Os metacarpale IV und V

Ansatz M. interosseus palmaris II und III
- Basen der radialen Grundphalangen von Ring- und Kleinfinger
- Strahlen in die Dorsalaponeurose von Ring- und Kleinfinger ein

Verlauf
Divergierend entlang der Längsachsen der Ossa metacarpalia

Funktion
- Flexion im Grundgelenk und Extension im Mittel- und Endgelenk des 2., 4. und 5. Fingers (radioulnare Achse)
- Adduktion im Grundgelenk des 2., 4. und 5. Fingers (dorsopalmare Achse)

Topografische Zusammenhänge
Es finden sich insgesamt drei Muskelbäuche zwischen den Ossa metacarpalia II–V.

Innervation
N. ulnaris (C8 – Th1)

KLINISCHER BEZUG
- Bei einer Läsion der N. ulnaris kommt es zu einer Insuffizienz der innervierten Muskeln (➤ Kap. 5.5). Durch den Ausfall der Mm. interossei entsteht das klinische Bild der sog. Krallenhand. Dabei sind die Finger im Grundgelenk überstreckt und im Mittel- und Endgelenk gebeugt. Ursache ist das Überwiegen der langen Fingerstrecker, die die Fingergelenke beim Ausfall der Mm. interossei in diese Position ziehen.
- Die kurzen Handmuskeln sind Kennmuskeln für die Nervenwurzel C8.

▶ Mm. lumbricales (➤ Abb. 5.80)

Ursprung
Radialer Rand der vier Sehnen des M. flexor digitorum profundus (im sehnenscheidenfreien Bereich)

Ansatz
- Radialer Rand der Gelenkkapsel der Fingergrundgelenke
- Dorsalaponeurosen des 2.–5. Fingers

Verlauf
Auf der palmaren Seite der Hand entlang der Längsachse des Os metacarpale von distal nach proximal

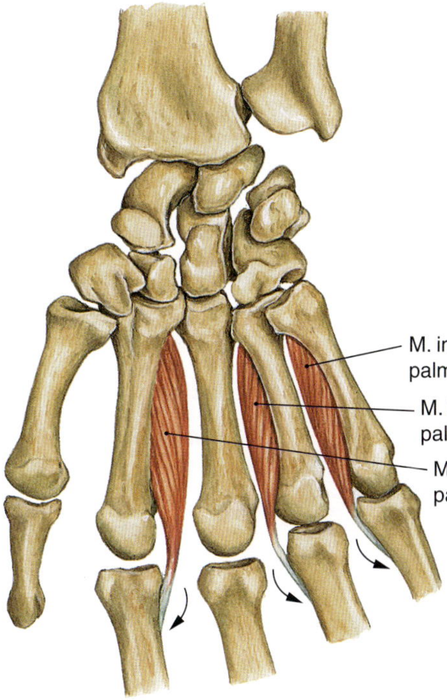

Abb. 5.79 Mm. interossei palmares, Ansicht von palmar [S007-1-24]

Funktion

- Flexion im Grundgelenk und Extension im Mittel- und Endgelenk des 2.–5. Fingers (radioulnare Achse)
- Bewegung des 2.–5. Fingers zum Daumen hin (dorsopalmare Achse)

Topografische Zusammenhänge

- Der Muskel entspringt an der Sehne und nicht am Knochen.
- Es finden sich insgesamt vier Muskelbäuche.

Innervation

- Mm. lumbricales I und II: N. medianus (C8 – Th1)
- Mm. lumbricales III und IV: N. ulnaris (C8 – Th1)

5.5 Innervation der oberen Extremität

Die obere Extremität wird vom **Plexus brachialis** (➤ Abb. 5.81) innerviert, der aus den vorderen Ästen (Rr. anteriores) der Spinalnerven von C5 bis Th1 gebildet wird. Er verläuft zwischen dem M. scalenus anterior und medius durch die hintere Skalenuslücke, dann zwischen Klavikula und 1. Rippe, weiter über die vordere Thoraxwand und unter dem M. pectoralis minor. Topografisch lässt sich der Plexus brachialis in einen supraklavikulären (**Pars supraclavicularis**) und einen infraklavikulären Anteil (**Pars infraclavicularis**) unterteilen.

KLINISCHER BEZUG

Die Nervenfaser passieren in ihrem Verlauf von der Wirbelsäule bis zum Arm drei physiologische Engstellen: die hintere Skalenuslücke, den Bereich zwischen 1. Rippe und Klavikula (kostoklavikuläre Enge) und den Raum zwischen Proc. coracoideus und M. pectoralis minor. Im Bereich dieser Engstellen kann es zur Kompression von Nervenfasern kommen, die als Thoracic-outlet-Syndrom (TOS) beschrieben werden.

Während der supraklavikuläre Teil des Plexus für einen Teil der Schultermuskeln zuständig ist, gehen die Nerven des Armes aus dem infraklavikulären Teil hervor.

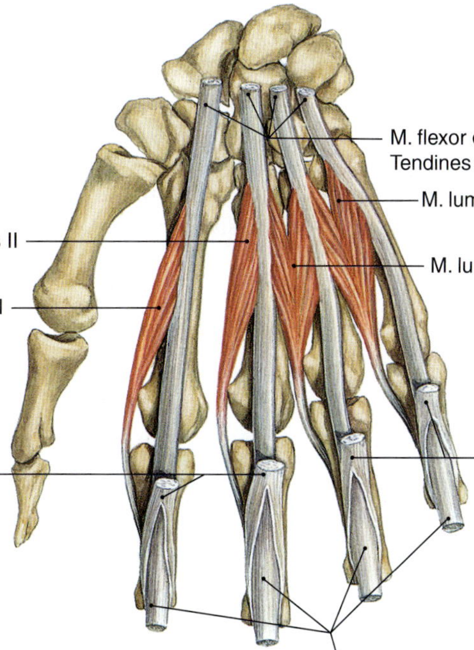

Abb. 5.80 Mm. lumbricales, Ansicht von palmar [S007-1-24]

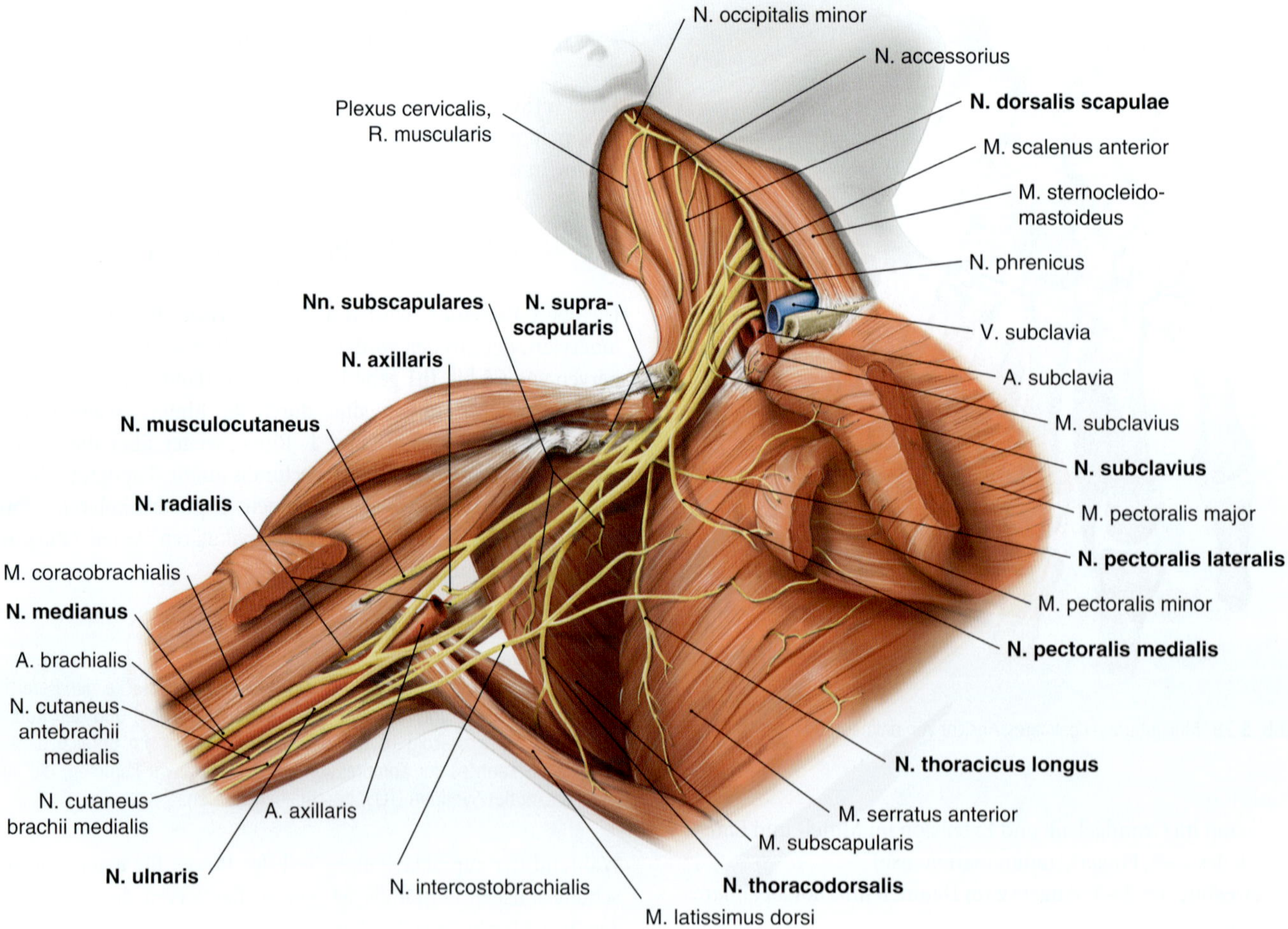

Abb. 5.81 Übersicht des Plexus brachialis, Ansicht von ventral [S007-1-24/L266]

Schulternerven aus der Pars supraclavicularis

Aus dem supraklavikulären Teil entspringt am weitesten kranial der **N. dorsalis scapulae**, der die Mm. rhomboidei und den M. levator scapulae innerviert. Weiter kaudal entspringt der **N. thoracicus longus**, der unter dem Plexus brachialis zur Brustwand verläuft, wo er den M. serratus anterior versorgt. Der **N. suprascapularis** verläuft unter dem Lig. transversum scapulae durch die Incisura scapulae auf die dorsale Seite des Schulterblatts und innerviert den M. supraspinatus und M. infraspinatus. Der am weitesten kaudal gelegene Nerv der Pars supraclavicularis ist der **N. subclavius** für den M. subclavius (➤ Abb. 5.81).

Schulternerven aus der Pars infraclavicularis

Aus dem infraklavikulären Teil des Plexus entstammen der **N. subscapularis** für den M. subscapularis sowie die **Nn. pectoralis medialis** und **lateralis** für die Innervation des M. pectoralis minor und major. Der **N. thoracodorsalis** verläuft seitlich am Rumpf zur Unterseite des M. latissimus dorsi und gibt zuvor einen Ast zum M. teres major ab, den er ebenfalls innerviert (> Abb. 5.81).

Der **N. axillaris** (> Abb. 5.82) tritt durch die hintere Achsellücke und zieht dann um das Collum chirurgicum des Humerus auf die dorsale Seite des Armes, wo er motorisch den M. deltoideus und den M. teres minor versorgt.

KLINISCHER BEZUG

Bei traumatischen Schulterverletzungen, z. B. proximalen Humerusfrakturen oder Schulterluxationen, kann es zu Läsionen des N. axillaris kommen. In der Folge kommt es zu deutlichen Einschränkungen der Abduktion des Armes und zu Sensibilitätsstörungen an der Außenseite der Schulter. Nach längerer Schädigung imponiert meist eine deutlich sichtbare Atrophie des Muskels.

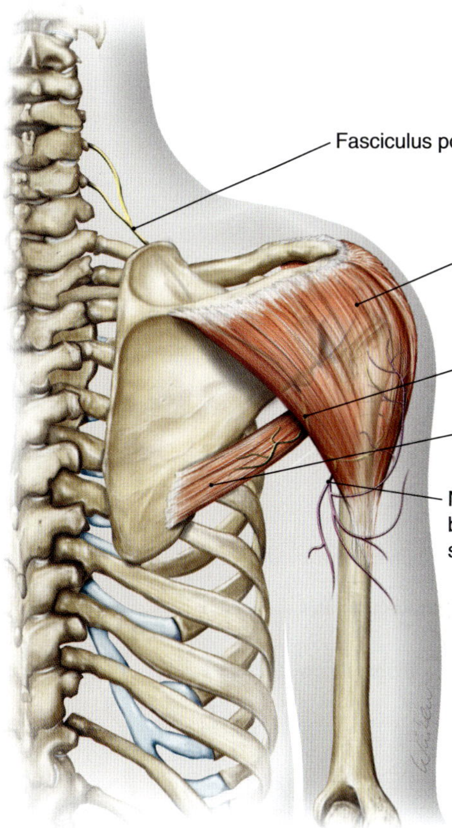

Abb. 5.82 Verlauf und Versorgungsgebiet des N. axillaris (sensible Äste sind violett dargestellt) [S007-1-24/L266]

Armnerven des Plexus brachialis

Der **N. musculocutaneus** (➤ Abb. 5.83) durchstößt meist den M. coracobrachialis und zieht dann zwischen dem M. biceps brachii und dem M. brachialis nach distal, die er ebenfalls innerviert.

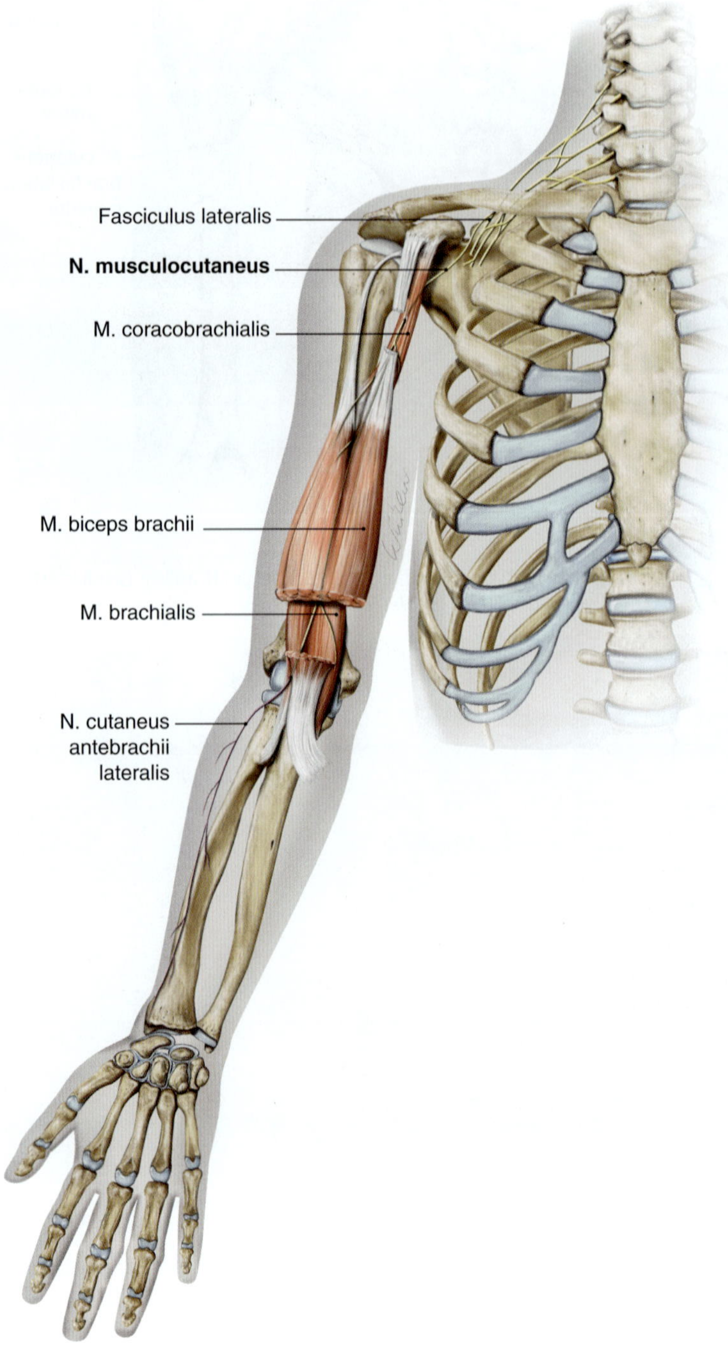

Abb. 5.83 Verlauf und Versorgungsgebiet des N. musculocutaneus (sensible Äste sind violett dargestellt) [S007-1-24/L266]

Der **N. radialis** (➤ Abb. 5.84) verläuft auf der dorsalen Seite des Humerus im Sulcus nervi radialis, geschützt zwischen dem Caput laterale und mediale des M. triceps brachii, zur radialen Seite des Oberarms. Er tritt zwischen dem M. brachialis und dem M. brachioradialis durch den sog. Radialistunnel zur Ellenbeuge. Weiter distal durchbohrt sein tiefer Ast (Ramus profundus) den M. supinator (sog. Frohse-Arkade) und zieht auf der dorsalen Seite des Unterarms bis zum Handgelenk. Der N. radialis innerviert motorisch *alle* Extensoren des Ellenbogengelenks sowie der Hand- und Fingergelenke: die dorsalen Muskeln des Oberarms, die oberflächlichen und tiefen dorsalen sowie die radialen Muskeln des Unterarms.

KLINISCHER BEZUG

Bei Humerusschaftfrakturen kann es zu Läsionen des N. radialis im Bereich des Sulcus nervi radialis kommen. Daraus resultiert ein Ausfall der Hand- und Fingerextensoren mit dem klinischen Bild der sog. Fallhand, bei der die Dorsalextension im Handgelenk nicht oder nur stark eingeschränkt möglich ist. Der M. triceps brachii ist meist *nicht* betroffen.

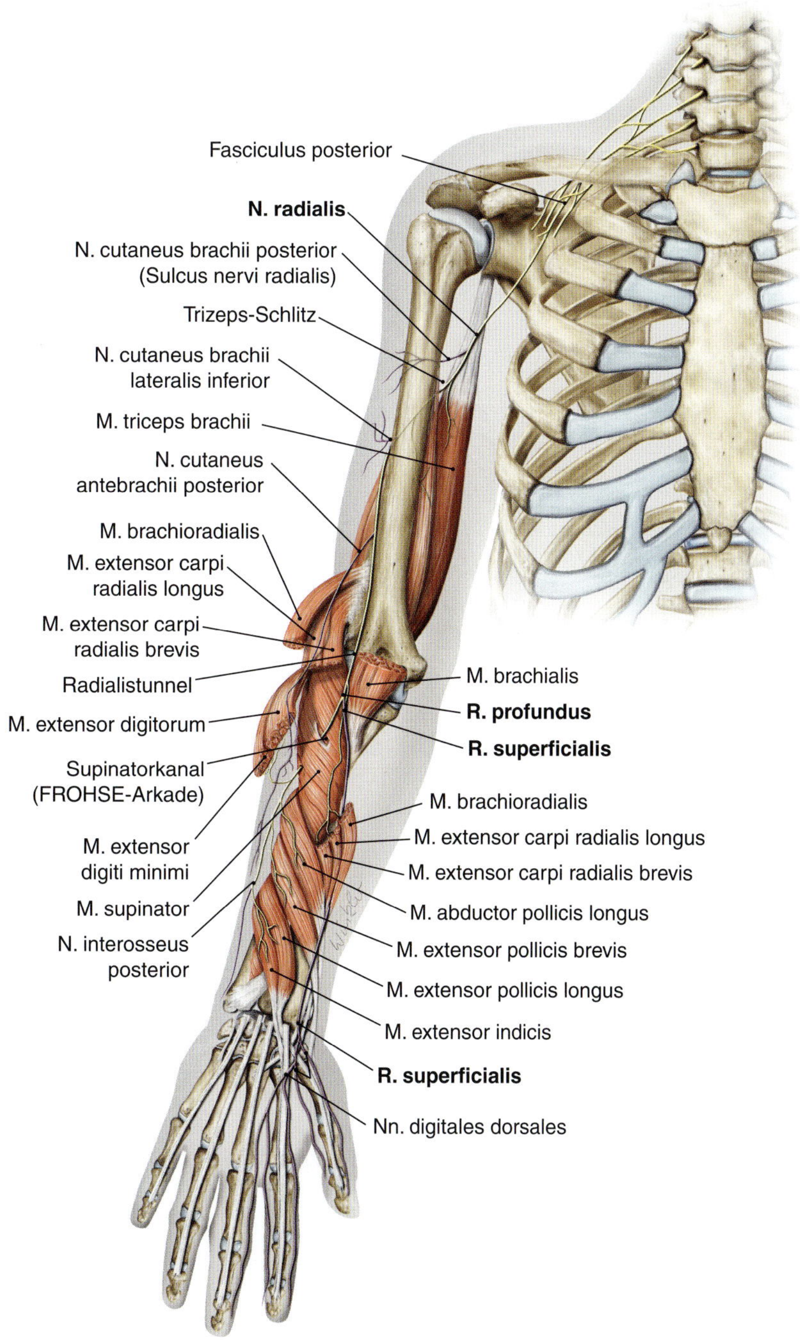

Abb. 5.84 Verlauf und Versorgungsgebiet des N. radialis (sensible Äste sind violett dargestellt) [S007-1-24/L266]

5

Der **N. medianus** (➤ Abb. 5.85) verläuft zunächst auf der medialen Seite des Oberarms zur Ellenbeuge und tritt dann, zwischen den beiden Köpfen des M. pronator teres hindurch, zwischen die oberflächliche und tiefe Schicht der ventralen Unterarmmuskeln. Er innerviert motorisch alle Beuger des Unterarms, mit Ausnahme des M. flexor carpi ulnaris und dem ulnaren Anteil des M. flexor digitorum profundus. Erst nachdem er die motorischen Äste für die Unterarmmuskulatur abgegeben hat, tritt er durch den Karpaltunnel in die Hohlhand ein. Hier innerviert er motorisch noch die Muskulatur des Daumenballens (mit Ausnahme des M. adductor pollicis und des Caput profundum des M. flexor pollicis brevis) sowie die beiden radialen Mm. lumbricales.

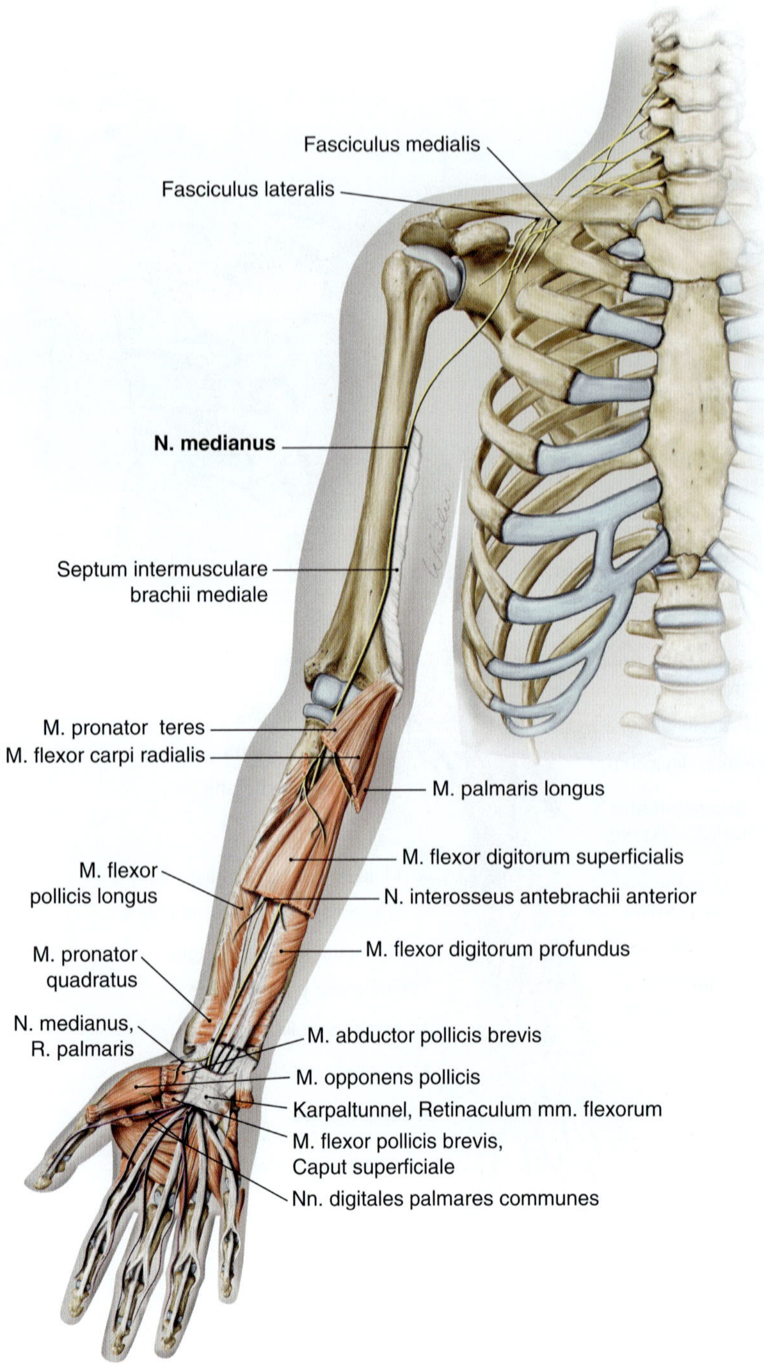

Abb. 5.85 Verlauf und Versorgungsgebiet des N. medianus (sensible Äste sind violett dargestellt) [S007-1-24/L266]

Der **N. ulnaris** (➤ Abb. 5.86) verläuft zunächst ebenfalls auf der medialen Seite des Oberarms, durchstößt dann aber das Septum intermusculare brachii mediale, um auf die dorsale Seite zu gelangen. Er passiert den Epicondylus medialis humeri dorsal durch den Sulcus nervi ulnaris und zieht dann zwischen den beiden Köpfen des M. flexor carpi ulnaris (sog. Kubitaltunnel) hindurch. Im weiteren Verlauf zum Handgelenk liegt der N. ulnaris zwischen dem M. flexor digitorum profundus und superficialis und wird vom M. flexor carpi ulnaris bedeckt. Am Unterarm innerviert er lediglich den M. flexor carpi ulnaris sowie den ulnaren Anteil des M. flexor digitorum profundus. Zwischen dem Os pisiforme und dem Hamulus ossis hamati (sog. Loge de Guyon) tritt er in die Hohlhand ein, wo er die Muskulatur des Kleinfingerballens, die beiden ulnaren Mm. lumbricales, die Mm. interossei palmares und dorsales sowie den M. adductor pollicis und das Caput profundum des M. flexor pollicis brevis innerviert.

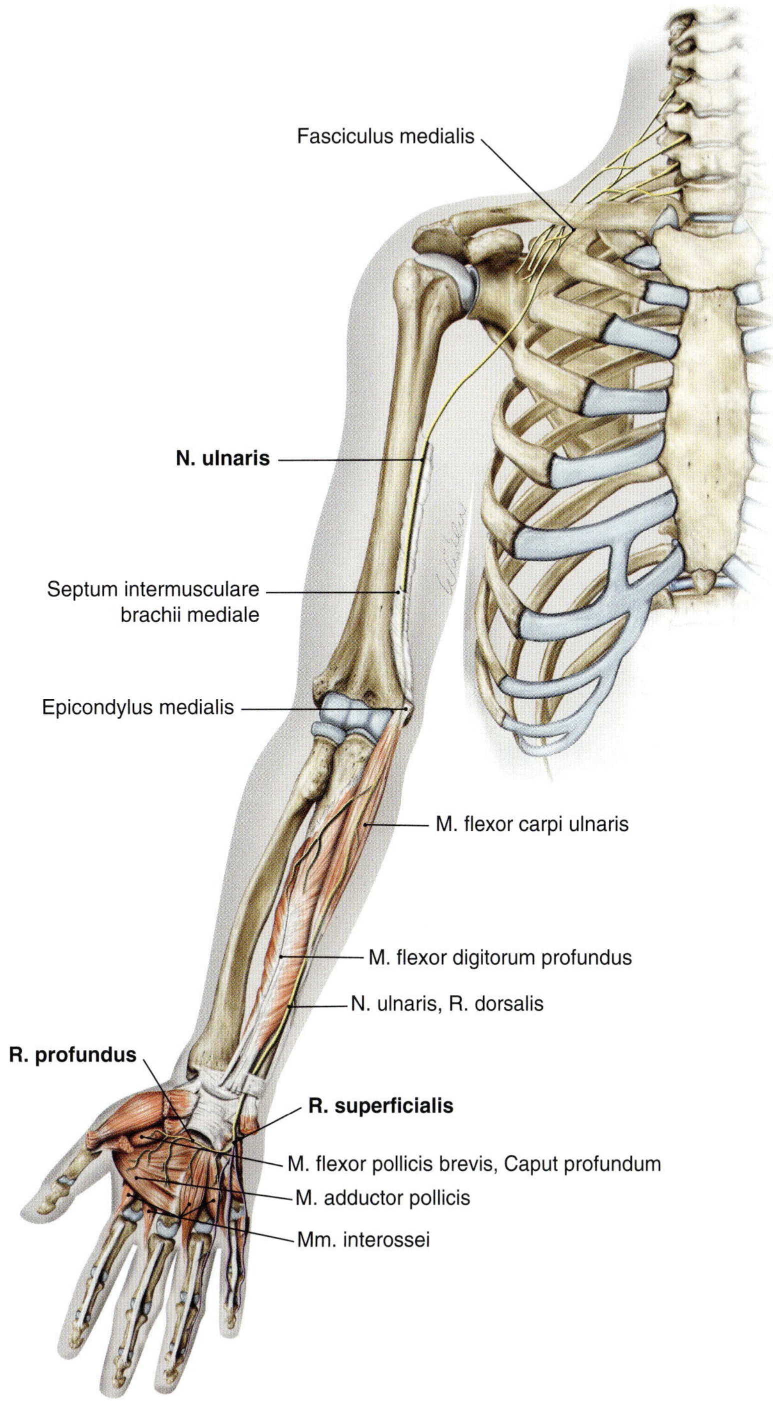

Abb. 5.86 Verlauf und Versorgungsgebiet des N. ulnaris (sensible Äste sind violett dargestellt) [S007-1-24/L266]

Anhang

Körperebenen und Bewegungsachsen (im aufrechten Stand)

Frontalebene, auch **Koronar- oder Koronalebene**	(frons = Stirn) Eine Ebene, die senkrecht zur ebenen Bodenfläche von links nach rechts (bzw. umgekehrt) durch den Körper verläuft und ihn dabei in einen vorderen und einen hinteren Bereich teilt.
Sagittalebene	(sagitta = Pfeil) Eine Ebene, die senkrecht zur ebenen Bodenfläche von vorne nach hinten (bzw. umgekehrt) durch den Körper verläuft und ihn dabei in eine linke und rechte Seite teilt. Die Ebene, die den Körper mittig in zwei annähernd symmetrische Hälften teilt, nennt man **Medianebene**.
Transversalebene	Eine Ebene, die waagerecht (parallel zur ebenen Bodenfläche) durch den Körper verläuft und ihn dabei in einen oberen und unteren Bereich teilt (auch **Horizontalebene**).
Longitudinale Achse	Steht senkrecht auf der Transversalebene. Um diese Achse finden Innen- und Außenrotationsbewegungen statt. Die Achse verläuft von kranial nach kaudal bzw. von proximal nach distal.
Sagittale Achse	Steht senkrecht auf der Frontalebene. Um diese Achse finden Abduktions- und Adduktionsbewegungen statt. Die Achse verläuft von ventral nach dorsal bzw. von anterior nach posterior.
Transversale Achse	Steht senkrecht auf der Sagittalebene. Um diese Achse finden Flexions- und Extensionsbewegungen statt. Die Achse verläuft von links nach rechts bzw. von rechts nach links.

Lage- und Richtungsbezeichnungen

Allgemeine Bezeichnungen	
anterior / -ior / -ius posterior / -ior / -ius	vorne – hinten
cranialis / -is / -e caudalis / -is / -e	zum Kopf (*lat.:* cranium = Schädel) – zum Steißbein (*lat.:* cauda = Schwanz) hin gelegen (diese Richtungsbeschreibung benutzt man nur für den Rumpf)
dexter / -tra / -trum sinister / -tra / -trum	rechts – links
externus / -a / -um internus / -a / -um	außen – innen gelegen
medialis / -is / -e lateralis / -is / -e	mittig (in Richtung Körpermitte) – seitlich (weg von der Körpermitte)
profundus / -a / -um superficialis / -is / -e	in der Tiefe – oberflächlich gelegen
superior / -ior / -ius inferior / -ior / -ius	weiter oben – weiter unten gelegen
ventralis / -is / -e dorsalis / -is / -e	vorne, bauchwärts (*lat.:* venter = Bauch) – hinten, rückenwärts (*lat.:* dorsum = Rücken) gelegen
supra-, infra-	oberhalb, über – unterhalb, unter
inter-, intra-, extra-	zwischen – innerhalb – außerhalb

Bezeichnungen an den Extremitäten	
distalis / -is / -e proximalis / -is / -e	rumpffern – rumpfnah
palmaris / -is / -e dorsalis / -is / -e	zur Handfläche hin (Beugeseite der oberen Extremität) – zum Handrücken hin
plantaris / -is / -e dorsalis / -is / -e	zur Fußsohle – zum Fußrücken hin
radialis / -is / -e ulnaris / -is / -e	zur Speiche (Radius) – zur Elle (Ulna) hin
tibialis / -is / -e fibularis / -is / -e (= peroneus / -a / -um)	zum Schienbein – zum Wadenbein hin

Bewegungen

Abduktion	Bewegung von der Mittellinie weg
Adduktion	Bewegung zur Mittellinie hin
Anteriore Rotation	Rotation des Beckens um eine transversale Achse, bei der sich der obere (kraniale) Knochenanteil nach vorne (ventral) bewegt
Anteversion	Hebung des Arms um eine transversale Achse nach vorne
Außenrotation (Exorotation)	Drehung einer Extremität um die Längsachse, sodass sich der vordere Teil nach außen / lateral bewegt
Depression	(*lat.:* depressio = Niederdrücken) Senken der Schulter oder des Beckens
Elevation	Anheben des Schultergürtels oder Beckens oder Hebung des Arms über die Horizontale
Eversion	Auswärtsdrehung des ganzen Fußes: Kombination von Rückfußpronation, Dorsalextension und Abduktion im unteren Sprunggelenk
Extension	Strecken eines Gelenks
Flexion	Beugen eines Gelenks
Gegennutation	Bewegung im Iliosakralgelenk aus der Nutationsstellung zurück
Inklination	Beugung (Flexion) im oberen Kopfgelenk
Innenrotation (Endorotation)	Drehung einer Extremität um die Längsachse, sodass sich der vordere Teil nach innen / medial bewegt
Inversion	Einwärtsdrehung des gesamten Fußes: Kombination von Rückfußsupination, Plantarflexion und Adduktion im unteren Sprunggelenk
Lateralflexion	Seitneigung der Wirbelsäule
Laterorotation	Drehung der Skapula um eine sagittale Achse, wobei sich der Angulus inferior nach lateral bewegt
Mediorotation	Drehung der Skapula um eine sagittale Achse, wobei sich der Angulus inferior nach medial (zur Wirbelsäule) bewegt
Nutation	(*lat.:* nutare = nicken) Bewegung im Iliosakralgelenk um eine transversale Achse, wobei sich das Promontorium nach ventral-kaudal bewegt
Opposition	Bewegung des Daumens in Richtung der anderen Finger, sodass sich die Fingerbeeren berühren; im gleichen Sinne auch die Kleinfingerbewegung in Richtung Hohlhand
Posteriore Rotation	Rotation des Beckens um eine transversale Achse, bei der sich der obere (kraniale) Knochenanteil nach hinten (dorsal) bewegt
Pronation	Drehung der Handfläche nach unten (bei gebeugtem Ellenbogengelenk) oder Anheben der Fußaußenkante
Radialduktion	Abduktionsbewegung im Handgelenk in Richtung des Daumens
Reklination	Streckung (Extension) im oberen Kopfgelenk
Reposition	Bewegung des Daumens aus der Oppositionsstellung zurück
Retroversion	Rückführung des Arms um eine transversale Achse nach hinten
Rotation	Drehung in einem Gelenk um eine longitudinale Achse
Supination	Drehung der Handfläche nach oben (bei gebeugtem Ellenbogengelenk)oder Anheben der Fußinnenkante
Ulnarduktion	Abduktionsbewegung im Handgelenk in Richtung des Kleinfingers

Körperregionen

Caput	Kopf
Truncus	Rumpf
Thorax	Brustkorb
Dorsum	Rücken
Abdomen	Bauch
Pelvis	Becken
Obere Extremität	Arm
Brachium	Oberarm
Cubitus	Ellenbogen
Antebrachium	Unterarm
Manus	Hand
Untere Extremität	Bein
Femur	Oberschenkel
Genu	Knie
Crus	(Unter-)Schenkel
Pes	Fuß

Glossar

Adaptation	Anpassung
Amphiarthrosen	echtes Gelenk mit sehr geringem Bewegungsausmaß
Ansatz	(*lat.:* Insertio) beschreibt i.d.R. die kaudale oder distale Anheftungsstelle eines Skelettmuskels am passiven Bewegungsapparat
Arthrose	degenerative Gelenkerkrankung, Gelenkverschleiß
Arthroskopie	(*griech.:* arthron = Gelenk, skopeïn = schauen) Gelenkspiegelung: Untersuchung von Gelenken mit einem Endoskop (Arthroskop)
Atrophie	Rückbildung / Verkümmern von Geweben oder Organen als Folge eines Anpassungsprozesses an mangelnden Gebrauch und/oder mangelnde Nährstoffzufuhr
Bursa (Bursa synovialis)	mit Gelenkschmiere (Synovia) gefüllter Schleimbeutel, der wie Wasserkissen an Stellen mit erhöhter Druckbelastung auftritt
Degeneration	Rückbildung oder Funktionsverlust von Geweben oder Organen
Descensus uteri	Gebärmuttersenkung: die Gebärmutter kann durch die Beckenbodenmuskulatur nicht mehr in ihrer Position gehalten werden
Dezentrieren, dezentriert	vom Mittelpunkt weg bewegen, nicht im Zentrum befindlich
Divergierend	auseinandergehend
Echtes Gelenk	Knochenverbindung mit mindestens 2 artikulierenden Gelenkpartnern in einer Gelenkkapsel: die Gelenkflächen sind mit hyalinem Knorpel bedeckt, zwischen den Gelenkflächen befindet sich der Gelenkspalt, der mit Gelenkschmiere (synovialer Flüssigkeit) gefüllt ist
Fascia lata	bindegewebige Hülle der Oberschenkelmuskulatur (*lat.:* fascia = Binde)
Hallux valgus	häufigste und bedeutsamste Zehendeformität beim Menschen, charakterisiert durch eine laterale Abweichung der Großzehe mit Subluxation im Großzehengrundgelenk
Heterolateral (kontralateral)	die gegenüberliegende Körperhälfte betreffend
Homolateral (ipsilateral)	dieselbe Körperhälfte betreffend
Homöostase	das Bestreben des Organismus, physiologische Funktionen im Gleichgeweicht zu halten (*griech.:* homoios = gleichartig / ähnlich, stasis = Zustand)
Impingement-Syndrom	Einklemmung oder Kompression von Gewebe innerhalb eines Gelenkes oder Raumes bei der Bewegung (*engl.:* to impinge = zusammenstoßen). Häufig tritt ein Impingement-Syndrom an der Schulter auf (syn.: subakromiales Engesyndrom, Schulterengpass-Syndrom), da der subakromiale Raum zwischen Oberarmkopf und Schulterdach von Natur aus sehr eng ist; seltener auch am Hüftgelenk (femoroazetabuläres Impingement, FAI).
Innervation	Nervenversorgung eines Organs oder Muskels
Kinematik	Wissenschaft, die als Teil der Mechanik die Bewegung ohne Berücksichtigung der einwirkenden Kräfte untersucht (Bewegungslehre)
Kompartment-Syndrom	(syn.: Logensyndrom; *engl.:* compartment = Abteilung, abgeschlossener Raum) Schädigung von Muskeln und Nerven in den Muskellogen aufgrund eines erhöhten Gewebedrucks; sehr häufig ist die Tibialis anterior-Loge am Unterschenkel betroffen
Kompression	physikalischer Begriff, der die Verdichtung oder die Volumenabnahme eines festen Körpers, einer Flüssigkeit oder eines Gases durch Druck beschreibt
Konkav	hohl, nach innen gewölbt
Konvergierend	zusammenlaufend
Konvex	erhaben, nach außen gewölbt, bauchig
Kubitaltunnel-Syndrom	Engpass-Syndrom, bei dem der N. ulnaris im Bereich des Ellenbogens (*lat.:* cubitus) komprimiert wird. Die Engstelle des Kubitaltunnels liegt zwischen einer Knochenrinne, einem Band und einer Sehnenplatte.
Kyphose	Krümmung der Wirbelsäule nach dorsal
Lacertus fibrosus	Sehnenstreifen, der von der Endsehne des M. biceps brachii in die palmare Unterarmfaszie einstrahlt.
Linea alba	weiße Linie (Verbindung der Bauchmuskelaponeurosen in der Mittellinie, läuft von der Spitze des Proc. xiphoideus zum Discus interpubicus)
Lordose	Krümmung der Wirbelsäule nach ventral
Luxation	Verrenkung, vollständiger Kontaktverlust zweier Gelenkpartner (häufig traumatisch, aber auch anlagebedingt oder durch gelenkzerstörende Erkrankungen)
Membrana obturatoria	bindegewebige Trennschicht, die das Foramen obturatum am Hüftbein verschließt (*lat.:* obturare = verstopfen, verschließen)
Morphologie	die Lehre von Struktur und Form

Obstruktion	Einengung, Verlegung eines Hohlorgans (z. B. der Bronchien oder Luftröhre)
Pes anserinus superficialis / Pes anserinus profundus	Als Pes anserinus superficialis wird der gemeinsame Ansatz der drei am Kniegelenk beugenden und innenrotierenden Mm. semitendinosus, sartorius und gracilis an der proximalen ventromedialen Tibia bezeichnet. Die Ansatzsehnen der Muskeln erinnern an einen Gänsefuß (*lat.:* pes anserinus). Gleiches gilt für die Sehnenausläufer des M. semimembranosus, dessen gänsefußähnliche Ansatzsehne am dorsomedialen Kniegelenk als Pes anserinus profundus bezeichnet wird.
Pes valgus	Knickfuß
Plexus	(*lat.:* Geflecht) wird in der Anatomie für Geflechte aus Nervenfasern oder Blutgefäßen verwendet. Willkürmotorische und sensible Nervenfasern bilden auf jeder Seite der Wirbelsäule aus den Spinalnerven einen Plexus cervicalis für Hinterkopf und Hals, einen Plexus -brachialis für Schulter und Arm und einen Plexus lumbosacralis für Hüfte und Bein.
Punctum fixum	das Skelettelement, welches sich bei einer Muskelaktion nicht bewegt (fixiert oder fest ist). *Achtung:* Punctum fixum ist nicht gleichzusetzen mit dem Ursprung eines Muskels.
Punctum mobile	das Skelettelement, welches sich bei einer Muskelaktion bewegt
Rektusscheide	Der M. rectus abdominis (gerader Bauchmuskel) wird durch die Sehnenplatten (Aponeurosen) der seitlichen Bauchmuskeln eingeschlossen und liegt dadurch in einer Art Tasche, die als Rektusscheide bezeichnet wird. Die Aponeurosen der seitlichen Bauchmuskeln verlaufen teilweise vor (vorderes Blatt) und teilweise hinter dem M. rectus abdominis (hinteres Blatt der Rektusscheide).
Scapula alata	(*lat.:* ala = Flügel) flügelförmiges Abstehen des Schulterblatts
Schulterdach	Akromion (Schulterhöhe) und Proc. coracoideus (Rabenschnabelfortsatz) bilden zusammen mit dem Lig. coracoacromiale das sog. Schulterdach (Fornix humeri). Zwischen dem Schulterdach und dem Kopf des Oberarmknochens befinden sich die Sehnen der Rotatorenmanschette und ein Schleimbeutel.
Separation, separieren	Abtrennung, voneinander entfernen
subakromialer Raum	Raum unter dem Akromion zwischen Oberarmkopf und Schulterdach
Subluxation	unvollständige Verrenkung, Verschiebung zwischen zwei Gelenkpartnern ohne vollständigen Kontaktverlust
Syndesmose	Verbindung von Knochen durch Bindegewebe
Thoracic-outlet-Syndrom (TOS)	Unter dem Begriff Thoracic-outlet-Syndrom werden verschiedene neurovaskuläre Engpass-Syndrome im Bereich des oberen Brustkorbs (Thorax) zusammengefasst, bei denen Nerven oder Blutgefäße durch Druck geschädigt bzw. beeinträchtigt werden können. Mögliche Engstellen sind die hintere Skalenuslücke (Skalenus-Syndrom), der Raum zwischen der 1. Rippe und der Klavikula (kostoklavikuläres Syndrom) sowie der Bereich zwischen dem Brustkorb und dem M. pectoralis minor (Pectoralis-minor- oder Hyperabduktionssyndrom). Eine weitere Ursache für ein TOS kann eine zusätzliche Rippe an der Halswirbelsäule (sog. Halsrippe) sein.
Thoraxapertur	(*lat.:* apertura = Öffnung) Die Öffnung des Thoraxraums zum Hals stellt die obere Thoraxapertur, die Öffnung zum Bauch die untere Thoraxapertur dar.
Tractus iliotibialis	Breiter, straffer Faserzug, der die laterale Oberschenkelfaszie (Fascia lata) verstärkt; er zieht von der Crista iliaca über den lateralen Femurkondylus bis zur distal des Kniegelenks gelegenen Tuberositas Gerdyi der Tibia.
Translation	geradlinig fortschreitende Bewegung eines Körpers
unechtes Gelenk	bewegliche Verbindung von Skelettelementen, die nicht die Kriterien eines echten Gelenks erfüllt (Gelenkflächen mit hyalinem Knorpel, Gelenkkapsel, Gelenkschmiere), z. B. die Verbindung zwischen Skapula und Thorax
Ursprung	(*lat.:* origo) beschreibt i.d.R. die proximale oder kraniale Anheftungsstelle eines Skelettmuskels am passiven Bewegungsapparat
Valgus	Achsenabweichung des Skelettsystems mit lateralkonkaver Konfiguration des Knochens oder Gelenks, wie zum Beispiel bei X-Beinen (Genu valgum). Der distale Knochen befindet sich in einer Abduktionsstellung.
Varus	(*lat.:* auseinandergebogen / -gewachsen) Achsenabweichung des Skelettsystems mit lateralkonvexer Konfiguration des Knochens oder Gelenks, wie zum Beispiel bei O-Beinen (Genu varum). Der distale Knochen befindet sich in einer Adduktionsstellung.
Zentrieren	zum Mittelpunkt hin bewegen, um einen Mittelpunkt herum anordnen

Wichtige anatomische Begriffe aus dem Lateinischen und Griechischen

Angegeben sind Nominativform und Genitivendung bei Substantiven sowie männliche, weibliche und sächliche Form bei Adjektiven.

abdomen, -inis	Bauch
abducens, -entis	zur Seite wegführend
abductor, -oris	Wegführer
accessorius, -a, -um	hinzukommend
acetabulum, -i	Essigschälchen, Hüftgelenkspfanne
acromion	Schulterhöhe
adductor, -oris	Heranführer
adhaesio, -ionis	Verklebung
adiposus, -a, -um	fettreich
afferens, -entis	hinführend
ala, -ae	Flügel
albus, -a, -um	weiß
anconaeus, -a, -um	zum Ellenbogen gehörend
ante	vor, vorn
angulus, -i	Winkel
antebrachium, -i	Unterarm
anterior, -ior, -ius	vorderer
anulus, -i	kleiner Ring
anus, -i	Ring
apertura, -ae	Öffnung
aponeurosis	flächenhafte Sehne
arcuatus, -a, -um	bogenförmig
articulatio, -ionis	Gelenk
ascendens, -entis	aufsteigend
asper, -a, -um	rau
autochthon	bodenständig, ursächlich durch eigene Einflüsse entstanden
biceps, -ipitis	zweiköpfig
bifurcatio, -onis	Gabelung
brachium, -i	Arm, Stiel
brevis, -is, -e	kurz
bursa, -ae	Beutel
calcaneus, -i	Fersenbein
canalis, -i	Röhre, Kanal
capitulum, -i	Köpfchen
capsula, -ae	kleine Hülle
caput, -itis	Kopf
carpus, -i	Handwurzel
cartilago, -inis	Knorpel
cauda, -ae	Schwanz
cavitas, -atis	Aushöhlung
cervix, -icis	Hals, Nacken
chiasma, -ae	Kreuzung (der griechische Buchstabe Chi hat die Form eines „x")
chondralis, -is, -e	knorpelig
circumferentia, -ae	Umkreis, Umfang
clavicula, -ae	Schlüsselchen
coccyx, -gis	Steißbein
collateralis, -is, -e	begleitend, seitlich
collum, -i	Hals
columna, -ae	Säule
communis, -e	gemeinsam
condylus, -i	Gelenkwalze
conoideus, -a, -um	kegelförmig
coracoideus, -ea, -eum	rabenschnabelähnlich
coronoideus, -ea, -eum	kronenartig
corpus, -oris	Körper
costa, -ae	Rippe
coxa, -ae	Hüfte
crista, -ae	Kamm, Knochenleiste
cruciformis, -is, -e	kreuzförmig
crus, -ris	Unterschenkel
cuboideus, -ea, -eum	würfelförmig
cuneiformis, -is, -e	keilförmig
cutis, -tis	Haut, Oberfläche
deltoideus, -a, -um	deltaförmig
dens, dentis	Zahn
descendens, -entis	herabsteigend
digitus, -i	Finger / Zehe
discus, -i	Scheibe
dorsum, -i	Rücken
efferens, -entis	abführend, herausführend
eminentia, -ae	Erhabenheit
epicondylus, -i	außerhalb der Gelenkkapsel an der Gelenkwalze befindlicher Knochenfortsatz
erector, -oris	Aufrichter
extremitas, -atis	äußerstes Ende
facies	Oberfläche (Facies articularis = knorpelige Gelenkfläche)
fascia, -ae	Binde, Band
fenestra, -ae	Fenster
fissura, -ae	Spalte
flavus, -a, -um	goldgelb (Ligg. flava = gelbe Bänder)
foramen, -inis	Loch
fossa, -ae	Grube, Graben
fovea, -ae	Grübchen
frons, -tis	Stirn
gastrocnemius, -a, -um	zur Wade gehörend
gemellus, -i	Zwillingsbruder
genu, -us	Knie
glenoidalis, -is, -e	zur Gelenkpfanne gehörend
gluteus, -a, -um	zum Gesäß gehörend
gracilis, -is, -e	schlank, zart
hallux, -cis	Großzehe
hamatus, -a, -um	hakenförmig

hamulus, -i	kleiner Haken
hiatus, -i	Durchtrittsöffnung
incisura, -ae	Einschnitt
index, -icis	Zeigefinger
inguinalis, -is, -e	zur Leiste gehörend
interosseus, -a, -um	zwischen den Knochen gelegen
labium, -i	Lippe (paarig)
labrum, -i	Lippe (Faserrand einer Gelenkfläche, z. B. an Schulter und Hüfte)
lacuna, -ae	Lücke
latissimus, -a, -um	der breiteste
latus, -a, -um	breit
levator, -oris	Heber
ligamentum, -i	Band
longissimus, -a, -um	am längsten
longus, -a, -um	lang
lunatus, -a, -um	mondförmig
magnus -a, -um	groß
major, -us	groß
malleolus, -i	kleiner Hammer, Knöchel
manubrium, -i	Griff
manus, -nus	Hand
margo, -inis	Rand
mastoideus, -ea, -eum	einer Brustwarze ähnlich
maximus, -a, -um	größte
membrana, -ae	Membran, Grenzschicht (kollagenes Bindegewebe)
multifidus, -a, -um	vielfach gespalten
musculus, -i	Muskel
minimus, -a, -um	am kleinsten
minor, -or, -us	kleiner
navicula, -ae	Schifflein
nervus, -i	Nerv
nucha, -ae	Nacken
nucleus, -i	Kern
obliquus, -a, -um	schräg
obturatus, -a, -um	verstopft
occipitalis, -is, -e	zum Hinterhaupt -gehörend
opponens, -entis	entgegenstehend
os, ossis	Knochen
palma, -ae	Handfläche
pars, partis	Teil, Abschnitt, Anteil
pecten, -inis	Kamm
pectoralis, -is, -e	zur Brust gehörig
pelvis, -oris	Becken
perforans, -ntis	durchbohrend
perforatus, -a, -um	durchbohrt
pes, pedis	Fuß
piriformis, -is, -e	birnenförmig
pisiformis, -is, -e	erbsenförmig

plexus, -i	Geflecht
pollex, -icis	Daumen
processus, -us	Fortsatz
profundus, -a, -um	tief
pronator, -oris	vorwärtsbeugen
protuberantia, -ae	Knochenvorsprung, Erhabenheit
pulposus, -a, -um	aus weicher Substanz
quadratus, -a, -um	viereckig
quadriceps, -ipitis	vierköpfig
radius, -i	Speiche
ramus, -i	Ast
recessus, -us	Ausstülpung
rectus, -i	gerade
recurrens, -ntis	zurücklaufend
rhomboideus, -a, -um	rautenförmig
sartorius, -a, -um	zum Schneidern verwendet
scalenus, -a, -um	treppenartig
scaphoideus, -a, -um	kahnförmig
semitendinosus, -a, -um	halbsehnig
septum, -i	Trennwand
serratus, -a, -um	gezackt
soleus, -a, -um	schollenähnlich
spina, -ae	Dorn
sternum, -i	Brustbein
styloideus, -a, -um	griffelförmig
sulcus, -i	Graben, Rinne
supinator, -oris	rückwärtsbeugen
sustentaculum, -i	Unterstützung
talus, -i	Sprungbein
tarsus, -i	Fußwurzel
tendo, -inis	Sehne
tensor, -oris	Anspanner
teres, -es, -es	rund
tractus, -us	Faserzug
transversus, -a, -um	transversal, quer
triceps, -ipitis	dreiköpfig
trigonum, -i	Dreieck
trochanter, -eris	Rollhügel
trochlea, -ae	Rolle
truncus, -i	Stamm, Bündel
tuber, -is	Höcker
tuberculum, -i	Höckerchen
tuberositas, -atis	Rauigkeit
ulna, -ae	Elle
uncinatus, -a, -um	hakenartig
vagina, -ae	Hülle, Scheide
vastus, -a, -um	groß, weit
vertebra, -ae	Wirbel
xiphoideus, -a, -um	schwertförmig

Literatur

Carriere B. Beckenboden. 2. Aufl. Stuttgart: Thieme, 2012.

Dvorak J, Froehlich D, Penning L, Baumgartner H, Panjabi MM. Functional radiographic diagnosis of the cervical spine: flexion/extension. Spine J 1988; 13(7): 748–755.

Ferguson SJ, Bryant JT, Ganz R, Ito K. An investigation of the function of the acetabular labrum using a poroelastic finite element model. Bone Joint J 1999; 81-B(Suppl 1): 69.

Ferguson SJ, Bryant JT, Ganz R, Ito K. The influence of the labrum on hip joint cartilage consolidation: a poroelastic finite element model. Bone Joint J 2000; 33: 953–960.

Frisch H. Programmierte Untersuchung des Bewegungsapparates. 6. A. Heidelberg: Springer, 1995.

Frisch H. Programmierte Therapie am Bewegungsapparat. 4. A. Heidelberg: Springer, 2001.

Hochschild J. Strukturen und Funktionen begreifen. Band 1, 4. A. Stuttgart: Thieme, 2014.

Hochschild J. Strukturen und Funktionen begreifen. Band 2, 3. A. Stuttgart: Thieme, 2012.

Hüter-Becker A, Dölken M. Biomechanik, Bewegungslehre, Leistungsphysiologie, Trainingslehre. 2. A. Stuttgart: Thieme, 2011.

Kapandji IA. Funktionelle Anatomie der Gelenke. 6. A. Stuttgart: Thieme, 2016.

Klein P, Sommerfeld P. Biomechanik der menschlichen Gelenke – Biomechanik der Wirbelsäule. 1. A. München: Elsevier Urban&Fischer, 2012.

Matthijs O, van Paridon-Edauw D, Winkel D. Manuelle Therapie der peripheren Gelenke. Band 1–3. München: Elsevier, Urban&Fischer, 2003/2006.

Meert GF. Das Becken aus osteopathischer Sicht. 4. A. München: Elsevier Urban&Fischer, 2017.

Myers TW. Anatomy Trains: Myofasziale Leitbahnen. 3. A. München: Elsevier Urban&Fischer, 2015.

Netter FH. Atlas der Anatomie. 6. A. München: Elsevier Urban&Fischer, 2015.

Platzer W. Taschenatlas der Anatomie. Band 1: Bewegungsapparat. 11. A. Stuttgart: Thieme, 2013.

Schünke M, Schulte E, Schumacher U, Voll M, Wesker KH. Prometheus Lernatlas der Anatomie: Allgemeine Anatomie und Bewegungssystem. 5. A. Stuttgart: Thieme, 2018.

Rauber A, Kopsch F. Anatomie des Menschen: Lehrbuch und Atlas. Band 1: Bewegungsapparat. 3. A. Stuttgart: Thieme, 2003.

Rohlmann A, Wilke HJ, Mellerowicz H, Graichen F, Bergmann G. Belastung der Wirbelsäule im Sport. Dtsch Z Sportmedizin 2001; 52(4): 118–123.

Stecco C. Atlas des menschlichen Fasziensystems. München: Elsevier, Urban&Fischer, 2016.

Sobotta J. Atlas der Anatomie des Menschen. Band 1: Kopf, Hals, obere Extremität. 24. A. München: Elsevier, Urban&Fischer, 2017.

Sobotta J. Atlas der Anatomie des Menschen. Band 2: Rumpf, Eingeweide, untere Extremität. 24. A. München: Elsevier, Urban&Fischer, 2017.

Travell JG, Simons DG. Handbuch der Muskeltriggerpunkte. Band 1: Obere Extremität, Kopf und Thorax. 1. A. München: Elsevier, Urban&Fischer, 2000.

Travell JG, Simons DG. Handbuch der Muskeltriggerpunkte. Band 2: Untere Extremität, 2. A. München: Elsevier, Urban&Fischer, 2002.

Van den Berg F. Angewandte Physiotherapie. Band 1: Das Bindegewebe des Bewegungsapparates verstehen und beeinflussen. 4. A. Stuttgart: Thieme, 2016.

Vleeming A, Albert HB, Ostgaard HC, Sturesson B, Stuge B. European guidelines for the diagnosis and treatment of pelvic girdle pain. Spine J 2008; 17: 794–819.

Vleeming A, Schuenke MD, Masi AT, Carreiro JE, Danneels L, Willard FH. The sacroiliacal joint: an overview of its anatomy, function and potential clinical implications. J Anat 2012; 221(6): 537–567.

Wappelhorst U, Kittelmann A, Röbbelen C. LehR-und Arbeitsbuch Funktionelle Anatomie. München: Elsevier, Urban&Fischer, 2006.

Wilke HJ, Neef P, Caimi M, Hoogland T, Claes LE. New in vivo measurements of pressures in the intervertebral disc in daily life. Spine (Phila PA 1976) 1999; 24(8): 755–762.

Zalpour C. Anatomie Physiologie für die Physiotherapie, 4. A. München: Elsevier, Urban&Fischer, 2016.

Register

Kursive Seitenzahlen kennzeichnen Fundstellen mit Abbildungen.

A

Acetabulum *94*, 115, *116*
Achillessehne *153, 154*
Akromioklavikulargelenk *186, 187*
Akromion *181, 191, 200*
Amphiarthrose 29
Angulus sterni *68, 69*, 74
Ankylose 29
Antetorsionswinkel 116
Anulus fibrosus 29, *39, 40, 71*
Anziehungskräfte 4
Aponeurosen 34
Aponeurosis lumbodorsalis *47*, 50
Apophyse *27*, 28
Arcus iliopectineus *93*
Arcus tendineus m. levatoris ani *101*
Arcus tendineus m. solei *154*, 155
Arthrodese 29
Arthrokinematik 2
arthrokinematisches Gleiten 9, 10
Articulatio(nes)
- acromioclavicularis *186, 187*
- atlantoaxiales 52, *53, 54, 55*
- atlantooccipitalis 52, *55*, 59
- calcaneocuboidea 161
- capitis costae *68, 71, 72*, 74
- carpometacarpales *215*, 217, 220
- costotransversariae *68, 71, 72*
- costovertebrales 75
- coxae 115, 118
- cubiti 205
- femoropatellaris 131, *133*
- femorotibialis 131, *134*
- genus 140
- glenohumeralis *186*, 189–192
- humeroradialis 205, 209
- humeroulnaris 205–207, 208
- interphalangeae *163*, 164, 218, 220
- mediocarpalis 214, *215*, 217
- metacarpophalangeae 218, 220
- metatarsophalangeae *163*, 164
- radiocarpalis 214, *215*, 217
- radioulnaris distalis *183*, 205, *207*, 209
- radioulnaris proximalis *183*, 205, *206*, 209
- sacroiliaca 96, *97, 98*, 100
- sternoclavicularis *186*
- sternocostales 74–76
- subtalaris 148, 152
- talocalcaneonavicularis 148, 152
- talocruralis 145, 151
- talonavicularis 161
- talotarsalis 146
- tarsi transversa 161–163
- tarsometatarseae 162, *163*
- tibiofibularis 147, *148*, 151
- uncovertebrales 61, *62*
- zygapophysiales *41, 61*, 62, 70, *83*, 84
Atemhilfsmuskeln 66
Atlas *46, 51, 54, 56*
autochthone Rückenmuskulatur 44, *47, 49*
- Innervation *104*
- interspinales System 45
- intertransversales System 48
- sakrospinales System 50
- spinotransversales System 51
- transversospinales System 46
Axis 51, *52, 54, 56*

B

Bandscheibe *39, 40, 43, 71*
Bauchmuskeln
- hintere (tiefe) 90
- seitliche (schräge) 84
- vordere (gerade) 90
Bauchwandmuskulatur 83, 87–89, *91*
Becken 93
Beckenbodenmuskulatur 101, 104
Belastung/Entlastung 5
Bewegungskomponente 7
Bewegungssegment 38
- Bänder 42
- Bewegungsmöglichkeiten 42
Biegespannung 12
Bizepssehne 192, *200*
Brustbein *siehe* Sternum
Brustwirbelsäule *72*
Bursa
- acromialis *32*
- anserina 120
- bicipitoradialis *207*
- infrapatellaris profunda *138*
- prepatellaris *134*
- subacromialis *191*, 199
- suprapatellaris *134*
- synovialis *32*
- trochanterica 122, *126*

C

Canalis
- obturatorius *101, 117*
- sacralis 95–97
- vertebralis 40
Capitulum humeri 182, *206*
Caput fibulae 111, *113*
Cartilago costalis 75
Cavitas glenoidalis *181*, 190, *191*
Cavitas symphysialis 100
Centrum tendineum *77*
Centrum-Collum-Diaphysen-Winkel *116*
cervicothorakaler Übergang (CTÜ) 37
Chiasma tendin(e)um crurale *155. 156*, 158
Chiasma tendin(e)um plantare *155, 157*, 158
Chopart-Gelenk 161, *163, 165*
Chorda obliqua *183, 208*
Circumferentia articularis radii *183, 184, 206*
Circumferentia articularis ulnae *184*, 206
Collum anatomicum/chirurgicum 181, *192, 239*
Collum-costae-Längsachse *74*, 75
Condylus
- humeri 181, *182*
- lat./med. femoris 109, *111, 131*
- lat./med. tibiae 109, *112, 132*
- occipitalis *52*
Cornu sacrale *96, 97*
Corpus adiposum infrapatellare *138*
Crista
- iliaca *94, 95*
- intertrochanterica 109, *111*
- m. supinatoris *184*
- obturatoria *94*
- sacralis 95–97
- tuberculi 179, *182, 192*
Crus laterale/mediale diaphragmatis 76, *77*

D

Daumengrundgelenk 218
Daumensattelgelenk 217–219
Deckplatte 40, *71*
Dehnungs-Verkürzungs-Zyklus 18
Dens axis *52, 53, 54*
Diaphragma (thoracis) 76, *77*
Diaphragma *92*
Diaphragma pelvis 101
Diaphragma urogenitale 102, *103*
Diaphyse *27*, 28
Diarthrose 29
Discus articularis *207*, 208, *215*
Discus interpubicus 100
Discus intervertebralis *39*, 40, *43, 71*
Diskus 31, *32*
Divergenzbewegung 42
Dorsalaponeurose *236*
Drehmoment 1, 10
Druck 5
Duchenne-Hinken *124*

E

echte Gelenke *siehe* Diarthrose
Ellenbogengelenk 205
Eminentia intercondylaris *112*, 131
Endomysium *33*
Epicondylus
- med./lat. femoris 109, *111, 131*
- med./lat. humeri 181, *182, 183, 206*
Epimysium 32, *33*
Epiphyse *27*
Epiphysenfuge *28*
Epiphysis anularis *siehe* Randleiste
Epitendineum *35*

F

Facette 40, *41*
Facettengelenk
- Bewegungsmöglichkeiten 42
Facettengelenk *siehe* Intervertebralgelenk
Facies auricularis 94–97, 100
Facies lunata 115, *116*

Fascia lata *142*
Fascia thoracolumbalis *39, 45, 81*, 83, *91*
Femoropatellargelenk 133–135
Femorotibialgelenk
- Gelenkkapsel *134*
Femur *27*, 110, *111*
- Antetorsionswinkel *116*
Femurkondylen *111*
- Krümmungsradius 131, *132*
Femurkopf *111, 116*
Fibula 110, *113*
Filament-Gleit-Theorie 17
Fingergelenke *219*
Fingersehnen *232*
Foramen/-ina
- costotransversarium *68, 73*
- intervertebrale *39, 83*
- ischiadicum majus/minus *93, 98*, 125, 126
- obturatum 93–95, *98*
- sacralia 95, *96*
- supra-/infrapiriforme 125, *126*
- transversarium *60*, 61
- v. cavae *77*
- vertebrale 40, *68*
Fossa
- acetabuli *116*
- coronoidea *182, 206*
- iliaca 94
- infraspinata 179, *181*
- intercondylaris 109, *111, 131, 132, 140*
- olecrani 182, *183, 206*
- subscapularis *181*
- supraspinata 179, *181*
- trochanterica *111, 116*
Fovea capitis femoris *111, 116*
Fovea costalis *43*, 67–69, *71, 72, 83*
Frohse-Arkade *213*, 228, *241*
Funktionsumkehr 18
Fußgelenke *163*
Fußgewölbe *165, 166*
Fußskelett *114, 115*
Fußwurzel
- Bandapparat *149, 150*
Fußwurzelknochen 114

G
Gelenkanatomie 30
Gelenkebene 10
Gelenkformen 29, *30*
Gelenkkapsel *30*, 31
Gelenkkomponente 7
Gelenklippe (Labrum) 31
Gelenkspalt *30*, 31
Geradsystem 45, *49*
Gleiten 3
Glenohumeralgelenk *186, 190, 191*
Gomphose *28*, 29
Grundplatte 40

H
Halbgelenke 29
Halswirbelsäule 51, *61*
Hamulus ossis hamati 185, *214*
Handskelett *185, 186*, 213, *214*
Handwurzelgelenke 214
- Bandapparat 215
- Beweglichkeit 217
Handwurzelknochen *185, 186, 214*
Hangabtriebskraft 8
Hebel 1, 10
Hebelgesetz 11
Hemiarthrose 29, 100
Henke'sche Achse 146, *148*
Hiatus
- analis *101*
- aorticus *77*
- oesophageus *77*
- sacralis *96, 97*
- tendineus adductorius 130
- urogenitalis *101*
Hubhöhe 16
Hubkraft 15
Hüftadduktoren 11, 126–129
Hüftgelenk *117, 118*
Humerus *182, 183, 192*
Hypomochlion 13, 132
Hypothenarmuskeln 234

I
Iliosakralgelenk (ISG) 96–98, 100
Incisura
- acetabuli *94, 115*
- ischiadica major/minor *94, 95*
- jugularis 70
- radialis *184*, 185, *206*
- scapulae *181*
- trochlearis 183–185, *206*
- ulnaris 181, *184, 206*
- vertebralis sup./inf. 39, *69, 82, 83*
- fibularis 110
Insuffizienz, aktive 17
Interkostalnerven *105*, 106
Interphalangealgelenk 164
Intersectiones tendineae *87, 89*, 90
Intertarsalgelenk 161, *163*
Intervertebralgelenk
- BWS 70
- HWS *61*, 62
- LWS *41*, 82, *83*
ischiokrurale Muskeln *143*

K
Kalkaneus *114, 115*, 145, *147*
Karpalband *222*
Karpaltunnel 221, *222, 242*
Karpometakarpalgelenke *215*, 217
kinematische Kette 20
Klavikula 181, *182, 187*
Kniegelenk *32*, 131, 140
- Bandapparat 137, *138*
- Kapsel 132
- Kreuzbänder *136*
- Seitenbänder *135, 136*
Kniestreckapparat 138
Knochenanatomie 27
Kompression 2, 7
Kontaktkräfte 4
Konvergenzbewegung 42
Konvex-Konkav-Regel 3
Kopfgelenke 51, *52, 56*
- Bänder 53
Körperachsen 1, 2
Kortikalis 28
Kostovertebralgelenke 75
Kostovertebralgelenke *siehe* Rippenköpfchengelenke
Kraft 4
- Kräfteparallelogramm 6
- Kraftvektoren 5
Kraftarm 11
Kreuzbänder *32, 136, 139*
Kreuzbein 95
Kubitaltunnel 243

L
Labrum acetabuli 115, *116*
Labrum articulare *32*
Labrum glenoidale *32, 191*
Lacertus fibrosus *210*, 211
Lacuna musculorum *93*
Lacuna vasorum *93*
Lamina arcus vertebrae *39*, 40, *43, 45, 60*
Längsgewölbe *165*, 166
Lastarm 11
Leistenband 84, *89, 93*
Levator-Tor *101*, 102
Ligamentum/-a
- acromioclaviculare *189, 191*
- alaria *55, 56*
- anterolaterale 135
- anulare radii *206*
- apicis dentis *54, 56*
- arcuatum mediale/laterale/medianum *77, 92*
- atlantooccipitale laterale 53, *54*
- bifurcatum *149*, 162
- calcaneocuboideum *149*
- calcaneofibulare *149*, 150
- calcaneonaviculare *149*
- calcaneonaviculare plantare 148, *165*
- capitis costae intraarticulare *71*, 72
- capitis costae radiatum *43, 71, 72, 73, 77*
- capitis femoris *116, 118*
- capitis fibulae anterius *136, 148*
- carpi radiatum *216*
- carpi transversum 221, *222*
- carpometacarpalia dorsalia *216*
- collaterale carpi radiale *215, 216*
- collaterale carpi ulnare *215, 216*
- collaterale fibulare (laterale) 135
- collaterale fibulare *134, 136, 137*
- collaterale laterale *149*
- collaterale mediale *150*
- collaterale radiale *207, 208*
- collaterale tibiale (mediale) 133
- collaterale tibiale *135, 137*
- collaterale ulnare *207, 208*
- coracoacromiale *189, 191, 200*
- coracoclaviculare *189, 191*
- coracohumerale *32, 189, 191*, 192
- costoclaviculare *188*
- costotransversaria *43, 72, 73*
- cruciatum ant./post. 135, *136, 139*
- cruciforme atlantis 44, *55*
- deltoideum *149, 150*
- flava 29, *39, 41, 43*, 44, 53, 62, 70, 84
- glenohumeralia *189*, 192
- iliofemorale *116, 117*
- iliolumbale *46, 93*, 97–99

- inguinale 84, *89, 93*
- intercarpalia dorsalia *216*
- interclaviculare 188
- interspinalia *39*, 44
- intertransversaria *43*, 44, *46, 73*
- ischiofemorale *116, 117*
- longitudinale anterius *39, 40*, 42, *43, 54, 56*
- longitudinale posterius *39, 40*, 42, *43, 54*
- meniscofemorale posterius *139*
- meniscopatellare med./lat. 139
- meniscotibiale ant./post. *139*
- metacarpalia dorsalia *216*
- metacarpalia interossea *215*
- metacarpalia palmaria *216*
- nuchae 44, *47, 54*
- patellae *135, 136, 138*
- plantare longum *149, 150, 165*
- popliteum arcuatum *137, 154*
- popliteum obliquum *137, 143, 154*
- pubicum sup./inf. *93, 100*, 101
- pubofemorale *117*
- quadratum 207
- radiocarpale dorsale *216*, 217
- radiocarpale palmare 215, *216*
- radiotriquetrum dorsale 217
- radiotriquetrum palmare 216
- sacrococcygea *99*
- sacroiliaca anteriora *93, 97, 98*
- sacroiliaca interossea *97*, 99
- sacroiliaca posteriora *97*, 99
- sacroiliacum posterius longum 48, 99
- sacrospinale *93, 98, 99, 118, 125*
- sacrotuberale *93, 98, 99, 118, 122, 125, 126, 176*
- sternoclaviculare ant./post. *188*
- sternocostale intraarticulare *75*
- sternocostalia 74
- supraspinale *39, 43*, 44, *99*
- talocalcaneum interosseum 148
- talofibulare ant./post. 148, *149*
- tibiofibulare ant./post. 146–149
- transversum acetabuli 115, *116*, 118
- transversum atlantis 52, *53, 55*
- transversum genus *139*
- transversum humeri 192
- ulnocarpale palmare 215, *216*

Limbus acetabuli *94*, 115

Linea
- alba *85, 87*, 90, *91*
- arcuata 86, 88, *89*
- arcuata ossis ilii *95*
- aspera 110, *111*
- epiphysialis *27*
- glutea *94*
- intertrochanterica 110, *111*
- m. solei 110
- pectinea 110, *111*
- semilunaris *89*

Lisfranc-Gelenk 162, *163*

Loge de Guyon 223, 243

lumbosakraler Übergang 37

M

Malleolengabel *146*, 147, 151

Malleolus lateralis 111, *113, 148, 149*

Malleolus medialis 110, *112, 148, 149*

Manubrium sterni *69, 188*

Membrana
- atlantoaxialis posterior 53, *54*
- atlantooccipitalis anterior 42, *54, 56*
- atlantooccipitalis posterior 53, *54*, 59
- intercostalis externa 78
- intercostalis interna *46*, 79
- interossea antebrachii *183*
- interossea cruris 111, *113*, 147, *148*, 151
- obturatoria *117*
- perinei 102, *103*
- sterni externa/interna 74
- tectoria 44, *54, 55*
- interossea *28*
- synovialis *30*, 31

Meniscus lateralis *136, 139*

Meniscus medialis *135, 136, 139*

Meniskus 31, *32*, 138
- Anheftung *134*
- Nährstoffversorgung *139*

Mesotendineum *35*

Metakarpalgelenke 217

Metaphyse *27*

Metatarsophalangealgelenk *163*, 164

Metatarsus 114

Mittelfuß 114

Musculus/-i 44
- abductor digiti minimi pedis *168, 169, 171*
- abductor digiti minimi manus *233*, 234, *235*
- abductor hallucis *168, 169, 171*
- abductor minimi *167*
- abductor pollicis brevis 232–234
- abductor pollicis longus *228, 229*
- adductor brevis *128, 129*
- adductor hallucis 171, *172*
- adductor longus 19, *128, 129, 142*
- adductor magnus 128–130, *142*
- adductor minimus 130
- adductor pollicis *233, 234*
- anconeus *212*
- biceps brachii *210*
- biceps femoris *142, 143*
- brachialis 209, *210*
- brachioradialis 230, *231*
- bulbospongiosus 102, *103*
- coracobrachialis *204*, 205, *210*
- deltoideus *81, 85, 201, 239*
- deltoideus coxae 13, 121
- erector spinae *siehe* autochthone Rückenmuskulatur
- extensor carpi radialis brevis *231*
- extensor carpi radialis longus 230, *231*
- extensor carpi ulnaris *227*
- extensor digiti minimi *227*
- extensor digitorum 226, *227*
- extensor digitorum brevis *166, 167*
- extensor digitorum longus *157, 159*
- extensor hallucis brevis *166, 167*
- extensor hallucis longus *157, 167*
- extensor indicis 228–230
- extensor pollicis brevis 229
- extensor pollicis longus *228, 229*
- flexor carpi radialis *213*, 222–224
- flexor carpi ulnaris 222–224
- flexor digiti minimi brevis *169*, 170, *171, 172, 233, 235*
- flexor digitorum brevis 167–169
- flexor digitorum longus *155, 157*, 158, *170, 171*
- flexor digitorum profundus *225*
- flexor digitorum superficialis *223, 224*
- flexor hallucis brevis *169*, 170, *172*
- flexor hallucis longus *155, 165*
- flexor pollicis brevis *233, 234*
- flexor pollicis longus *225*, 226
- gastrocnemius 152, *153*
- gemellus sup./inf. *125*
- gluteus maximus 13, *103*, 121, *122, 126*
- gluteus medius *122, 123, 124, 126*
- gluteus minimus *122*, 123, *125*
- gracilis *103, 128, 129, 142*
- iliacus 21, *119*, 120
- iliococcygeus *101*
- iliocostalis lumborum/thoracis/cervicis *47, 49*, 50, *91*
- iliopsoas *119*
- infraspinatus *81, 198*, 200, *201*
- intercostales externi *78, 79*, 83
- intercostales interni *78*, 83
- intercostales intimi 79
- interossei dorsales manus 235, *236*
- interossei dorsales pedis *167, 173*
- interossei palmares manus 235, *236, 237*
- interossei plantares pedis *173*
- interspinales 45, *46, 49*
- intertransversarii *46*, 48, *49*
- ischiocavernosus 103
- ischiococcygeus *101*, 102
- latissimus dorsi *81*, 202, *203*
- levator ani *101*, 102
- levator scapulae *47, 66, 81, 195*, 196
- levatores costarum *46*, 49
- longissimus thoracis/cervicis/capitis *47, 49*, 50, *91*
- longus capitis *63*
- longus colli *63*
- lumbricales pedis *169*
- lumbricales manus 236, *237*
- multifidi *46*, 48, *49*, 70, 84
- obliquus capitis sup./inf. *46, 58, 59*
- obliquus externus abdominis *45, 47*, 84–87, *91*
- obliquus internus abdominis *46*, 86–88, *91*
- obturatorius externus *123*, 127
- obturatorius internus *125, 126, 128*
- opponens digiti minimi *172, 233, 235*
- opponens pollicis 232–234
- palmaris longus *213, 223, 224*
- pectineus 127–129
- pectoralis major *85, 204*
- pectoralis minor 197, *198*
- perforans 158
- peroneus (fibularis) brevis *157*, 160, *161*
- peroneus (fibularis) longus *157*, 160, *161, 166*
- peroneus (fibularis) tertius *157, 159*, 160
- piriformis 20, 22, 124, *125, 126*
- plantaris *153, 154*, 156
- popliteus *137, 143*, 145, *155*
- pronator quadratus 212, *213, 225*, 226
- pronator teres 212, *213*, 221, *223, 224*
- psoas major 20, *45, 77, 91, 108, 119*
- psoas minor *92*, 120
- pubococcygeus *101*
- pyramidalis *87, 89, 90, 91*

- quadratus femoris 125, 126
- quadratus lumborum 45, 77, 90–92, 93, 107
- quadratus plantae 169–171
- quadriceps femoris 14, 140
- rectus abdominis 87, 89, 90, 91
- rectus capitis anterior 59, 63, 64
- rectus capitis lateralis 59, 63, 64
- rectus capitis posterior major/minor 46, 57, 58, 59
- rectus femoris 140
- rhomboideus major/minor 81, 195
- rotatores breves/longi 46, 49
- sartorius 119–121, 142
- scalenus anterior 63, 64
- scalenus medius 63–65, 66
- scalenus posterior 47, 63–65, 66
- semimembranosus 142, 143, 144
- semispinalis capitis 46–49, 66
- semispinalis cervicis/thoracis 46, 48, 49
- semitendinosus 142, 143, 144
- serratus anterior 79, 84, 85, 87, 196, 197
- serratus posterior sup./inf. 79–81
- soleus 153, 154
- sphincter ani externus 103
- sphincter urethrae 103
- spinalis (thoracis) 45, 47, 49
- splenius capitis 66, 81
- splenius cervicis/capitis 47, 49, 81
- splenius cervicis/capitis 51
- sternocleidomastoideus 66, 67, 81
- subclavius 197, 198
- subcostales 78, 79
- subscapularis 198, 199
- supinator 212, 213, 228, 229
- supraspinatus 18, 198–201
- tensor fasciae latae 13, 119, 121, 122
- teres major 47, 81, 201, 203
- teres minor 198, 200, 201, 239
- tibialis anterior 157–159
- tibialis posterior 155, 165, 166
- transversus abdominis 88, 89, 91
- transversus perinei 102, 103
- transversus thoracis 79, 80, 83
- trapezius 66, 81, 193, 194
- triceps brachii 211, 212
- triceps coxae 127
- triceps surae 152
- vasti 140, 141, 142

Muskelanatomie 31
Muskelfasern, rote/weiße 33
Muskelfaszie 32
Muskelformen 34
Muskelkraft 4, 15
- Komponentenanalyse 7, 21
- longitudinale/rotatorische Komponente 7

Muskellogen (Kompartimente)
- Oberschenkel 142
- Unterschenkel 152, 153

Muskelmasse 15
Muskelquerschnitt, physiologischer 15
Muskelwirkungslinie 7, 18

N

Nackenmuskeln 57
Nervus/-i
- axillaris 238, 239
- cutaneus femoris lateralis 174, 175
- cutaneus femoris posterior 176
- cutaneus surae medialis 178
- dorsalis scapulae 238
- femoralis 107, 142, 174, 175
- genitofemoralis 107, 174, 175
- gluteus sup./inf. 174, 176
- iliohypogastricus 107, 174, 175
- ilioinguinalis 107, 174, 175
- intercostales 106
- ischiadicus 142, 174, 176, 177, 178
- medianus 213, 238, 242
- musculocutaneus 238, 240
- obturatorius 107, 174, 175
- pectoralis med./lat. 238, 239
- peroneus (fibularis) 153, 174, 176–178
- phrenicus 65, 106
- plantaris med./lat. 176, 177
- pudendus 107, 174
- radialis 213, 238, 241
- saphenus 142
- subclavius 238
- subcostalis 107, 174
- subscapulares 238, 239
- suprascapularis 238
- suralis 177
- thoracicus longus 238
- thoracodorsalis 238, 239
- tibialis 153, 174, 176, 177
- ulnaris 238, 243

Neuroforamen *siehe* Foramen intervertebrale
neutrale Faser 13
Newton (N) 4
Normalkraft 8
Nucleus pulposus 39, 40, 71

O

oberes Sprunggelenk (OSG) 145
- Bewegungsachse 148

Olekranon 183–185, 206
Os/-sa
- coccygis 95, 97
- coxae 94, 95
- cuboideum 114, 115, 166
- cuneiformia 114, 115, 166
- femoris 110
- ilium 94, 95
- ischium 94, 95
- metatarsalia 114, 115
- naviculare pedis 114, 115
- pubis 94, 95
- sacrum 95–97
- sesamoidea 114, 115, 132, 185, 186

Osteokinematik 1

P

Pascal (Pa) 5
Patella 14, 133
Patellagleitlager 132
Pauwels'sche Waage 11
Pediculus arcus vertebrae 39, 40, 45, 60
pelvitrochantäre Muskeln 124, 125
Perimysium 33
Periost 27, 30
Pes anserinus 134, 144
Pfannenband 148, 149, 165
Plexus
- brachialis 65, 104, 105, 237, 238
- coccygeus 174
- lumbalis 45, 105, 108, 173, 174
- sacralis 105, 107, 108, 173, 174, 175, 176
- cervicalis 104–106

Plica synovialis 30, 134
Processus
- accessorius 69, 82, 83
- articularis sup./inf. 39, 52, 60, 68, 69, 82, 83
- coracoideus 179, 181, 189, 191, 200
- coronoideus 184, 185, 206
- costalis 40, 41, 45, 82, 83
- mamillaris 69, 82
- posterior tali 146
- spinalis 39
- spinosus 39, 41, 45, 60, 68, 69, 82, 83
- styloideus ossis metacarpalis III 214
- styloideus radii 183, 184
- styloideus ulnae 184, 185
- transversus 39, 43, 51, 60, 68, 69, 71, 83
- uncinatus 60–62
- xiphoideus 69

Promontorium 96, 97
Pseudarthrose 29
Punctum fixum/mobile 18
- Umkehr 21

Q

Quergewölbe 165, 166
Querkraft 15

R

Radialistunnel 209, 230, 241
Radius 183, 184
Radiusköpfchen 182, 184
Randleiste 39, 40, 60, 68, 82
Recessus articularis 32
Reibung 10
Rektusscheide 84, 85, 88–91
Retinaculum 13
- musculorum extensorum inf. 157
- musculorum extensorum manus 220, 221
- musculorum flexorum pedis 157
- musculorum flexorum manus 221, 222
- musculorum peroneorum sup./inf. 157
- patellae lat./med. 133, 138
- patellae med./lat. 137

Retrotorsionswinkel 132
Rezessus 31
Rippen 68, 70
Rippenfortsatz 82
Rippenhöckerchengelenke 72
Rippenknorpel 28, 68, 75, 76
Rippenköpfchengelenke 71, 72
Rollen 2
Rollgleiten 3
Rotation 1
Rotatorenmanschette 198

S

Sakroiliakalgelenk *siehe* Iliosakralgelenk
Scherkräfte 7
- Wirkung am Gelenk 9

schiefe Ebene 8
Schleimbeutel (Bursa) 31, 35

Schließmuskeln 102
Schlussrotation 140
Schrägsystem 45, *49*
Schultereckgelenk *siehe* Akromioklavikulargelenk
Schultergelenk 181
Schultergelenke 186
- Bewegungsumfang 190
Schultergürtel 179
Schultergürtelgelenke *186*
Schultergürtelmuskulatur 193
Sehne 34, *35*
Sehnenfächer *221*
Sehnenscheide 35
- am Fuß *157, 159*
Separation 2, 7
Septum intermusculare cruris *153*
Septum intermusculare femoris *142*
Sesambein 35
Sinus tarsi 148
Skalenuslücke, hintere 65
Skalenuslücke, vordere 64
Skapula *181*
- Beweglichkeit *187*
- Muskelschlingen 193
skapulohumeraler Rhythmus 193
skapulothorakale Gleitebene *186, 187*, 189
Spina iliaca anterior inferior *94, 95*
Spina iliaca anterior superior *94, 95*
Spina iliaca posterior inferior *94, 95*
Spina iliaca posterior superior *46, 94, 95*
Spina ischiadica *94, 95*
Spina scapulae *181*
Spinalnerven *40*, 104
Spin-Bewegung 4
Spongiosa *27*
Sprunggelenke
- Bandapparat *149*
- Bewegungsachsen *148, 162, 165*
- Bewegungsumfang 145
- Gelenkflächen *149*
- Muskelwirkungen *162*
Steigbügel 156, *166*
Steißbein 95
Sternoklavikulargelenk *32, 186*
Sternokostalgelenke *32*, 74
Sternum *69, 75, 80*
Streckapparat 138
subakromialer Raum 193
subakromiales Nebengelenk *190, 191*
Substantia compacta *27*
Substantia spongiosa *27*
Sulcus
- calcanei *147*
- intertubercularis 179, *182, 183, 192*
- malleolaris lateralis 111, *113*
- malleolaris medialis 110, *112*
- nervi radialis 179, *183*, 212
- nervi ulnaris 181, *183*, 243
- tendinis m. flexoris hallucis *147*
- tendinis m. peronei longi *115, 147*
Supinatorkanal *213*, 228, *241*
Supraspinatussehne *190*, 200
Sustentaculum tali 114, *115, 147, 150*
Symphyse 29
Symphysis intervertebralis 29, 40, *62*
Symphysis pubica *28*, 100
Symphysis sacrococcygea 95
Synarthrose 29
Synchondrose (Knorpelhaft) 29
Synchondrosis costochondralis 74
Synchondrosis interchondralis 74
Synchondrosis manubriosternalis *69*, 74, *75*
Synchondrosis xiphosternalis *69*, 76
Syndesmose (Bandhaft) 29
Syndesmosis tibiofibularis 147, *148*, 151
Synostose (Knochenhaft) 29
Synovialflüssigkeit 31

T

Talus *114, 115*, 145, *146*
Tarsus 114
Thenarmuskeln 232
thorakolumbaler Übergang (TLÜ) 37, *83*
Thorax 67, *68*, 75, *78*
Thoraxmuskulatur 78
Tibia 110, *112*
Tibiaplateau *112, 132*
Tractus iliotibialis 13, *119, 121, 122, 142*
Translation 2
Trendelenburg-Zeichen *124*
Trigonum arteriae vertebralis 59
Trigonum femorale mediale 129
Trigonum lumbocostale *77, 92*
Trigonum sternocostale *77*
Trizepsschlitz *241*
Trochanter major 110, *111, 116*
Trochanter minor 110, *111, 116*
Trochlea humeri *182*, 205, *206*, 208
Trochlea tali *114, 146*, 147
Truncus lumbosacralis 174
Tuber calcanei 114, *115, 147*
Tuber ischiadicum *94, 95, 103*
Tuberculum
- adductorium *109, 111*
- anterius/posterius proc. transversi *52*, 60–62
- caroticum *64*
- conoideum 179, *182*
- costae *70, 71*
- dorsale radii 183, *184*
- intercondylare med./lat. *112*
- majus/minus humeri 179, *182, 183, 192*
- ossis scaphoidei *214*
- ossis trapezii *214*
- pubicum *94, 95*
- supra-/infraglenoidale 179, *181*
Tuberositas iliaca 94
Tuberositas tibiae 110, *112*

U

Ulna *183, 184*
Umkehrpunkt 18
Umlenkrolle 13, 132
Uncus corporis 60–62
Unkovertebralgelenke 61, *62*
Unterarmpronation/-supination 182, *183*, 208
unteres Sprunggelenk (USG) 146, *149*
- Bewegungsachse *148*

V

Vagina synovialis tendinis *35*
Vertebra prominens *61*

W

Wachstumsfuge 28
Wirbelanatomie *39*, 67, 82
Wirbelbogengelenk *siehe* Intervertebralgelenk
Wirbelsäule
- Abschnitte *37, 38*, 41
- Bänder 42
- Bewegungsmöglichkeiten 42
Wirkungslinie 5

Z

Z-Band *117*, 118
Zehengelenke *163*, 164
zervikothorakaler Übergang (CTÜ) 37
Zona orbicularis 117
Zuggurtung 13
Zungenbeinmuskeln *66*
Zwerchfell 76
Zwischensehnen 34